Thomas Kreutzig

Kurzlehrbuch Biochemie

# Thomas Kreutzig

# Kurzlehrbuch Biochemie

**12., vollständig überarbeitete Auflage**

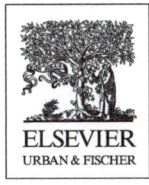

URBAN & FISCHER

München · Jena

**Zuschriften und Kritik an:**
Elsevier GmbH, Urban & Fischer Verlag, Andrea Wintermayr, Karlstraße 45, 80333 München

**Wichtiger Hinweis für den Benutzer**
Die Erkenntnisse in der Medizin unterliegen laufendem Wandel durch Forschung und klinische Erfahrungen. Herausgeber und Autoren dieses Werkes haben große Sorgfalt darauf verwendet, dass die in diesem Werk gemachten therapeutischen Angaben (insbesondere hinsichtlich Indikation, Dosierung und unerwünschten Wirkungen) dem derzeitigen Wissensstand entsprechen. Das entbindet den Nutzer dieses Werkes aber nicht von der Verpflichtung, anhand der Beipackzettel zu verschreibender Präparate zu überprüfen, ob die dort gemachten Angaben von denen in diesem Buch abweichen und seine Verordnung in eigener Verantwortung zu treffen.

Wie allgemein üblich wurden Warenzeichen bzw. Namen (z. B. bei Pharmapräparaten) nicht besonders gekennzeichnet.

**Bibliografische Information Der Deutschen Bibliothek**
Die Deutsche Bibliothek verzeichnet diese Publikation in der Deutschen Nationalbibliografie; detaillierte bibliografische Daten sind im Internet unter http://dnb.ddb.de abrufbar.

Planung: Dr. Dorothea Hennessen
Lektorat: Sabine Hennhöfer
Redaktion: Carina Csordas
Herstellung: Cornelia Reiter
Satz: Mitterweger & Partner, Plankstadt
Druck und Bindung: Legoprint, Italien
Fotos/Zeichnungen: Dr. Thomas Kreutzig, Dr. Wolfgang Zettlmeier
Umschlaggestaltung: Spieszdesign Büro für Gestaltung, Neu-Ulm
Titelfotografie: © Andrew Brookes/CORBIS

ISBN-10: 3−437−41774−6
ISBN-13: 978−3−437−41774−0

# Vorwort zur 12. Auflage

Das bewährte Kurzlehrbuch zur Biochemie erscheint nun mit einem völlig überarbeiteten und moderneren Gesicht. Der Umfang des Buches konnte in erfreulichem Umfang gehalten werden. Besonderer Wert wurde auf die Kennzeichnung der besonders prüfungsrelevanten Fakten gelegt.

Die bisherigen Kritiken waren überwiegend positiv. Aber auch für diese Auflage gilt:

Ein Buch lebt von der Kritik und wird niemals ohne Fehler sein. Daher bin ich – wie in der Vergangenheit – auch künftig wieder dankbar für kritische Anmerkungen und Vorschläge. So kann eine weitere Verbesserung des Buches erreicht werden. Für die bisherigen Kritiken möchte ich mich an dieser Stelle bei allen Lesern herzlich bedanken.

Danke auch an den Verlag, insbesondere an Frau Hennhöfer, die als Lektorin mit viel Einsatz gearbeitet hat.

Ein ganz besonderes Dankeschön für die außerordentlich engagierte Unterstützung und die Überarbeitung der Kapitel 6 bis 12 richtet sich an die junge Kollegin Carina Csordas aus München.

Auch allen Freunden und Bekannten, möchte ich für die Unterstützung danken.

Freiburg im Januar 2006                    T. Kreutzig

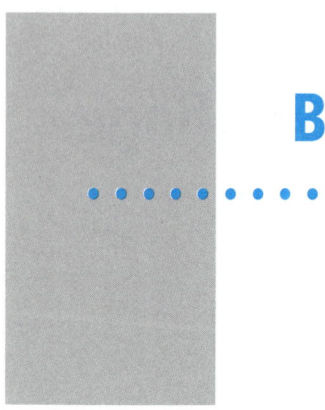

# Benutzerhinweis

## Prüfungsrelevanz

Die Themen, zu denen in den Physika bzw. Examina zum 1. Abschnitt der Ärztlichen Prüfung der letzten sechs Jahre Fragen gestellt wurden, sind in den Elsevier-Kurzlehrbüchern besonders gekennzeichnet:

- ▶ ◀ rote Pfeile zu Beginn und am Ende kennzeichnen die Abschnitte, die zur Beantwortung bisheriger Physikumsfragen (der letzten sechs Jahre) notwendig sind.
- Ausrufezeichen am rechten Rand vieler Überschriften:

  – $\boxed{!\,!\,!}$ = absolut prüfungsrelevant – sehr gut lernen! Mit drei Ausrufezeichen sind die Kapitel gekennzeichnet, zu denen bisher häufig Fragen gestellt wurden und die von ihrem Inhalt her absolut prüfungsrelevant sind.

  – $\boxed{!\,!}$ = prüfungsrelevant – gut lernen. Mit zwei Ausrufezeichen sind die Kapitel gekennzeichnet, zu denen hin und wieder Fragen gestellt wurden.

  – $\boxed{!}$ = bedingt prüfungsrelevant. Mit einem Ausrufezeichen sind die Kapitel gekennzeichnet, zu denen bisher nur wenige Fragen gestellt wurden.

Nicht gekennzeichnet sind die Kapitel, zu denen in den letzten 12 Physika keine Fragen gestellt wurden.

## Textkästen

**Merke!** Merkekasten: wichtige Sachverhalte, Merkregeln

**Klinik!** Klinischer Bezug zum Thema

 Der Tutor gibt Hinweise zum Erarbeiten des Lernstoffs

# Inhaltsverzeichnis

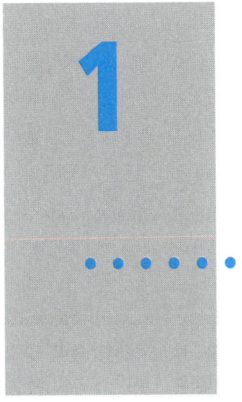

# 1 Physikalisch-chemische Grundlagen

In diesem einleitenden Kapitel werden die physikalisch-chemischen Grundlagen der Biochemie zusammengefasst. Nehmen Sie sich unbedingt die Zeit, beim Lernen diese Grundlagen zu verinnerlichen. Wenn Sie diese nämlich wirklich verstanden haben, können Sie sich in den späteren Kapiteln viele Sachverhalte herleiten und somit viel Zeit beim Lernen sparen.

## 1.1 Energetik und Kinetik

### 1.1.1 Reversible Reaktionen

Jede chemische Reaktion folgt dem **Massenwirkungsgesetz**. Aus diesem lässt sich eine für jede Reaktion typische Gleichgewichtskonstante K errechnen. Im Einzelnen bedeuten

- [A] und [B]: Konzentrationen der Ausgangsstoffe einer Reaktion
- [C] und [D]: Konzentrationen der Reaktionsprodukte.

Die eckige Klammer steht für „Konzentration in Mol pro Liter".

Kennt man den Wert der Gleichgewichtskonstanten K, so kann man mit ihm das Verhältnis berechnen, in dem die Reaktionspartner vorliegen:

- Wenn **K < 1**, ist das Produkt der Konzentrationen der Stoffe A und B größer als das der Konzentrationen der Stoffe C und D. Man sagt, das Gleichgewicht der Reaktion liegt auf der „linken Seite", da sich das Massenwirkungsgesetz aus der Reaktionsgleichung A + B ↔ C + D ableitet.

- Wenn **K = 1**, ist das Produkt der Konzentrationen von A und B genauso groß wie das der Konzentrationen von C und D.
- Wenn **K > 1**, ist [C]·[D] größer als [A]·[B].

> **Merke!**
>
> Massenwirkungsgesetz
> Gesetz, das die Bedingungen für das Erreichen chemischer Gleichgewichte formuliert.
>
> $$K = \frac{[C] \cdot [D]}{[A] \cdot [B]}$$
>
> **Abb. 1.1:** Gleichgewichtskonstante K.

**Beispiel**

Das **Massenwirkungsgesetz** sei nochmals an folgendem Beispiel erläutert: Wenn K = 10 (10/1) ist, dann läuft die Reaktion A + B ↔ C + D ab, bis sich ein Verhältnis

$$\frac{[C] \cdot [D]}{[A] \cdot [B]} = \frac{10}{1}$$

eingestellt hat. Ist die Reaktion reversibel und liegen zum Reaktionsbeginn Konzentrationen im Verhältnis > 10/1 vor, so ist die Rückreaktion begünstigt, bis sich das Verhältnis 10/1 eingestellt hat.

> **Merke!**
>
> Reaktion 1. Ordnung: Nur ein Ausgangsstoff [A] (Edukt) reagiert zum Endstoff [C] (Produkt). In diesem Fall ist die Reaktionsgeschwindigkeit (v) proportional zur Konzentration von [A].
> Reaktion 2. Ordnung: Es gibt zwei Ausgangsstoffe [A] und [B]. Die Reaktionsgeschwindigkeit (v) ist proportional dem Produkt der Konzentrationen von [A] und [B].

$$\left.\begin{array}{l} \text{I} \quad A + B \rightleftharpoons C + D \qquad (\Delta G_0 \ -2) \\[2mm] \text{II} \qquad\qquad\quad C + D \rightleftharpoons E + F \qquad (\Delta G_0 \ +3{,}5) \\[2mm] \text{III} \qquad\qquad\qquad\qquad E + F \rightleftharpoons G + H \qquad (\Delta G_0 \ -4) \end{array}\right\}$$

$\Delta G_0$ -2,5

**Abb. 1.2:** Gekoppelte Reaktionen. A und B reagieren in drei gekoppelten Teilreaktionen zu G und F. In dem Beispiel ist die Reaktion II (C + D > E + F) endergon (endergonisch) und läuft nur deshalb ab, weil sie mit den exergonen Reaktionen I + III gekoppelt ist. Somit ist die Gesamtreaktionsenthalpie hier negativ!

## Freie Reaktionsenthalpie (Energie) $\Delta G_0$

▶ Die Änderung der freien Energie (Enthalpie) ist ein Maß für das Bestreben von Substanzen, miteinander zu reagieren. Definitionsgemäß läuft eine Reaktion dann „freiwillig" ab, wenn $\Delta G_0$ einen negativen Wert hat. Die Reaktion ist exergon, das heißt, dass bei diesem Vorgang Energie frei wird. Ist $\Delta G_0$ positiv, so läuft diese Reaktion nicht „freiwillig" ab, ihr müsste Energie zugeführt werden (endergoner Vorgang). ◀

> **Merke!**
>
> Freie Reaktionsenthalpie $\Delta G_0$
> $\Delta G_0$ ist ein Maß für die Triebkraft einer Reaktion.
> Eine Reaktion läuft „freiwillig" (exergon, exergonisch) ab, wenn $\Delta G_0$ einen negativen Wert hat!
> Es gibt Reaktionen, die zwar freiwillig, aber nicht spontan ablaufen. Hier muss zunächst „Aktivierungsenergie" zugeführt werden. Dies bedeutet, dass Reaktionen, die für $\Delta G_0$ einen negativen Wert haben, ablaufen können, jedoch nicht ablaufen müssen.

Um vorherzusagen, ob und in welche Richtung eine Reaktion ablaufen kann, müssen also
- Konzentration der Reaktionspartner
- Gleichgewichtskonstante
- $\Delta G_0$

bekannt sein.

## 1.1.2 Gruppenübertragungspotenzial und
## 1.1.3 gekoppelte Reaktionen

Wie wir oben gesehen haben, läuft eine Reaktion nur dann freiwillig ab, wenn dabei Energie frei wird (d.h. $\Delta G_0$ ist negativ).

▶ Es gibt jedoch in der Biochemie viele Reaktionen, bei denen $\Delta G_0$ positiv ist, d.h. sie laufen nicht

freiwillig ab. Der Ablauf dieser Reaktionen wird dadurch ermöglicht, dass sie in Reaktionsketten eingebaut sind, deren gesamte freie Enthalpie (Energie) negativ ist (gekoppelte Reaktionen, Beispiel ☞ Abb. 1.2). ◀

Im Organismus sind endergone Reaktionen häufig an die exergon verlaufenden Reaktionen energiereicher Verbindungen gekoppelt, die dabei in energieärmere Spaltprodukte umgewandelt werden.

Energiereiche Verbindungen sind z.B.
- **ATP** (Adenosintriphosphat): wichtigste Energiequelle des Organismus
- **GTP** (Guanosintriphosphat), ☞ Proteinbiosynthese
- **Kreatinphosphat**, ☞ Muskelgewebe.

Bei der Umwandlung von ATP, GTP oder Kreatinphosphat wird ein hoher Energiebetrag frei, man spricht deshalb auch von einem hohen **Gruppenübertragungspotenzial** dieser Verbindungen. ATP z.B. setzt durch Lösen einer energiereichen Bindung 7 kcal/Mol frei:

ATP → ADP + $P_i$ (D$G_0$ = -7 kcal/Mol).

> **Merke!**
>
> Gruppenübertragungspotenzial
> Energiebetrag, der bei Umwandlung von Verbindungen frei wird.

 In der physiologischen Chemie kommen sehr viele Abkürzungen und Symbole zum Einsatz. Stellen Sie sicher, dass Sie mit diesen Abkürzungen umgehen können und verstehen, was sie bedeuten. Sie werden im Folgenden immer wieder mit Phosphatresten zu tun haben, die Sie unbedingt unterscheiden müssen.
Das Symbol ℗ steht für einen Phosphatrest (Abb. 1.3), der an ein Substrat gebunden ist. Dieser Rest wird auch **organisches Phosphat** genannt.

Das nicht substratgebundene Phosphat wird als **anorganisches Phosphat** bezeichnet und mit dem Symbol „$P_i$" abgekürzt. Wird bei einer Reaktion ATP zu AMP gespalten (ATP $\rightarrow$ AMP + $PP_i$), so gehen dabei zwei energiereiche Bindungen verloren, da $PP_i$ (anorganisches Diphosphat) zu $P_i+P_i$ zerfällt. ATP ist die für den Stoffwechsel wichtigste energiereiche Verbindung.

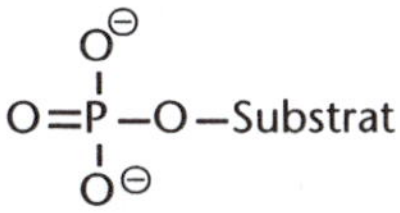

$$O=\overset{\overset{\displaystyle O^{\ominus}}{|}}{\underset{\underset{\displaystyle O^{\ominus}}{|}}{P}}-O-Substrat$$

**Abb. 1.3:** Phosphatrest.

### Beispiel

**Phosphorylierung der Glucose:** Das Glucosemolekül muss im Organismus am $C_6$-Atom phosphoryliert werden, um weiter reagieren zu können. Da diese Reaktion Energie erfordert, ist sie an einen energieliefernden Vorgang gekoppelt.

I  Glucose + ⓅP $\longrightarrow$ Glucose $-6-$ ⓅP

$\Delta G_O$ positiv $= +3$ kcal/Mol

II ATP $\longrightarrow$ ADP + ⓅP

$\Delta G_O$ negativ $= -7$ kcal/Mol

$\left. \right\} -4\ \dfrac{kcal}{Mol}$

Zusammenfassend kann man diese Reaktion auch so schreiben:

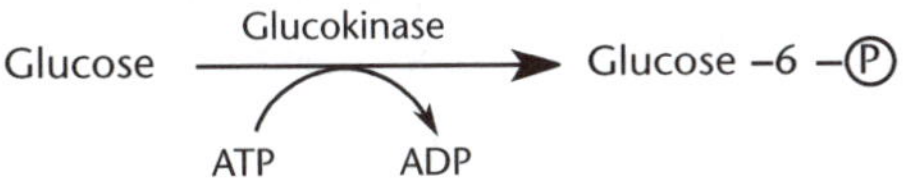

$$\text{Glucose} \xrightarrow[\underset{ATP\quad ADP}{}]{\text{Glucokinase}} \text{Glucose} -6- Ⓟ$$

### 1.1.4 Biologische Halbwertszeit

Als biologische Halbwertszeit wird der Zeitraum bezeichnet, in dem sich die ursprünglich vorhandene Menge eines Stoffes auf die Hälfte reduziert

hat. Die biologische Halbwertszeit ist ein Maß für die Geschwindigkeit, mit der ein Stoff im „Fließgleichgewicht" (☞ unten) des Organismus verändert wird:

- Ersatz des Stoffes durch Neusynthese
- Umsetzung des Stoffes (d. h. Produktion von anderen Stoffen)
- Abbau des Stoffes
- Ausscheidung des Stoffes.

### 1.1.5 Fließgleichgewicht

*Synonyma:* Steady State, stationärer Zustand, dynamisches Gleichgewicht.

Der Organismus stellt kein „geschlossenes Reaktionsgefäß" dar, sondern ist „im Fluss der Stoffe" nach zwei Seiten offen:

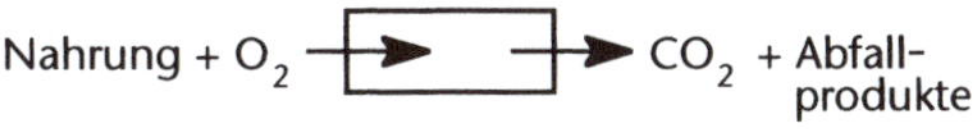

Nahrung + $O_2$ ➞ $\boxed{\phantom{xx}}$ ➞ $CO_2$ + Abfallprodukte

**Abb. 1.4:** Offenes System: Die vom System aufgenommenen Substanzen werden (nach Umwandlung) wieder an die Umgebung abgeführt.

Entspricht der Zufluss dem Abfluss, befindet sich der Organismus im Fließgleichgewicht. Dieses Gleichgewicht stellt eine Verknüpfung von vielen Einzelreaktionen dar.

Für den Organismus folgt hieraus:

- Die einzelnen Stoffe müssen im Organismus nur in kleinen, recht konstanten Konzentrationen vorliegen.
- Obwohl die Konzentrationen der einzelnen Stoffe relativ gering sind, ist insgesamt ein hoher Umsatz möglich.
- Die langsamste Reaktion (**Schrittmacherreaktion**) bestimmt die Geschwindigkeit der gesamten Reaktionskette, da die Folgereaktionen nur

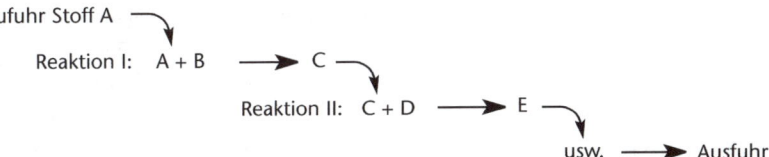

**Abb. 1.5:** Fließgleichgewicht: Die Zufuhr von Stoff A erfolgt ebenso schnell wie die Umsetzung in andere Verbindungen und die anschließende Ausfuhr.

mit dem Endprodukt der vorangegangenen ablaufen können.

> **Merke!**
>
> Schrittmacherreaktion = geschwindigkeitsbestimmende Reaktion

- Die Ausbildung eines stabilen Gleichgewichtes ist nicht möglich, da das Endprodukt einer Reaktion gleichzeitig Ausgangsstoff einer anderen Reaktion ist. Daher ist die Reaktionsfolge praktisch nur in einer Richtung möglich.
- Energiereiche Verbindungen werden bereitgestellt ($\Delta G\uparrow$).

Auf den Begriff der Schrittmacherreaktion werden Sie noch öfter stoßen. Merken Sie sich an dieser Stelle schon einmal, dass es sich hierbei um die geschwindigkeitsbestimmende Reaktion eines Stoffwechselwegs handelt. In den späteren Kapiteln werden Ihnen die verschiedenen Schrittmacher vorgestellt. Sie müssen sie unbedigt kennen, da sie in Prüfungen auch immer gefragt werden.

# 1.2 Verteilungsgleich-gewicht

Das Verteilungsgleichgewicht bezieht sich im Folgenden auf die Verteilung des Wassers in den Räumen des Organismus (intra- und extrazellulär, ☞ auch Kap. 9).

Makromoleküle (z. B. Proteine wie im Plasma gelöstes Albumin) umgeben sich mit einer Hydrathülle (Wasserhülle), d. h. sie ziehen Wasser an. Hierdurch erzeugen die Makromoleküle eine Druckwirkung. ▶ Bei Anwesenheit einer semipermeablen Membran (s. u.) wird der erzeugte Druck als osmotischer Druck bezeichnet. ◀ In kolloidalen Lösungen mit semipermeabler Membran spricht man vom **kolloidosmotischen** oder **onkotischen Druck.**

> **Merke!**
>
> Der kolloidosmotische Druck im Blutplasma wird im Wesentlichen durch die Albuminkonzentration bestimmt.

▶ Als **semipermeabel** oder halbdurchlässig wird eine Membran bezeichnet, die nur die Moleküle des Lösungsmittels durchlässt. Hierdurch entsteht ein Konzentrationsgradient. Per Diffusion bewegt sich das Lösungsmittel durch die Membran zum Ort der höheren Konzentration des gelösten Stoffes, der die semipermeable Membran nicht passieren kann. Wenn der hydrostatische Druck auf der Seite des gelösten Stoffes genauso groß geworden ist wie der kolloidosmotische Druck, den die gelösten Teilchen auf die Membran ausüben, dann herrscht an der Membran ein Gleichgewicht und die Zahl der in beiden Richtungen diffundierenden Lösungsmittelmoleküle ist gleich groß. ◀

## Kolloidosmotischer Druck am Beispiel des Albumins

Auf der einen Membranseite befindet sich mehr Albumin, auf der anderen Seite weniger. Das Wasser wandert nun von der Seite niedriger Konzentration durch die Membran, die nur für $H_2O$ durchlässig ist, auf die Seite höherer Konzentration. Dadurch wird ein Konzentrationsausgleich erzielt. Der Wasseraustausch zwischen Blut und Gewebe beruht auf diesen Vorgängen.

Geht nun ein Teil des Albumins z. B. durch eine größere Verbrennung verloren, verringert sich der kolloidosmotische Druck im Blutplasma. Als Folge wird aus dem Gewebe nicht mehr so viel Wasser in das Blut „zurückgeholt", wie dies normalerweise der Fall ist. Hieraus resultiert eine Flüssigkeitsansammlung im Gewebe (Ödem).

Der Stoffaustausch durch Zellmembranen erfolgt über passiven oder aktiven Transport.

**Passiver Transport:** Transport von Teilchen entlang eines chemischen, elektrischen oder konzentrationsbedingten Gradienten. Dieser Transport kann auch durch Transportproteine vermittelt werden (Carrier). Man spricht dann von Carrier-vermittelter oder erleichterter Diffusion.

**Aktiver Transport:** Transport gegen einen Konzentrationsgradienten. Es muss Energie aufgewandt werden (z. B. ATP). Diese Form des Transports setzt spezifische Carriermoleküle voraus. Die Transportrate erreicht hierbei einen Maximalwert (Sättigung des Carriers).

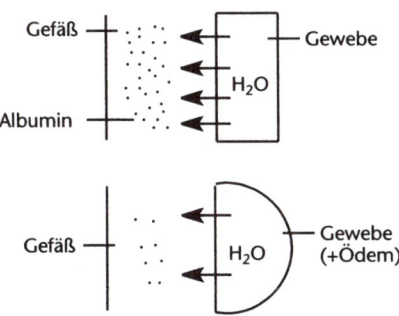

**Abb. 1.6:** Ödembildung im Gewebe nach Abfall der Albuminkonzentration im Blut.

# 1.3 pK-Wert funktioneller Gruppen und pH-Wert

Makromoleküle besitzen funktionelle Gruppen, die in Abhängigkeit des pH-Wertes ihre Ladung ändern können.

## Beispiel

**Ladungsänderung funktioneller Gruppen:**
Abhängig vom pH-Wert sind für eine Aminosäure (AS) drei Formen denkbar (Abb. 1.7).

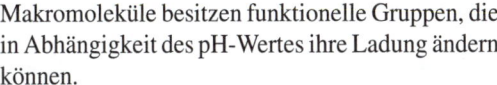

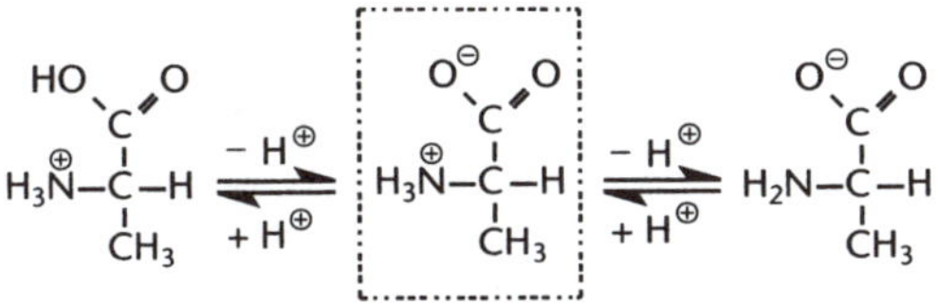

(I.P.)

**Abb. 1.7:** Ladungszustände der Aminosäure Alanin in Abhängigkeit vom pH-Wert. Links: saurer pH – positive Ladung, Mitte: neutraler pH – neutrale Ladung, rechts: basischer pH – negative Ladung.

▶ In einer ungeladenen Form kommen die Aminosäuren praktisch nicht vor. Die beiden funktionellen Gruppen der AS sind die saure Carboxylgruppe (-COOH) und die basische Aminogruppe (-NH₂).

## Isoelektrischer Punkt

Der isoelektrische Punkt ist der pH-Wert, bei dem die AS wie in der mittleren Formel der Abb. 1.7 dargestellt vorliegt. Die AS trägt hier eine positive und eine negative Ladung (Zwitterion), die sich je-

doch ausgleichen, so dass die AS nach außen ungeladen erscheint. Der isoelektrische Punkt von sauren AS ergibt sich dem Mittelwert der pK-Werte der sauren Gruppen, der IP basischer AS dagegen aus dem Mittelwert der pK-Werte der basischen Gruppen. Eine saure AS hat mehr als eine COOH-Gruppe, eine basische AS mehr als eine NH₂-Gruppe. ◀

Mit Hilfe der pK-Werte der funktionellen Gruppen kann nach einer Formel der isoelektrische Punkt (I.P.) einer AS berechnet werden (Abb. 1.8).

$$I.P. = \frac{pK_1 + pK_2}{2}$$

**Abb. 1.8:** Formel zur Berechnung des isoelektrischen Punktes.

> **Merke!**
> Eine AS im I.P. trägt sehr wohl Ladungen. Sie erscheint jedoch durch Ladungsausgleich ungeladen!

Liegt der pH-Wert einer Lösung unter dem des I.P., so trägt die AS wegen des vorhandenen Protonenüberschusses eine positive Ladung (☞ Abb. 1.7, linke Formel): Die AS ist ein **Kation.**

Wenn der pH-Wert einer Lösung über dem des I.P. liegt, gibt die AS aufgrund des Protonenmangels ein Proton (H⁺) ab und trägt somit eine negative Ladung (☞ Abb. 1.7, rechte Formel): Die AS ist ein **Anion.**

> **Merke!**
> Aminosäuren sind im Alkalischen Anionen.

Aufgrund der verschiedenen Ladungen wandern AS im elektrischen Feld (*Elektrophorese*, ☞ Kap. 2.1.2), wenn der pH-Wert der Lösung nicht gerade dem I.P. entspricht.

## Beispiele

**Aminosäuren im elektrischen Feld: Glycin (Abb. 1.9)**

Bei einem pH-Wert von 6,065 wandert Glycin nicht im elektrischen Feld, da die AS hier zwar Ladungen trägt, nach außen jedoch neutral ist. Liegt der pH-

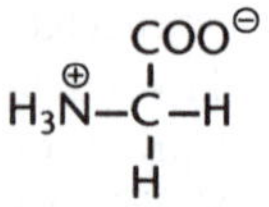

$$
\begin{array}{ll}
& COO^\ominus \\
& \overset{\oplus}{\underset{|}{H_3N}}-\overset{|}{\underset{|}{C}}-H \\
& H
\end{array}
\qquad
\begin{array}{l}
pK_1\ (COO^\ominus) = 2{,}35 \\
pK_2\ (NH_3^\oplus)\ = 9{,}78 \\
I.P. = \dfrac{2{,}35 + 9{,}78}{2} = 6{,}065
\end{array}
$$

**Abb. 1.9:** Formel von Glycin am I.P: Bei pH = I.P. sind die Carboxylgruppen der Glycinmoleküle vollständig deprotoniert, die Aminogruppen vollständig protoniert.
pH = $pK_1$: Carboxylgruppen zu 50 % protoniert, Aminogruppen vollständig protoniert → positive Überschussladung.
pH = $pK_2$: Aminogruppen zu 50 % deprotoniert, Carboxylgruppen vollständig deprotoniert → negative Überschussladung.

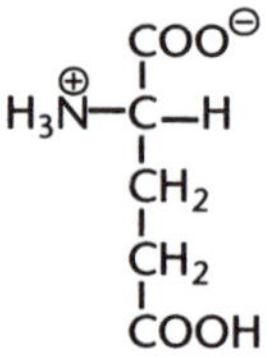

$$
\begin{array}{ll}
& COO^\ominus \\
& \overset{\oplus}{\underset{|}{H_3N}}-\overset{|}{\underset{|}{C}}-H \\
& \overset{|}{\underset{|}{CH_2}} \\
& \overset{|}{\underset{|}{CH_2}} \\
& COOH
\end{array}
\qquad
\begin{array}{l}
pK_1\ (COO^\ominus)\ = 2{,}4 \\
pK_2\ (NH_3^\oplus)\ \ = 9{,}7 \\
pK_3\ (COOH) = 4{,}3 \\
I.P. = \dfrac{2{,}4 + 4{,}3}{2} = 3{,}35
\end{array}
$$

**Abb. 1.10:** Formel der Glutaminsäure am I.P.

Wert unter 6,065, trägt Glycin eine positive Überschussladung und wandert zur Kathode (–). Liegt der pH-Wert über 6,065, trägt Glycin eine negative Überschussladung und wandert entsprechend zur Anode (+).

**Aminosäuren im elektrischen Feld: Glutaminsäure (Abb. 1.10)**

Bei Verknüpfung von AS zu Polypeptiden und Proteinen werden die funktionellen Gruppen am α-C-Atom durch die Peptidbindung verdeckt (☞ Kap. 2.2.1). Die Eigenschaften von Polypeptiden und Proteinen werden somit von den funktionellen Gruppen ihrer Seitenketten geprägt. Die pK-Werte der verschiedenen Seitenkettengruppen ermöglichen die elektrophoretische Auftrennung von Polypeptiden und Proteinen.

**☼ Merke!**

In den Seitenkettenanteilen der Plasmaproteine befindet sich in größeren Mengen die Aminosäure Histidin. Deren gute Pufferwirkung trägt entscheidend zur Konstanthaltung des pH-Wertes im Blut bei.

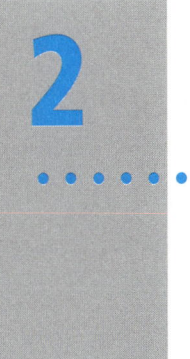

# 2 Aminosäuren und Proteine

## 2.1 Aminosäuren

### 2.1.1 Struktur und Eigenschaften  !!!

Von den zahlreichen bekannten AS werden nur 20 in Proteinen gefunden. Entsprechend bezeichnet man diese 20 AS als *proteinogene AS*. Aminosäuren, die nicht in Proteine eingebaut werden können, sind *nicht proteinogen*. Auch die nicht proteinogenen AS spielen im Organismus eine wichtige Rolle, die im Kapitel Stickstoff-Stoffwechsel (☞ Kap. 4.1) erklärt wird.

Auch wenn die meisten Prüfungsfragen immer auf die proteinogenen AS abzielen, sollten Sie trotzdem auch einige Vertreter der nicht proteinogenen AS parat haben. In den letzten Jahren wurden auch diese öfters abgefragt.

▶ **Tab. 2.1:** Funktionell wichtige nicht proteinogene AS nach Beispielen des GK.

| Name | Entstehung | Bedeutung |
|---|---|---|
| Ornithin (α–δ-Amino-valeriansäure) | Abspaltung der Guanidinogruppe aus Arginin | Harnstoffzyklus, ☞ Kap. 4.2 |
| Citrullin (α-Amino-δ–ureido-valeriansäure) | Ankopplung eines Carbamoylrestes an Ornithin | Harnstoffzyklus, ☞ Kap. 4.2 |
| γ-Amino-buttersäure („Gaba") (Die Amino-gruppe steht am γ-C-Atom) | Decarboxylierung von Glutaminsäure | Transmitter, ☞ Kap. 21 |
| Homocystein (α-Amino-γ-Mercapto-buttersäure) | Abspaltung der $CH_3$- Gruppe von Methionin | Stoffwechsel der $C_1$- Fragmente von AS, ☞ Kap. 4.5 ◀ |

Aminosäuren besitzen zwei funktionelle Gruppen, die für sie charakteristisch sind:

- Carboxyl- bzw. Carbonsäuregruppe (-COOH)
- Aminogruppe (-$NH_2$).

Die **20 proteinogenen AS** sind alle sog. α-L-AS (☞ Abb. 2.1). Das besagt, dass die $NH_2$-Gruppe an dem C-Atom steht, das der COOH-Gruppe benachbart ist. Das L symbolisiert, dass die $NH_2$-Gruppe links steht. Entsprechend steht die $NH_2$-Gruppe bei D-Aminosäuren rechts. Proteinogene AS können durch Translation in Proteine eingebaut werden.

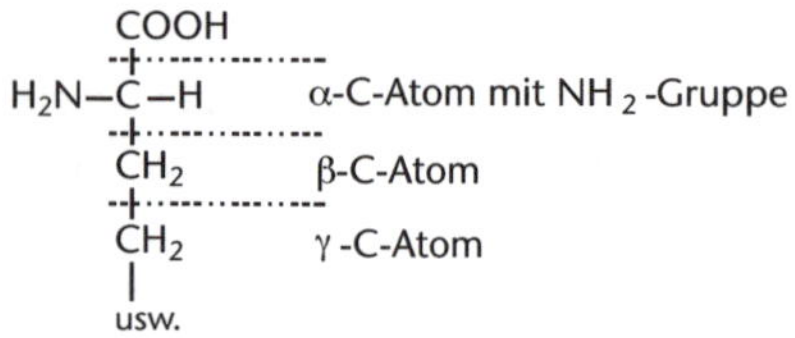
COOH
H2N–C–H
α-C-Atom mit NH 2 -Gruppe
CH2
β-C-Atom
CH2
γ -C-Atom
usw.

**Abb. 2.1:** L-AS mit Bezeichnung der C-Atome.

Alle proteinogenen Aminosäuren besitzen also die Aminosäuregruppe (Abb. 2.2).

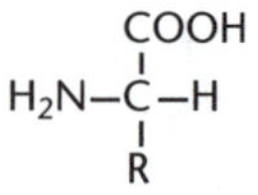
COOH
H2N–C–H
R

**Abb. 2.2:** Aminosäuregruppe.

Lediglich der mit R bezeichnete Rest unterscheidet die 20 proteinogenen AS voneinander. Wenn der Rest ein H-Atom ist (☞ Glycin), trägt die AS am α-C-Atom nur 3 unterschiedliche Substituenten. Sonst befinden sich am α-C-Atom 4 verschiedene Substituenten, so dass ein **Chiralitätszentrum** entsteht. Ein chirales Molekül ist mit seinem Spiegelbild nicht zur Deckung zu bringen und daher **optisch aktiv**, es dreht die Ebene von polarisiertem Licht.

Beachten Sie, dass es verschiedene Schreibweisen zur Darstellung von Aminosäuren gibt. Die hier verwendete Schreibweise dient der besseren Übersicht und damit dem besseren Lernen. Es sei darauf hingewiesen, dass viele Autoren eine andere (komplizierte) Schreibweise (b) bevorzugen, die sich jedoch von der einfachen Schreibweise (a) ausgehend sehr leicht verstehen lässt (Abb. 2.3).

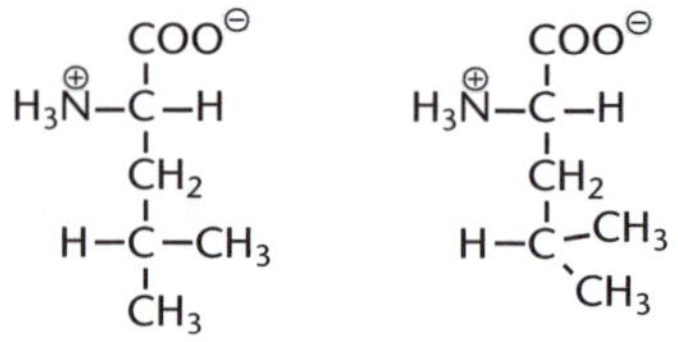

(a) (b)

**Abb. 2.3:** Verschiedene Schreibweisen der Aminosäure Leucin.

In Schreibweise (a) ist die Kettenlänge leichter zu erkennen als in (b). Alle AS werden in Zwitterionenform (I.P.) geschrieben. Die Abkürzungen sind in der Regel die ersten 3 Buchstaben des Namens der AS.

Manche Aminosäuren werden nach ihrem Einbau in Proteine noch chemisch verändert. Es können verschiedene Gruppen – meist durch Enzyme vermittelt – eingebaut werden, z. B. Hydroxyl-, Methyl- oder Sulfatgruppen.

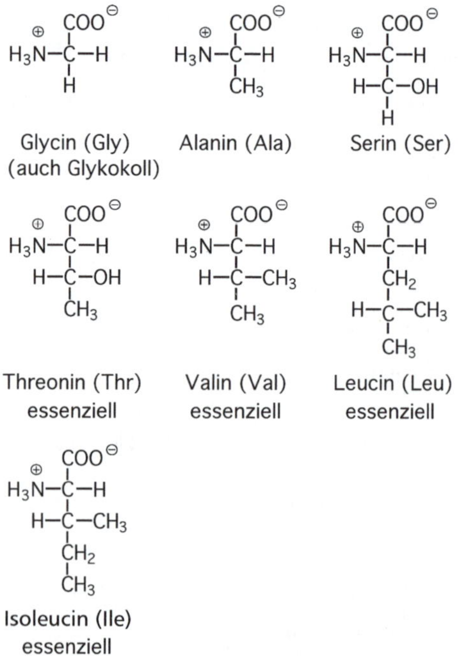
Glycin (Gly)
(auch Glykokoll)
Alanin (Ala)
Serin (Ser)
Threonin (Thr)
essenziell
Valin (Val)
essenziell
Leucin (Leu)
essenziell
Isoleucin (Ile)
essenziell

**Abb. 2.4:** Strukturformeln neutraler Aminosäuren.

## Aliphatische Aminosäuren

Aliphatische AS sind Aminosäuren mit Kettenstruktur.

### Neutrale Aminosäuren (Abb. 2.4)
- Glycin (Gly)
- Alanin (Ala)
- Serin (Ser)
- Threonin (Thr), *essenziell*
- Valin (Val), *essenziell*
- Leucin (Leu), *essenziell*
- Isoleucin (Ile), *essenziell.*

### Saure Aminosäuren
- Asparaginsäure (Asp), *Säureamid:* Asparagin (Asn)
- Glutaminsäure (Glu), *Säureamid:* Glutamin (Gln).

Saure Aminosäuren tragen mehr als eine COOH-Gruppe. Da im Stoffwechsel der beiden sauren AS auch ihre Säureamide (Abb. 2.5) eine Rolle spielen, sind diese im Folgenden mit aufgeführt (Abb. 2.6).

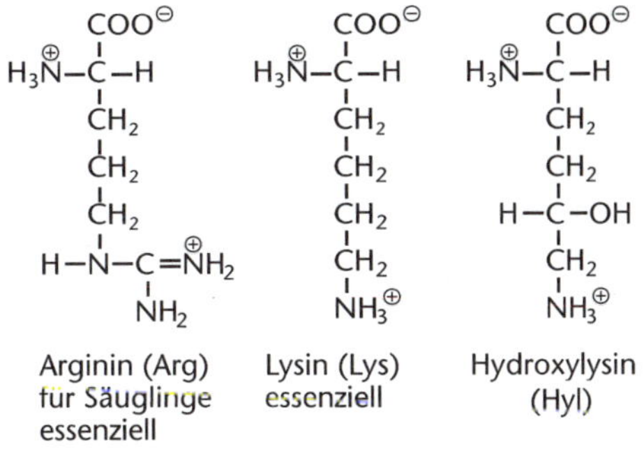

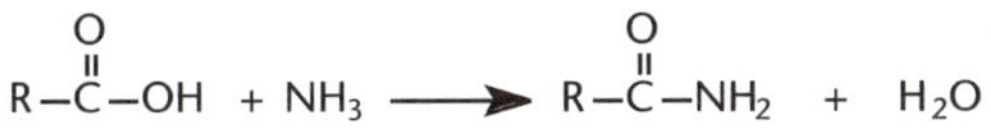

**Abb. 2.7:** Strukturformeln basischer Aminosäuren.

### Basische Aminosäuren
Basische Aminosäuren tragen mehr als eine $NH_2$-Gruppe (Abb. 2.7).
- Arginin (Arg), für Säuglinge essenziell
- Lysin (Lys) essenziell
- Hydroxylysin (Hyl).

### Schwefelhaltige Aminosäuren (Abb. 2.8)
- Cystein (Cys)
- Methionin (Met), essenziell
- Cystin (Cys-Cys).

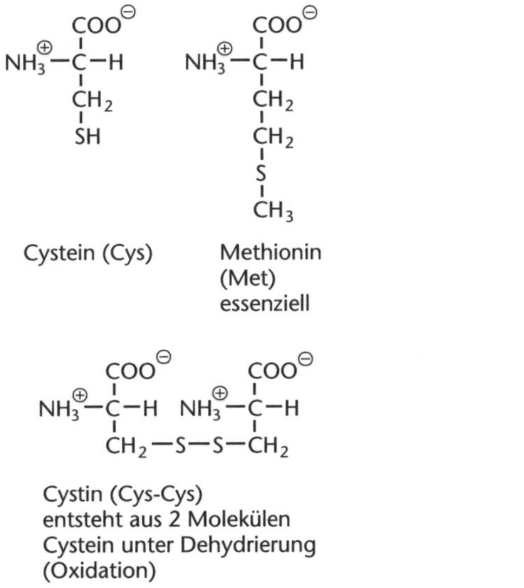

**Abb. 2.5:** Amidbildung.

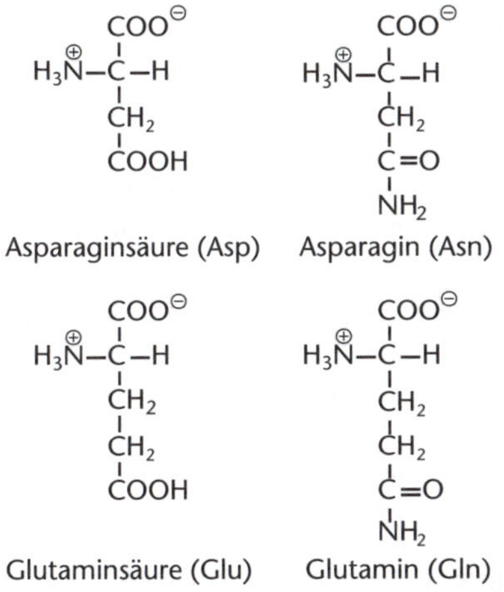

**Abb. 2.6:** Strukturformeln saurer Aminosäuren.

**Abb. 2.8:** Strukturformeln schwefelhaltiger Aminosäuren.

**Klinik!**

Die Cystinurie ist eine angeborene, autosomal rezessiv vererbte Transportstörung für Cystin. Die Störung des Cystintransports führt zu einer vermehrten Ausscheidung über die Niere und damit zur Bildung von Cystinsteinen.

## Aromatische Aminosäuren

▶ Aromatische Aminosäuren besitzen einen aromatischen Ring (Abb. 2.9). ◀

- Phenylalanin (Phe), essenziell
- Tyrosin (Tyr).

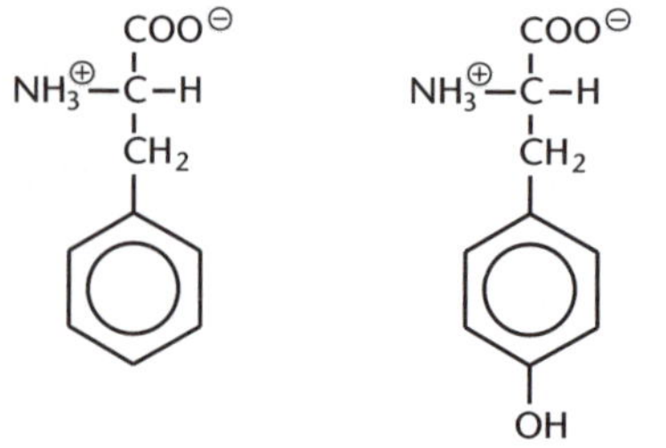

Phenylalanin (Phe) essenziell    Tyrosin (Tyr)

**Abb. 2.9:** Strukturformeln aromatischer Aminosäuren.

## Heterozyklische Aminosäuren

Heterozyklische Aminosäuren besitzen einen Ring, an dessen Bildung neben Kohlenstoff noch weitere Elemente beteiligt sind (Abb. 2.10).

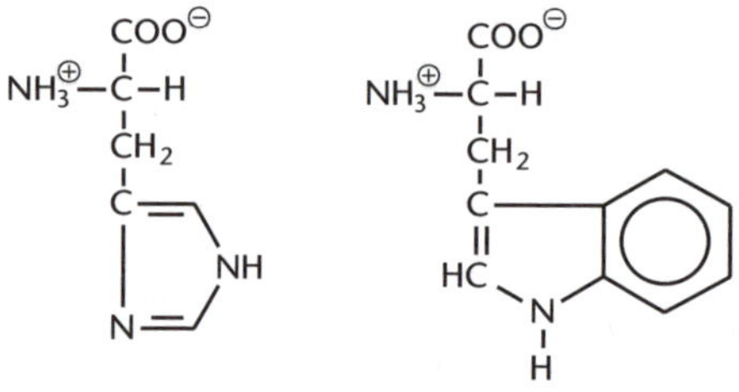

Histidin (His) für Säuglinge essenziell    Tryptophan (Trp) essenziell

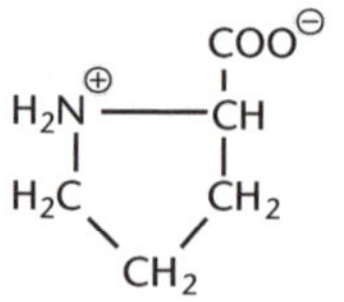

Prolin (Pro)

**Abb. 2.10:** Strukturformeln heterozyklischer Aminosäuren.

- Histidin (His), für Säuglinge essenziell
- Tryptophan (Trp), essenziell
- Prolin.

▶ Histidin enthält eine Imidazolgruppe, Tryptophan eine Indolgruppe (Abb. 2.11). ◀

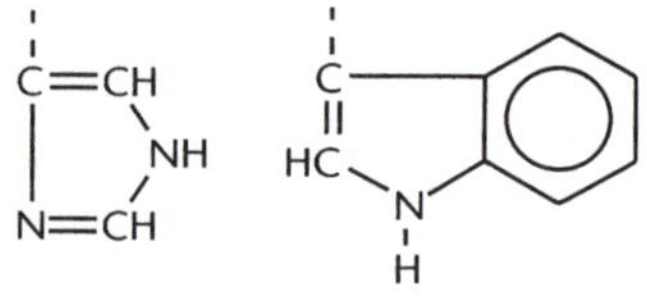

Imidazolgruppe    Indolgruppe

**Abb. 2.11:** Imidazolgruppe und Indolgruppe

**Klinik!**

Aus Histidin entsteht durch biogene Decarboxylierung Histamin, das bei allergischen Erkrankungen vermehrt freigesetzt wird.

Prolin (Pro) nimmt eine Sonderstellung ein. Die Amidgruppe ist durch den Ring verdeckt, der zwischen der Seitenkette und der α-Aminogruppe ausgebildet ist. Daher ist Prolin eigentlich keine Aminosäure sondern eine *Iminosäure.* Wird Prolin in Peptide oder Proteine eingebaut, knickt die Peptidkette ab.

Die 20 proteinogenen Aminosäuren sollten Sie auswendig lernen!

Von den 20 proteinogenen AS sind *8 essenziell,* d. h. der Körper kann diese acht AS nicht selbst aufbauen, sondern sie müssen mit der Nahrung aufgenommen werden. Für die nicht essenziellen AS kann der Körper eine entsprechende Ketosäure bilden, die dann durch Transaminierung zur AS umgewandelt wird (☞ Kap. 4.1.2).

**Essenzielle AS:** Threonin (Thr), Valin (Val), Leucin (Leu), Isoleucin (Ile), Lysin (Lys), Methionin (Met), Phenylalanin (Phe), Tryptophan (Trp)

Es gibt einen einfachen Merksatz, mit dem Sie sich die essenziellen Aminosäuren besser merken können:

**Phä**nomenale **Iso**lde **tr**übt **mit**unter **Leu**tnant **Val**entins **lie**bliche **Trä**ume.

**Nicht essenzielle AS:** Glycin (Gly), Alanin (Ala), Serin (Ser), Asparaginsäure (Asp), Asparagin (Asn), Glutaminsäure (Glu), Glutamin (Gln), Arginin (Arg), Cystein (Cys), Tyrosin (Tyr), Prolin (Pro), Histidin (His)

$$2 \text{ Glutathion-SH} \underset{\text{Reduktion}}{\overset{\text{Oxidation}}{\rightleftharpoons}} \text{Glutathiondisulfid} + 2e^{\ominus} + 2H^{\oplus} (\text{bzw. } H_2)$$

**Abb. 2.12:** Glutathion Redoxgleichung.

## Funktionelle Gruppen der Aminosäuren

### I. Carboxylgruppe (-COOH) und Aminogruppe (-NH₂)

Die basische Aminogruppe kann mit der sauren Carboxylgruppe einer anderen AS eine Peptidbindung bilden.

Auch für die Eigenschaft der Proteine, als Ampholyte zu wirken, sind diese beiden Gruppen von entscheidender Bedeutung. **Ampholyte** sind Moleküle, die sowohl Protonen aufnehmen als auch Protonen abgeben können.

AS liegen in physiologischen pH-Bereichen als Zwitterionen vor (= I.P.). Der physiologische pH-Bereich liegt im Zytoplasma der Zellen bei pH = 6,8–7,8, im Interstitium bei ca. pH = 7,35. Die Carboxylgruppe liegt in Form eines Anions (–) als -COO⁻ vor, sie kann also ein H⁺ aufnehmen (**Baseneigenschaft**). Die Aminogruppe liegt in Form eines Kations (+) als NH₃⁺ vor, sie kann ein H⁺ abgeben (**Säureeigenschaft**).

### II. Thiolgruppe (Mercapto- bzw. Sulfhydrylgruppe; -SH)

Die Thiolgruppe besitzt 3 wichtige Funktionen:
- **Redoxsystem**
  Aus 2 SH-Gruppen kann durch Oxidation (Dehydrierung, Elektronenabgabe!) ein Disulfid (Schwefelbrücke) gebildet werden (R-S-S-R). Diese Eigenschaft besitzt z. B. das in den Erythrozyten in relativ hoher Konzentration vorhandene Tripeptid Glutathion (Glu-Cys-Gly). Es schützt empfindliche, funktionell wichtige Enzyme, Membranproteine oder auch andere SH-Gruppen vor der Oxidation, indem es selbst oxidiert wird. Dabei wird aus 2 Glutathionmolekülen ein Disulfid gebildet (Abb. 2.12).
- **Stabilisierung der Raumstruktur von Proteinen**
  Die Disulfidbrücken bilden sich in Proteinen zwischen 2 Cysteinresten unter Abspaltung von Wasserstoff aus. Sie gehören zu den wichtigsten kovalenten Bindungen (Atom- bzw. Elektronenpaarbindungen) in Proteinen, die für die Raumstruktur (Tertiärstruktur) der Proteine verantwortlich sind.
- **Thioesterbindung**
  Die Thiolgruppe ist an der Ausbildung energiereicher Thioesterbindungen beteiligt (Abb. 2.13).

Die bekannteste Thioesterverbindung ist das Acetyl-Coenzym A, ☞ Kap. 7.2.1

### III. Imidazol- und Amidgruppe

**Imidazolgruppe**

▶ Die Imidazolgruppe z. B. von Histidin dient als Ligand für Metallionen bei der Komplexbildung (☞ Abb. 2.11). ◀

> **Merke!**
> Komplexe bestehen aus einem Metallion oder Metallatom, an das unter Energiegewinn mehrere Neutralmoleküle oder Ionen als Liganden angelagert sind.

**Amidgruppe**

Wenn z. B. die Amide Asparagin und Glutamin in Proteine eingebaut sind, bekommen diese hydrophile (wasserliebende) Eigenschaften. Durch Hydrolyse (Molekülaufspaltung bei gleichzeitiger Wasseraufnahme) lassen sich die Amidgruppen aufspalten, wobei Ammoniak und Asparagin- bzw. Glutaminsäure entstehen (Abb. 2.14).

> **Merke!**
> ▶ Glutaminsäure und Asparaginsäure sowie ihre Amide (Glutamin/Asparagin) haben als Transporter eine wichtige Funktion für den Stickstoff-Stoffwechsel. ◀

$$R_1-SH + R_2-COOH \longrightarrow R_2-C=O + H_2O$$
$$\phantom{R_2-C=O}|$$
$$\phantom{R_2-C}S-R_1$$

**Abb. 2.13:** Bildung einer Thioesterbindung.

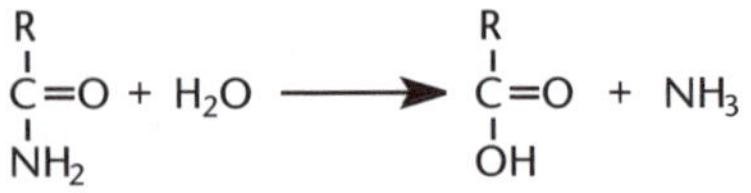

$$\underset{\overset{|}{NH_2}}{\overset{\overset{R}{|}}{C}}{=}O + H_2O \longrightarrow \underset{\overset{|}{OH}}{\overset{\overset{R}{|}}{C}}{=}O + NH_3$$

**Abb. 2.14:** Hydrolyse einer Amidgruppe.

### IV. Alkohol- und Phenolgruppe
**Alkohol- oder Hydroxylgruppe**
Aminosäuren, die eine Alkoholgruppe (Hydroxyl-gruppe) tragen (Serin und Threonin), spielen bei der Verknüpfung von Mucopolysacchariden und Kohlenhydraten an Proteine eine Rolle (☞ Kap. 6.7.5). Grundsätzlich können alle Verbindungen, die Hydroxylgruppen tragen, auch Wasserstoff-brückenbindungen eingehen (Abb. 2.15).

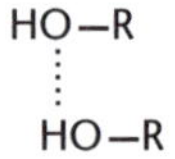

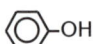

**Abb. 2.15:** Wasserstoffbrücken zwischen Hydroxylgruppen.

**Phenolgruppe**
Eine Phenolgruppe (Abb. 2.16), wie sie z. B. bei Tyrosin vorhanden ist, dient als Ligand für Metall-ionen. Außerdem kann diese Gruppe mit Säuren Ester bilden und selbst als Säure wirken, indem sie $H^+$ abdissoziiert.

**Abb. 2.16:** Phenolgruppe.

## 2.1.2 Trennung und Nachweis von Aminosäuren

Aminosäuren sind die Bausteine der Proteine. Man kann Proteine durch Hydrolyse in AS zerlegen. Durch qualitative und quantitative Bestimmung der einzelnen AS kann deren Gehalt im Protein nachgewiesen werden.

Für die Auftrennung von AS gibt es verschiedene Verfahren:

### I. Chromatographie

Bei den chromatographischen Verfahren verteilt sich das zu trennende Gemisch zwischen einer **mobilen** (Lösungsmittel) und einer **stationären Pha-**se. Zwischen diesen beiden Phasen bildet sich ein Gleichgewicht aus. Nach der Art der Kräfte, die zur Ausbildung des Gleichgewichts führen, unterscheidet man Ionenaustausch-, Verteilungs-, und Adsorptionschromatographie. Nach der Anordnung des Trägermaterials die Dünnschicht- oder Säulen-chromatographie.

### Ionenaustauschchromatographie
Die stationäre Phase ist ein polymeres Kunstharz-pulver, das negativ geladene (Benzolsulfonsäure-) Gruppen enthält. Die zugehörigen positiven Ionen ($Na^+$) befinden sich zusammen mit den AS in der mobilen Phase. In dieser Phase liegt ein pH-Wert vor, bei dem alle AS als Kationen (+) vorliegen. Die AS-Kationen binden sich nun an die negativen Gruppen des Austauscherharzes (Adsorption).

Erhöht man den pH-Wert der mobilen Phase durch Zugabe verschiedener Pufferlösungen, so verlieren die AS ihren Kationen(+)-Charakter, indem sie ein $H^+$ abgeben, und gehen in die Zwitterionenform über. Aus diesem Grund können sie jetzt nicht mehr gebunden werden, die AS werden abgelöst (eluiert). Grundlage der Trennung ist der für jede AS spezifische isoelektrische Punkt. Die AS, die besonders leicht ein $H^+$ abgeben können, also einen niedrigen I.P. haben, werden zuerst abgelöst. Erhöht man nun langsam den pH-Wert der mobilen Phase, so erscheinen die AS nacheinander im Eluat und können quantitativ bestimmt werden.

### Verteilungschromatographie
- *Normalphasen-Verteilungschromatographie:* Stationäre Phase = hydrophil, mobile Phase = hydrophob
- *Umkehrphasen-Verteilungschromatographie:* Stationäre Phase = hydrophob, mobile Phase = hydrophil.

Je nach Art der festen Phase werden Dünnschicht-chromatographie, Papierchromatographie u. a. unterschieden. Die Affinität der einzelnen AS zur stationären Phase ist verschieden und hängt von der Polarität ab. Ist die Affinität zur stationären Phase groß, wandern die AS nicht sehr weit im Lösungsmittel (Laufmittel) der mobilen Phase und umgekehrt. Z.B. wird eine AS, die einen hydrophoben Charakter hat und sich in $H_2O$ schlecht löst, sehr weit in organischen Lösungsmitteln (hydrophob) mitwandern.

Um die Wanderstrecke eines Stoffes zu kennzeichnen, hat man in der Verteilungschromatographie den **Rf-Wert** eingeführt:

▶ Rf-Wert = Wanderstrecke der Substanz / Wanderstrecke des Laufmittels (immer < 1)

Eine besondere Form der Verteilungschromatographie ist die *Hochdruck-Flüssigkeits-Chromatographie HPLC* (high performance liquid chromatography). Hier werden Edelstahlsäulen mit Hochdruckpumpen eingesetzt. Die Elution über variable Puffer wird von automatischen Detektorsystemen aufgezeichnet.

## II. Elektrophorese

Bei diesem Verfahren werden die AS auf eine Trägersubstanz aufgebracht und in einer Pufferlösung mit konstantem pH einem elektrischen Feld ausgesetzt. Die AS wandern auf dem Träger mit unterschiedlicher Geschwindigkeit und lassen sich so klassifizieren. Die Wanderungsgeschwindigkeit der AS hängt dabei von angelegter Spannung, Eigenschaften des Trägers, Ladung und Form (Reibungskraft) des Moleküls ab.

## III. Löslichkeitsverhalten

Da die AS verschiedene funktionelle Gruppen tragen, besitzen sie eine unterschiedliche Polarität und somit auch eine unterschiedliche Löslichkeit in verschiedenen Lösungsmitteln:

- Polare Gruppen: OH, -SH, $-\overset{\overset{\text{O}}{\|}}{\text{C}}-NH_2$, -COO$^{\ominus}$
- Unpolare Gruppen: alle längeren Ketten (z. B. Leucin), aromatische Ringe.

## IV. Kolorimetrische Bestimmung

Die Ninhydrin-Reaktion (Abb. 2.17) ist eine der empfindlichsten quantitativen Nachweismethoden (Nachweisbereich <1 lg). Alle AS können hiermit nachgewiesen werden. Bei der Ninhydrin-Reaktion wird die AS zu einem Aldehyd oxidiert. Dabei wird $CO_2$ freigesetzt und Ninhydrin reduziert. Das reduzierte Ninhydrin reagiert mit einem weiteren Ninhydrinmolekül zu einem blauen Farbstoff.

## V. Enzymatische Bestimmung

Mit spezifischen Enzymen lassen sich AS quantitativ nachweisen. Es entstehen bei diesen Umsetzungen Stoffe, die photometrisch leicht bestimmt werden können (NADH+H$^+$).

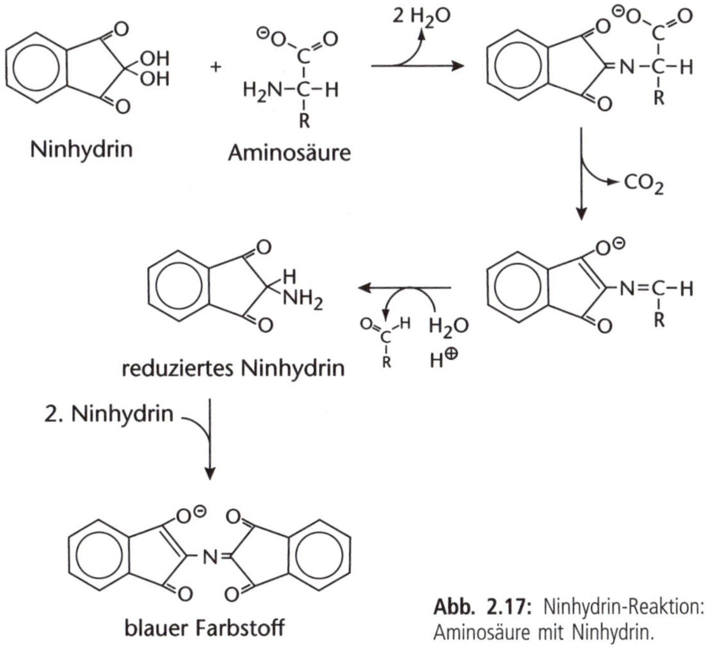

**Abb. 2.17:** Ninhydrin-Reaktion: Reaktionsverlauf beim Nachweis einer Aminosäure mit Ninhydrin.

Von den letzten 3 Trennungs- und Nachweisme-thoden sollten Sie schon mal gehört haben. Die Chromatographie und Elektrophorese (☞ siehe auch Kap. 2.3.5) müssen Sie allerdings verstanden haben und auch erklären können. Diese Verfahren werden gerne in mündlichen Prüfungen abgefragt.

## 2.2 Peptide

### Definition

Chemisch gesehen sind Peptide Säureamide. Sie bestehen aus AS, die miteinander verknüpft sind und lassen sich durch Hydrolyse wieder in einzelne AS zerlegen. Bei Peptiden sind bis zu 10 Aminosäuren miteinander verknüpft. Bei einer Verknüpfung von mehr als 100 Aminosäuren spricht man von Proteinen (Tab. 2.2)

| Tab. 2.2: Bezeichnung der AS anhand der Anzahl. ||
|---|---|
| **Anzahl verknüpfter AS** | **Bezeichnung** |
| 2 | Dipeptid |
| 3 | Tripeptid |
| Bis 10 | Oligipeptid |
| Mehr als 10 | Polypeptid |
| Mehr als 100 | Makropeptid (Protein) |

Der Name des Peptids wird gebildet, indem man alle AS, deren α-COOH-Gruppen an der Peptidbindung beteiligt sind, mit der Endung -yl versieht. Die N-terminale AS wird links, die C-terminale AS rechts geschrieben. Wenn man sich klar macht, dass z. B. Glycyl-Alanin und Alanyl-Glycin zwei völlig verschiedene Substanzen sind, wird die Notwendigkeit dieser genauen Nomenklatur deutlich.

### 2.2.1 Aufbau und Eigenschaften

▶ Jedes Peptid lässt sich hydrolytisch in seine Aminosäuren spalten. Das Gleichgewicht bei der Peptidbildung aus freien AS liegt weit auf der linken Seite, d. h. freie AS bilden spontan i.d.R. keine Peptide. ◀

Die Peptidbindung (Abb. 2.18) ist *nicht* frei drehbar. Der Grund hierfür ist, dass man diese Bindung in einer mesomeren Form mit Doppelbindungscharakter beschreiben kann. Alle Atome der Peptidbindung liegen in einer Ebene.

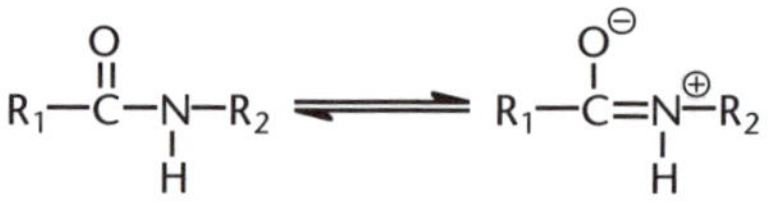

$$R_1-\overset{\overset{\displaystyle O}{\|}}{C}-\underset{\underset{\displaystyle H}{|}}{N}-R_2 \rightleftharpoons R_1-\overset{\overset{\displaystyle O^{\ominus}}{|}}{C}=\underset{\underset{\displaystyle H}{|}}{\overset{\oplus}{N}}-R_2$$

**Abb. 2.18:** Mesomere Formen der Peptidbindung.

Die Peptidbindungsreaktion zeigt die Abb. 2.19.

Wenn von Ihnen verlangt wird, ein Peptid zu klassifizieren, also die vorkommenden AS zu bestimmen, gehen Sie folgendermaßen vor: Suchen Sie sich zuerst die Peptidbindung auf und identifizieren Sie dann die AS-Reste, die jeweils rechts und links stehen.

### 2.2.2 Biosynthese von Peptiden

In den meisten höheren Organismen entstehen Peptide aus größeren Proteinen durch *proteolytische Spaltung (Enzyme)*. Daneben können Peptide auf zwei unterschiedlichen Wegen entstehen:

**I. Peptidsynthese an einem spezifischen Enzymkomplex:** Hier werden die kleinen Oligopeptide synthetisiert. Die AS müssen dafür aktiviert vorliegen, Energielieferant ist ATP.

**II. Peptid- und Proteinsynthese am Ribosom:** Hier erfolgt die Synthese der meisten Peptide

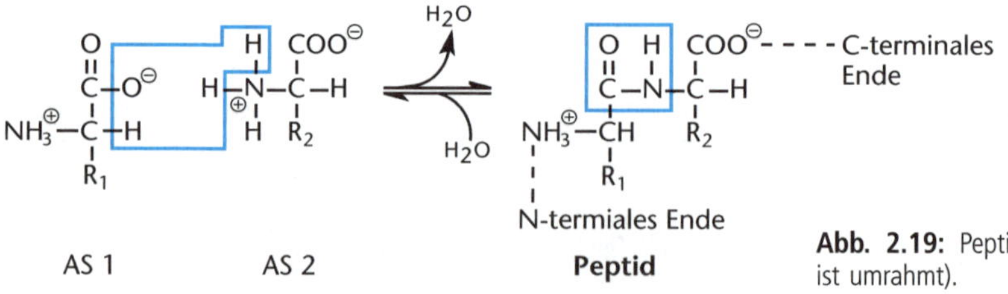

AS 1            AS 2            **Peptid**

N-terminales Ende

**Abb. 2.19:** Peptidbildung (die Peptidbindung ist umrahmt).

mit mehr als 7 AS und die Synthese der Proteine (Bildung von Polypeptiden und Proteinen). Die Synthese erfolgt unter Vermittlung von mRNA.

Im Rahmen der sog. **Festphasen-Synthese** können Polypeptide mit einer Länge von bis zu 50 Aminosäuren heute auch problemlos synthetisch hergestellt werden.

### 2.2.3 Biologisch wichtige Peptide

#### Glutathion

Glutathion (Abb. 2.20) ist ein Tripeptid (Glu-Cys-Gly), das der Organismus an einem spezifischen Enzymkomplex synthetisiert (extraribosomal).

Eine Besonderheit bei Glutathion ist, dass die Glutaminsäure mit ihrer γ-COOH-Gruppe an der Peptidbindung beteiligt ist. Bei den meisten anderen Peptiden reagiert die α-COOH-Gruppe. Glutathion lässt sich sehr leicht zu einer Disulfidform oxidieren (Abb. 2.21).

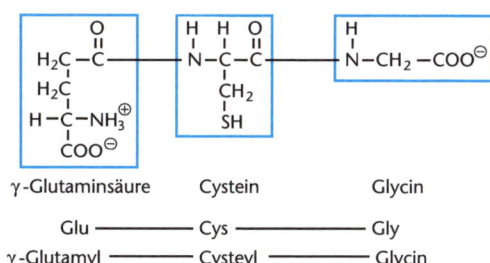

**Abb. 2.20:** Das Tripeptid Glutathion.

Die physikalisch-chemischen Eigenschaften der Proteine werden durch die Seitenketten bestimmt.

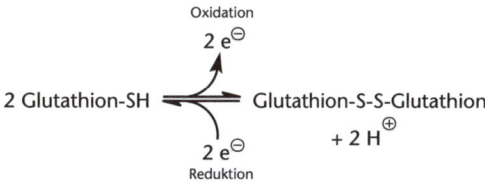

**Abb. 2.21:** Oxidation/Reduktion von Glutathion.

### Weitere Oligo- und Polypeptide

| Tab. 2.3: Biologisch wichtige Oligo- und Polypeptide. | | | |
|---|---|---|---|
| **Gruppe** | **Name** | **Bildungsort** | **Funktion** |
| Hypothalamus-hormone | Oxytocin (9 AS) Vasopressin (ADH = antidiuretisches Hormon; 9 AS) | • Ncl. Supraopticus • Ncl. Paraventricularis ☞ Oxytocin | • führt zur Kontraktion der glatten Muskulatur des Uterus • steigert die Laktation fördert die Antidiurese |
| Hypophysen-hormone | ACTH (Adrenocorticotropes Hormon; 39 AS) | Adenohypophyse | fördert die Freisetzung der NNR-Hormone |
| Pankreas-hormone | Insulin (51 AS) Glukagon (29 AS) | B-Zellen des Pankreas A-Zellen des Pankreas | senkt den Blutglukosespiegel Antagonist des Insulins |
| Kinine | Bradykinin (9 AS) Kallidin (10 AS) | wird aus Plasmaproteinen abgespalten ☞ Bradykinin | • führt zu starker Gefäßdilatation • verantwortlich für Entzündungszeichen ☞ Bradykinin |
| Antibiotika mit Peptidcharakter | Penicillin (Abb. 2.22) | wird von Schimmelpilzen der Gattung „Penicillium notatum" produziert und entsteht durch Kondensation von Valin und Cystein. Hierbei entstehen ein für Peptide seltener β-Lactamring und ein schwefelhaltiger Ring. | beeinträchtigt die Quervernetzung der Mureinbausteine und somit die Zellwandbildung von Bakterien. Die Resistenz vieler Bakterienstämme gegen Penicillin beruht auf der Fähigkeit, das Enzym β-Lactamase zu bilden, das den β-Lactam-Ring und somit das Penicillin zerstört. |

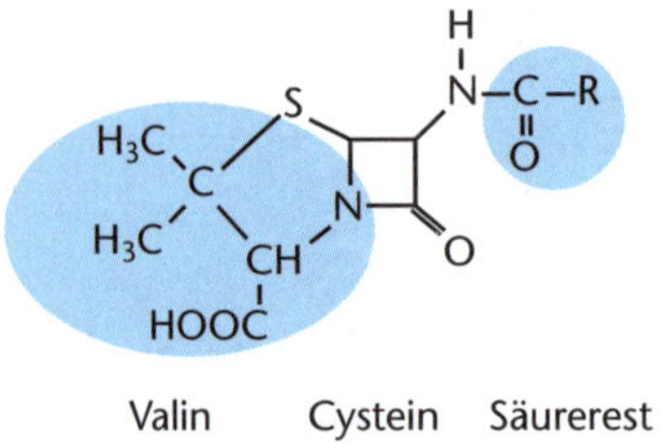

Valin     Cystein     Säurerest

**Abb. 2.22:** Penicillin

Das Tripeptid Glutathion befindet sich in größeren Mengen in den Erythrozyten und stellt dort ein biologisches Redoxsystem dar.

Dadurch, dass 2 Glutathionmoleküle zur Disulfidform oxidiert werden können, bleiben die sehr empfindlichen Enzyme der Erythrozyten vor einer Oxidation (Elektronenabgabe) geschützt. Bei der Redoxreaktion überträgt je ein Glutathionmolekül ein Elektron auf den Sauerstoff, wodurch Disulfid und formell $O^{2-}$ entstehen. Der Sauerstoff ($O^{2-}$) wird mit Hilfe von zwei Protonen sofort zu $H_2O$ umgewandelt.

Ist kein Glutathion vorhanden oder das vorhandene vollständig zum Disulfid oxidiert, werden die Erythrozyten-Enzyme zerstört und es kommt zur Hämolyse.

## Peptide als Toxine

Viele tierische und pflanzliche Gifte gehören zu den Peptiden. So sind z.B. die Gifte des grünen Knollenblätterpilzes (Amanita phalloides) α-*Amanitin* und *Phalloidin* zyklische Peptide aus 7 AS.

> **⚕ Klinik!**
>
> Nach Genuss des grünen Knollenblätterpilzes kommt es innerhalb von 12 – 24 h zu schweren, meist irreversiblen Leberschädigungen durch Zerstörung des endoplasmatischen Retikulums (ER)

Weitere Beispiele sind Bienengift, viele Schlangengifte und die Gifte von Quallen und Seeanemonen.

# 2.3 Proteine (>100 AS)

## 2.3.1 Eigenschaften der Proteine

Die physikalisch-chemischen Eigenschaften von Proteinen werden wesentlich von ihren Seitenketten (z.B. Amino-, Carboxy-, SH-Gruppen usw.) bestimmt. Damit diese Gruppen chemisch aktiv sein können, müssen sie dissoziabel (d.h. in Ionen aufspaltbar) sein. So können Proteine z.B. als Säureund/oder Basenkatalysator wirken (Abgabe bzw. Aufnahme eines $H^+$).

### Puffereigenschaften

Durch ihren Ampholytcharakter besitzen Proteine Puffereigenschaften. Besonders ausgeprägt ist diese Eigenschaft, wenn in den entsprechenden Proteinen viel Histidin vorhanden ist (Imidazolgruppe). Diese Eigenschaft der Proteine spielt z.B. beim $O_2$-Transport im Blut und bei der Regulation des Säure- Basen-Haushalts eine Rolle.

### Lösungsvermittler

Proteine tragen gleichzeitig hydrophile (wasserliebende) und hydrophobe (wasserabstoßende) Gruppen. Meist ist das Proteinmolekül so gefaltet, dass die hydrophilen Teile nach außen, die hydrophoben nach innen weisen. Proteine dienen somit als Lösungsvermittler zwischen polaren und unpolaren Substanzen (z.B. Transport von Lipiden, die im Inneren des Proteins als Lipoproteinkomplex gelöst sind).

### Membranbestandteile

Proteine spielen auch als Membranbestandteile eine große Rolle. Hier sind die hydrophoben Teile des Proteins nach außen orientiert, wodurch die Einlagerung in den Doppellipidfilm einer Membran ermöglicht wird. Häufig sind Enzyme in die Membran eingelagert, die ja ebenfalls Proteine sind.

## 2.3.2 Bindungstypen in Proteinen

Proteine sind Moleküle, deren Molekulargewicht 10.000 bis mehrere Millionen beträgt. Da sie sehr spezifische Aufgaben, z.B. als Enzyme, übernehmen, liegen die Proteine nicht einfach nur als lange Ketten vor. Um die Raumstruktur zu stabilisieren, gibt es vier verschiedene Bindungsarten, die für die Sekundär- und Tertiärstruktur der Proteine wichtig sind.

 Die folgenden 5 Bindungstypen müssen Sie kennen. Schlagen Sie gegebenenfalls auch noch in einem Chemielehrbuch nach. Sie sollten auch zu jedem Bindungstyp mindestens ein Beispiel nennen können.

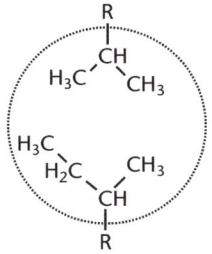

**Abb. 2.24:** Hydrophobe Bindungen.

## I. Wasserstoffbrückenbindung

Die Wasserstoffbrückenbindung basiert auf einer elektrostatischen Wechselwirkung zwischen einer Carbonylgruppe oder OH-Gruppe einerseits und den Wasserstoffatomen einer OH-Gruppe oder $NH_2$-Gruppe andererseits. Nähern sich zwei dieser Gruppen auf einen Abstand von ca. 2,8 Å, entsteht eine elektrostatische Wechselwirkung, die durch Punkte oder Striche symbolisiert wird (Abb. 2.23). Die Bindungsenergie beträgt nur ca. 1/10 einer richtigen Bindung, allerdings ist die gesamte Bindungsenergie durch die große Zahl von Wasserstoffbrückenbindungen in Proteinen beträchtlich.

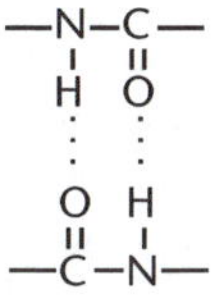

**Abb. 2.23:** H-Brücken zwischen Peptidbindungen.

## II. Hydrophobe Bindung

Hydrophobe Bindungen entstehen, wenn unpolare (hydrophobe) Teilchen sich in einer polaren Umgebung zusammenlagern. Diese Zusammenlagerung ist energetisch günstiger und stabiler. Gleichzeitig wird Wasser verdrängt (Abb. 2.24; analog zum Öltropfen im Wasser). Die hydrophoben Bindungen sind vorwiegend im inneren Bereich eines Proteinmoleküls angeordnet.

## III. Van der Waalsche-Kräfte

Bei dieser Wechselwirkung kommen sich die hydrophoben Kohlenwasserstoffketten von z. B. Valin, Leucin usw. sehr nahe und ziehen sich infolge kurzzeitig auftretender Dipolmomente in den Elektronenwolken an.

## IV. Disulfidbindung

Die Disulfidbindung ist die wichtigste Hauptvalenz (richtige, kovalente Bindung) zwischen den Seitenketten der Aminosäuren. Sie entsteht durch Oxidation zweier Cystein-SH-Gruppen zum Disulfid (z. B. bei Insulin).

Cys–S——S–Cys

**Abb. 2.25:** Disulfidbrücke zwischen zwei Cysteinmolekülen.

## V. Ionenbeziehung

Ionenbeziehungen treten zwischen positiv und negativ geladenen Gruppen auf (Abb. 2.26; z. B. Asp-Lys, Glu-His, Arg-Glu).

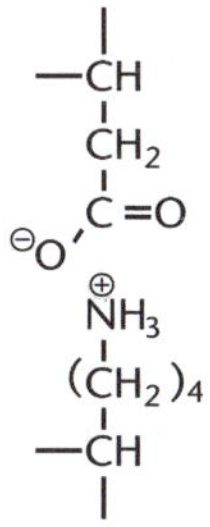

**Abb. 2.26:** Ionenbeziehung zwischen einer Carboxyl- und einer Aminogruppe.

## 2.3.3 Struktur der Proteine

### Primärstruktur (Sequenz)

#### Definition

Die Sequenz der einzelnen durch Peptidbindung verknüpften Aminosäuren eines Peptids oder Proteins bezeichnet man als Primärstruktur (Aminosäuresequenz).

▶ Die Primärstruktur eines Proteins ist genetisch festgelegt. Bei der Denaturierung wird die Struktur zunächst nicht verändert. ◀

### Sekundärstruktur (Konformation)

#### Definition

Peptidketten können sich (spontan) so ordnen, dass sie miteinander möglichst viele Wasserstoffbrückenbindungen eingehen. Hierbei entstehen stabile und energiearme Konformationen, die als Sekundärstruktur bezeichnet werden.

▶ Je nach Aminosäuresequenz werden α-Helices, Faltblattstrukturen und β-Schleifen unterschieden.

> 💡 **Merke!**
> Die Sequenz bestimmt die Konformation. ◀

Diese regelmäßigen Strukturen machen ca. die Hälfte eines globulären Proteins aus, der Rest besteht aus ungeordneten Bereichen. Auch letztere sind keineswegs zufällig, sondern nur schwerer zu beschreiben.

#### Hinweis

Die Sekundärstruktur (Konformation) von Proteinen wurde durch die Röntgenstrukturanalyse (L. Paulig und R. Corey) aufgeklärt.

#### α-Helix

Die α-Helix entsteht durch eine bestimmte, regelmäßige Wiederholung von Aminosäuresequenzen. ▶ Es bilden sich Wasserstoffbrücken innerhalb des Moleküls aus, die zu einer schraubenförmigen Windung des Moleküls führen, so dass sich C=O- und NH-Gruppen entsprechend gegenüber stehen (Abb. 2.27). ◀ Bei der α-Helix sind pro

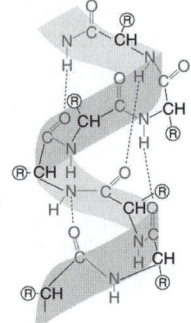

**Abb. 2.27:** α-Helix.

Umdrehung 3,6 AS-Reste enthalten, die Ganghöhe (Identitätsperiode) beträgt 0,54 nm.

Die Wasserstoffbrücken bilden sich zwischen dem H-Atom der Aminogruppe einer Peptidbindung und dem Sauerstoffatom der Carbonylgruppe der *vierten* darauf folgenden Aminosäure aus. Die Wasserstoffbrücken liegen *fast parallel* zur Achse der α-Helix. Die Seitenketten weisen nach außen. In der Natur kommen überwiegend *rechtsgängige* Helices vor, obwohl auch linksgängige Helices energetisch möglich wären.

> 💡 **Merke!**
> ▶ Bestimmte Aminosäuren stören die Helixformation. Besonders Prolin läßt sich schlecht in die α-Helix einfügen. Kommt Prolin in einer AS-Sequenz vor, ergibt sich eine Abweichung von der regelmäßigen α-Helix-Struktur. ◀

Mehrere α-Helices können nochmals zu einem Seil verdrillt sein. Dies ist die Grundlage der stabilen Struktur des Keratins der Haare, des Fibrins oder des Myosins.

#### Faltblattstruktur

▶ Es entstehen Peptidketten, die gestreckt, aber in einer Zickzackform gefaltet sind. Zwischen diesen bilden sich Wasserstoffbrückenbindungen aus. ◀ Seitenketten ragen nach außen. Je nachdem, ob die Peptidketten (bezogen auf das C- und N-Ende) in die gleiche oder in entgegen gesetzter Richtung laufen, spricht man von *paralleler* oder *antiparalleler* Faltblattstruktur (Abb. 2.28). Bei der Faltblattstruktur liegen sich entweder zwei Polypeptidketten gegenüber oder das Molekül ist durch eine β-Schleife geknickt.

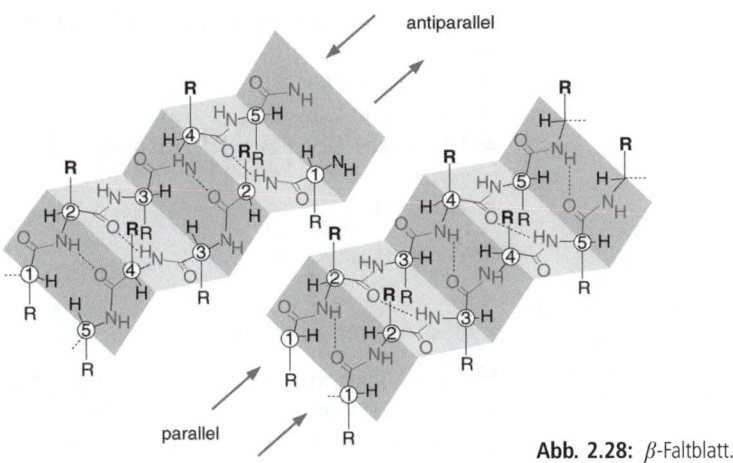

antiparallel

parallel

**Abb. 2.28:** β-Faltblatt.

**2**

### Hinweis

Die Faltblattstruktur wurde als zweite periodische Proteinstruktur entdeckt (daher auch β-Faltblatt).

Die Faltblattstruktur kommt z.B. in der Seide und den β-Keratinen häufig vor.

### β-Schleife
Diese spezielle Konformation ermöglicht die scharfe Abknickung der Polypeptidketten (Haarnadelschleife). β-Schleifen dienen z.B. der Verbindung antiparalleler β-Faltblattstrukturen.

### Tertiärstruktur

#### Definition

Als Tertiärstruktur bezeichnet man die dreidimensionale Anordnung der Sekundärstrukturen im Raum zu einem Zustand größerer Stabilität.

An der Faltung zur Tertiärstruktur sind alle o.g. Bindungskräfte (☞ Kap. 2.3.2) beteiligt. Wie bei der Sekundärstruktur entsteht die Faltung direkt bei der Synthese des Proteins an den Ribosomen.

Die Raumstruktur ist genau wie die AS-Sequenz (Primärstruktur) genetisch festgelegt. Die hydrophilen Anteile ragen meist nach außen, die hydrophoben Anteile befinden sich im Zentrum. So entstehen die verschiedenen Proteinformen (Kugeln, Ellipsoide usw.) mit ihrer funktionell sehr wichtigen Oberflächenstruktur.

### Merke!
Die **Art** der AS und ihre *Sequenz* bestimmen die räumliche Struktur eines Proteins.

Proteine mit mehr als 150 Aminosäureresten falten sich meist in mehreren, räumlich getrennten Bereichen, die man als **Domänen** bezeichnet. Diese Domänen werden von bestimmten Genbereichen, den sog. **Exons,** codiert.

### Quartärstruktur

#### Definition

Die zu einem globulären Protein zusammengefalteten Polypeptidketten können sich noch zu höheren funktionellen Aggregaten zusammenlagern. Diese Zusammenlagerung aus mehreren Untereinheiten bezeichnet man als Quartärstruktur (Überstruktur).

Wenn ein Protein ein Molekulargewicht von 100 000 aufweist, kann eine solche Quartärstruktur immer nachgewiesen werden. Der Zusammenhalt der Untereinheiten erfolgt an komplementären Bereichen über schwache, nichtkovalente Bindungen.

Durch die Quartärstruktur erhält das Protein besondere Eigenschaften, die durch Lageveränderung der Untereinheiten reguliert werden können. Wichtig ist dies z.B. beim Sauerstofftransport des Hämoglobins oder bei Veränderungen der Aktivität von Enzymproteinen.

### Einige Beispiele für Proteine mit einer Quartärstruktur

- Lactatdehydrogenase (150 000): 4 Untereinheiten
- Hämoglobin (64 500): 4 Untereinheiten (2α-, 2β-Ketten).

## Zusammengesetzte Proteine (Proteide)

Proteide sind Komplexe, die aus einem größeren Proteinanteil und einem Nichtprotein (*prosthetische Gruppe*) bestehen. In der Natur sind solche zusammengesetzten Proteine sehr weit verbreitet.
- Prosthetische Gruppen
- Kohlenhydrate → Glykoproteine
- Lipide → Lipoproteine
- Metalle → Metallproteine
- Häm → Hämoglobin (☞ Kap. 16.2).

> 🔆 **Merke!**
>
> Die meisten Enzyme sind zusammengesetzte Proteine.

## Native und denaturierte Proteine

Proteine liegen in einer definierten räumlichen Struktur vor, da an sie (z. B. in ihrer Funktion als Enzyme) hohe räumliche Anforderungen gestellt werden (Schlüssel-Schloss-Prinzip). ▶ Bei einem denaturierten Protein ist die räumliche Anordnung aufgehoben. Eine ungeordnete Struktur ist entstanden. Bindungen, die für die Sekundär-, Tertiär- und Quartärstruktur verantwortlich sind, werden gelöst bzw. verändert (analog zum Schmelzen eines Kristalls). Die AS-Sequenz (Primärstruktur) bleibt dabei zunächst unverändert. ◀ Die Folgen einer Denaturierung sind:
- Verlust der biologischen Aktivität
- Oberflächenvergrößerung (dadurch für andere Enzyme leichter angreifbar)
- Löslichkeit in wässrigem Milieu nimmt durch den Verlust der Hydrathülle ab.
- Viskosität (Zähigkeit) der Proteine nimmt zu.

▶ Faktoren, die zu einer Denaturierung von Proteinen führen:
- Hitze (> 45 °C)
- Säuren und Laugen
- Organische Lösungsmittel (Alkohole, Chloroform)
- Harnstoff

Schwermetallsalze. ◀

## Evolution der Proteine

In der AS-Sequenz von Proteinen gibt es oft große Übereinstimmungen, man spricht von **homologen Proteinen.** Es wird vermutet, dass bei größerer Übereinstimmung der AS-Sequenz auch der Verwandtschaftsgrad höher ist. Nach heutigen wissenschaftlichen Erkenntnissen sind alle uns bekannten Proteine aus einem Urprotein durch Mutation entstanden.

### Evolution der Proteine am Beispiel des Hämoglobins

Man vermutet, dass es ein Urhämoglobin mit ca. 160 AS gab, aus dem sich das Myoglobin und die verschiedenen Ketten des uns bekannten Hämoglobins (α-, β-, γ-, δ-Ketten) entwickelt haben.

Die physiologischen Hämoglobine enthalten jeweils zwei identische Peptidketten, z. B.
- 2 α-Ketten (141 AS)
- 2 β-Ketten (146 AS).

> 📖 **Klinik!**
>
> Pathologische Hb-Formen unterscheiden sich oft nur durch den Austausch einer AS in der Kette. So ist z. B. bei dem pathologischen Sichelzellen-Hb (Hb-S) die Glutaminsäure in Position 6 der *β*-Kette durch Valin ersetzt. Insgesamt sind über 100 Hämoglobine mit einem definierten AS-Austausch bekannt, von denen jedoch die meisten klinisch ohne Bedeutung sind.

## 2.3.4 Funktion der Proteine

**Tab. 2.4:** Funktionen von Proteinen im Organismus.

| Aufgabe | Beispiele | ☞ Kapitel |
|---|---|---|
| Biokatalysatoren (Enzyme) | Oxidoreduktasen, Transferasen, Hydrolasen, Lyasen, Isomerasen, Ligasen | 3 |
| Strukturproteine | • Kollagen: Grundbaustein von Knorpel, Knochen und Sehnen<br>• Elastin: verantwortlich für hohe Elastizität bestimmter Organe, z. B. der Arterien<br>• Keratin: kommt in Haaren, Nägeln und oberster Hautschicht vor. | 22 |
| Kontraktile Proteine | Aktin und Myosin des Muskels | 20 |
| Abwehrproteine | $\gamma$-Globuline im Blutplasma | 12 |
| Transportproteine | • Hämoglobin: $O_2$- Transport<br>• Transferrin: Fe-Transport, Fe-Speicher im Plasma<br>• Albumin: Transport wasserunlöslicher Stoffe (z. B. Bilirubin, freie Fettsäuren) | 9, 16 |
| Proteohormone | • Insulin (Regulation des Blutglucosespiegels)<br>• Parathormon (Regulation des $Ca^{2+}$- und $PO_4^{3-}$-Spiegels im Blut) | 11 |

 Prägen Sie sich die Beispiele aus der Tabelle ein. Sie müssen immer in der Lage sein, Beispiele für verschiedene Funktionen von Proteinen aufzuzählen.

## 2.3.5 Trennungs- und Nachweismethoden

Grundsätzlich lassen sich Proteine ähnlich wie die AS nachweisen:

### Elektrophorese ☞ Kap. 2.1.2

Die Elektrophorese der Serumproteine ergibt ein typisches Bild (Abb. 2.29).

> **Merke!**
> Für die Normbereiche der verschiedenen Proteinfraktionen im Plasma gilt folgende Faustregel: Albumin ca. 60%, dann in der Reihenfolge $\alpha_1$-, $\alpha_2$-, $\beta$-, $\gamma$-Globulin 1·4%, 2·4%, 3·4%, 4·4%.

Ein sehr spezifisches Nachweisverfahren für Proteine ist die sog. **Immunelektrophorese.** Hierbei wird das Proteingemisch zunächst elektrophoretisch aufgetrennt. Anschließend lässt man spezifische Immunglobuline gegen die Proteine diffundieren. Es bilden sich unlösliche Immunkomplexe, die ausgefällt und als weißliche Präzipitationslinie sichtbar werden.

> **Klinik!**
> Die Immunelektrophorese wird v.a. bei Verdacht auf eine Paraproteinämie durchgeführt. Als Paraproteinämien bezeichnet man eine Gruppe von Erkrankungen mit unkontrollierter Wucherung immunglobulinproduzierender Zellen. Die übermäßig gebildeten pathologischen Immunglobuline stellen sich in der Elektrophorese als schmalbasige Zacke dar.

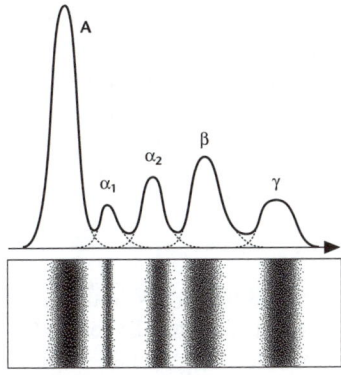

**Abb. 2.29:** Trennung und quantitative Bestimmung der Serumproteine mittels Elektrophorese.

**Tab. 2.5: Proteinfraktionen nach elektrophoretischer Trennung der Serumproteine**

| Proteinfraktion | Anteil an Gesamtfraktion | Bedeutung |
|---|---|---|
| Albumin | 55–70 % | • kleinstes Plasmaprotein<br>• Regelung des intravasalen kolloidosmotischen Drucks<br>• Vehikelfunktion |
| $\alpha_1$- Globulin | 2–5 % | • Transport von Fetten und Lipiden<br>• Inhibitor für Trypsin und Chymotrypsin |
| $\alpha_2$- Globulin | 5–10 % | • $Ca^{2+}$-Speicher<br>• Inhibitor von Plasmin und Trypsin<br>• inhibitorische Bindung von freiem Hb und Antithrombin III |
| $\beta$-Globulin | 10–15 % | • Fett- und Lipidtransport, $Fe^{2+}$-Transport<br>• Blutgerinnung |
| $\gamma$- Globulin | 12–20 % | Antikörper |

 Hier handelt es sich wieder einmal um eine sehr wichtige Auflistung. Sie sollten in der Lage sein, den jeweiligen Proteinfraktionen ihre Aufgaben zuzuordnen.

## Chromatographische Verfahren
☞ Kap. 2.1.2

Neben den in Kap. 2.1.2 bereits genannten Verfahren kann für Proteine zusätzlich die **Affinitätschromatographie** angewandt werden. Diese Methode dient dem Nachweis von Proteinen mit spezifischem Bindungscharakter (Enzyme, Immunglobuline, Hormonrezeptoren).

Bei der Affinitätschromatographie sind Substratmoleküle fest an eine Trägersubstanz (Polymermatrix) gebunden. Die Proteinlösung wird über die Trägersubstanz geleitet. Das matrixgekoppelte Substrat fischt sich nun das passende Protein aus der Lösung heraus, die anderen Proteine werden ausgewaschen. Durch Substratüberschuss lassen sich die gebundenen Proteine wieder ablösen.

## Aussalzen

Mit konzentrierten Salzlösungen aus Ammoniumsulfat oder Natriumsulfat kann man Proteinen Hydratwasser entziehen und diese ausfällen. Durch Änderung der Salzkonzentration gelingt eine Auftrennung der verschiedenen Proteine, da diese bei unterschiedlichen Salzkonzentrationen ausgefällt werden.

**Merke!**

Durch das Aussalzen wird das Protein *nicht* denaturiert. Ebenso wenig ändert sich die biologische Aktivität des Proteins.

## Molekularsieb (Gelfiltration bzw. Gelchromatographie)

Bei diesem Verfahren erfolgt die Trennung nach der Molekülgröße. Man lässt das Proteingemisch durch eine mit Gel gefüllte Säule (poröse Polymermatrix mit Hohlräumen) laufen. Kleine Moleküle können in den Löchern der Gelkörner hängenbleiben, während große außen vorbei wandern und somit schneller durch das Gel laufen.

## Ultrazentrifuge

In der Ultrazentrifuge werden Schwerefelder erzeugt, die bis zu 400.000 g (1 g = Erdbeschleunigung) erreichen. Je nach Molekülgröße sedimentieren die Proteinmoleküle bei unterschiedlichen Beschleunigungen.

**2**

## Biuret-Reaktion

Mit der Biuret-Reaktion lassen sich spezifisch Peptidbindungen (Säureamidgruppen) nachweisen. Hierfür muss jedoch mindestens ein Tripeptid vorhanden sein. Das Protein oder Peptid reagiert in alkalischer Lösung (pH >7) mit $Cu^{2+}$-Ionen zu einem blauen Farbkomplex, dessen Farbintensität proportional zur Konzentration der Peptidbindungen ist.

## Teststäbchennachweis von Proteinen

Dieser Nachweis beruht auf einer Farbveränderung des Indikators, der auf den Teststäbchen aufgebracht ist.

## Nachweis funktioneller Gruppen

Bestimmte funktionelle Gruppen lassen sich spezifisch nachweisen:

- Histidin: Bildung eines Azofarbstoffes
- Tyrosin: Bildung eines Azofarbstoffes
- Arginin: Farbstoffbildung der Guanidinogruppe.

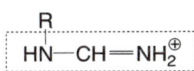

**Abb. 2.30:** Guanidinogruppe.

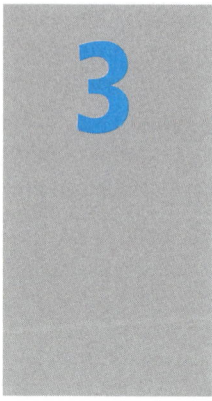

# 3 Enzyme

## 3.1 Struktur und Eigenschaften

### Definition

Enzyme sind **Biokatalysatoren,** die (ohne selbst dabei verändert zu werden) die Reaktionsgeschwindigkeit chemischer Reaktionen um den Faktor $10^8$ bis $10^{20}$ erhöhen. Dies erfolgt durch Erniedrigung der für die Reaktion benötigten Aktivierungsenergie. Das Reaktionsgleichgewicht wird hierbei *nicht* verschoben. Die Stoffe, die von Enzymen umgesetzt werden, nennt man *Substrate*.

Enzyme sind überwiegend Proteine. Nur in seltenen Fällen besitzen auch Ribonukleinsäuren enzymatische Aktivität (☞ Kap. 5.3.2).

Das Molekulargewicht von Enzymproteinen liegt zwischen 13.000 und mehreren Millionen Dalton. Die Proteine besitzen eine komplizierte **Raumstruktur** (Tertiärstruktur). Diese Raumstruktur muss intakt sein, da sie für die katalytische Funktion der Enzyme von großer Bedeutung ist. Unabhängig voneinander gefaltete Proteinbereiche, sog. *Domänen*, können dabei unterschiedliche Teilfunktionen von Enzymen übernehmen.

### 3.1.1 Spezifität

Die Spezifität unterscheidet die Enzyme von unspezifischen Katalysatoren der allgemeinen Chemie.

> 🔆 **Merke!**
> Enzyme sind reaktionsspezifische Katalysatoren.

### Substratspezifität

Das Enzym setzt nur *ein bestimmtes Zwischenprodukt* des Stoffwechsels (Substrat) um. Selbst sehr nahe Verwandte des Substrats werden hingegen meist nicht umgesetzt.

### Gruppenspezifität

Das Enzym wirkt nicht auf ein bestimmtes Substrat, sondern auf alle Verbindungen, die *eine bestimmte Gruppe* aufweisen (Alkoholgruppe, Peptidbindung usw.).

### Optische Spezifität

Das Enzym setzt nur *eine „optische Form"* einer Verbindung um, das Spiegelbild dieser Verbindung wird hingegen nicht umgesetzt. Ausnahmen bilden die Isoenzyme (s. u.). Die optische Spezifität lässt sich durch die Dreipunktbindung erklären, bei der drei Substituenten des C-Atoms spezifisch an das Enzym gebunden sind (Abb. 3.1). Werden die Substituenten 1–3 miteinander vertauscht, ist die Bindung an das Enzym nicht mehr möglich.

**Abb. 3.1:** L- und D-Form einer Aminosäure. In der Fischerprojektion steht die Aminogruppe links (L-AS) bzw. rechts (D-AS).

## Wirkungsspezifität

Die meisten Zwischenprodukte des Stoffwechsels sind in der Lage, mehrere unterschiedliche Reaktionen einzugehen. Das Enzym katalysiert jedoch nur *eine einzige* dieser Möglichkeiten.

## 3.1.2 Nomenklatur und Einteilung [!][!]

Der Name eines Enzyms setzt sich aus drei Teilen zusammen:
- Name des umgesetzten Substrats
- Art der katalysierten Reaktion
- Silbe *-ase* als Endung.

z. B. *Aspartat-Carbamoyltransferase* (verknüpft Carbamoyl-Phosphat und Aspartat zu Carbamoyl-Aspartat)

### Hinweis
Zusätzliche Informationen über die Enzymreaktion werden in Klammern geschrieben. Jedes Enzym erhält eine internationale Codenummer.

### Einteilung
Enzyme werden in sechs Hauptklassen eingeteilt, die sich auf die katalysierten Reaktionen beziehen. Innerhalb dieser Hauptklassen erfolgt eine weitere Unterteilung nach den chemischen Bindungen, die von den Enzymen „angegriffen" werden.

### Hauptklassen

#### Oxidoreduktasen
▶ Oxidoreduktasen katalysieren biologische Oxidationen und Reduktionen. Sie werden häufig Oxidasen und Dehydrogenasen genannt. Bei vielen dieser Oxidoreduktasen ist ein sog. *wasserstoffübertragendes Coenzym* an das Enzym gebunden.

#### Transferasen
Transferasen sind gruppenspezifische Enzyme, die z. B. Methylgruppen, N-haltige Gruppen, Acylgruppen usw. übertragen. Eine wichtige Gruppe innerhalb der Transferasen sind die *Kinasen*, welche die Phosphatgruppenübertragung von ATP auf Substrate vermitteln.

#### Hydrolasen
Hydrolasen spalten chemische Bindungen unter $H_2O$-Anlagerung, z. B. Ester-, Äther-, Glykosid-, Peptid-, Säureanhydrid-, P-N- und C=C-Bindungen.

#### Lyasen (oder auch Synthasen genannt)
Lyasen katalysieren Reaktionen, bei denen Gruppen abgespalten werden und Doppelbindungen zurückbleiben (*Eliminierung*) bzw. Reaktionen, bei denen Gruppen an Doppelbindungen angelagert werden (*Addition*). Im Falle einer Additionsreaktion wird das Enzym Synthase genannt.

 Wenn Sie die sechs Hauptklassen (I-VI) beherrschen (Tab. 3.1), haben Sie schon viel gewonnen. Sie werden sich anschließend die verschiedenen Schritte der Stoffwechselwege einfacher und schneller merken können. Die Enzymnamen werden Ihnen genau anzeigen, um welche Art von Reaktion es sich handelt. Sehr hilfreich ist dabei die Tabelle 3.2.

**Tab. 3.1: Einteilung der Enzyme.**

| Oxidoreduktasen (I) | Transferasen (II) | Hydrolasen (III) | Lyasen (IV) | Isomerasen (V) | Ligasen (VI) |
|---|---|---|---|---|---|
| Dehydrogenasen | C1-Transferasen | Esterasen | C-C-Lyasen | Racemasen | C-C- Ligasen |
| Oxidasen | Glykosyl-Transferasen | Glykosidasen | C-O-Lyasen | Epimerasen | C-O- Ligasen |
| Peroxidasen | Aminotransferasen | Peptidasen | C-N-Lyasen | cis-trans-Isomerasen | C-N- Ligasen |
| Reduktasen | Phospho-Transferasen | Amidasen | C-S-Lyasen | | C-S-Ligasen |
| Monooxigenasen | | | | | |
| Dioxigenasen | | | | | |

**Tab. 3.2: Enzym-Hauptklassen.**

| Hauptklasse | Katalysierte Reaktion | Beispiel |
|---|---|---|
| Oxidoreduktasen | $S_{red} + S'_{ox} \leftrightarrow S_{ox} + S'_{red}$ | Lactatdehydrogenase, ☞ Kap. 6.2.3<br>Succinatdehydrogenase, ☞ Kap. 8.1.2 |
| Transferasen | $SX + S' \leftrightarrow S + S'X$ | Hexokinase, ☞ Kap. 6.2.2 |
| Hydrolasen | $S\text{-}S' + H_2O \leftrightarrow S\text{-}OH + S'\text{-}H$ | Proteasen, Esterasen |
| Lyasen | Abspaltung von Gruppen ohne Hydrolyse<br>Doppelbindungen entstehen oder verschwinden<br>(Eliminierung; Addition) | Transketolase, ☞ Kap. 6.6.2<br>Aldolase, ☞ Kap. 6.2.2 und 6.7.4 |
| Isomerasen | Umwandlung von Isomeren | Triosephosphatisomerase, ☞ Kap. 6.2.2 |
| Ligasen | Knüpfung von Bindungen unter Energieaufwand | Pyruvatcarboxylase, ☞ Kap. 6.4.3<br>Thiokinase, ☞ Kap. 7.2.2 |

### Isomerasen

Isomerasen katalysieren Umlagerungen innerhalb eines isomeren Moleküls. Je nach Art der Isomerie des Substrats werden drei Untergruppen unterschieden (☞ Tab. 3.2). ◄

### Ligasen (oder auch Synthetasen genannt)

Ligasen katalysieren die Bindung zwischen zwei Substraten unter gleichzeitiger Spaltung energiereicher Verbindungen (Nucleosid-Triphosphate).

 Eine häufige Fehlerquelle ist die Verwechslung von Synthetasen und Synthasen. Machen Sie sich den Unterschied klar. Beide Enzyme katalysieren die Bindung zwischen zwei Substraten. Bei der Synthetasereaktion wird dazu Energie benötigt, bei der Synthasereaktion hingegen nicht.

### Isoenzyme

Isoenzyme sind Enzyme, die chemisch unterschiedlich aufgebaut sind, jedoch die gleiche Reaktion katalysieren. Sie entstehen durch Duplikation von Genen und deren anschließende Mutation, d. h. die Enzyme weichen durch geringfügige Änderungen in ihrer Primärstruktur (Sequenz) voneinander ab. Isoenzyme unterscheiden sich in ihrer elektrophoretischen Wanderungsgeschwindigkeit, ihrem isoelektrischen Punkt und ihrer Substrataffinität. Mit Hilfe der Enzymchemie (☞ Elektrophorese) lassen sie sich voneinander trennen.

### Isoenzyme der Lactatdehydrogenase (LDH)

Die LDH katalysiert die Umwandlung von Pyruvat in Lactat (Abb. 3.2; ☞ Kap. 6.2.3).

Die Quartärstruktur von enzymatisch aktiver LDH besteht aus 4 Untereinheiten. Jede dieser Untereinheiten kann als *Typ H* oder als *Typ M* vorkommen. Daraus ergeben sich die fünf Isoenzyme der LDH:

- LDH1: H4
- LDH2: H3 M1
- LDH3: H2 M2
- LDH4: H1 M3
- LDH5: M4.

**🔖 Klinik!**

Die LDH-Isoenzyme sind organspezifisch verteilt. Ist eines der Isoenzyme im Blut erhöht, deutet dies auf eine Schädigung des entsprechenden Organs hin, z. B.
- $LDH_1$ und $LDH_2$ : Herzmuskel (Erhöhung dieser Enzyme z. B. bei Herzinfarkt)
- $LDH_5$ : Leber, Skelettmuskel.

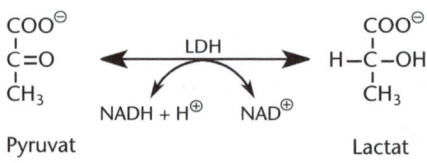

**Abb. 3.2:** Lactatdehydrogenase-Reaktion.

**3**

### Isoenzyme der Hexokinase

Die Hexokinase katalysiert die Phosphorylierung von Glucose (Abb. 3.3). Auch andere Zucker mit sechs C-Atomen (*Hexosen*) werden phosphoryliert, jedoch weniger effektiv.

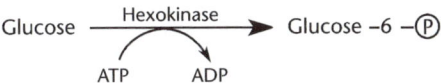

Glucose $\xrightarrow{\text{Hexokinase}}$ Glucose $-6-\text{P}$

ATP    ADP

**Abb. 3.3:** Hexokinase-Reaktion.

Von der Hexokinase liegen drei Isoenzyme vor: $HK_1$, $HK_2$ und $HK_3$.

Im Gegensatz zur Hexokinase katalysiert das Enzym **Glucokinase** streng spezifisch nur die Phosphorylierung der Glucose. Glucokinase findet sich v. a. in der Leber und wird aufgrund eines hohen $K_m$- Wertes erst bei hohen Glucosekonzentrationen wirksam. Die Synthese der Glucokinase wird durch das Hormon Insulin induziert (☞ Kap. 6.2).

Die **Hexokinase-Isoenzyme** sind organspezifisch verteilt.

- Milz:       HK1      HK3
- Niere:      HK1      HK3
- Lunge:      HK1      HK3
- Darm:      HK1
- ZNS:      HK1
- Erythrozyten:      HK1
- Muskel:      HK2
- Herz:      HK2
- Fettgewebe:      HK2.

### Multienzymkomplexe

Multienzymkomplexe sind Zusammenlagerungen mehrerer Enzyme. Sie katalysieren Reaktionsfolgen, die über mehrere Schritte verlaufen. Dabei wird das jeweilige Produkt von Enzym zu Enzym weitergereicht (☞ z.B. Kap. 7.2.1, Fettsäuresynthese).

### 3.1.3 Lokalisation (☞ Kap. 10, 15–17, 20)

Die einzelnen Stoffwechselprozesse finden innerhalb der Zelle in unterschiedlichen Kompartimenten statt. Dementsprechend ist die Enzymausstattung dieser Kompartimente verschieden (Tab. 3.3).

**Tab. 3.3: Lokalisation von Enzymen.**

| Kompartiment | Enzyme |
| --- | --- |
| Zytoplasma | Enzyme der Glykolyse, Gluconeogenese (Teil), Fettsäuresynthese, Pentosephosphatweg |
| Mitochondrium | Enzyme der Atmungskette, Citratzyklus, Fettsäureoxidation, Ketogenese, Harnstoffzyklus, Gluconeogenese (Teil) |
| Lysosomen | Proteasen, Hydrolasen, Phosphatasen, Nukleasen |
| Zellkern | $NAD^+$-Phosphorylase |
| Zellmembran | $Na^+/K^+$-ATPase |

Durch Steigerung des Aufbaus bzw. des Abbaus von Enzymen wird eine Anpassung an die jeweilige Stoffwechselsituation erreicht.

 Dies ist eine weitere wichtige Tabelle. Es wird von Ihnen in jeder Prüfung verlangt werden, sich zu orientieren und die Lokalisation einer bestimmten Reaktion zu benennen. Sie sollten diese Tabelle im Schlaf beherrschen.

### 3.1.4 Lebensdauer von Enzymen

Alle Proteine des Organismus (also auch Enzyme) unterliegen einem dauernden Stoffwechsel, d.h. Auf- und Abbau laufen nebeneinander ab: Man spricht vom **Protein-Turnover.** Jedes Protein hat dabei eine spezifische Halbwertszeit (Tab. 3.4).

> **☞ Klinik!**
>
> **Hepatische Arginase** (☞ Harnstoffzyklus):
> Die hepatische Arginase ist ein (Leber-)Enzym, dessen Konzentration sich unterschiedlichen Ernährungssituationen anpasst. Bei Zunahme der Nahrungsproteine wird die Arginase-Synthese gesteigert, bis sich (ca. 14 Tage nach der Ernährungsumstellung) Auf- und Abbau wieder entsprechen. Bei Zufuhr geringer Mengen von Nahrungsproteinen wird der Aufbau gedrosselt und der Enzymabbau gleichzeitig stark gesteigert. Bei vollständigem Fasten steigt der Arginasespiegel wiederum an, da der Abbau völlig eingestellt und der Aufbau leicht gesteigert wird. Der Nettoproteinabbau der Leber ist beim Fasten jedoch gesteigert.

**Tab. 3.4: Enzym-Halbwertszeiten.**

| Enzym | Halbwertszeit |
|---|---|
| Lactat-Dehydrogenase | 16 Tage |
| Arginase | 4–5 Tage |
| Acetyl-CoA-Carboxylase | 48 Stunden |
| Glucokinase | 12 Stunden |
| Glucose-6-P-Dehydrogenase | 11 Stunden |
| Phosphoenolpyruvat-Carboxykinase | 5 Stunden |
| Serin-Dehydratase | 4 Stunden |
| HMG-CoA-Reduktase | 3 Stunden |
| Ornithin-Decarboxylase | 11 Minuten |

## 3.1.5 Aktives Zentrum

Am *aktiven* oder *katalytischen Zentrum* eines Enzyms wird das Substrat gebunden und umgesetzt.

Früher ging man davon aus, dass die Struktur des Enzymzentrums komplementär zu der Struktur des Substrates ist (**Schlüssel-Schloss-Modell**, E. Fischer 1890). Nach neuerer Kenntnis wird das aktive Zentrum jedoch erst durch Bindung des Substrates so verändert, dass es die zum Substrat komplementäre Gestalt erhält (**Induced fit-Modell**, D. Koshland 1959).

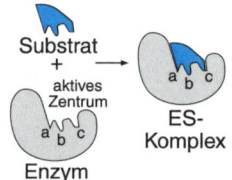

**Abb. 3.4:** Schlüssel-Schloss-Modell. Das aktive Zentrum des Enzyms hat eine zum Substrat komplementäre Gestalt.

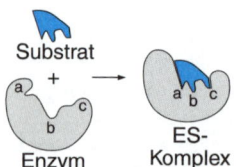

**Abb. 3.5:** Induced fit-Modell. Das aktive Zentrum erhält die zum Substrat komplementäre Gestalt erst nach dessen Bindung.

Für das aktive Zentrum gibt es zwei Anordnungsmöglichkeiten:

1. Das aktive Zentrum ist ein Teil des Proteinmoleküls (Enzyms).

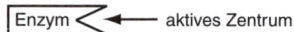

**Abb. 3.6:** Enzymprotein mit aktivem Zentrum.

2. Am aktiven Zentrum wirkt eine Gruppe ohne Proteincharakter mit. Diese muss sich erst an das Protein anlagern, bevor das Enzym die Reaktion mit seinem Substrat katalysiert. Eine solche Nicht-Protein-Gruppe nennt man **Coenzym** oder **prosthetische Gruppe** (s. u.).

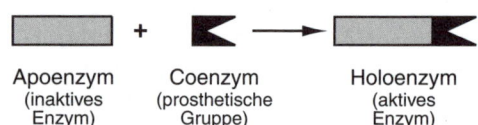

| Apoenzym (inaktives Enzym) | Coenzym (prosthetische Gruppe) | Holoenzym (aktives Enzym) |

**Abb. 3.7:** Prosthetische Gruppe bzw. Coenzym im aktiven Zentrum.

▶ Die **Substratbindung** im aktiven Zentrum erfolgt über Wasserstoffbrückenbindungen, hydrophobe Wechselwirkungen, elektrostatische Wechselwirkungen, Ionenbindungen oder kovalente Bindungen.

Die **Katalysewirkung** im aktiven Zentrum verläuft nach einem oder einer Kombination der folgenden Mechanismen: Säure-Basen-Katalyse, kovalente Katalyse, Metallionenkatalyse. ◀

## 3.1.6 Coenzyme und prosthetische Gruppen

*Coenzyme* bzw. *prosthetische Gruppen* sind meist niedermolekulare, hitzebeständige Nicht-Proteine. Sie nehmen als Hilfsmoleküle an der Enzymreaktion teil und müssen bei manchen Enzymen vorhanden sein, damit diese ihre Katalysefunktion ausüben können. Ihre Funktion besteht in der Übertragung von Elektronen, Ionen oder Molekülgruppen. Die meisten Coenzyme bzw. prosthetischen Gruppen leiten sich von den Vitaminen ab. Im Gegensatz zu Enzymen, die für ein einziges Substrat spezifisch sind, wirken Coenzyme mit vielen Enzymen unterschiedlicher Substratspezifität zusammen.

Um Sie nicht zu verwirren, sei hier noch gesagt, dass die Begriffe Coenzym, Cosubstrat und prosthetische Gruppe oft synonym gebraucht werden.

## Coenzyme (Cosubstrate)

Die löslichen Coenzyme sind *nicht kovalent* an das Aktivitätszentrum des Enzymproteins (Apoenzym) gebunden und bilden mit ihm zusammen das eigentliche (Holo-)Enzym. Bei einer Reaktion werden die Coenzyme verändert und anschließend wieder freigesetzt. In einer zweiten, unabhängigen Reaktion regenerieren sie sich und erhalten ihre ursprüngliche Form zurück. Die Bezeichnung *Cosubstrate* wäre daher treffender.

### Wasserstoffübertragendes Nicotinamid-adenin-dinukleotid (NAD⁺)

In Abbildung 3.8 erkennt man, dass das Coenzym (NAD⁺) nicht fest an das Enzym 1 gebunden, jedoch für die katalytische Wirkung dieses Enzyms notwendig ist. Die Regeneration des Coenzyms ist möglich, hierfür wird aber ein weiteres Enzym (Enzym 2) benötigt.

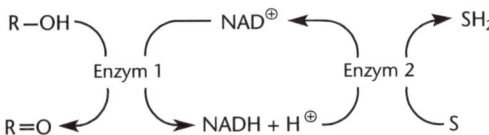

**Abb. 3.8:** Redoxreaktion mit dem Coenzym NAD⁺.

Unter Berücksichtigung der Strukturformel des Nicotinamid-adenin-dinukleotids (☞ Kap. 6.2.7) ist die korrekte Schreibweise NAD⁺/NADH+H⁺ bzw. NADP⁺/NADPH+H⁺. Häufig wird jedoch einfach nur NAD⁺ bzw. NADP⁺ geschrieben. Als Coenzym gibt man die unhydrierte Form an.

## Prosthetische Gruppe

Die prosthetische Gruppe ist im Gegensatz zum Coenzym fest (kovalent) an das Enzymprotein gebunden. Eine Abspaltung dieser Gruppe führt zur irreversiblen Denaturierung des Enzyms. Auch die prosthetische Gruppe wird bei der Katalysereaktion verändert, im Unterschied zum Coenzym jedoch am selben Enzym regeneriert.

### Wasserstoffübertragendes Flavinadenindinukleotid (FAD)

Abbildung 3.9 zeigt, dass FAD fest an das Enzym gebunden ist. Die Regeneration erfolgt in einer zweiten Reaktion am gleichen Enzym.

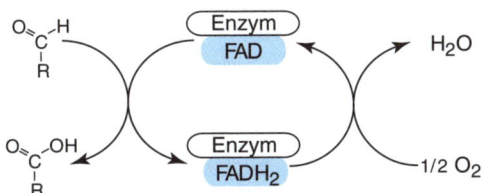

**Abb. 3.9:** Redoxreaktion mit der prosthetischen Gruppe FAD.

**Tab. 3.5: Einige wichtige Coenzyme/prosthetische Gruppen und ihre Bedeutung.**

| Abk. | Name | Bedeutung | Vitamin für die Synthese | Kapitel |
|---|---|---|---|---|
| NAD⁺ | Nicotinamid-adenindinukleotid | Wasserstoff-Überträger | Nicotinsäureamid (Vit. B₂-Komplex) | 6.2.7; 13.2.3 |
| NADP⁺ | Nicotinamidadenin-dinukleotidphosphat | Wasserstoff-Überträger | Nicotinsäureamid (Vit. B₂-Komplex) | 6.2.7; 13.2.3 |
| FAD | Flavinadenindinukleotid | Wasserstoff-Überträger | Riboflavin (Vit. B₂) | 13.2.2 |
| FMN | Flavinmononukleotid | Wasserstoff-Überträger | Riboflavin (Vit. B₂) | 13.2.2 |
| CoA | Coenzym A | z. B. C₂-Gruppenaktivierung | Pantothensäure (Vit. B₂-Komplex) | 7.2.1; 13.2.5 |
| S-AM | S-Adenosylmethionin | Methylgruppen-Überträger | Methionin (AS) | 4.6.1 |
| H₄-Folat | Tetrahydrofolsäure | Formylgruppen-Überträger | Folsäure (Vit. B₂-Komplex) | 13.2.6 |

## 3.1.7 Messung der Enzymaktivität

!!!

$$
\begin{array}{ccc}
COO^{\ominus} & & COO^{\ominus} \\
| & LDH & | \\
C=O + NADH + H^{\oplus} \dashrightarrow & HO-C-H + NAD^{\oplus} \\
| & & | \\
CH_3 & & CH_3
\end{array}
$$

Pyruvat                                  L-Lactat

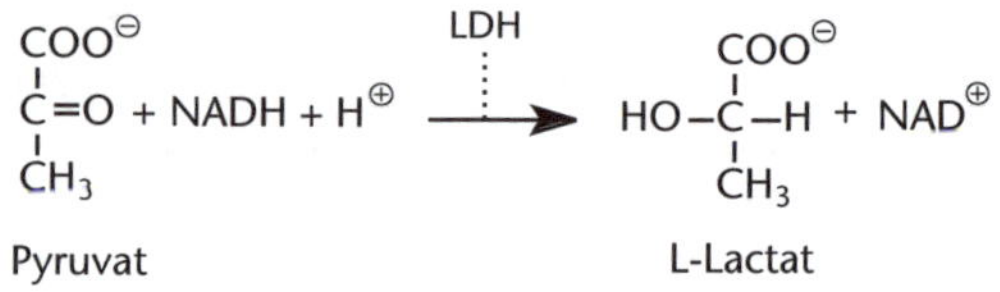

**Abb. 3.11:** Reaktion der Lactatdehydrogenase.

### Photometrische Messung

Als Maß der Enzymaktivität dient die Geschwindigkeit, mit der eine enzymkatalysierte Reaktion abläuft. Wenn die Reaktionspartner im Überschuss vorhanden sind, ist die Geschwindigkeit des *Substratumsatzes* proportional der Enzymmenge.

### Aktivitätsbestimmung der Glutamat-Pyruvat-Transaminase (GPT)

*Reaktion 1 (Abb. 3.10)*

Um die Aktivität der GPT zu bestimmen, koppelt man die o.g. Reaktion 1 mit der Reaktion 2. In dieser Reaktion wird das Pyruvat aus Reaktion 1 umgesetzt, wenn das Hilfsenzym LDH im Überschuss vorhanden ist.

*Reaktion 2 (Abb. 3.11)*

▶ Der Verbrauch an NADH+H⁺ lässt sich photometrisch bestimmen, da es ein zusätzliches Absorptionsmaximum gegenüber NAD⁺ hat. ☞ Kap. 13.2.3

**Absorptionsmaxima:**
- NAD⁺ und NADH+H⁺        260 nm
- NADH+H⁺                      340 nm

Die pro Zeiteinheit gebildete Menge an Pyruvat (Verbrauch an NADH+H⁺) entspricht stöchiometrisch der Aktivität der GPT. ◀

### Enzymeinheiten

Zur Messung der Enzymaktivitäten wurden verschiedene Einheiten eingeführt:

- ▶ Ein **Unit** ist diejenige Enzymmenge, die in einer Minute unter Standardbedingungen 1 lmol Substrat umsetzt:

$$1\ U = \frac{1\mu\ \text{Mol Substratumsatz}}{\text{min.}}$$  ◀

- Eine **katalytische Einheit** ist diejenige Enzymmenge (Aktivität), die in einer Sekunde ein Mol Substrat umsetzt:

$$1\ \text{Katal} = \frac{1\ \text{Mol Substratumsatz}}{\text{sec.}}$$

- Die **spezifische Aktivität** ist ein direktes Maß für den Reinheitsgrad eines Enzyms:

$$\text{spez. Aktivität} = \frac{\text{Units}}{\text{mg Protein.}}$$

- Die **Wechselzahl** (turn over number oder molare Aktivität) gibt die Molzahl des Substrats an, die pro Zeiteinheit (Min. oder Sek.) von einem Enzymmolekül umgesetzt wird:

$$W = \frac{\text{Mol Substratumsatz}}{\text{Mol Enzym} \times \text{Zeiteinheit.}}$$

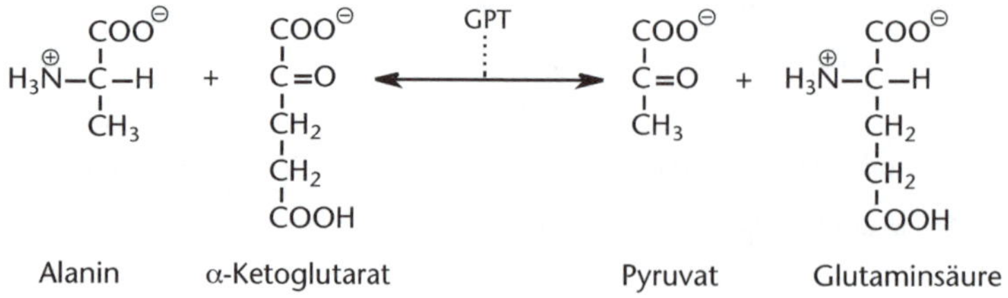

$$
\begin{array}{ccccccc}
& COO^{\ominus} & & COO^{\ominus} & & COO^{\ominus} & & COO^{\ominus} \\
& | & & | & GPT & | & & | \\
H_3\overset{\oplus}{N}-C-H & + & C=O & \rightleftharpoons & C=O & + & H_3\overset{\oplus}{N}-C-H \\
& | & & | & & | & & | \\
& CH_3 & & CH_2 & & CH_3 & & CH_2 \\
& & & | & & & & | \\
& & & CH_2 & & & & CH_2 \\
& & & | & & & & | \\
& & & COOH & & & & COOH
\end{array}
$$

Alanin       α-Ketoglutarat              Pyruvat       Glutaminsäure

**Abb. 3.10:** Reaktion der Glutamat-Pyruvat-Transaminase.

# 3.2 Enzymkinetik

## 3.2.1 Enzymatische Reaktion

 Mit Energiediagrammen wie in Abbildung 3.12 müssen Sie umgehen können. Es wird so gut wie in jedem Physikum eine Frage dazu gestellt.

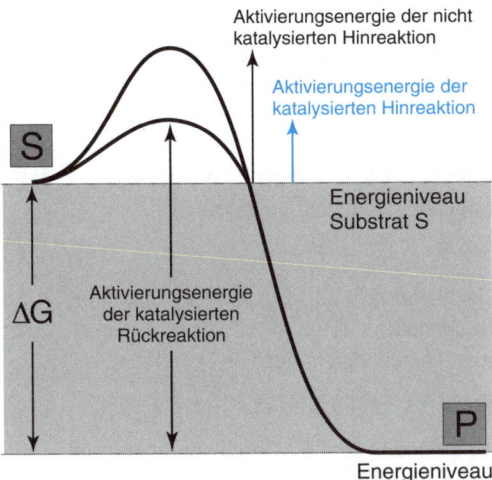

**Abb. 3.12:** Energiediagramme einer katalysierten und einer unkatalysierten Reaktion.

Moleküle müssen zusammenstoßen, bevor sie reagieren können (Kollisionstheorie). Dazu ist eine ausreichende **Aktivierungsenergie** erforderlich. Diese könnte z. B. durch Temperaturerhöhung zugeführt werden. In der lebenden Zelle herrschen jedoch recht niedrige Temperaturen.

**Katalysatoren** erniedrigen die notwendige Aktivierungsenergie. Die Zahl erfolgreicher Kollisionen wird durch Bindung der Substrate im aktiven Zentrum effektiv erhöht. Somit können Reaktionen in der Zelle schneller ablaufen, ohne dass z. B. die Temperatur erhöht werden muss.

▶ Eine enzymatische Reaktion kann durch folgende Gleichung dargestellt werden:

E+S ↔ ES ↔ E+P
E = Enzym S = Substrat

ES = Enzym-Substrat-Komplex P = Produkt ◀

für ES ↔ E+S gilt:

$$K = \frac{[E] \times [S]}{[ES]}$$

Geht man von einer konstanten Menge Enzym aus und erhöht langsam die Substratkonzentration [S], so wird immer mehr Enzym in den Enzym-Substrat-Komplex [ES] überführt. Die Reaktionsgeschwindigkeit wird immer größer, bis die gesamte Menge Enzym als [ES] vorliegt.

### Initialgeschwindigkeit

Zu Beginn einer enzymatischen Reaktion liegt viel freies Enzym und nur wenig Enzym-Substrat-Komplex vor. Die Geschwindigkeit (Initialgeschwindigkeit) ist noch gering und lässt sich durch Zugabe von mehr Substrat steigern.

### Maximalgeschwindigkeit (Substratsättigung)

▶ Steigen bei einer konstanten Menge Enzym [E] die Substratkonzentration [S] und somit auch [ES] ständig an, erreicht die Reaktionsgeschwindigkeit langsam ihr Maximum $V_{max}$ (asymptotische Kurve). Ist $V_{max}$ erreicht, kann auch eine weitere Substratzugabe die Reaktionsgeschwindigkeit nicht mehr erhöhen, da die gesamte Enzymmenge als Enzym-Substrat-Komplex vorliegt. Das Enzym ist vollständig mit Substrat gesättigt. ◀

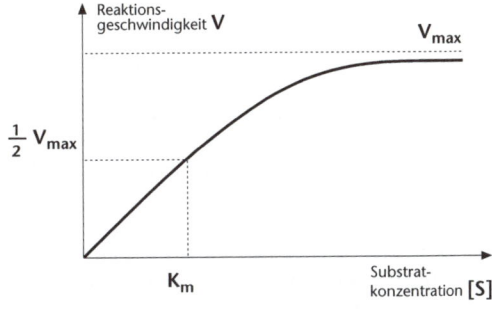

**Abb. 3.13:** Abhängigkeit der Reaktionsgeschwindigkeit eines Enzyms von der Substratkonzentration.

**💡 Merke!**

▶ Bei Substratsättigung lässt sich die Reaktionsgeschwindigkeit nur durch Erhöhung der Enzymkonzentration steigern. Der Substratumsatz ist in diesem Fall der Enzymkonzentration direkt proportional. ◀

## Michaeliskonstante

Die Sättigungskonzentration ist von Enzym zu Enzym verschieden. Setzt ein Enzym mehrere Substrate um, so ist auch für die verschiedenen Substrate die Sättigungskonzentration verschieden.

Die Substratsättigung für das betreffende Enzym ist aus obiger Kurve nur ungenau bestimmbar, da sich die Kurve $V_{max}$ asymptotisch nähert. Um genaue Werte zu bekommen, geht man von der halbmaximalen Geschwindigkeit aus. ▶ Da bei dieser Geschwindigkeit die Konzentrationen von Enzym [E] und Enzym-Substrat-Komplex [ES] gleich groß sind, vereinfacht sich die Gleichung

$$K = \frac{[E] \times [S]}{[ES]} \text{zu } K_{1/2V_{max}} = [S].$$

Die so definierte Konstante nennt man auch **Michaeliskonstante** ($K_m$). Sie entspricht der *Substratkonzentration [S]* bei *halbmaximaler Geschwindigkeit* und hat die Dimension mol/l (Konzentrationsangabe!). Bei dieser Substratkonzentration ist das vorliegende Enzym also zur Hälfte mit Substrat gesättigt. Die Michaeliskonstante ist ein Maß für die Affinität des Enzyms zum Substrat. Mit ihr kann man die Substratkonzentration für Vmax berechnen und Wirkungsweisen von Enzymhemmern beschreiben.

**💡 Merke!**

Die Michaeliskonstante $K_m$ ist eine Substratkonzentration und damit unabhängig von der Enzymkonzentration!
$K_m$ hoch: Zur Halbsättigung des Enzyms ist eine hohe Substratkonzentration notwendig → kleine Affinität des Enzyms zum Substrat
$K_m$ klein: Zur Halbsättigung des Enzyms wird nur eine geringe Substratmenge benötigt → große Affinität des Enzyms zum Substrat. ◀

**Beispiel**

Bei einer Substratkonzentration von 10 $K_m$ läuft eine enzymkatalysierte Reaktion mit etwa 90 % der Maximalgeschwindigkeit ab.

## Mathematische Ableitung der Michaeliskonstanten

 Diese mathematische Ableitung ist wirklich nur etwas für Spezialisten. Lernen Sie diese bitte nicht auswendig. Wichtig ist, dass Sie die Endgleichung kennen und auch anwenden können.

Eine enzymkatalysierte Reaktion lässt sich durch folgende Gleichung beschreiben:

$$S + E \leftrightarrow ES \leftrightarrow P + E \tag{1}$$

Davon ausgehend, dass die Geschwindigkeit der Rückreaktion (P+E fi ES) sehr klein ist, kann man Gleichung (1) auch so schreiben:

$$S + E \; k1 \leftrightarrow k\text{-}1 \; ES \rightarrow k2 \; P + E \tag{2}$$

$k_1$, $k_{-1}$ und $k_2$ sind die Geschwindigkeitskonstanten der entsprechenden Reaktionen. Wenn für die Gesamtreaktion der Zerfall von ES zu P geschwindigkeitsbestimmend ist, folgt für die Reaktionsgeschwindigkeit:

$$V = k_2 \, [ES] \tag{3}$$

Die Geschwindigkeit der Bildung von ES ist:

$$D[ES]/dt = k_1 \times [E] \, [S] \tag{4}$$

Die Geschwindigkeit des Verbrauchs von ES ist:

$$-d[ES]/dt = k_{-1}[ES] + k_2 \, [ES] \tag{5}$$

oder

$$-d[ES]/dt = (k_{-1} + k_2)[ES] \tag{6}$$

Im Gleichgewicht sind Bildung und Verbrauch von ES gleich. Es folgt:

$$K_1 \, [E][S] = (k_{-1} + k_2)[ES] \tag{7}$$

oder

$$[ES] = [E][S]/(k_{-1} + k_2)/k_1 \tag{8}$$

Der Nenner in Gleichung (8) kann zu einer Konstanten (der Michaeliskonstanten) zusammengefasst werden:

$$K_m = (k_{-1} + k_2)/k_1 \tag{9}$$

Einsetzen in Gleichung (8) führt zu:

$$[ES] = [E][S]/K_m \qquad (10)$$

$[E]$ gibt die Konzentration des freien Enzyms wieder. Sie ergibt sich aus der Gesamtkonzentration des Enzyms $[E_t]$:

$$[E] = ([E_t] - [ES]) \qquad (11)$$

Durch Einsetzen in Gleichung (10) erhält man:

$$[ES] = ([E_t] - [ES])[S]/K_m \qquad (12)$$

Umformung führt zu:

$$[ES] = [E_t]\,[S]/K_m + [S] \qquad (13)$$

Dieser Begriff kann nun in (3) eingesetzt werden. Es folgt:

$$V = k_2[E_t]\,[S]/K_m + [S] \qquad (14)$$

Die *Maximalgeschwindigkeit* einer enzymkatalysierten Reaktion wird erreicht, wenn das Enzym vollständig als Enzym-Substrat-Komplex vorliegt ($ES = E_t$). Aus Gleichung (3) folgt:

$$V_{max} = k_2[E_t] \qquad (15)$$

Einsetzen dieses Begriffes in Gleichung (14) führt zur Michaelis-Menten-Gleichung

$$V = \frac{V_{max}[S]}{K_m + [S]} \qquad (16)$$

▶ Die Michaelis-Menten-Gleichung stellt für viele Enzyme die *Abhängigkeit der Reaktionsgeschwindigkeit von der Substratkonzentration* dar. ◀ Dies sollen die folgenden drei Beispiele demonstrieren:

**1. [S] ist viel kleiner als $K_m$:**
für diesen Fall kann in der Gleichung 16 der Nenner ($K_m + [S]$) gleich $K_m$ gesetzt werden. Es folgt:

$$V = \frac{V_{max} \times [S]}{K_m K} \qquad (17)$$

Da $V_{max}$ und $K_m$ Konstanten sind, lässt sich auch sagen:

$$V = K \times [S] \qquad (18)$$

Die Reaktionsgeschwindigkeit ist der Substratkonzentration *proportional*.

**2. [S] ist viel größer als $K_m$:**
für diesen Fall kann im Nenner der Gleichung (16) $K_m$ vernachlässigt werden und es folgt:

$$V = \frac{V_{max} \times [S]}{[S]} \text{ oder } Y = V_{max} \qquad (19)$$

Die Reaktionsgeschwindigkeit entspricht der *Maximalgeschwindigkeit*.

**3. [S] ist gleich $K_m$:**
die Gleichung 16 kann dann umgeformt werden zu:

$$V = \frac{V_{max} \times [S]}{2[S]} \text{ oder } V = 1/2V_{max} \qquad (20)$$

Wenn die Substratkonzentration der Michaeliskonstanten entspricht, läuft eine enzymkatalysierte Reaktion mit *halbmaximaler Geschwindigkeit* ab.

### Lineweaver-Burk-Diagramm

▶ Durch Umformung der Michaelis-Menten-Gleichung kann der $K_m$-Wert leichter ermittelt werden. *Lineweaver* und *Burk* fanden durch Umformung der Gleichung

$$K = \frac{[E] \times [S]}{[ES]}.$$

eine einfache lineare Darstellung für das Verhältnis $[S]/V$.

Die Gleichung ist die einer Geraden: ($y = a \cdot x + b$)

$$1/V = \frac{K_m/V_{max} \times 1}{[S] + 1/V_{max}}. \qquad ◀$$

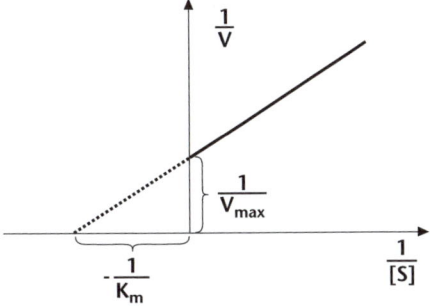

**Abb. 3.14:** Abhängigkeit der Reaktionsgeschwindigkeit eines Enzyms von der Substratkonzentration in doppeltreziproker Auftragung nach Lineweaver/Burk

$K_m$ und $V_{max}$ können auf diese Weise direkt aus der Kurve abgelesen werden.

$-1/Km$ = Schnittpunkt mit der Abszisse

$1/V_{max}$ = Schnittpunkt mit der Ordinaten

 Machen Sie sich klar, dass die Substratkonzentration auf der Abszisse von rechts nach links ansteigt, während die Geschwindigkeit auf der Ordinate von oben nach unten zunimmt.

## 3.2.2 Beeinflussung der Enzymaktivität

Die Enzymaktivität kann durch körpereigene und körperfremde Stoffe beeinflusst werden. Insbesondere die *Hemmung* von Enzymen ist ein wichtiger Regulationsmechanismus des Körpers. Im Blut finden sich z. B. Hemmstoffe eiweißspaltender Enzyme (sog. Proteinaseinhibitoren) wie *Antithrombin III* oder *α1-Antitrypsin*. Auch viele *Medikamente* sind Hemmstoffe bestimmter Enzyme.

### Hemmung durch Substratüberschuss

Bei sehr hohen Substratmengen werden ESS(Enzym-Substrat-Substrat)-Komplexe gebildet, die das aktive Zentrum des Enzyms blockieren (Abb. 3.15). Da die Reaktionsgeschwindigkeit mit zunehmender Substratkonzentration abnimmt, ergibt sich im Lineweaver-Burk-Diagramm eine typische Glockenform (Abb. 3.16; beachte, dass die Geschwindigkeit auf der Ordinate nach oben hin abnimmt!).

### Kompetitive Hemmung

▶ Von *kompetitiver Hemmung* spricht man, wenn Substrat und Hemmstoff (Inhibitor) aufgrund ähnlicher Struktur um das aktive Zentrum des Enzyms konkurrieren (Abb. 3.17). Das Ausmaß der Hem-

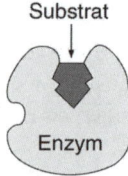

**Abb. 3.15:** Enzym-Substrat-Komplex.

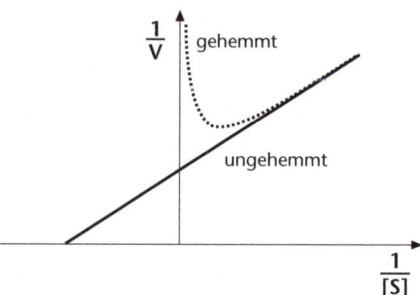

**Abb. 3.16:** Lineweaver-Burk-Diagramm bei Substrathemmung des Enzyms.

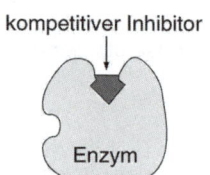

**Abb. 3.17:** Kompetitive Hemmung eines Enzyms. Ein substratanaloger Inhibitor bindet im aktiven Zentrum des Enzyms und vergrößert KM.

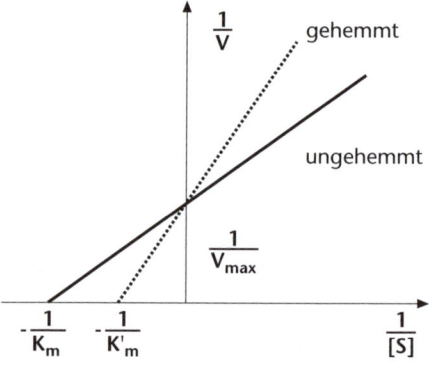

**Abb. 3.18:** Lineweaver-Burk-Diagramm bei kompetitiver Hemmung des Enzyms.

mung hängt vom Verhältnis der Konzentrationen von Substrat und Inhibitor ab (Abb. 3.18). Die kompetitive Hemmung lässt sich durch Erhöhung der Substratkonzentration aufheben. ◄

### Beispiel für kompetitive Hemmung

Das Enzym Succinatdehydrogenase dehydrogeniert Succinat zu Fumarat und kann durch das dem Succinat chemisch ähnliche Malonat gehemmt werden (Abb. 3.19).

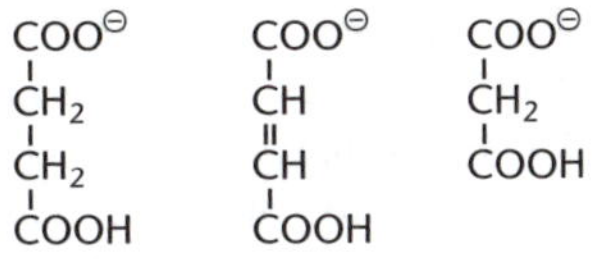

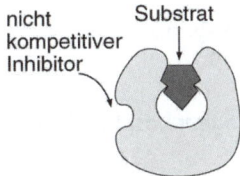

**Abb. 3.19:** Chemische Ähnlichkeit bei kompetitiver Hemmung.

## Nichtkompetitive Hemmung

▶ Der Hemmstoff lagert sich außerhalb des aktiven Zentrums so an das Enzym (Abb. 3.20), dass das Substrat zwar noch gebunden ($K_m$ konstant), jedoch nicht mehr bzw. nicht mehr so schnell umgesetzt werden kann ($V_{max}$fl). ◀

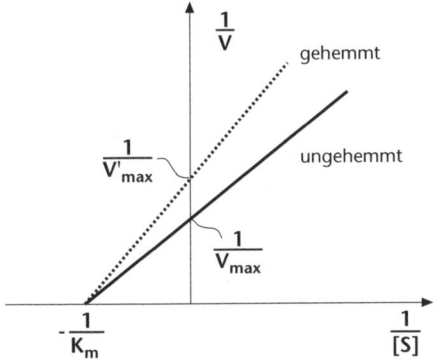

**Abb. 3.20:** Nichtkompetitive Hemmung eines Enzyms.

### Beispiele für nichtkompetitive Hemmung

- *Cyanide* und *EDTA:* bilden Komplexe mit katalytisch wirksamen Metallionen in Enzymen und unterbinden dadurch wichtige Enzymfunktionen.
- *Schwermetalle:* bilden Salze z. B. mit SH- Gruppen (Mercaptide).

**Abb. 3.21:** Lineweaver-Burk-Diagramm bei nichtkompetitiver Hemmung des Enzyms.

- *Pharmaka,* z. B. Allopurinol (gegen hohen Harnsäurespiegel = Hyperuricämie → Hemmung der Harnsäurebildung).

> **Merke!**
>
> Für die Unterscheidung zwischen kompetitiver und nichtkompetitiver Hemmung im Lineweaver-Burk-Diagramm kann man sich zwei einfache Eselsbrücken merken:
> Die Gerade steht als Synonym für ein „Gaspedal". Bei der **nichtkompetitiven** Hemmung liegt der Drehpunkt auf der x-Achse bei -1/$K_M$ und bei der **kompetitiven** Hemmung liegt der Drehpunkt auf der y-Achse bei 1/$V_{max}$ (Abb. 3.22).

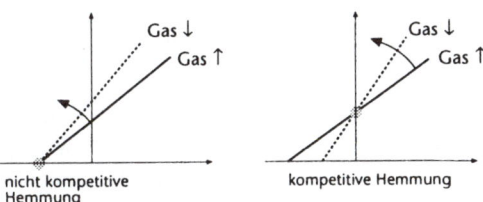

**Abb. 3.22:** Gegenüberstellung der Lineweaver-Burk-Diagramme bei nichtkompetitiver und kompetitiver Hemmung. Der „Drehpunkt" der Geraden liegt bei der nichtkompetitiven Hemmung auf der x-Achse, bei der kompetitiven Hemmung auf der y-Achse.

 Eine weitere kleine Merkhilfe für Sie: Kompetitive Hemmung: $K_M$ steigt

## Hemmung durch Produktüberschuss

Bei diesem kurzfristig wirksamen Hemmungstyp wird das Enzym vom Produkt der Reaktion gehemmt (*negative Rückkopplung*).

Dies kann auf zweierlei Arten geschehen:
- ▶ **Isosterische Hemmung** (Isosterie): Das Produkt konkurriert aufgrund seiner Ähnlichkeit mit dem Substrat um das aktive Zentrum.
- **Allosterische Hemmung** (Allosterie): Das Produkt lagert sich an das allosterische Zentrum des Enzyms und verändert so die Konformation des aktiven Zentrums. ◀

Die Produkthemmung ist im Organismus eine wirkungsvolle Methode zur Selbstregulation von Enzymen.

# Hemmung und Aktivierung von Enzymen

## Allosterische Regulation

▶ Unter allosterischer Regulation von Enzymen versteht man die Aktivierung bzw. Hemmung von Enzymen durch bestimmte Aktivatoren oder Inhibitoren, z. B. Endprodukte einer Synthesekette. Diese lagern sich *nicht* an das aktive Zentrum, sondern an das *allosterische Zentrum* des Enzyms an. Durch die Anlagerung eines allosterischen Regulators entstehen Änderungen in der Raum-(Tertiär-) Struktur und somit entweder

- Änderungen der *Affinität des Enzyms zum Substrat:* $K_m$ wird größer oder kleiner → **K-Typ** oder
- Änderungen der *Reaktionsgeschwindigkeit:* $V_{max}$ ↑ oder ↓ → **V-Typ** (Abb. 3.23).

Allosterische Proteine liegen in zwei Raumstrukturen vor, die je nach Anlagerung eines Inhibitors bzw. Effektors reversibel ineinander überführt werden können („aktive Form" ↔ „inaktive Form").

Allosterisch regulierte Enzyme bestehen mindestens aus zwei, oft jedoch aus mehreren Untereinheiten. Sie besitzen meist mehrere katalytische Zentren und mehrere allosterische Zentren. Die Produkte einer enzymatischen Reaktion können gleichzeitig allosterische Regulatoren für das gleiche oder auch für andere Enzyme sein.

Da die meisten allosterischen Enzyme aus **zwei Untereinheiten** bestehen, die sich gegenseitig beeinflussen können, kommt es auch in Abwesenheit eines Inhibitors/Aktivators zu einer sigmoidalen V/[S]-Kurve.

Sind mehrere aktive Zentren in einem Enzym vorhanden, kann die Anlagerung eines Substrates an ein Zentrum die Anlagerung eines 2. Substrates an ein zweites Zentrum begünstigen. In diesem Fall spricht man von **positiver Kooperativität** (ein Beispiel dafür ist das Hämoglobin). ◀

## Interkonversion – chemische Modifikation von Enzymen

▶ Die Interkonversion ist ein schnell funktionierender physiologischer Regulationsmechanismus, durch den Enzyme „an- und abgeschaltet" werden können. Diese Regulation erfolgt durch kovalente Bindung bestimmter Gruppen an das Enzym ◀ (z. B. Phosphorylierung, AMP-Gruppen):

Glykogenphosphorylase und -synthase
☞ Kap. 6.5.2
Pyruvatdehydrogenase ☞ Kap. 6.2.3
Fettgewebslipase ☞ Kap. 19.2.1

## Interkonversion der Glykogenphosphorylase und -synthase

(☞ Kap. 6.5.2 und 6.5.3) Das Enzym kann an einer Serin-OH-Gruppe durch eine Proteinkinase phosphoryliert werden. Eine Phosphoproteinphosphatase bewirkt wiederum die Umwandlung zum unphosporylierten Enzym. Phosphoryliertes und unphosphoryliertes Enzym unterscheiden sich stark in ihrer Enzymaktivität. Die Phosphorylase wiederum ist in der phosphorylierten Form aktiv und in der freien Form inaktiv, bei der Synthase ist es umgekehrt. Die modifizierende Proteinkinase wird durch cAMP stimuliert. Die Proteinphosphatase durch Glucose aktiviert ☞ Kap. 6.5.3.

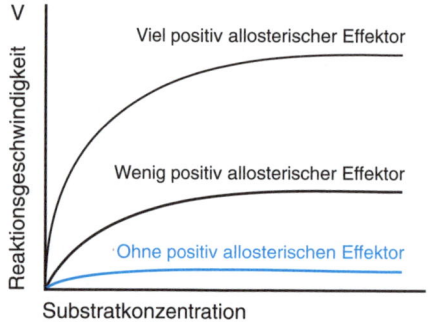

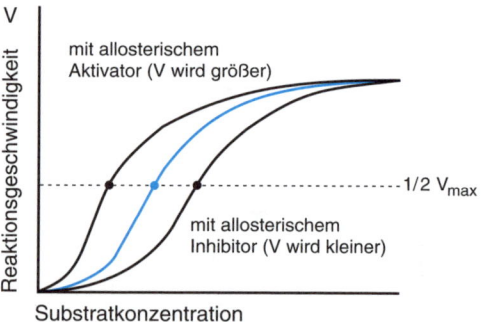

**Abb. 3.23:** Kinetik allosterischer Enzyme: links Enzyme des V-Typs; rechts Enzyme des K-Typs.

Es gibt mehrere Gründe, warum die „Signalsubstanzen" cAMP bzw. Glucose nicht direkt an der Phosphorylase bzw. Synthase angreifen, sondern über zwischengeschaltete modifizierende Enzyme:

- Eine Verstärkung (*Amplifikation*) wird möglich: 10 Signalmoleküle stimulieren 10 Moleküle modifizierendes Enzym, welche wiederum 100 Moleküle Schlüsselenzym verändern.
- Eine Trägheit (*Hysteresiseffekt*) wird erreicht: Anhalten der Signalwirkung, obwohl das Signal nicht mehr vorhanden ist (z. B. cAMP ist bereits abgebaut).
- Die Signalwirkung wird erst durch ein neues „Messenger-Bild" aufgehoben.
- Die zu regulierenden Enzyme können auf eine größere Zahl von Signalsubstanzen reagieren → flexiblere Regulation durch Erhöhung der Zahl der Signaleingabestellen.

## Einfluss äußerer Faktoren auf Enzyme

### Temperatur
Innerhalb des physiologischen Temperaturbereichs verdoppelt sich die Reaktionsgeschwindigkeit bei einer Temperaturzunahme um 10/C. Steigt die Temperatur über den physiologischen Wert, so nimmt die Reaktionsgeschwindigkeit infolge der eintretenden Hitzedenaturierung der Enzymproteine wieder stark ab.

### pH-Wert
Der Dissoziationsgrad von Enzymen ändert sich in Abhängigkeit vom pH-Wert. Dabei verändern sich auch die Substrataffinität und die Umsatzgeschwindigkeit. Das pH-Optimum der meisten Enzyme liegt zwischen pH 5 und 9, bei extremen pH-Werten können Enzyme denaturiert werden. Es gibt jedoch auch Enzyme, deren pH-Optima in extremen Bereichen liegen:

- Pepsin im Magen          pH 1–2
- Lysosomale Enzyme        pH 3–5
- Saure Phosphatase        pH < 7
- Alkalische Phosphatase   pH > 7.

### Ionen
Viele Enzyme benötigen für eine optimale Katalyse Metallionen als Coenzyme, z. B.

- ATPase: $Mg^{2+}$
- Peptidasen: $Mn^{2+}$, $Zn^{2+}$, $Co^{2+}$.

Diese Ionen wirken im Sinne einer Metallionenkatalyse, ihre Funktion als Aktivator ist oft noch ungeklärt.

**3**

# 4 Aminosäuren-Stoffwechsel

## 4.1 Aminosäurenabbau

### 4.1.1 Überblick

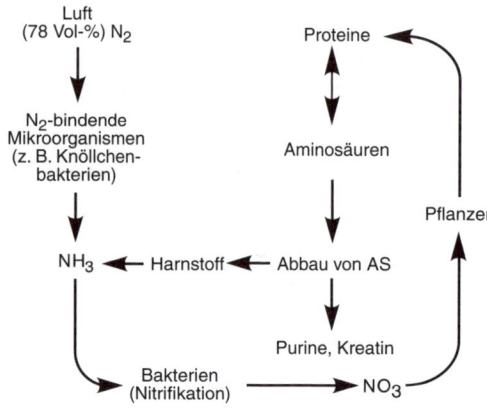

**Abb. 4.1:** Übersicht über den Stickstoffkreislauf.

Aminosäuren (AS) werden in Form von Proteinen mit der Nahrung aufgenommen. Im Darm beginnen Proteinasen und Peptidasen mit dem Abbau der Proteine durch hydrolytische Spaltung. Zunächst entstehen größere Bruchstücke, die schließlich in einzelne Aminosäuren zerlegt werden (Abb. 4.1). Die freigesetzten Aminosäuren werden von der Darmmukosa resorbiert und teils bereits hier verstoffwechselt. Der größte Teil der Aminosäuren gelangt in das *Pfortaderblut* und von dort in die *Leber*.

Die Leber spielt im Stoffwechsel der Aminosäuren die zentrale Rolle. Hier werden die Aminosäuren entweder zum Aufbau körpereigener Proteine verwendet oder weiter verstoffwechselt. Dabei sind drei verschiedene Mechanismen wichtig, ☞ Kap. 4.1.2:

- Transaminierung
- Oxidative und eliminierende Desaminierung
- Decarboxylierung.

Das beim Abbau verbleibende Kohlenstoffgerüst wird im Stoffwechsel weiter verwendet. Je nach Art der Aminosäure wird das Kohlenstoffgerüst im Bereich des Glucosestoffwechsels (*„glucoplastische Aminosäuren"*) oder des Fett- oder Ketonkörperstoffwechsels verwendet (*„ketoplastische Aminosäuren"*), ☞ Kap. 4.4.1:

- **Ketoplastische AS:** AS, die beim Abbau Ketonkörper liefern (z.B. Leucin, Lysin).
- **Glucoplastische AS:** AS, die beim Abbau Zwischenprodukte der Gluconeogenese oder des Citratzyklus liefern (z.B. Pyruvat, Succinyl-CoA). Die Glucosebildung aus AS (Gluconeogenese) spielt eine Rolle, wenn die Ernährung glucosearm, aber eiweißreich ist oder der Körper aufgrund der Einstellung der Nahrungszufuhr Proteinreserven mobilisieren muss.

### 4.1.2 Mechanismen des Aminosäurenabbaus

 Die Mechanismen, die Ihnen gleich vorgestellt werden, sind sehr wichtig. Wenn Sie die ablaufenden Reaktionen verstanden haben, ist es für Sie wesentlich einfacher, die anknüpfenden Stoffwechselwege zu verstehen. Die angeführten Beispiele sollen Ihnen dabei das Lernen erleichtern.

$$
\underset{\text{AS I}}{\overset{\overset{\displaystyle COO^{\ominus}}{\underset{\displaystyle R_1}{|}}}{H_3\overset{\oplus}{N}-C-H}} \;+\; \underset{\text{Ketosäure II}}{\overset{\overset{\displaystyle COO^{\ominus}}{\underset{\displaystyle R_2}{|}}}{O=C}} \quad\xrightarrow[\text{(PALP)}]{\text{Transaminase}}\quad \underset{\text{Ketosäure I}}{\overset{\overset{\displaystyle COO^{\ominus}}{\underset{\displaystyle R_1}{|}}}{O=C}} \;+\; \underset{\text{AS II}}{\overset{\overset{\displaystyle COO^{\ominus}}{\underset{\displaystyle R_2}{|}}}{H_3\overset{\oplus}{N}-C-H}}
$$

**Abb. 4.2:** Das Prinzip der Transaminierung.

## Transaminierung

### Definition

▶ Transaminierung ist die reversible Verschiebung der α-Aminogruppe einer AS auf eine α-Ketosäure, wobei eine neue AS und eine neue α-Ketosäure entstehen (Abb. 4.2).

Pyridoxalphosphat (PALP) ist das wichtigste Coenzym dieser Reaktion.

$$
\underset{\text{Pyruvat}}{\overset{\overset{\displaystyle COO^{\ominus}}{\underset{\displaystyle CH_3}{|}}}{O=C}} \qquad \underset{\text{Hydroxypyruvat}}{\overset{\overset{\displaystyle COO^{\ominus}}{\underset{\displaystyle CH_2OH}{|}}}{O=C}}
$$

$$
\underset{\text{Oxalacetat}}{\overset{\overset{\displaystyle COO^{\ominus}}{\underset{\underset{\displaystyle COO^{\ominus}}{\displaystyle CH_2}}{|}}}{O=C}} \qquad \underset{\alpha\text{-Ketoglutarat}}{\overset{\overset{\displaystyle COO^{\ominus}}{\underset{\underset{\underset{\displaystyle COO^{\ominus}}{\displaystyle CH_2}}{\displaystyle CH_2}}{|}}}{O=C}}
$$

**Abb. 4.3:** α-Ketosäuren, die als Substrate für Transaminierungen dienen.

Der Organismus kann auf diesem Wege neue, *nicht essentielle* AS aufbauen (Abb. 4.3), z. B.
- Alanin aus Pyruvat (Abb. 4.4) ◀
- Serin aus Hydroxypyruvat
- Asparaginsäure aus Oxalacetat (Abb. 4.5)
- Glutaminsäure aus α-Ketoglutarat.

Transaminierungsreaktionen finden in allen Organen statt. Über den Schritt der Transaminierung können Aminosäuren auch abgebaut werden (Ausnahme: Threonin und Lysin).

### Beispiele für Transaminierungen

- GOT = Glutamat-Oxalacetat-Transaminase (engl. AST Aspartat-Transaminase)
- GPT = Glutamat-Pyruvat-Transaminase (engl. ALT Alanin-Transaminase).

 Lassen Sie sich nicht verwirren. In der Biochemie werden meistens nicht die Namen der Säuren verwendet. Es werden in der Regel die Namen der entsprechenden Salze (Endung: -at) benutzt, da fast alle Stoffe im Körper in Ionenform vorliegen (z. B. Glutamat statt Glutaminsäure, Pyruvat statt Brenztraubensäure).

$$
\underset{\text{Glutamat}}{\overset{\overset{\displaystyle COO^{\ominus}}{\underset{\underset{\underset{\displaystyle COO^{\ominus}}{\displaystyle CH_2}}{\displaystyle CH_2}}{|}}}{H_3\overset{\oplus}{N}-C-H}} + \underset{\text{Pyruvat}}{\overset{\overset{\displaystyle COO^{\ominus}}{\underset{\displaystyle CH_3}{|}}}{O=C}} \;\underset{\text{(PALP)}}{\overset{\text{GPT}}{\rightleftharpoons}}\; \underset{\alpha\text{-Ketoglutarat}}{\overset{\overset{\displaystyle COO^{\ominus}}{\underset{\underset{\underset{\displaystyle COO^{\ominus}}{\displaystyle CH_2}}{\displaystyle CH_2}}{|}}}{O=C}} + \underset{\text{Alanin}}{\overset{\overset{\displaystyle COO^{\ominus}}{\underset{\displaystyle CH_3}{|}}}{H_3\overset{\oplus}{N}-C-H}}
$$

**Abb. 4.4:** Die Transaminierung am Beispiel der Bildung von Alanin aus Pyruvat.

$$
\underset{\text{Glutamat}}{\overset{\overset{\displaystyle COO^{\ominus}}{\underset{\underset{\underset{\displaystyle COO^{\ominus}}{\displaystyle CH_2}}{\displaystyle CH_2}}{|}}}{H_3\overset{\oplus}{N}-C-H}} + \underset{\text{Oxalacetat}}{\overset{\overset{\displaystyle COO^{\ominus}}{\underset{\underset{\displaystyle COO^{\ominus}}{\displaystyle CH_2}}{|}}}{O=C}} \;\underset{\text{(PALP)}}{\overset{\text{GOT}}{\longrightarrow}}\; \underset{\alpha\text{-Ketoglutarat}}{\overset{\overset{\displaystyle COO^{\ominus}}{\underset{\underset{\underset{\displaystyle COO^{\ominus}}{\displaystyle CH_2}}{\displaystyle CH_2}}{|}}}{O=C}} + \underset{\text{Aspartat}}{\overset{\overset{\displaystyle COO^{\ominus}}{\underset{\underset{\displaystyle COO^{\ominus}}{\displaystyle CH_2}}{|}}}{H_3\overset{\oplus}{N}-C-H}}
$$

**Abb. 4.5:** Die Transaminierung am Beispiel der Bildung von Aspartat aus Oxalacetat.

## Rolle des Pyridoxalphosphats bei der Transaminierung

Alle Transaminasen tragen *Pyridoxalphosphat (PALP)* als prosthetische Gruppe. Pyridoxalphosphat ist die wirksame Form des Vitamin $B_6$ (Pyridoxin ☞ Kap. 13.2.7) und als Coenzym nicht nur an der Transaminierung sondern auch an anderen Reaktionen von Aminosäuren beteiligt (z. B. Decarboxylierung, Aldolspaltung).

Die Aldehydgruppe des Pyridoxalphosphats (Abb. 4.6) bildet mit der Aminogruppe der betreffenden Aminosäure eine **Schiff'sche Base** (Azomethin).

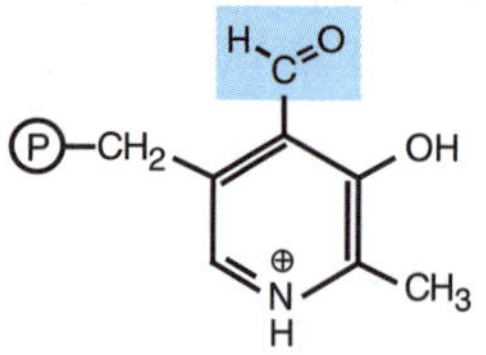

**Abb. 4.6:** Pyridoxalphosphat. Die Aldehydgruppe ist farbig hinterlegt.

### Beispiel für die Entstehung einer Schiffschen Base

Eine Schiff'sche Base ($R_1$-CH=N-$R_2$) entsteht bei der Reaktion eines primären Amins (NH$_2$-R) mit einer Carbonylgruppe (C=O) (Abb. 4.7).

Durch Verlagerung der Doppelbindung und nachfolgende hydrolytische Abspaltung entstehen Pyridoxaminphosphat (PAMP) (Abb. 4.8) und die entsprechende α-Ketosäure.

Das Pyridoxaminphosphat kann seine Aminogruppe danach auf eine andere α-Ketosäure übertragen.

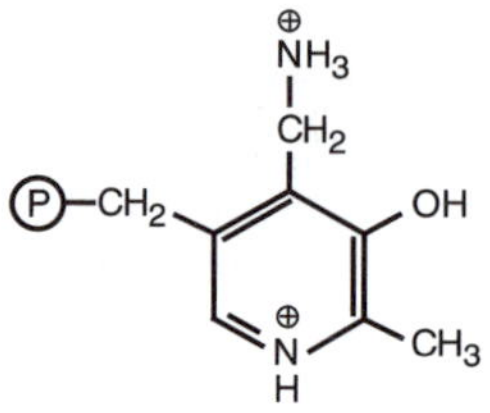

**Abb. 4.8:** Pyridoxaminphosphat.

Durch Bildung der Schiff'schen Base werden alle Bindungen am α-C-Atom der AS „gelockert" und reaktionsfähig gemacht, so dass verschiedene Reaktionen möglich sind:
- Transaminierung
- Decarboxylierung (Abspaltung der Carboxylgruppe, ☞ u. und Kap. 4.4.2)
- Umlagerung an der Kohlenstoffkette (z. B. Aldolspaltung: Threonin → Glycin + Acetaldehyd).

## Desaminierung

### Oxidative Desaminierung

Die oxidative Desaminierung ist neben der Transaminierung der zweite Weg, auf dem aus einer Aminosäure eine α-Ketosäure entstehen kann.

### Definition

Bei der oxidativen Desaminierung wird die AS zunächst zu einer Iminosäure dehydriert (Oxidation = Dehydrierung) und der freiwerdende Wasserstoff auf ein Coenzym (meist NAD$^+$ oder NADP$^+$) übertragen. Anschließend wird die Iminosäure hydrolysiert, wobei eine α-Ketosäure und Ammoniak (NH$_3$) freigesetzt werden (Abb. 4.9).

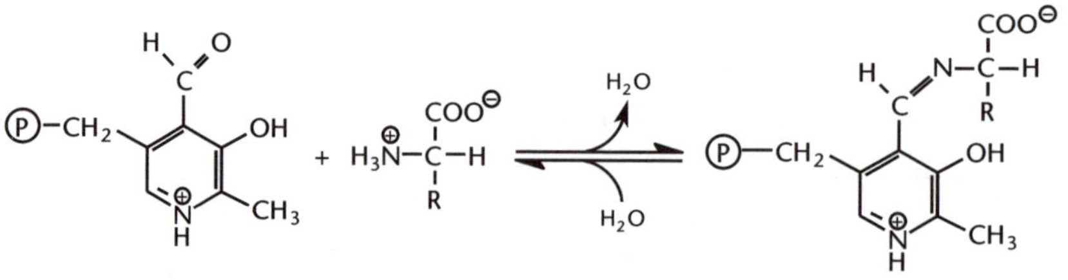

**Abb. 4.7:** Reaktion von Pyridoxalphosphat mit einer Aminosäure zur Schiff'schen Base.

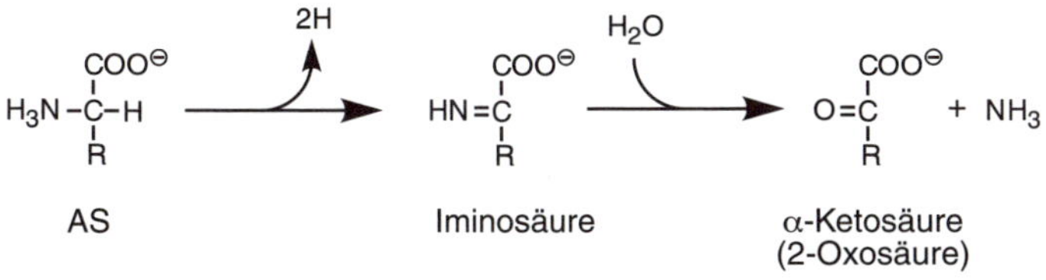

**Abb. 4.9:** Das Prinzip der oxidativen Desaminierung.

## Beispiel für eine Oxidative Desaminierung anhand von Glutamat

Für den Stoffwechsel ist die oxidative Desaminierung von Glutamat am wichtigsten. Glutamat entsteht bei der *Transaminierung*, da die Aminogruppe hier in der Regel auf α-Ketoglutarat übertragen wird. Durch die oxidative Desaminierung von Glutamat kann α-Ketoglutarat wieder zurückgewonnen werden. Die Reaktion wird durch die Glutamatdehydrogenase (GLDH) katalysiert, die hauptsächlich in der Mitochondrienmembran der Leber lokalisiert ist und als Coenzym $NAD^+$ benötigt (Abb. 4.10).

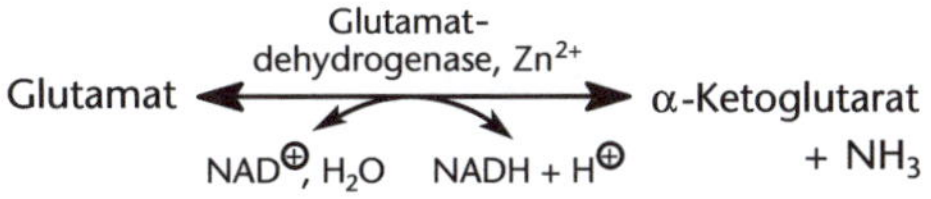

**Abb. 4.10:** Oxidative Desaminierung von Glutamat zu α-Ketoglutarat.

Das gebildete Ammoniak wird in Harnstoff umgewandelt und als solcher ausgeschieden (☞ Harnstoffzyklus). Das entstandene $NADH+H^+$ kann über die Atmungskette der ATP-Synthese dienen.

### 🔖 Klinik!

Wird Lebergewebe geschädigt, kann GLDH im Blutplasma nachgewiesen werden.

## Eliminierende Desaminierung

### Definition

Eliminierung des α-Aminostickstoffs in einer pyridoxalphosphatabhängigen Reaktion durch Dehydratasen.

Vor allem der α-Aminostickstoff von z.B. Serin, Cystein, Glycin, Methionin und Threonin wird verwendet. Durch α-β- bzw. β-γ-Eliminierung von $H_2O$ (bzw. $H_2S$), entsteht eine α-Iminosäure, die spontan zur α-Ketosäure und Ammoniak hydrolysiert. Auch diese Reaktion wird durch Bildung einer Schiff'schen Base mit *Pyridoxalphosphat* (*PALP*) erleichtert.

## Beispiel für eine eliminierende Desaminierung anhand von Serin

Serin, Threonin und Cystein reagieren direkt, Glycin wird zunächst zu Serin, Methionin nach Abbau zu Homoserin umgewandelt.

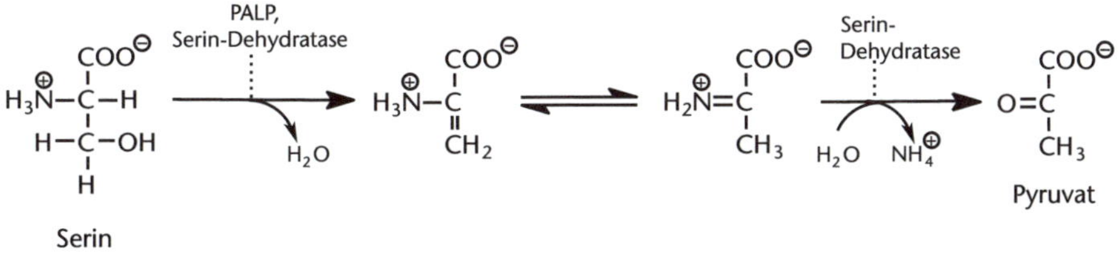

**Abb. 4.11:** Eliminierende Desaminierung von Serin durch die Serin-Dehydratase. Die Reaktion ist PALP-abhängig.

▶ Der α-Aminostickstoff von **Histidin** wird Coenzym-unabhängig eliminiert (Abb. 4.12).

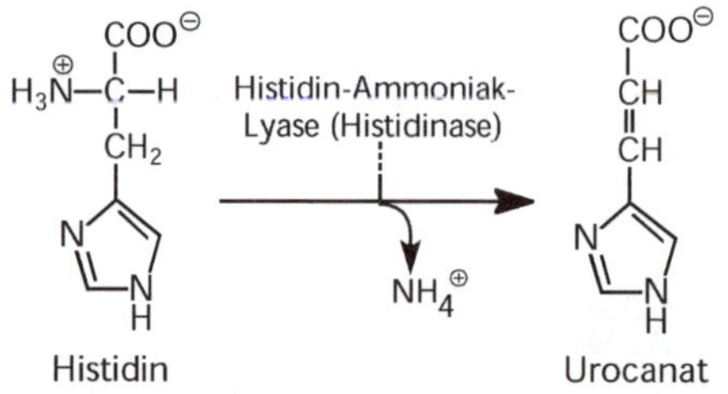

**Abb. 4.12:** PALP-unabhängige eliminierende Desaminierung von Histidin durch die Histidinase ◀

## Decarboxylierung

Durch Abspaltung der Carboxylgruppe (-COOH) von Aminosäuren entstehen ihre biogenen Amine, ☞ Kap. 4.4.2.

## Beispiele für die Mechanismen beim AS-Abbau

### Mechanismen beim Abbau verzweigtkettiger AS

Die Mechanismen des Aminosäurenabbaus lassen sich gut am Beispiel des Abbaus der verzweigtkettigen Aminosäuren zusammenfasssen (z.B. Valin, Leucin und Isoleucin, Abb. 4.13).

 Abb. 4.13 soll nur der Veranschaulichung dienen. Sie brauchen die genauen Abbauwege nicht auswendig lernen. Sie werden im Physikum nicht geprüft.

# 4.2 Harnstoffzyklus

## 4.2.1 Bedeutung im Stoffwechsel

Ammoniak ist schon in geringen Konzentrationen hoch toxisch. Das in der Glutamatdehydrogenasereaktion (☞ Abb. 4.10) sowie z.B. beim Abbau von Aminosäuren und Purinbasen entstehende Ammoniak muss im Körper entgiftet werden. Dazu dient der Harnstoffzyklus. Unter Aufwendung von vier energiereichen Phosphatbindungen (3 ATP + 1 PP) wird Ammoniak in der *Leber* in Harnstoff umgewandelt. Der Organismus leistet sich also einen energieverbrauchenden Stoffwechselweg zur Entgiftung des Ammoniaks. Harnstoff eignet sich besser zur Ausscheidung als Ammoniak, da er

- nicht toxisch ist,
- ungeladen ist,
- leicht durch biologische Membranen diffundieren kann.

Wegen dieser Eigenschaften kann Harnstoff gut über die Niere ausgeschieden werden.

## 4.2.2 Die Reaktionen des Harnstoffzyklus

### Abfolge der Einzelreaktionen (Abb. 4.14)

 Es gibt immer mal wieder Prüfer, die an dieser Stelle besonders genau nachfragen werden. Beachten Sie, dass es sich hier um die Carbamoylphosphatsynthetase I handelt. Es ist ein mitochondriales Enzym. Verwechseln sie dieses nicht mit seinem Isoenzym Carbamoylphosphatsynthetase II (ein zytoplasmatisches Enzym), das Ihnen bei der Pyrimidinsynthese noch vorgestellt wird (☞ Kap. 5.1.2).

---

**Abb. 4.13:** Abbau von Valin, Isoleucin und Leucin. ▶

① **Transaminierung:** Die Transaminierung führt zu einer der AS entsprechenden α-Ketosäure. Die Aminogruppen werden von anderen α-Ketosäuren übernommen (hier: α-Ketoglutarat).

② **Oxidative Decarboxylierung:** Die bei 1) entstandene α-Ketosäure spaltet oxidativ die Carboxylgruppe ab. An das verbleibende Molekül wird Coenzym A (CoA) gekoppelt, ein wichtiger Stoff zur Aktivierung von Substanzen (☞ Kap. 7.2.1). Das bei der Oxidation entstandene NADH+H⁺ liefert in der Atmungskette 3 mol ATP (☞ Kap. 8.2). Weitere Coenzyme der Reaktion sind Thiamin-PP und Liponsäure (☞ Pyruvatdecarboxylasereaktion Kap. 6.3.2).

③ **FAD-abhängige** β-Oxidation: Die β-Oxidation ist eine Dehydrierung am β-C-Atom mit nachfolgender Wasseranlagerung (☞ β-Oxidation von Fettsäuren Kap. 7.2.1).

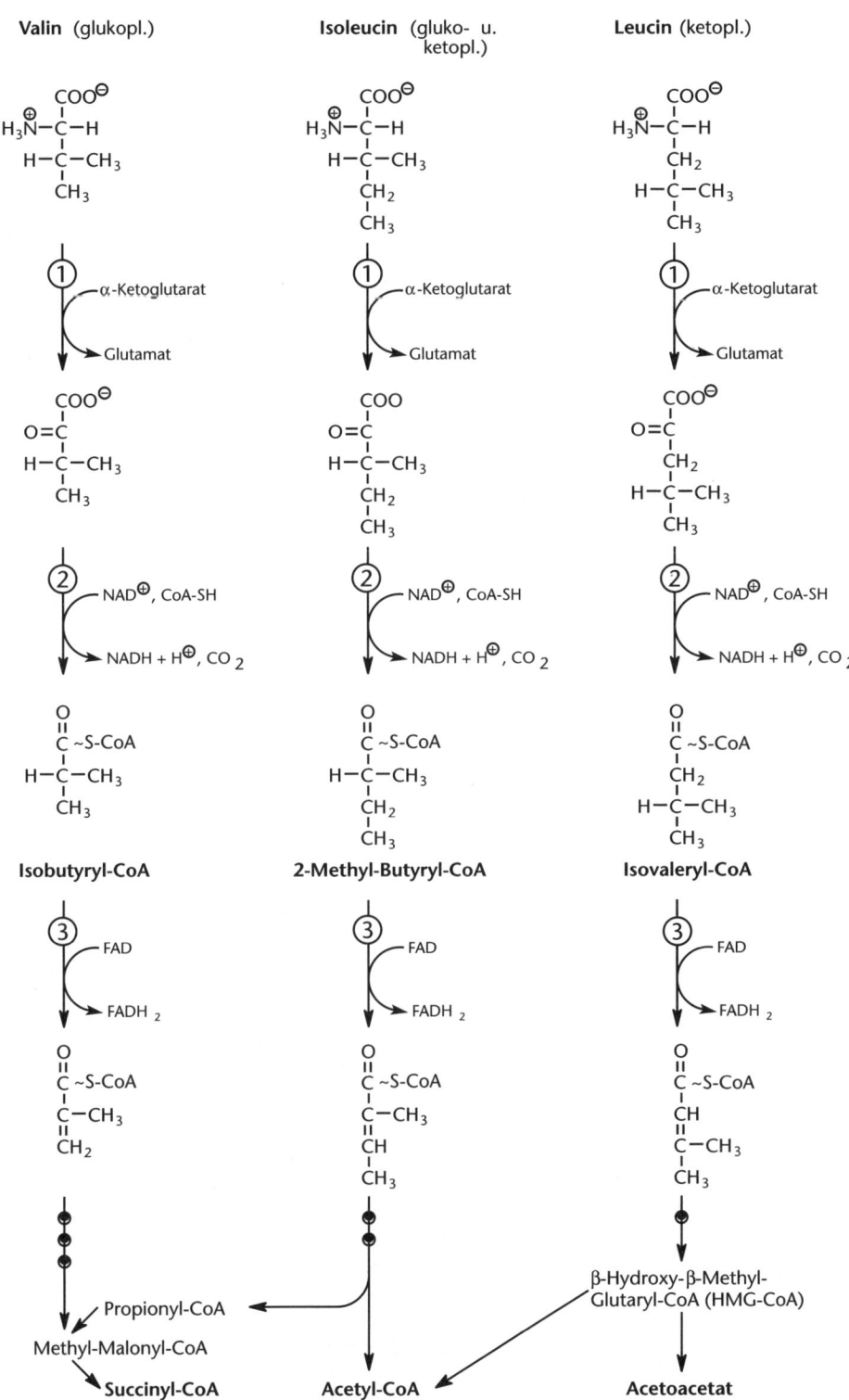

**Valin** (glukopl.)

**Isoleucin** (gluko- u. ketopl.)

**Leucin** (ketopl.)

Isobutyryl-CoA

2-Methyl-Butyryl-CoA

Isovaleryl-CoA

β-Hydroxy-β-Methyl-Glutaryl-CoA (HMG-CoA)

Propionyl-CoA

Methyl-Malonyl-CoA

**Succinyl-CoA**

**Acetyl-CoA**

**Acetoacetat**

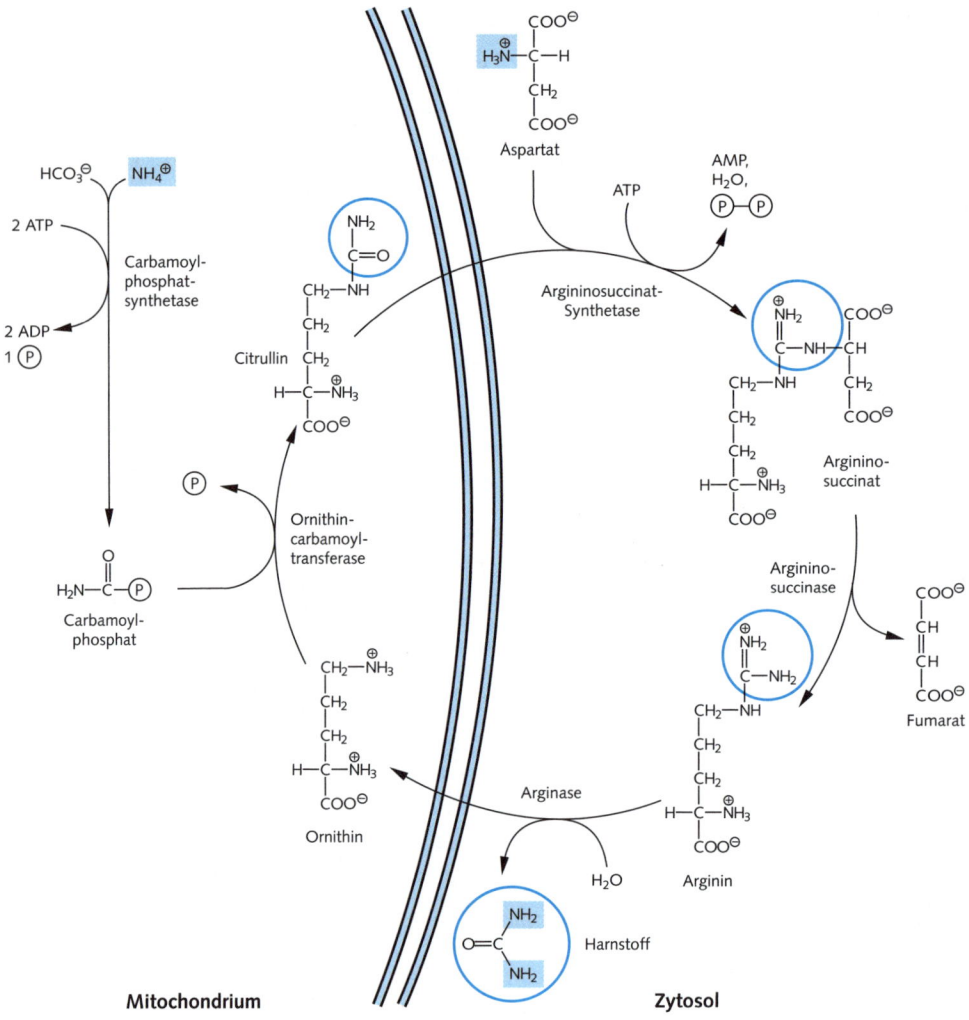

**Abb. 4.14:** Der Harnstoffzyklus.

① ▶ Ausgangspunkt des Harnstoffzyklus ist die Synthese von Carbam(o)ylphosphat im Mitochondrium. Für diese Synthese ist Energie sowie ein Phosphatrest nötig. Beides wird durch die Spaltung von 2 ATP gewonnen.
Enzym: *Carbamoylphosphatsynthetase I* (allosterischer Aktivator: N-Acetyl- Glutamat).

② Das Carbamoylphosphat wird an Ornithin gebunden, das als Trägermolekül fungiert. Dabei wird ein Phosphatrest abgespalten. Es entsteht Citrullin, das ins Cytosol austritt.
Enzym: *Ornithin-Carbamoyl-Transferase.*

③ Citrullin kondensiert mit Aspartat zu Argininosuccinat (Kondensation = Zusammenlagerung unter Abspaltung von $H_2O$). Dabei wird von einem ATP Pyrophosphat (P-P) abgespalten, d.h. es gehen zwei energiereiche Bindungen verloren.
Enzym: *Argininosuccinatsynthetase.*

④ Argininosuccinat wird in Arginin und Fumarat gespalten.
Enzym: *Argininosuccinase* (Argininosuccinatlyase).

⑤ Aus Arginin wird hydrolytisch Isoharnstoff abgespalten, der sich spontan zu Harnstoff umlagert. Das Trägermolekül Ornithin wird wieder freigesetzt.
Enzym: *Arginase.*
Ammoniak ($NH_3$) und Aspartat sind also die beiden unmittelbaren Stickstofflieferanten zum Aufbau des Harnstoffs. Das entstehende Fumarat wird über Malat in Oxalacetat umgewandelt und durch Transaminierung wieder zu Aspartat zurückgebildet.
Außerhalb des Körpers kann Harnstoff durch die Bakterienurease in $CO_2$ und Ammoniak zerlegt werden. ◀

**Hinweis**

Die Zersetzung des Harnstoffs durch die Bakterien-urease ist die Ursache des stechenden ammoniaka-lischen Geruchs von schlecht gereinigten Toiletten.

> **💊 Klinik!**
>
> Bei Harnwegsinfektionen mit urease-positiven Keimen spalten diese Keime den von der Niere ausgeschiedenen Harnstoff. Im Stäbchen-Schnelltest des Urins (Urinstatus) kann Nitrit als endgültiges Oxidationsprodukt des Harn-stoffs nachgewiesen werden.

**Energiebilanz**

> **💡 Merke!**
>
> Die Entgiftung von 1 Molekül Harnstoff erfordert vier ener-giereiche Phosphatbindungen. Pro Mol Harnstoff werden also 4 mol ATP (3 ATP + 1 PP) verbraucht.

**Ort**

Die Harnstoffsynthese findet in der *Leber* statt. Die Schritte sind in den Mitochondrien, die restli-chen im Zytoplasma der Leberzellen lokalisiert.

Neben der Leber enthalten auch andere Organe zu-mindest einen Teil der Enzyme des Harnstoffzy-klus. Die Niere und die Fibroblasten der Haut ent-halten Argininosuccinatsynthetase und -lyase. Un-ter der Voraussetzung, dass sie von der Leber mit Citrullin versorgt werden, können sie Harnstoff bil-den. Diese *extrahepatische Harnstoffsynthese* ist mengenmäßig jedoch unbedeutend.

## 4.2.3 Enzymdefekte im Harnstoff-zyklus

Für jedes Enzym des Harnstoffzyklus ist ein En-zymdefekt beschrieben worden (Tab. 4.1).

**Charakteristische Symptome** bei allen Störungen sind:
- Unverträglichkeit von Eiweiß,
- Anstieg des Ammoniakgehalts im Blut (Nor-malwert: bis 50 ng/dl),
- Unruhe, Krämpfe (ZNS-Schädigung: hepati-sche Enzephalopathie – Ammoniak ist stark neurotoxisch!),
- Bewusstlosigkeit (Coma hepaticum).

**Tab. 4.1: Enzymdefekte im Harnstoffzyklus.**

| Krankheit | Defektes Enzym |
|---|---|
| Hyperammonämie | Ornithin-Carbamoyl-Transferase |
| Citrullinämie | Argininosuccinatsynthetase |
| kongenitale Ammoniak-intoxikation | Carbamoylphosphatsynthetase |

Diese Enzymdefekte sollten mit einer proteinar-men Diät therapiert werden.

## 4.2.4 Erworbene Störungen der Harn-stoffsynthese

Da die Harnstoffsynthese in der Leber stattfindet, können alle ausgedehnten *Leberschädigungen* (z. B. Hepatitis, Leberzirrhose) zu Störungen der Harnstoffsynthese und zur Hyperammonämie füh-ren. Die Folgen gleichen denen bei den Enzymde-fekten (☞ oben). Carbamoylphosphatsynthetase, Argininosuccinatsynthetase und Arginase sind deut-lich weniger aktiv. Im Ammoniakbelastungstest steigt bei Kranken mit Leberschädigung die Blutam-moniak-Konzentration stärker als bei Gesunden.
Bei der *Leberzirrhose* werden verstärkt kollaterale Gefäße zwischen V. porta und V. cava inferior sowie superior gebildet (portocavale Shunt-Venen). Da so die Leber als „Ammoniakfilter" umgangen wird, steigt der Ammoniakspiegel. Der Darm wird ver-mehrt mit ammoniakbildenden Bakterien besiedelt. Es resultieren eine metabolische Alkalose und eine Hypokaliämie.

## 4.3 Stoffwechsel des Ammoniaks

▶ Es gibt grundsätzlich drei Möglichkeiten für die Umwandlung bzw. den Transport des Ammoniaks ($NH_3$):
- **Direkte Einschleusung in den Harnstoffzy-klus**
  - Bildung von Carbamoylphosphat in den Le-bermitochondrien
  - Die *zytoplasmatische Carbamoylphosphat-synthetase (II)* kommt in allen Geweben

**Abb. 4.15:** Bildung von Glutamin aus Glutamat und Ammoniak.

vor und synthetisiert Carbamoylphosphat für die Bildung von Pyrimidinen. Als Stickstofflieferant dient hier jedoch Glutamin.

- **Übertragung auf α-Ketoglutarat**
  - Bildung von Glutaminsäure
  - Rückreaktion der oxidativen Desaminierung, ☞ Abb. 4.10
  - Enzym: *Glutamatdehydrogenase* (Coenzym: $NAD^+$).
- **Bildung von Glutamin**
  - $NH_4^+$ wird unter Wasserabspaltung auf die COOH-Gruppe am γ-C-Atom von Glutamat übertragen (Abb. 4.15)
  - gleichzeitig wird ATP gespalten
- Enzym: Glutaminsynthetase.

> **Merke!**
>
> Glutamin ist die AS mit der höchsten Konzentration im Blut. Sie kann ihre Aminogruppe aus der Amidgruppe am γ-C-Atom leicht wieder abspalten und spielt daher im Stoffwechsel eine große Rolle als Aminogruppendonator:
>
> - Biosynthesen von Aminozuckern, z. B.
>
>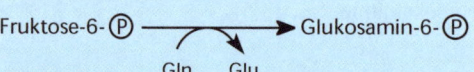
> Fruktose-6-Ⓟ ⟶ Glukosamin-6-Ⓟ
>        Gln    Glu
>
> - Purinsynthese
> - Pyrimidinsynthese
> - $NAD^+$-Synthese
> - zytoplasmatische Carbamoylsynthese
> - $NH_4^+$-Ausscheidung über die Niere.
>
> Glutamin transportiert den im Proteinkatabolismus anfallenden Stickstoff zur Leber.
> Die in der Niere lokalisierte Glutaminase spaltet Glutamin in Glutamat und $NH_4^+$, wobei $NH_4^+$ mit dem Harn ausgeschieden werden kann. ◄

## 4.4 Abbau des Kohlenstoffgerüstes der Aminosäuren

Nach dem Stoffwechsel der Aminogruppe wird nun der Stoffwechsel des Kohlenstoffgerüstes der Aminosäuren besprochen. Verschiedene Reaktionen erfolgen dabei auch noch mit vorhandener Aminogruppe. Beim Abbau des Kohlenstoffgerüstes der AS entstehen vorwiegend Zwischenprodukte des Citratzyklus.

Das Kohlenstoffgerüst kann zu sieben verschiedenen Produkten abgebaut werden:
- Fünf dieser Abbauprodukte lassen sich im Organismus wieder in Glucose umwandeln. Aminosäuren, die diese Abbauprodukte liefern, nennt man *glucoplastische* bzw. *glucogene* Aminosäuren. Nahezu alle proteinogenen Aminosäuren sind glucogen (Ausnahme Lysin und Leucin).
- Die Abbauprodukte Acetyl-CoA und Acetoacetat können im tierischen Organismus nicht wieder in Glucose umgewandelt werden. Sie werden zu Ketonkörpern abgebaut (☞ Kap. 7.6). Aminosäuren, die diese Abbauprodukte liefern, werden *ketoplastische* Aminosäuren genannt.

> **Merke!**
>
> Während Hungerphasen oder auch bei Diabetes mellitus kann der Organismus glucogene Aminosäuren zur Neubildung von Glucose heranziehen (Gluconeogenese). Er gewährleistet so die Versorgung der Zellen des ZNS, der Nebenniere und der Erythrozyten, die obligat auf Glucose zur Verstoffwechselung angewiesen sind.
> Zudem steigern glucogene Aminosäuren den Glykogengehalt der Leber. Ketonkörper entstehen aus dem Abbau ketogener Aminosäuren sowie aus dem Abbau von Fetten und können nach längerer Hungerphase auch vom ZNS verstoffwechselt werden (☞ Kap. 7.6).

## 4.4.1 Gluco- und ketoplastische  Aminosäuren

Nach den Endprodukten, die beim Aminosäureabbau entstehen, werden die Aminosäuren in drei Gruppen eingeteilt:
- Glucoplastische AS
- Ketoplastische AS
- Gluco- und ketoplastische AS.

> Es ist in der Biochemie Grundlagenwissen, die AS hinsichtlich ihres Abbaus des Kohlenstoffgerüstes zu unterscheiden. Nehmen Sie sich am besten die Tabelle 4.2 zur Hilfe, um die glucoplastischen und ketoplastischen AS auswendig zu lernen. Vergessen Sie nicht, sich auch die Abbauprodukte zu merken.

### Glucoplastische Aminosäuren

▶ Glucoplastisch sind alle AS, die beim Abbau Zwischenprodukte des Citratzyklus oder der Gluconeogenese liefern. Der Organismus kann aus diesen AS Glucose (Glykogen) aufbauen.
- Glycin → Pyruvat
- Alanin → Pyruvat
- Serin → Pyruvat
- Threonin → Pyruvat (→ Oxalacetat)
- Valin → Succinyl-CoA
- Asparaginsäure → Oxalacetat
- Glutaminsäure → α-Ketoglutarat
- Arginin → α-Ketoglutarat
- Cystein → Pyruvat
- Methionin → Succinyl-CoA

- Histidin → α-Ketoglutarat
- Prolin → α-Ketoglutarat. ◀

### Ketoplastische Aminosäuren

▶ Ketoplastisch sind alle Aminosäuren, die beim Abbau Acetyl-CoA oder Acetoacetat liefern. Sie gehören zum Fettstoffwechsel und können in Ketonkörper umgewandelt werden.
- Leucin → Acetyl-CoA, Acetoacetat
- Lysin → Acetyl-CoA. ◀

Acetyl-CoA ist kein Zwischenprodukt des Citratzyklus (☞ Kap. 8.1.2), es wird dort lediglich zur Oxidation eingeschleust. Glucose kann im Organismus in Fettsäuren umgewandelt werden. Die Synthese von Glucose aus Fettsäuren bzw. Acetyl-CoA ist dagegen *nicht* möglich.

### Gluco- und ketoplastische Aminosäuren

Alle AS, die beim Abbau sowohl Zwischenprodukte des Citratzyklus als auch ketogene Stoffe liefern, sind gluco- und ketoplastische AS.
- Isoleucin → Succinyl-CoA, Acetyl-CoA
- Phenylalanin → Fumarat, Acetoacetat
- Tyrosin → Fumarat, Acetoacetat
- Tryptophan → Pyruvat, Acetyl-CoA.

Eine Übersicht über die Abbauprodukte aller Aminosäuren geben Tab. 4.2 und Abb. 4.16.

 Die beiden „L"-AS sind ausschließlich ketoplastisch!

**4**

Tab. 4.2: Abbauprodukte von Aminosäuren.

| Verwertung | Aminosäure | Abbauprodukt |
|---|---|---|
| **glucoplastisch** | Glutamat (Glutamin), Prolin, Histidin, Arginin | α-Ketoglutarat |
| | Methionin, Valin, Isoleucin | Succinyl-CoA |
| | Glycin, Alanin, Serin, Cystein, Threonin, Tryptophan | Pyruvat |
| | Phenylalanin, Tyrosin | Fumarat |
| | Aspartat (Asparagin) | Oxalacetat |
| **Ketoplastisch** | Isoleucin, Lysin\*, Leucin\* | Acetyl-CoA |
| | Phenylalanin, Tyrosin, Lysin\*, Leucin\* | Acetoacetat |

\* rein ketoplastisch

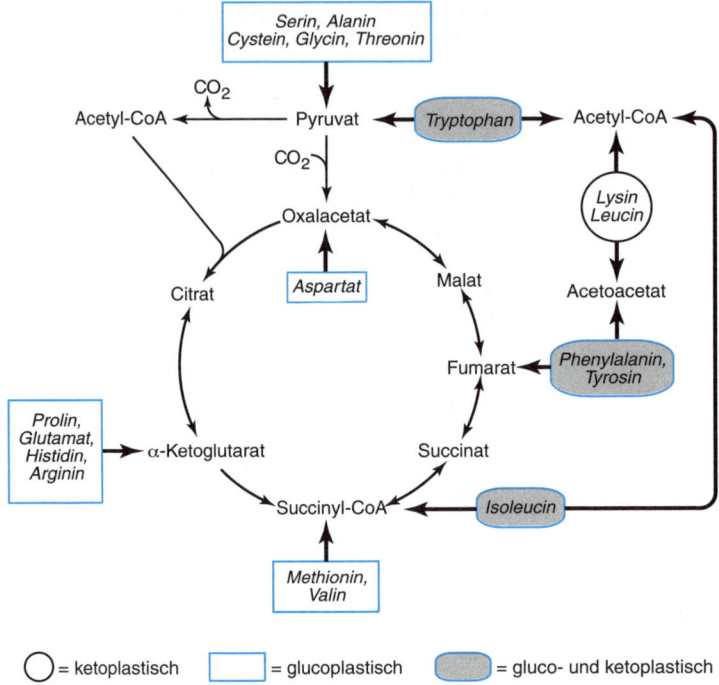

**Abb. 4.16:** Einmündung der Abbauprodukte von AS in den Citratzyklus.

## 4.4.2 Decarboxylierung

AS dienen nicht nur als Energielieferanten, sondern auch als Ausgangsstoffe wichtiger Biosynthesen. Durch Decarboxylierung von Aminosäuren entstehen biogene Amine (Monoamine), die ein C-Atom weniger als die zugehörige Aminosäure enthalten (Abb. 4.17). Die Carboxylgruppe wird durch L-AS-Decarboxylasen abgespalten. Coenzym ist Pyridoxalphosphat, ☞ Kap. 4.1.2.

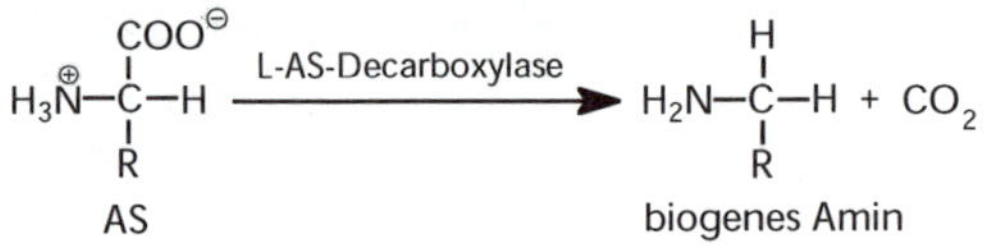

**Abb. 4.17:** Decarboxylierung einer Aminosäure zum biogenen Amin.

Biogene Amine sind wichtige Biomoleküle: Sie können als Hormon oder hormonähnliche Substanzen wirken, Transmitterfunktionen erfüllen oder Bestandteil wichtiger Coenzyme sein.

Aminooxidasen inaktivieren die biologisch sehr wirksamen biogenen Amine und begrenzen bzw.

steuern so deren Wirkung. Biogene Amine mit einer Aminogruppe werden durch die Monoaminooxidase (MAO) abgebaut, mit zwei Aminogruppen durch die Diaminooxidase. Analog der oxidativen Desaminierung entsteht als Zwischenprodukt ein Imin, ☞ Kap. 4.1.2. Das Imin wird zum Aldehyd hydrolysiert, welches weiter zur Säure oxidiert werden kann (Abb. 4.18).

Von einigen Aminosäuren gibt es mehrere funktionell wichtige Amine. Der Grund ist, dass auch die biogenen Amine von Derivaten der Aminosäure (z. B. hydroxylierte AS) als ihre biogenen Amine

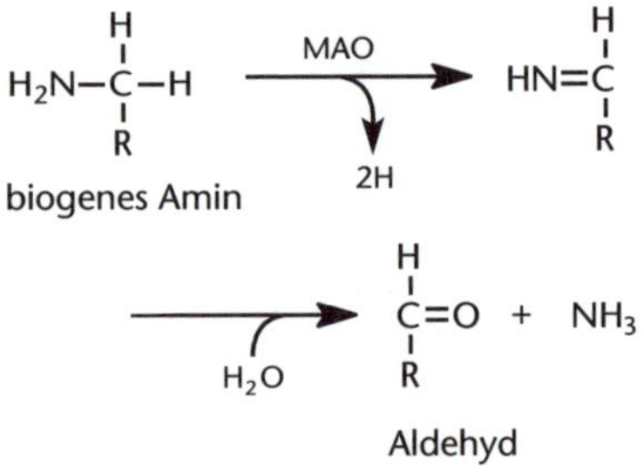

**Abb. 4.18:** Abbau eines biogenen Amins.

**Tab. 4.3: Aminosäuren und ihre biogenen Amine.**

| Aminosäure | biogenes Amin | Bedeutung |
|---|---|---|
| Serin | Äthanolamin | Grundsubstanz des Cholins (Phospholipide z. B. in Membranen) |
| Threonin | Propanolamin | Bestandteil des Cobalamins (Vitamin $B_{12}$) |
| Aspartat | $\beta$-Alanin | Bestandteil des Coenzym A |
| Glutamat | $\gamma$-Aminobuttersäure | Transmitter des ZNS |
| Cystein | Cysteamin | Bestandteil des Coenzym A |
| Tyrosin | Tyramin | Uterus: kontraktiles Hormon |
| 3,4-Dihydroxyphenylalanin | Dopamin $\rightarrow$ Adrenalin | Hormon |
| Histidin | Histamin | Gewebshormon |
| Tryptophan | Tryptamin | Hormon (?) |
| 5-Hydroxytryptophan | Serotonin $\rightarrow$ Melatonin | Gewebshormon, Mediatorstoff |

gelten (z. B. Serotonin = biogenes Amin von 5-Hydroxytryptophan). Auch Derivate der Amine werden mit zu den Aminen der entsprechenden Aminosäure gerechnet.

Einen Überblick über wichtige biogene Amine und ihre Bedeutung gibt Ihnen Tab. 4.3.

## 4.5 Stoffwechsel von $C_1$-Fragmenten der Aminosäuren

Der Stoffwechsel der $C_1$-Fragmente ist wichtig für das Verständnis verschiedener Synthesewege und des Stoffwechsels einzelner Aminosäuren. Daher wird er bereits an dieser Stelle besprochen.

Einige Aminosäuren, z. B. Serin, Glycin, Histidin, liefern im Stoffwechsel $C_1$-Bruchstücke, die auf der Oxidationsstufe des Formaldehyds oder des Formiats stehen. Diese Stoffe bilden den „$C_1$-Pool" eines wichtigen Coenzyms, der **Tetrahydrofolsäure**.

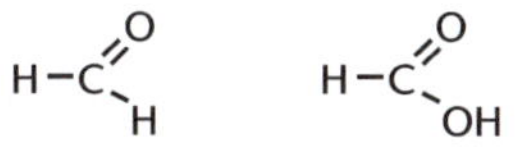

Formaldehyd          Formiat

**Abb. 4.19:** $C_1$-Fragmente.

Die Aminosäure Methionin gibt unter bestimmten Bedingungen ihre $CH_3$-Gruppe leicht ab. Diese kann dann über **Adenosylmethionin** (☞ unten) für viele Synthesen verwendet werden.

### 4.5.1 Tetrahydrofolsäure

Die Tetrahydrofolsäure sollten Sie intensiv lernen. Sie ist ein wichtiges Coenzym, nach dem gerne gefragt wird. Es ist auch schon vorgekommen, dass die Struktur in ihren groben Bestandteilen (☞ Abb. 4.20) abgefragt wurde.

▶ Die Tetrahydrofolsäure (Tetrahydrofolat, $TH_4$) ist das Coenzym des $C_1$-Körper-Transfers. Sie überträgt $C_1$-Reste in verschiedenen Oxidationsstufen und lässt sich im Gegensatz zu Adenosylmethionin/Adenosylhomocystein (☞ unten) reversibel mit $C_1$-Körpern beladen.

Tetrahydrofolsäure entsteht aus der Folsäure (Vitamin-$B_2$-Komplex, ☞ Kap. 13.2.6) und besteht aus drei Gruppen: einem substituierten Pteridin, p-Aminobenzoesäure und Glutamat. Da Säugetiere kein Pteridinsystem bilden können, müssen sie Tetrahydrofolat bzw. Folsäure aus der Nahrung oder von den Darmbakterien beziehen.

Die $C_1$-Körper binden an die Stickstoffatome $N_5$ und/oder $N_{10}$ der Tetrahydrofolsäure, wo sie rever-

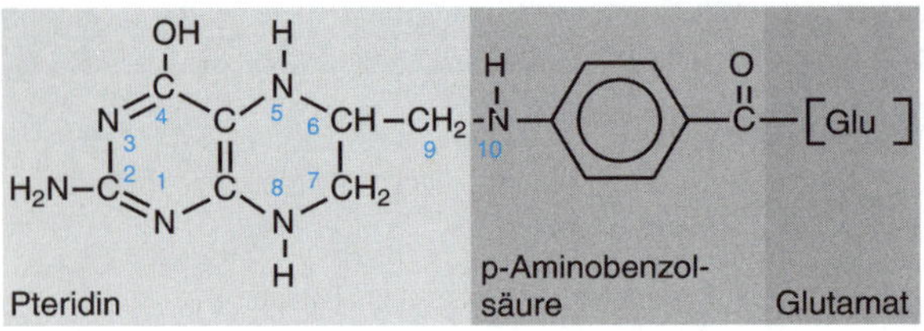

**Abb. 4.20:** Tetrahydrofolsäure.

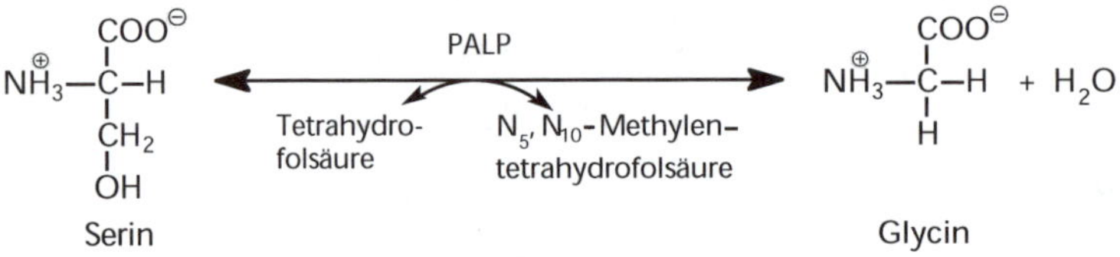

**Abb. 4.21:** Umwandlung von Serin in Glycin mit Tetrahydrofolat als Coenzym.

sibel oxidiert und reduziert werden können (NAD$^+$ bzw. NADP$^+$-abhängig), ☞ unten.

**„Beladung" des Tetrahydrofolats:**
Die $C_1$-Körper für die Tetrahydrofolsäure entstehen z. B. bei der Umwandlung von Serin in Glycin (Abb. 4.21).

Durch die Beladung mit $C_1$-Körpern entstehen drei Abkömmlinge des Tetrahydrofolats, die verschiedene Aufgaben erfüllen:

- **$N_{10}$-Formyl-Tetrahydrofolat ($N_{10}$-CH=O)**
  - liefert die Formylgruppe für N-Formyl-Methionin-tRNA, die beim Start der Biosynthese von Proteinen wichtig ist, ☞ Kap. 5.3.3
  - liefert die Kohlenstoffatome Nr. 2 und 8 der Purinbasen, ☞ Kap. 5.1.2.
- **$N_5$, $N_{10}$-Methylen-Tetrahydrofolat ($N_5$-CH$_2$-$N_{10}$)**
  - liefert den Kohlenstoff für die Umwandlung von Glycin in Serin, ☞ Abb. 4.22

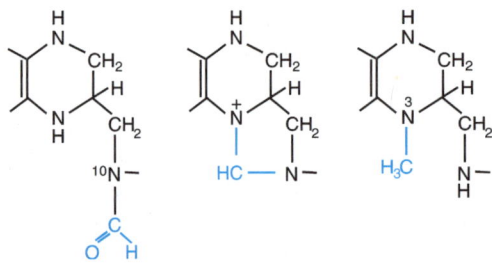

N$_{10}$-Formyl-Tetrahydrofolat    N$_5$,N$_{10}$-Methylen-Tetrahydrofolat    N$_5$-Methyl-Tetrahydrofolat

**Abb. 4.22:** Abkömmlinge des Tetrahydrofolats.

- liefert die Methylgruppe von Thymin, ☞ Kap. 5.1.2.
- **$N_5$-Methyl-Tetrahydrofolat ($N_5$-CH$_3$)**
  - Methylierung von Äthanolamin zu Cholin (zusammen mit dem aktivierten Methionin)
  - Methylierung von Homocystein zu Methionin. ◄

## 4.5.2 Adenosylmethionin

Adenosylmethionin (aktiviertes Methionin) ist der wichtigste Lieferant für Methylgruppen im Stoffwechsel. Sein Gruppenübertragungspotential für Methylierungen bei Synthesen ist erheblich höher als das des Tetrahydrofolats.

Adenosylmethionin wird aus Methionin und ATP aufgebaut. Dabei gehen drei energiereiche Bindungen verloren (= -3 ATP). Durch die Bindung an den Adenosylrest kann Methionin seine endständige Methylgruppe leichter abgeben. Die Abspaltung der Methylgruppe führt zu Adenosylhomocystein und ist irreversibel (Abb. 4.23).

► Adenosylhomocystein zerfällt hydrolytisch in Homocystein und Adenosin. Homocystein kann entweder der Cysteinsynthese dienen, oder mit Hilfe des Coenzyms $N_5$-Methyl-Tetrahydrofolat wieder in Methionin umgewandelt werden. ◄

Die freiwerdenden Methylgruppen werden für zahlreiche Synthesen verwendet und dienen außerdem der Entgiftung (Methylierung) verschiedener Pharmaka.

Adenosylmethionin Adenosylhomocystein

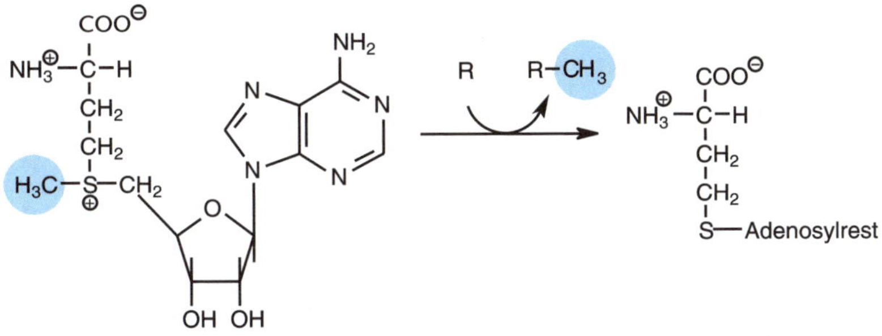

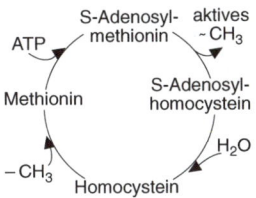

**Abb. 4.23:** Freisetzung der Methylgruppe aus Adenosylmethionin. Es entsteht Adenosylhomocystein.



**Abb. 4.24:** Kreislauf bei der Übertragung einer Methylgruppe durch Adenosylmethionin.

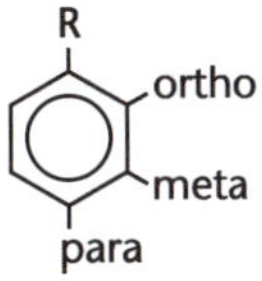

**Abb. 4.25:** Ortho-, meta-, para-Stellung eines zweiten Substituenten am Benzol.

**▶ Tab. 4.4: Wichtige Syntheseprodukte, deren Methylgruppe(n) vom Adenosylmethionin stammen.**

| Ausgangsstoff | | Produkt |
|---|---|---|
| Äthanolamin | + 3 $CH_3$ | Cholin |
| Guanidinoacetat | + $CH_3$ | Kreatin (☞ Muskel) |
| Noradrenalin | + $CH_3$ | Adrenalin |
| Pharmaka | + $CH_3$ | methylierte Pharmaka ◀ |

Markiert man die Methylgruppe des Methionins mit radioaktivem Kohlenstoff, reichern sich die Syntheseprodukte mit $^{14}C$ an.

## 4.6 Stoffwechsel einzelner Aminosäuren

### 4.6.1 Phenylalanin-Stoffwechsel !!!

Die meisten aromatischen Verbindungen können vom Körper nicht synthetisiert werden. Hierzu gehört auch das Phenylalanin, das daher eine essentielle Aminosäure ist.

**Merke!**

Der Abbau von *Phenylalanin* führt über *Tyrosin* zu Fumarat und Acetoacetat (Abb. 4.26).

Dioxygenasen führen beide Sauerstoffatome in das Substrat ein. Für genauere Erklärungen schlagen Sie bitte unter 8.3 Sauerstoffaktivierende Enzyme nach.

#### Tyrosin als Synthesevorstufe

Das in Schritt entstandene Tyrosin ist Ausgangsstoff für viele Synthesen, wie z.B. die Schilddrüsenhormone Thyronin ($T_3$) und Thyroxin ($T_4$) sowie die Katecholamine Noradrenalin und Adrenalin (Abb. 4.27).

Die Katecholamine Noradrenalin und Adrenalin werden im Organismus zu 3-Methoxy-4-Hydroxymandelsäure (Vanillinmandelsäure) abgebaut und als solche im Urin ausgeschieden. Die Bestimmung der Vanillinmandelsäure im 24-h-Sammelurin ist also ein Maß für die Katecholaminsekretion des Nebennierenmarkes.

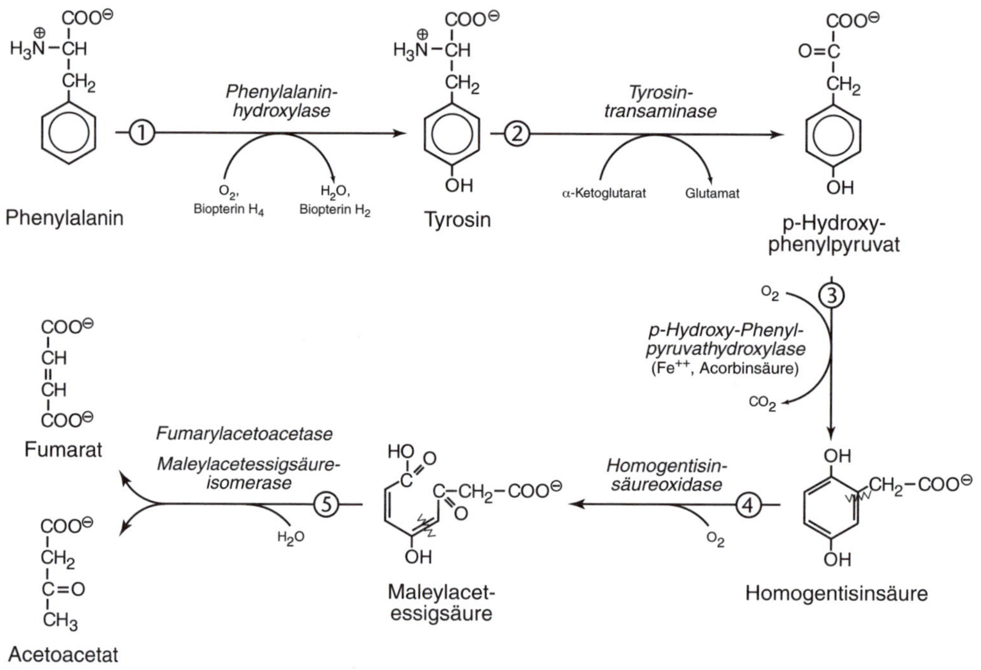

**Abb. 4.26:** Phenylalanin/Tyrosin-Abbau.

① ▶ Zunächst wird ein Sauerstoffatom in para-Stellung eingeführt (Hydroxylierung).
Enzym: *Phenylalaninhydroxylase*, eine Monooxygenase, die *ein* Sauerstoffatom in ein Molekül einführt, während das andere Sauerstoffatom mit Hilfe des Coenzyms Biopterin zu $H_2O$ reduziert wird. ◀ Zur Reduktion des entstandenen Biopterin-$H_2$ (Dihydrobiopterin) zu Biopterin-$H_4$ (Tetrahydrobiopterin) wird NADPH+$H^+$ benötigt.
Dieser Schritt, bei dem Tyrosin entsteht, ist irreversibel. Ist Phenylalanin nicht vorhanden oder läuft dieser Schritt nicht ab, kann Tyrosin zu einer bedingt essenziellen AS werden.

② Tyrosin wird transaminiert. Es entsteht p-Hydroxyphenylpyruvat (p-Hydroxyphenylbrenztraubensäure).
Enzym: *Tyrosintransaminase*

③ p-Hydroxyphenylpyruvat wird gleichzeitig hydroxyliert, oxidiert und intramolekular umgelagert (die Seitenkette wandert in die ortho-Stellung). Das Produkt dieser Reaktion ist die Homogentisinsäure.
Enzym: *p-Hydroxy-Phenylpyruvathydroxylase*, eine Dioxygenase, die zur Aktivierung Ascorbinsäure und Fe2+ benötigt.

④ Der Ring der Homogentisinsäure wird durch Einfügen eines $O_2$-Moleküls gespalten. Es entsteht Maleylacetoacetat (Maleylacetessigsäure).
Enzym: *Homogentisinsäureoxidase*

⑤ Maleylacetoacetat wird in die Transform isomerisiert und danach hydrolytisch in Fumarat und Acetoacetat gespalten.
Enzyme: *Maleylacetoacetatisomerase, Fumarylacetoacetase.*

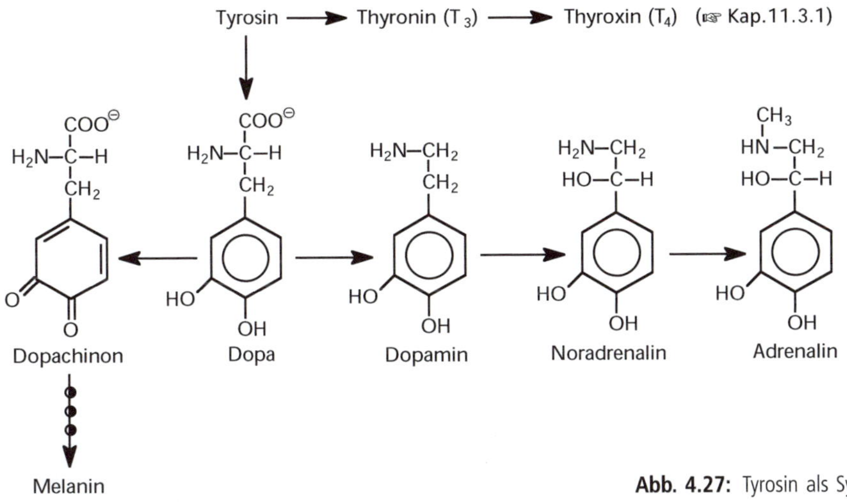

Tyrosin ⟶ Thyronin (T$_3$) ⟶ Thyroxin (T$_4$)   (☞ Kap.11.3.1)

**Dopachinon**   **Dopa**   **Dopamin**   **Noradrenalin**   **Adrenalin**

**Melanin**

**Abb. 4.27:** Tyrosin als Synthesevorstufe.

**4**

## Katecholaminabbau

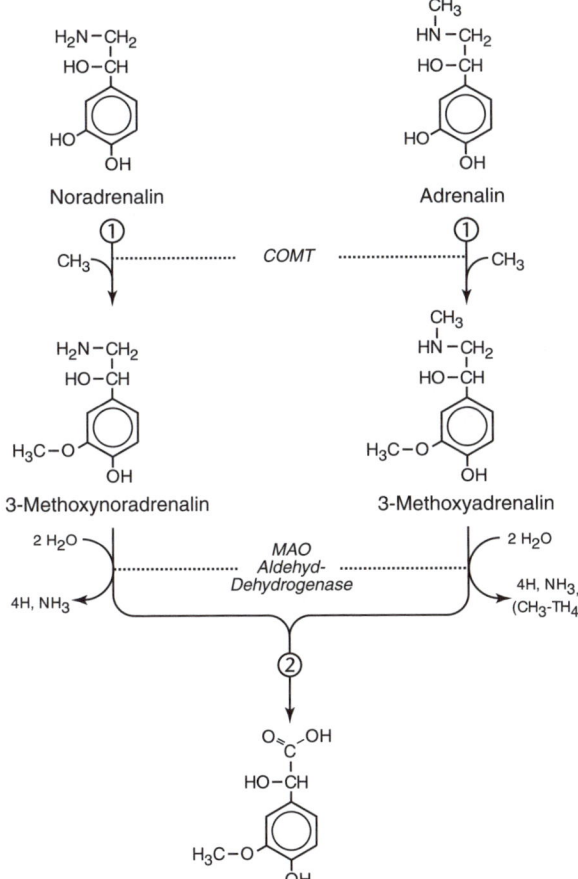

**Noradrenalin**

**Adrenalin**

① COMT ①

**3-Methoxynoradrenalin**

**3-Methoxyadrenalin**

2 H$_2$O   2 H$_2$O

*MAO*
*Aldehyd-*
*Dehydrogenase*

4H, NH$_3$   4H, NH$_3$,
(CH$_3$-TH$_4$)

②

**3-Methoxy-4-Hydroxy-Mandelsäure**
**(Vanillinmandelsäure)**

**Abb. 4.28:** Mechanismus des Katecholamin-
abbaus.
① Methylierung der OH-Gruppe in meta-Stellung
(O-Methylierung). Methylgruppendonator ist
S-Adenosylmethionin als Coenzym der *Kate-*
*cholamin-O-Methyl-Transferase* (*COMT*).
Es entsteht 3-Methoxy-Noradrenalin bzw. -
Adrenalin.
② Oxidative Desaminierung durch die FAD- und
kupferhaltige *Monoaminooxidase* (MAO) und
danach Oxidation (Dehydrierung) des entstandenen Aldehyds mittels *Aldehyddehydro-*
*genase*. Die N-ständige CH$_3$-Gruppe wird
vorher auf Tetrahydrofolsäure (☞ Kap. 4.5.1)
übertragen.

## 4.6.2 Glutamat-Stoffwechsel

> **Merke!**
>
> Glutamat entsteht entweder durch Transaminierung aus α-Ketoglutarat (*GOT*) oder aus dem Abbau von Ornithin bzw. Prolin. Es spielt eine zentrale Rolle im Stickstoffstoffwechsel (*Stickstoffdrehscheibe des Organismus*, Abb. 4.29).

In der Literatur werden Sie auch immer häufiger auf die Abkürzungen ALT und AST anstelle von GPT und GOT stoßen. In den letzten Jahren hat sich der Trend, vor allem in der Labordiagnostik, dahin entwickelt, die englischen Enzymnamen zu gebrauchen.

D.h. GPT kann auch als ALT (Alanin-Aminotransferase) und GOT auch als AST (Aspertat-Aminotransferase) bezeichnet werden.

## 4.6.3 Aspartat-Stoffwechsel

Die Stoffwechsel des Aspartats und des Glutamats stehen in engem Zusammenhang.

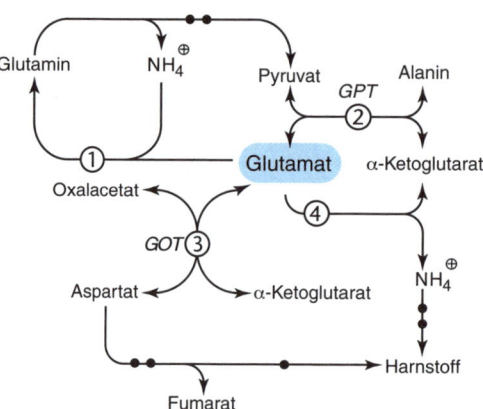

**Abb. 4.29:** Übersicht über den Glutamat-Stoffwechsel.
① $NH_4^+$ bindet an Glutamat. Es entsteht das Säureamid Glutamin, das $NH_4^+$ wieder abgeben kann.
② Überträgt Glutamin die Aminogruppe auf Pyruvat, entstehen Alanin und α-Ketoglutarat.
Enzym: GPT (Transaminierung).
③ Überträgt Glutamin die Aminogruppe auf Oxalacetat, entstehen Aspartat und α-Ketoglutarat.
Enzym: GOT (Transaminierung).
④ Glutamat kann auch oxidativ desaminiert werden. Der überschüssige $NH_4^+$ wird in Harnstoff fixiert.
Enzym: *Glutamatdehydrogenase.*

**Tab. 4.5: Übersicht über die wichtigsten Stoffwechselwege des Aspartats.**

| Reaktion | Produkt | Bedeutung des Produkts |
|---|---|---|
| Transaminierung | Oxalacetat | bildet mit Acetyl-CoA Citrat und ist somit der Motor des Citratzyklus |
| Kondensation mit Citrullin | Argininosuccinat | Harnstoffsynthese |
| Decarboxylierung | β-Alanin $H_3\overset{\oplus}{N}-CH_2$ $\quad\quad\;\;\mid$ $\quad\quad\;CH_2$ $\quad\quad\;\;\mid$ $\quad\quad\;COO^{\ominus}$ | Bestandteil der Pantothensäure |
| Kondensation mit Carbamoylphosphat | Dihydroorotsäure | Pyrimidinsynthese |

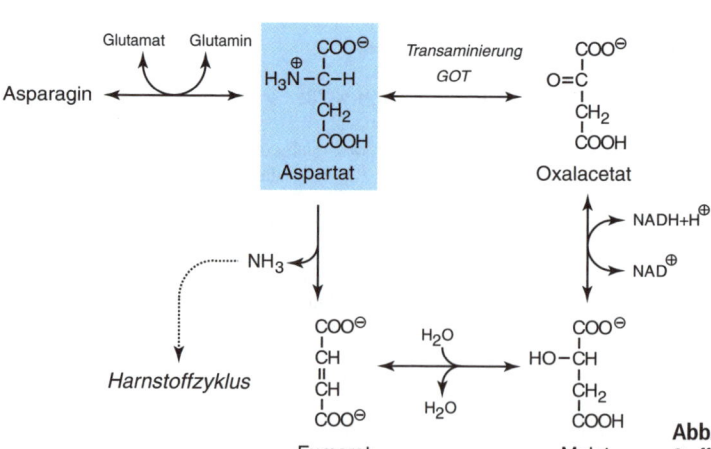

**Abb. 4.30:** Übersicht über den Aspartat-Stoffwechsel.

Aspartat entsteht durch Transaminierung aus Oxalacetat (Enzym: GOT). Abgebaut wird es über verschiedene Wege, ☞ Abb. 4.30.

> **Merke!**
>
> Aspartat liefert eine Aminogruppe des Harnstoffs, wobei Fumarat entsteht. Das Fumarat wird über Malat wieder in Oxalacetat überführt.

Durch die Aufnahme einer Aminogruppe von Glutamin kann aus Aspartat das Amin Asparagin (Säureamid!) entstehen.

## 4.6.4 Prolin- und Hydroxyprolin-Stoffwechsel

Prolin ist eine sehr wichtige Aminosäure im Kollagen.

Da alle in Abbildung 4.31 dargestellten Schritte reversibel sind, lassen sich daraus sowohl der Abbau als auch die Biosynthese von Prolin und Hydroxyprolin entnehmen.

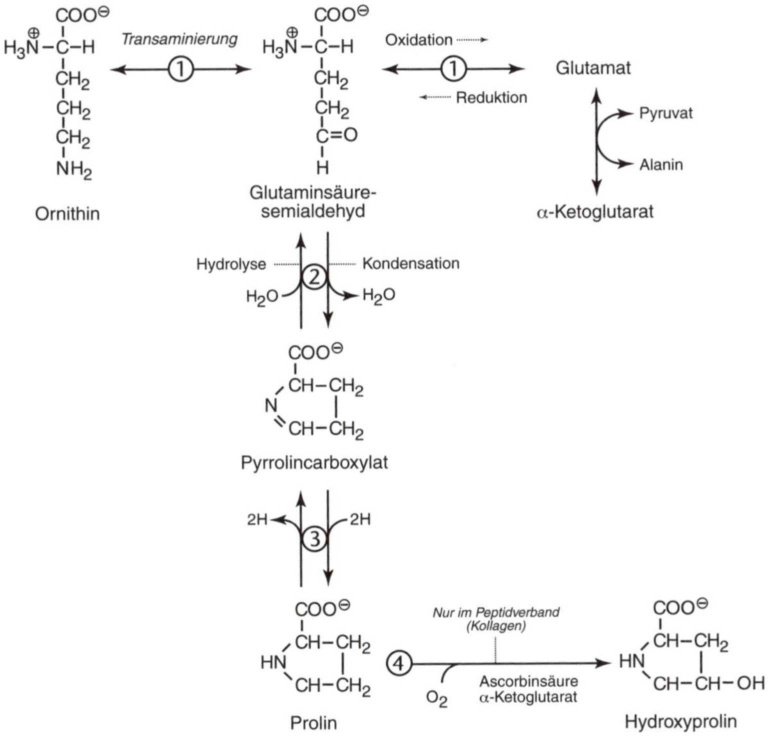

**4**

**Abb. 4.31:** Übersicht über den Stoffwechsel von Prolin und Hydroxyprolin.
① ▶ Glutaminsäuresemialdehyd entsteht entweder durch Transaminierung aus Ornithin oder durch Reduktion (Hydrierung) aus Glutamat. (Ornithin kann aus der Arginasereaktion des Harnstoffzyklus stammen.)
② Der Glutaminsäuresemialdehyd kondensiert intramolekular zu Pyrrolincarboxylat.
③ Das Pyrrolincarboxylat wird zu Prolin hydriert.
④ Eine Hydroxylase hydroxyliert Prolin zu Hydroxyprolin. Sie benötigt Ascorbinsäure (Vitamin C) als Aktivator und $\alpha$-Ketoglutarat als H-Donator. Da für Hydroxyprolin keine tRNA existiert, muss Prolin im Peptidverband hydroxyliert werden. ◀

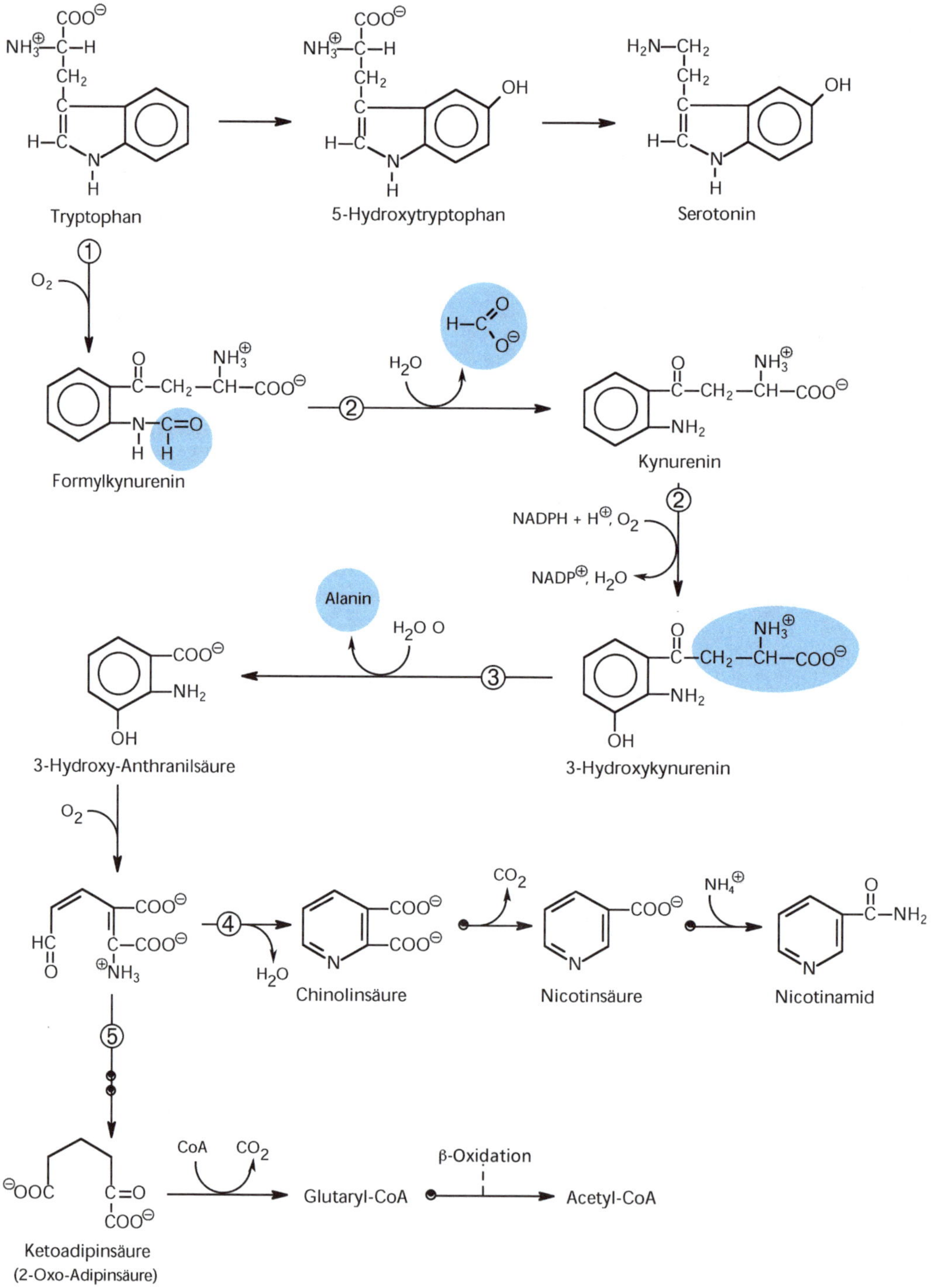

Tryptophan

5-Hydroxytryptophan

Serotonin

O$_2$ ①

Formylkynurenin

H$_2$O

Kynurenin

② NADPH + H$^\oplus$, O$_2$

NADP$^\oplus$, H$_2$O

3-Hydroxykynurenin

Alanin

H$_2$O O

③

3-Hydroxy-Anthranilsäure

O$_2$

④ H$_2$O

Chinolinsäure

CO$_2$

Nicotinsäure

NH$_4^\oplus$

Nicotinamid

⑤

Ketoadipinsäure
(2-Oxo-Adipinsäure)

CoA   CO$_2$

Glutaryl-CoA

β-Oxidation

Acetyl-CoA

◄ **Abb. 4.32:** Übersicht über den Tryptophanstoffwechsel.
① ▶ Der Pyrrolring des Tryptophans wird oxidativ gespalten. Es entsteht Formylkynurenin. ◄
② Durch Abspaltung einer Formylgruppe (☞ $TH_4$, Kap. 4.5.1) entsteht Kynurenin, das anschließend am $C_3$-Atom oxidiert wird.
③ Aus 3-Hydroxykynurenin wird Alanin abgespalten. Es verbleibt 3-Hydroxyanthranilsäure. Diese wird oxidativ gespalten und kann zwei verschiedene Wege einschlagen:
④ Entweder kondensiert sie zu Chinolinsäure, die über Nicotinsäure bis zum Nicotinsäureamid (Vitamin-B-Komplex) umgebaut werden kann,
⑤ oder sie wird über mehrere Zwischenschritte zur Ketoadipinsäure umgewandelt. Die Ketoadipinsäure wird schließlich über Glutaryl-CoA zu Acetyl-CoA abgebaut.

## 4.6.5 Tryptophan-Stoffwechsel

> 🔦 **Merke!**
>
> ▶ Der Tryptophanabbau ist wichtig, weil dabei das Vitamin Nicotinamid (Vitamin-B-Komplex) entsteht. Es erscheint zwar paradox, dass ein Vitamin vom Körper aufgebaut werden kann, aber das aus Tryptophan endogen gebildete Nicotinamid kann beim Menschen das von außen zugeführte Nicotinamid ersetzen.
> Serotonin, ein wichtiges Gewebshormon, entsteht als biogenes Amin aus 5-Hydroxytryptophan.
> Das aus dem Tryptophanabbau stammende Alanin wird in Pyruvat umgewandelt. Acetyl-CoA wird für die Ketogenese verwendet (Abb. 4.32). ◄

## 4.6.6 Histidin-Stoffwechsel

> 🔦 **Merke!**
>
> Die Decarboxylierung des Histidins (Coenzym: *PALP*) führt zum Gewebshormon *Histamin*. Der Abbau des Histidins führt letztlich zu Glutamat (Abb. 4.33).

Histidin wird direkt zu Urocaninsäure desaminiert, die über mehrere Zwischenstufen zu Glutamat und aktiviertem Formiat abgebaut wird. Die Tetrahydrofolsäure ($TH_4$) ist für diesen Abbau von großer Bedeutung.

> 📋 **Klinik!**
>
> Einen Folsäuremangel kann man durch einen Histidinbelastungstest (☞ Kap. 13.2.6) nachweisen.

## 4.6.7 Stoffwechsel schwefelhaltiger Aminosäuren

> 🔦 **Merke!**
>
> Von den schwefelhaltigen AS ist *Methionin* essentiell. *Cystein* kann aus Methionin gebildet werden. *Cystin* entsteht durch eine Disulfidbindung zwischen zwei Cysteinmolekülen. Die SH-Gruppe des Cysteins spielt als Redoxsystem (z. B. beim Glutathion) und bei der Stabilisierung von Proteinstrukturen eine Rolle.

Die Vorsilbe **Homo-** bezeichnet ein um eine $CH_2$-Gruppe längeres Molekül (z. B. Cystein/Homocystein).

### Stoffwechsel des Cysteins

**Cysteinsynthese**
Cystein wird aus Homocystein und Serin synthetisiert (Abb. 4.34).

> 🔦 **Merke!**
>
> ▶ Methionin kann mit Hilfe von Methylgruppenlieferanten (z. B. Methyl-Tetrahydrofolsäure) aus Homocystein resynthetisiert werden. Diese Reaktion ist Vitamin-$B_{12}$-abhängig. ◄

### Cysteinabbau (Abb. 4.35)
Taurin spielt eine wichtige Rolle bei der Konjugation von Gallensäuren, die als Taurocholsäuren sehr gute emulgierende Eigenschaften aufweisen (☞ Kap. 17.4.2, Abb. 4.36). Taurin und Gallensäuren sind über eine Säureamidbindung verknüpft (☞ Kap. 2.2.1, Peptidbindung).

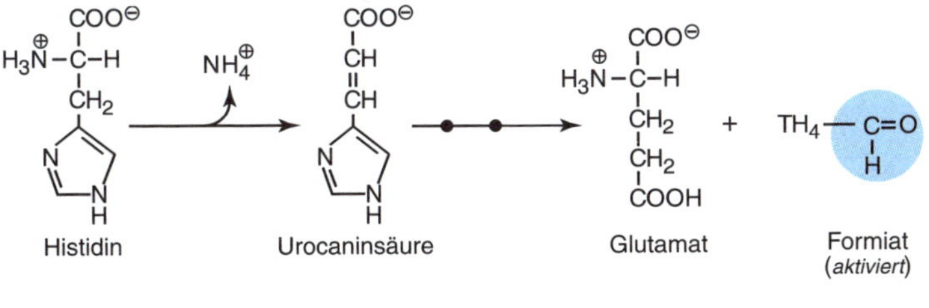

**Abb. 4.33:** Abbau des Histidins.

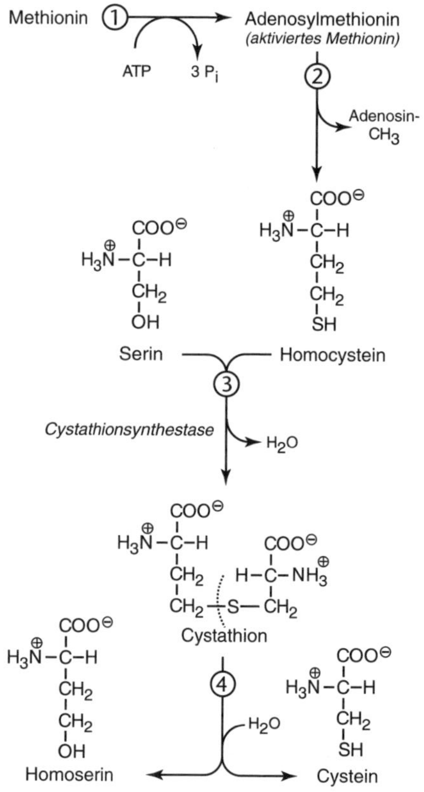

**Abb. 4.34:** Cysteinsynthese.
① Methionin wird zu S-*Adenosylmethionin* aktiviert (Verlust von zwei energiereichen Bindungen = −2 ATP).
② Durch Abspaltung der Methylgruppe und hydrolytische Abspaltung des Adenosinrestes entsteht *Homocystein*.
③ Das Homocystein kondensiert mit Serin zu *Cystathion*.
④ Cystathion wird hydrolytisch zu *Homoserin* und *Cystein* gespalten.
Die Reaktionen ③ und ④ sind pyridoxalphosphatabhängig und *irreversibel*. Aus Homoserin und Cystein kann also nicht wieder Homocystein entstehen. Homoserin muss weiter abgebaut werden.

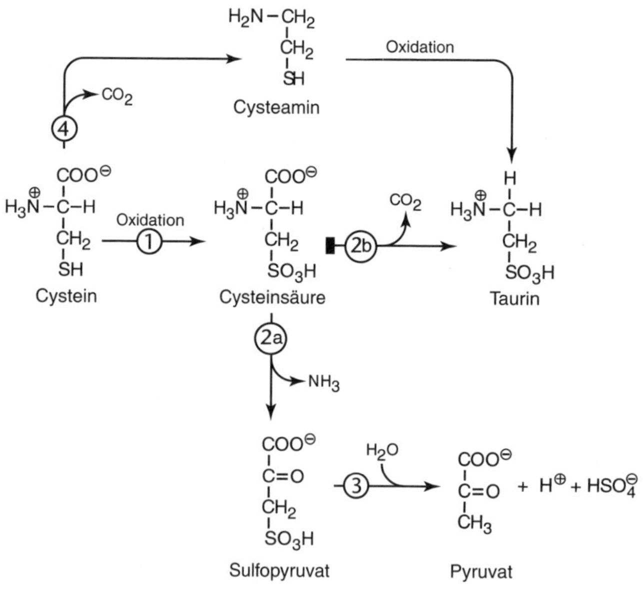

**Abb. 4.35:** Cysteinabbau.
① Cystein wird stufenweise über Cysteinsulfen- und Cysteinsulfinsäure zur Cysteinsäure oxidiert.
② Die Cysteinsäure wird zu Sulfopyruvat transaminiert.
③ Sulfopyruvat hydrolysiert zu Pyruvat.
④ Da eine direkte Decarboxylierung der Cysteinsäure zu Taurin (biogenes Amin der Cysteinsäure) beim Menschen *nicht* möglich ist 2b), wird Taurin über Cysteamin und dessen weitere Oxidationsprodukte synthetisiert.

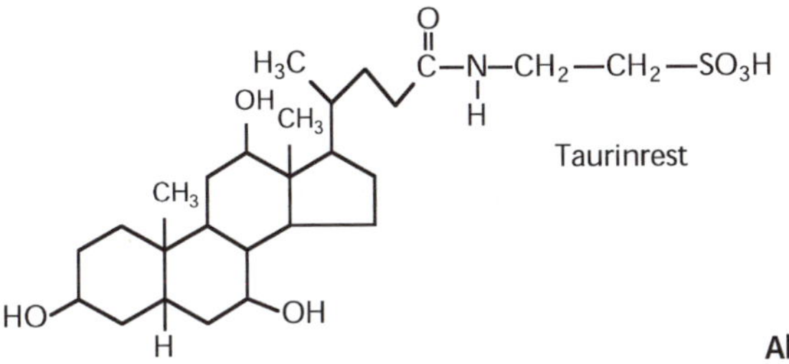

**Abb. 4.36:** Taurocholsäure (konjugierte Gallensäure).

## Aktiviertes Sulfat (PAPS)

Das beim Abbau der S-haltigen Aminosäuren entstehende Sulfat ($SO_4^{2-}$) kann durch Bildung von aktiviertem Sulfat (3-Phosphoadenosin-5-Phosphosulfat = PAPS, Abb. 4.37) für weitere Synthesen verwendet werden. Das aktivierte Sulfat wird u. a. benötigt für:

- Konjugationen und Biosynthesen in der Leber
- Bildung von Cerebrosiden
- Bildung von sauren Mukopolysacchariden.

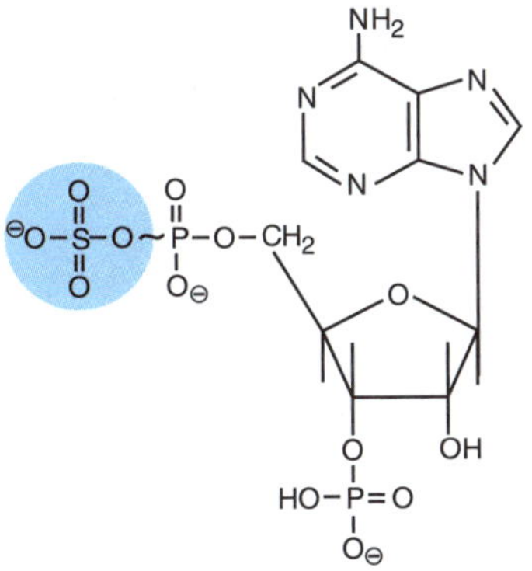

**Abb. 4.37:** Aktiviertes Sulfat (PAPS).

## Synthese von PAPS

Bei der Synthese von PAPS aus ATP und $SO_4^{2-}$ entsteht zunächst Adenosin-5-Phosphosulfat. Dabei werden zwei Phosphatreste des ATP abgespalten und das Sulfat in einer energiereichen Säureanhydridbindung an das AMP geknüpft. Ein weiteres ATP-Molekül überträgt einen Phosphatrest auf das $C_3$ der Ribose, so dass 3-Phosphoadenosin-5-Phosphosulfat (PAPS) gebildet wird. Insgesamt gehen bei der Bildung von PAPS drei energiereiche Bindungen verloren (-3 ATP in Form von 2 ATP + 1$PP_i$).

Kurz: $ATP + SO_4^{2-} \rightarrow AMP\text{-}SO_3H + 2\ P_i$

$AMP\text{-}SO_3H + ATP \rightarrow PAPS + ADP$

## 4.7 Aminosäuren als Synthesevorstufen

Für viele Stoffe, die im Körper synthetisiert werden, sind Aminosäuren wichtige Ausgangsstoffe.

Nachfolgend einige Beispiele für Glycin (Tab. 4.6) und Serin (Tab. 4.7).

**Tab. 4.6: Glycin als Vorstufe für Synthesen.**

| Glycin + | | | | |
|---|---|---|---|---|
| • $CH_3$ aus $TH_4$ | $\rightarrow$ | Serin | | |
| • Guanidinogruppe aus Arginin | $\rightarrow$ | Guanidinoacetat | $\rightarrow$ | Kreatinsynthese ☞ Kap. 17.1.5 |
| • Succinyl-CoA | $\rightarrow$ | δ-Aminolaevulinsäure | $\rightarrow$ | Porphyrinsynthese, ☞ Kap. 16.2.4 |
| • ▶ Phosphoribosylamin | $\rightarrow$ | Glycinamid-ribosyl-5-s℗ | $\rightarrow$ | Purinbiosynthese ◀, ☞ Kap. 5.1.2 |
| • Gallensäuren (Kondensation) | $\rightarrow$ | Glycocholsäure, ☞ Kap. 17.4.2 | | |
| • Glu-Cys (Peptidbindung) | $\rightarrow$ | Glutathion | $\rightarrow$ | Schutz von Enzymen vor Oxidation |

**Tab. 4.7: Serin als Vorstufe für Synthesen.**

| Serin + | | |
|---|---|---|
| • Homocystein | → | Cystein + Homoserin, ☞ Kap. 4.6.7 |
| • Phosphatidsäure (Esterbildung) | → | Phospholipide (Serinkephaline), ☞ Kap. 7.1.2 |

## 4.8 Enzymdefekte im Aminosäure-Stoffwechsel

Die meisten Stoffwechselkrankheiten sind erblich und somit schon bei Geburt vorhanden (*kongenitaler Defekt*). Der größte Anteil der Defekte wird rezessiv vererbt und manifestiert sich daher nur selten. Einige Störungen werden durch Enzymdefekte verursacht. Die Ursachen für diese Enzymdefekte liegen oft in einer Mutation des Gens, das für das entsprechende Enzym kodiert. Die Folge ist eine unterschiedlich starke Beeinträchtigung der Synthese des gesamten Enzyms oder eine Änderung im aktiven Zentrum, z.B. durch Austausch einer oder mehrerer Aminosäuren (Änderung der Substrataffinität).

### Klinik!

Da Enzyme nicht substituiert werden können, ist die einzige Therapiemöglichkeit eine entsprechende Diät. In der Zukunft werden eventuell gentechnologische „Reparaturen" möglich sein.

Die folgenden Stoffwechselkrankheiten sind Grundwissen. Die Erkrankungen sind für Sie in kurzer, strukturierter Form aufgelistet. Sie müssen in der Vorklinik mit folgenden Fragestellungen rechnen:
1. Welches Enzym ist defekt?
2. Welche Reaktion wird dadurch gestört?
3. Welche Folgen hat dieser Defekt für den Patienten?

**Tab. 4.8: Störungen im Phenylalanin-Stoffwechsel (☞ Abb. 4.38)**

| Störung | ▶ Phenylketonurie | Albinismus | Alkaptonurie (Schwarzharn) |
|---|---|---|---|
| Mangel | Phenylalaninhydroxylase (Häufigkeit: 1:10.000) | Phenoloxidase (Tyrosinase) **in den Melanozyten**! Es gibt auch Formen, bei denen das Transportsystem für Tyrosin in den Melanozyten defekt ist. | Homogentisinsäureoxidase |
| Reaktion | Umbau von Phenylalanin zu Tyrosin ist gestört | Alle Reaktionen ab Tyrosin → Dopa, die zur Bildung des Melanins führen, werden von der Phenoloxidase (Tyrosinase) katalysiert und sind infolge dessen gestört. | Homogentisinsäure → Fumarat + Acetoacetat ist gestört. |
| Folgen | Tyrosin wird essentielle AS. Phenylalanin staut sich in Blut, Gewebe und Liquor an und muss andere Stoffwechselwege beschreiten. Phenylalanin wird zu Phenylpyruvat und z.T. zu Phenylacetat abgebaut, die mit dem Harn ausgeschieden werden. Es kommt zu irreversibler geistiger Retardierung bis hin zu Schwachsinn, Krampfneigung und Mäusegeruch des Urins (Phenylpyruvat). | Melaninmangel (Pigmentmangel) in Haut, Haaren und Iris; Lichtscheu (Photophobie), Schwachsichtigkeit sowie Nystagmus. (Die Synthese von Adrenalin und Noradrenalin ist nicht beeinträchtigt, da die Tyrosinase **nur in den Melanozyten** fehlt.) | Homogentisinsäure wird reichlich im Harn ausgeschieden. Der Urin färbt sich beim Stehen an der Luft schnell dunkelbraun bis schwarz (Luftoxidation der Homogentisinsäure, besonders schnell nach Umsatz mit Alkali → Name). Durch erhöhte Melaninproduktion kommt es zu verstärkter Pigmentierung des Knorpels (*Ochronose*), der Haut und Nägel. |
| Therapie | Frühzeitige (!) phenylalaninarme und tyrosinreiche Diät. ◀ | Keine möglich. | Keine möglich. Erkrankung, die eher harmlos ist. |

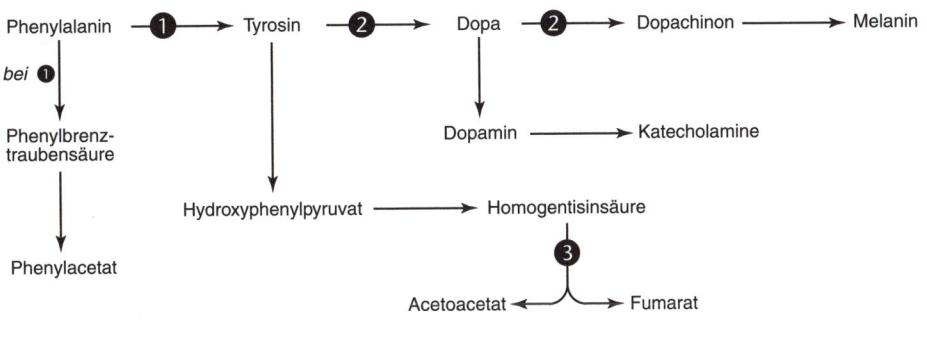

**1** = Phenylketonurie    **2** = Albinismus    **3** = Alkaptonurie

**Abb. 4.38:** Störungen im Phenylalaninstoffwechsel.
**I = Phenylketonurie; II = Albinismus; III = Alkaptonurie**

**4**

---

**☞ Klinik!**

Da die Phenylketonurie sehr häufig ist, wird eine Testung routinemäßig bei jedem Neugeborenen vorgenommen (*Guthrie-Test*).

---

**Tab. 4.9: Störungen im Methionin- und Cystein-Stoffwechsel.**

| Störung | **Homocystinurie** |
|---|---|
| Mangel | Cystathionsynthetase |
| Reaktion | Homocystein + Serin →Cystathion ist gestört |
| Folgen | Homocystein und Methionin stauen sich an und sind vermehrt im Blutplasma zu finden. Homocystein wird mit dem Urin ausgeschieden. Es kommt zu Schwachsinn und Spinnfingrigkeit (Arachnodaktylie). |
| Therapie | Methioninarme, cysteinreiche Diät |

**Tab. 4.10: Störungen im Valin-, Leucin- und Isoleucin-Stoffwechsel.**

| Störung | **Verzweigtkettenkrankheit (Ahornsirup-Krankheit)** auch Verzweigtketten-Ketoacidurie |
|---|---|
| Mangel: | Enzyme, die die oxidative Decarboxylierung der α-Ketosäuren von Valin, Leucin und Isoleucin katalysieren |
| Folgen: | Ansammlung der entsprechenden α-Ketosäuren im Blut und Ausscheidung im Urin, der nach Ahornsirup und Maggi riecht. Zentralnervöse Schädigung mit Atemnot, Zyanose und Azidose. |
| Therapie: | Nach möglichst frühzeitiger Diagnose (Urintest mit 2,4-Dinitrophenylhydrazin) Diät, die valin-, leucin- und isoleucinarm ist. |

**Tab. 4.11: Weitere Defekte im Aminosäurestoffwechsel.**

| Erkrankung | Enzymmangel | Symptomatik |
|---|---|---|
| Citrullinämie | Argininosuccinat-Lyase | Lethargie, verringerter Muskeltonus, Anfälle |
| Homocystinurie | Cystathion-$\beta$-Synthase | Wirbelsäulenskoliose, Muskelschwäche, geistige Retardierung, dünnes blondes Haar |
| Hyperlysinämie | $\alpha$-Aminoadipinsemial-dehyd-Dehydrogenase | Geistige Retardierung, verringerter Muskeltonus, Ataxie, Anfälle |
| Tyrosinämie | div. Enzyme des Tyrosinabbaus | Geistige Retardierung, Leberschäden, Schwächezustände, Selbstverstümmelung |

# 5 Nukleinsäuren und Molekularbiologie

Die Nukleinsäuren wurden 1869 durch *Miescher* entdeckt. Ihre biologische Bedeutung blieb jedoch lange ungeklärt, bis *Avery* 1944 ihre genetische Funktion nachweisen konnte. Das Prinzip der Basenpaarung wurde 1953 von *Watson und Crick* aufgeklärt.

Die Nukleinsäuren sind Träger der genetischen Information und direkt an der Proteinbiosynthese beteiligt. Sie sind somit *Schlüsselmoleküle des Lebens*.

Chemisch gesehen sind Nukleinsäuren Polynukleotide, die aus den drei folgenden Bestandteilen aufgebaut sind:
- Heterozyklische Basen
- Kohlenhydrate
- Phosphorsäure.

Nach dem enthaltenen Kohlenhydrat werden unterschieden:
- **Desoxyribonukleinsäuren (DNA)**
  - Träger der genetischen Information
  - 2'-Desoxyribose als Kohlenhydrat
- **Ribonukleinsäuren (RNA)**
  - Beteiligung an der Proteinbiosynthese
  - Ribose als Kohlenhydrat
  - Einteilung nach biologisch-funktionellen Aspekten in mRNA, tRNA und rRNA
  - einsträngig
  - enthalten die Base Uracil, statt der in der DNA vorhandenen Base Thymin.

Die DNA (Desoxyribonukleinsäure) kommt in den Zellkernen von höheren Zellen, aber auch in geringerer Menge in Prokaryonten und Mitochondrien vor. Sie ist ein Makromolekül, das aus vielen Nukleotiden besteht, die über eine 3',5'-Phosphodiesterbindung zu einer langen Kette verknüpft sind. Die gesamte haploide DNA des Menschen ist ca. 990 mm lang und enthält $3,9 \cdot 10^9$ Basenpaare auf 23 Chromosomen.

Die **genetische Information** ist durch die Sequenz der Basen codiert. In der DNA sind die vier Basen Adenin, Guanin, Cytosin und Thymin enthalten. Eine Folge von drei Basen (Triplett) codiert jeweils für eine Aminosäure.

Die DNA liegt im Zellkern als gegenläufige, rechtsgewundene α-Doppelhelix vor, die in einer kompletten Windung zehn Basenpaare enthält und eine Windungshöhe von 3,4 nm aufweist. Jede Base im Doppelstrang bestimmt eindeutig ihre gegenüberliegende (komplementäre) Base (**Prinzip der Basenpaarung**). Dadurch ist eine exakte Weitergabe der genetischen Information möglich (**identische Replikation**).

Die genetische Information fließt von der DNA zum Protein und nie umgekehrt. Mittlersubstanz zwischen DNA und Protein ist die mRNA.

Die DNA von Eukaryontenchromosomen liegt nicht nackt vor. Sie ist mit basischen Proteinen (Histone H1, H2A, H2B, H3 und H4) zu Nukleosomen verpackt.

# 5.1 Nukleinsäurenbausteine

## 5.1.1 Struktur

Die Grundbausteine der Nukleinsäuren sind die Nukleotide (Abb. 5.1).

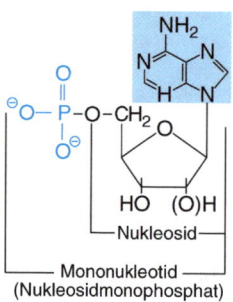

**Abb. 5.1:** Nukleosidmonophosphat, z. B. Adenosinmonophosphat (AMP).

Nukleotide bestehen aus:
- **einem C₅-Zucker**
  - 2'-Desoxyribose in der DNA
  - Ribose in der RNA
- **einer stickstoffhaltigen Base**
  - Pyrimidinabkömmling
  - Purinabkömmling
- **Phosphat.**

Die Verbindung aus Zucker und Base heißt **Nukleosid**. Nukleosid und Phosphat ergeben das **Nukleotid**. Die Anzahl der Phosphatreste wird bei der Namensgebung mit Mono-, Di- bzw. Tri-Phosphat angegeben.

 Achten Sie darauf, Nukleotide und Nukleoside streng voneinander zu unterscheiden.

## Grundbausteine

### Basen
▶ Die Basen der Nukleinsäuren sind von Pyrimidin oder Purin abgeleitet (Abb. 5.2). Sie werden dementsprechend als Pyrimidin- bzw. Purinabkömmlinge (-basen) bezeichnet.

### Pyrimidinbasen
Pyrimidinbasen sind Uracil (RNA), Thymin (DNA) und Cytosin (RNA und DNA) (Abb. 5.3).

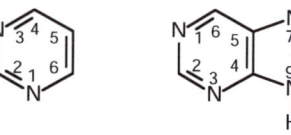

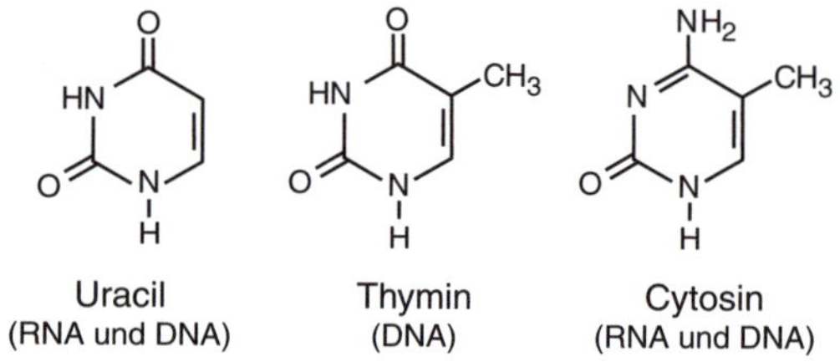

Pyrimidin          Purin

**Abb. 5.2:** Die Grundbasen der Nukleinsäuren: Pyrimidin und Purin.

| Uracil | Thymin | Cytosin |
| (RNA und DNA) | (DNA) | (RNA und DNA) |

**Abb. 5.3:** Die Pyrimidinbasen Uracil, Thymin und Cytosin.

### Purinbasen
Purinbasen sind Guanin (RNA und DNA) und Adenin (RNA und DNA) (Abb. 5.4).

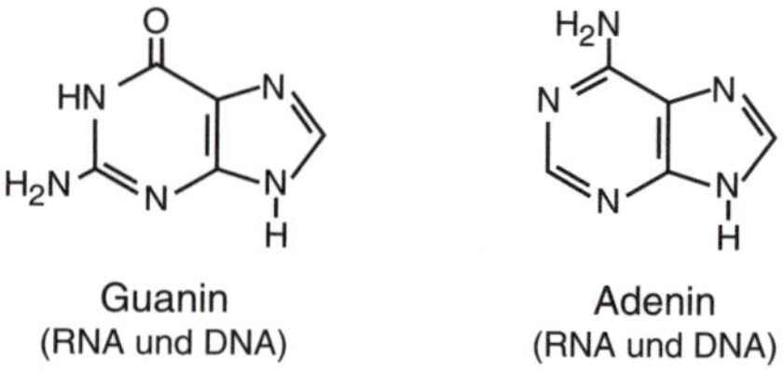

Guanin          Adenin
(RNA und DNA)          (RNA und DNA)

**Abb. 5.4:** Die Purinbasen Guanin und Adenin. ◀

Neben den genannten Basen können auch noch andere, sog. seltene Basen oder Nukleoside in den Nukleinsäuren vorkommen. Sie sind ebenfalls Purin- bzw. Pyrimidinabkömmlinge, jedoch meist methyliert oder hydroxyliert. Menschliche DNA enthält z. B. kleine Mengen 5-Methylcytosin. Die Funktion dieser seltenen Basen ist bislang unbekannt, sie haben möglicherweise regulatorische Aufgaben.

### Zucker
Der Zucker in den Nukleinsäuren ist stets eine *Pentose*. Die RNA enthält die Ribose, die DNA die 2'-Desoxyribose (Abb. 5.5).

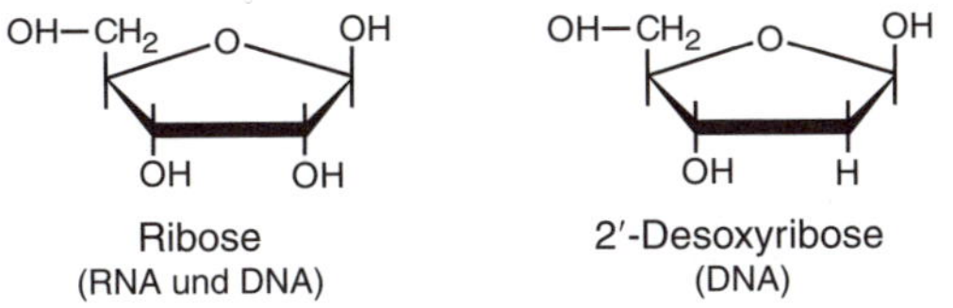

Ribose
(RNA und DNA)

2'-Desoxyribose
(DNA)

**Abb. 5.5:** Die Zucker der Nukleinsäuren: Ribose und 2'-Desoxyribose.

## Nukleoside

▶ Zucker und Basen sind zwischen dem $C_1$-Atom der Ribose bzw. 2'-Desoxyribose und dem $N_1$-Atom der Pyrimidinbasen bzw. dem $N_9$-Atom der Purinbasen verbunden. Die formal unter Abspaltung von $H_2O$ entstandene Bindung wird als *N-glykosidische Bindung* bezeichnet. Die resultierenden Verbindungen heißen Nukleoside.

Die Nukleoside der Pyrimidine enden mit der Silbe *-idin*, die der Purine auf *-osin* (Abb. 5.6). Den Nukleosiden, die als Zucker 2'-Desoxyribose enthalten, wird ein d- vorangestellt, z. B. d-Adenosin = 2'-Desoxyadenosin. ◀

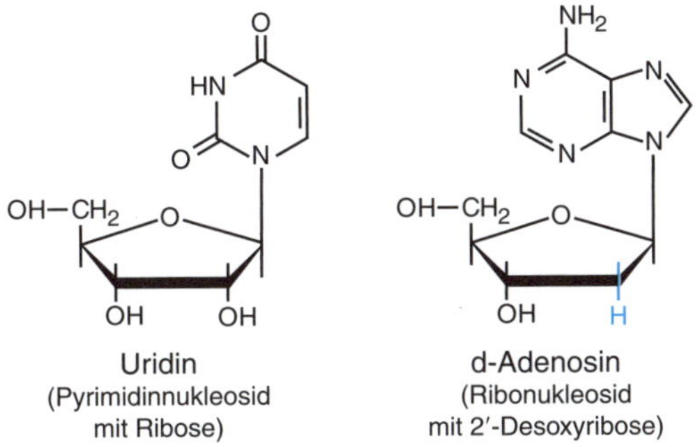

Uridin
(Pyrimidinnukleosid
mit Ribose)

d-Adenosin
(Ribonukleosid
mit 2'-Desoxyribose)

**Abb. 5.6:** Die Nukleoside Uridin und d-Adenosin.

> **Merke!**
> Nukleoside
> Zucker + Base: ● -idin (Pyrimidine) ● -osin (Purine)

## Nukleotide

Wird ein Nukleosid am $C_5$-Atom der Ribose mit Phosphorsäure verestert, entsteht ein Nukleotid. Nukleotide sind also Phosphorsäure**ester** der Nukleoside.

Werden weitere Phosphatreste durch Säure**anhydrid**bindung (energiereiche Bindung!) angelagert,

entsteht aus dem Nukleosidmonophosphat ein Nukleosiddi- bzw. Nukleosidtriphosphat.

> **Merke!**
> Nukleotid
> = Nukleosid + Phosphatrest

### Hinweis

Das Guanosin-5'-Monophosphat wird mit GMP, das 5'-Desoxyribonukleotid des Guanins mit dGMP abgekürzt. Für die Di- bzw. Triphosphate wird entsprechend -DP und -TP verwendet.
Der Phosphatrest wird auch mit Ⓟ abgekürzt (Abb. 5.7). Ein „doppelter Phosphatrest" Ⓟ ~ Ⓟ heißt Pyrophosphat (Phosphoanhydrid). Das Zeichen ~ steht für energiereiche Bindungen mit hohem Gruppenübertragungspotential.

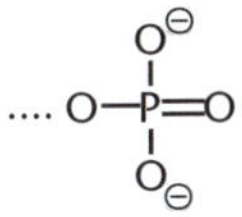

**Abb. 5.7:** Phosphatrest.

 Das Zeichen ~ soll Ihnen die energiereichen Bindungen mit hohem Gruppenübertragungspotential anzeigen.

### Beispiel

**Adenosintriphosphat (ATP):**
Das ATP ist der Prototyp einer *energiereichen Bindung* (zwei Säureanhydridbindungen) und hat als Energielieferant im Zellstoffwechsel die größte Bedeutung (Abb. 5.8).

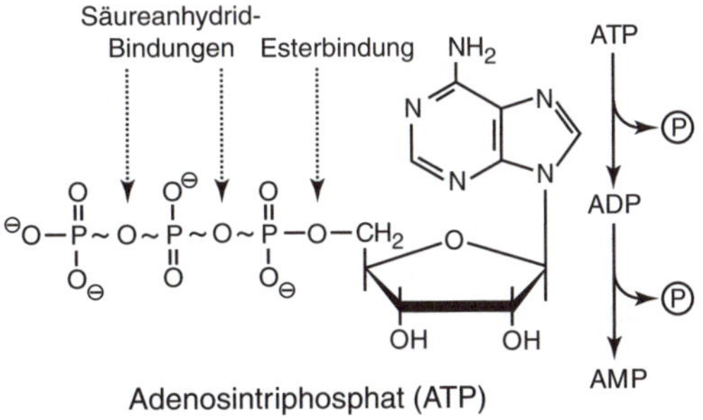

Säureanhydrid-Bindungen  Esterbindung

Adenosintriphosphat (ATP)

**Abb. 5.8:** Adenosintriphosphat (ATP)

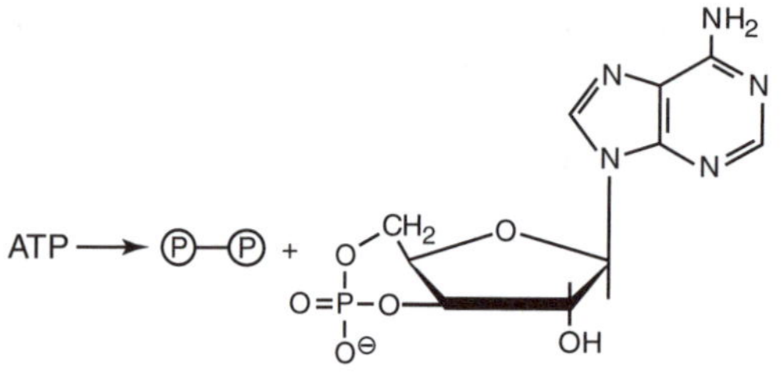

NH₂

ATP ⟶ ℗—℗ +

Cyclo-AMP (cAMP)

**Abb. 5.9:** cAMP.

**Cyclo-Adenosin-3,5-Mononukleotid (cAMP):**
Ein Spezialfall eines Nukleotids ist das cAMP, das v.a. als **Second messenger** bei der Hormonwirkung eine wichtige Rolle spielt. Das Molekül ist zyklisch, da der Phosphatanteil mit dem $C_5$- und dem $C_3$-Atom der Ribose verestert ist (intramolekulare Diesterbindung, Abb. 5.9).
cAMP wird mit Hilfe der in der Zellmembran gelegenen *Adenylatzyklase* aus ATP gebildet, wobei Pyrophosphat abgespalten wird. Abgebaut wird es mittels einer *Phosphodiesterase* zu 5'-AMP, ☞ Kap. 11.1.3.

## 5.1.2 Synthese der Purin- und Pyrimidin-Nukleotide          !!!!

Die nun folgenden Synthesewege sind sehr komplex und werden so gut wie nie detailliert abgefragt. Stellen Sie beim Lernen aber auf jeden Fall sicher, dass Sie bei den beiden Synthesewegen die Substanzen kennen, die als Stickstoffdonatoren dienen.

Wirbeltiere können Purin- und Pyrimidinabkömmlinge selbst produzieren, d.h. Purine und Pyrimi-

dine müssen *nicht* mit der Nahrung zugeführt werden. Zur Synthese ist prinzipiell jede Zelle fähig. Exogen zugeführte oder beim Nukleinsäureabbau anfallende Purine und Pyrimidine werden zudem effektiv wiederverwertet (Salvage pathway).

Bei den Nukleinsäurebausteinen handelt es sich zwar chemisch um Abkömmlinge des Purins bzw. Pyrimidins, die De-novo-Synthese läuft aber nicht über Purin bzw. Pyrimidin.

### Synthese der Pyrimidinnukleotide

Pyrimidin- und Purinnukleotide werden zunächst als Ribonukleotide synthetisiert. Desoxyribonukleotide entstehen im Anschluss durch Reduktion der entstandenen Nukleosiddiphosphate (☞ unten).

Bei der Biosynthese der Pyrimidinnukleotide wird (im Gegensatz zur Synthese der Purinnukleotide!) zunächst der Pyrimidinring zusammengefügt und später die Ribose angeknüpft.

▶ Für den ersten Schritt der Pyrimidinsynthese werden *Carbamoylphosphat* und *Aspartat* benötigt (Abb. 5.10). ◀

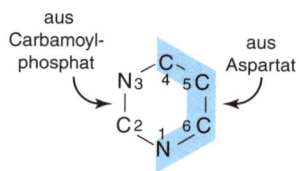

**Abb. 5.10:** Herkunft der Atome beim Pyrimidin.

---

**Abb. 5.11:** Synthese der Pyrimidinnukleotide. ▶
① Carbamoylphosphat und Aspartat reagieren in der Schlüsselreaktion der Pyrimidinnukleotidsynthese zu Carbamoylaspartat.
Enzym: *Aspartattranscarbamoylase*
Die Aspartattranscarbamoylase (ATCase) wird allosterisch durch das Endprodukt Cytidintriphosphat (CTP) gehemmt.
② ▶ Carbamoylaspartat zyklisiert unter Wasserabspaltung zu Dihydroorotsäure.
Enzym: *Dihydroorotase*
③ Dihydroorotsäure wird zu Orotsäure dehydriert (oxidiert).
Enzym: *Orotsäure-Dehydrogenase* (Coenzym: NAD⁺).
④ Orotsäure bildet mit Phosphoribosylpyrophosphat (PRPP) unter Abspaltung von PPᵢ (Pyrophosphat) eine N-glykosidische Bindung. Es entsteht Orotidin-5-Phosphat.
Enzym: *Orotat-Phosphoribosyltransferase*
Diese Reaktion wird durch die Hydrolyse des Pyrophosphates angetrieben. ◀
⑤ Durch Decarboxylierung (irreversibel! ☞ Abbau) entsteht aus Orotidin-5-Phosphat *Uridin-5-Phosphat* (*UMP*), das bereits ein wichtiges Pyrimidinnukleotid darstellt.
Enzym: *Orotidin-5-Phosphat-Decarboxylase*

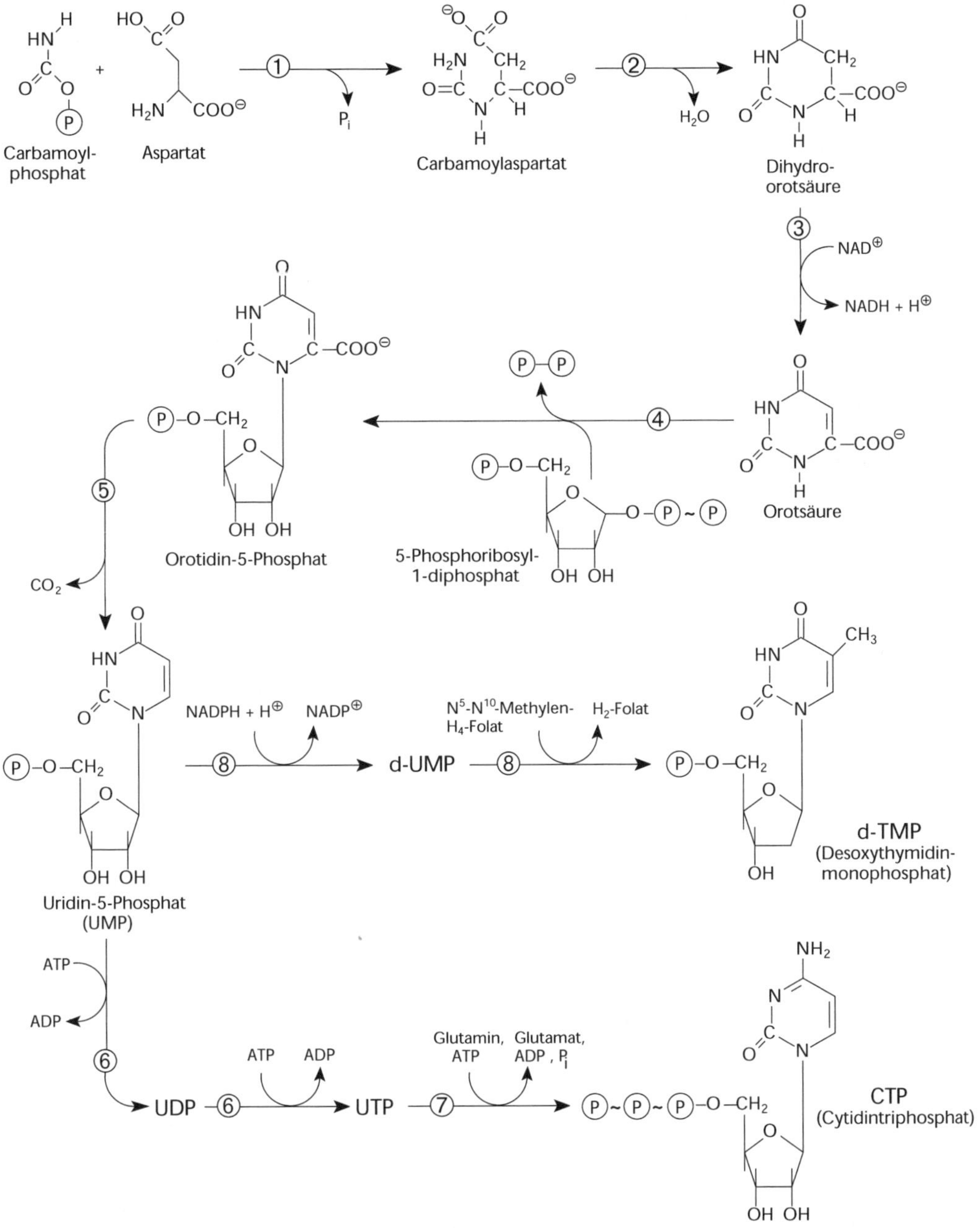

Carbamoyl-phosphat · Aspartat → ① → Carbamoylaspartat → ② → Dihydro-orotsäure

③ NAD$^{\oplus}$ → NADH + H$^{\oplus}$

Orotsäure

5-Phosphoribosyl-1-diphosphat → ④ → Orotidin-5-Phosphat

⑤ $CO_2$

Uridin-5-Phosphat (UMP)

⑧ NADPH + H$^{\oplus}$ → NADP$^{\oplus}$ → d-UMP → ⑧ N$^5$-N$^{10}$-Methylen-H$_4$-Folat → H$_2$-Folat → d-TMP (Desoxythymidin-monophosphat)

ATP → ADP → ⑥ → UDP → ⑥ ATP → ADP → UTP → ⑦ Glutamin, Glutamat, ATP → ADP, P$_i$ → CTP (Cytidintriphosphat)

⑥ Die aktiven Formen der Nukleotide bei Synthesen und Energieübertragungen sind die Di- bzw. Triphosphate. UMP wird zu UTP phosphoryliert, das dann weiter umgewandelt wird.
Enzym: *Spezifische Kinasen*

⑦ Durch Ersetzen der Keto-Formation in ATP- und Glutamin-abhängiger Reaktion entsteht CTP.
Enzym: *CTP-Synthetase* (Thymidilat-Synthase).

⑧ Für die Synthese der Thymidinderivate (die nur in der DNA vorkommen) wird zunächst das UMP in NADP$^+$-abhängiger Reaktion zu dUMP reduziert. Dieses wird am C$_5$-Atom methyliert (Methylgruppenlieferant TH$_4$), wobei dTMP entsteht.
Enzym: *dTMP-Synthetase* (Thymidilat-Synthase).

▶ Unter dem Punkt 4.2.2 sind Sie schon auf das mitochondriale Enzym Carbamoylphosphat I gestoßen. Hier handelt es sich nun um die zytoplasmatische Carbamoylphosphatsynthetase II, von der Glutamin als Stickstoffdonator verwendet wird. Sie müssen diese beiden Enzyme streng voneinander unterscheiden. ◀

### 🩺 Klinik!

▶ Zur Krebstherapie werden erfolgreich Hemmstoffe der dTMP-Synthetase eingesetzt, da Zellen mit hoher Teilungsrate besonders viel dTMP benötigen. *5-Fluoruracil (Fluordesoxyuridin)* hemmt als Analogon des dUMP die dTMP-Synthetase irreversibel. Eine weitere Möglichkeit ist die Hemmung der Tetrahydrofolatregenerierung durch sog. Folsäureantagonisten, kompetitive Inhibitoren der Dihydrofolatreduktase, wie z. B. *Methotrexat (Amethopterin)* oder *Aminopterin.* ◀

## Synthese der Purinnukleotide

Die Purine werden aus kleinen Untereinheiten *direkt* an der Ribose des Nukleosids synthetisiert (wichtiger Unterschied zur Synthese der Pyrimidinnukleotide).

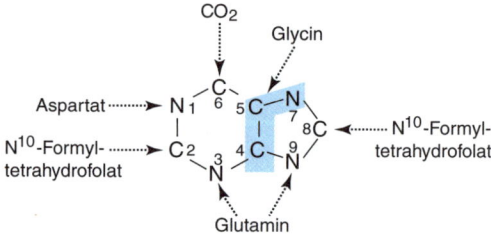

**Abb. 5.12:** Herkunft der Atome beim Purin.

Eine Übersicht über die Herkunft der Atome des Purinringes gibt Abb. 5.12.

Abbildung 5.13 zeigt die Synthese der Purinnukleotide.

Merken Sie sich an dieser Stelle auch, dass PRPP nicht nur bei der Purin- und Pyrimidinsynthese (☞ oben) gebraucht wird. Es ist außerdem auch bei der Synthese von $NAD^+$ und $NADP^+$ beteiligt.

---

**Abb. 5.13:** Synthese der Purinnukleotide. ▶

① Zunächst wird **P**hospho**r**ibosyl**p**yro**p**hosphat (PRPP) unter ATP-Verbrauch aus Ribose-5-Phosphat gebildet.
Enzym: *PRPP-Synthetase.*

② ▶ PRPP bildet mit Glutamin unter Abspaltung von Pyrophosphat 5-Phosphoribosylamin. Dabei wird die Konfiguration am C1-Atom von $\alpha$ in $\beta$ umgewandelt.
Enzym: *Glutamin-Phosphoribosylpyrophosphat-Amidotransferase* ◀
Die **Schrittmacherreaktion der Purinnukleotidsynthese**. Das Enzym wird durch IMP, GMP und AMP allosterisch gehemmt. Die treibende Kraft der Reaktion ist die Hydrolyse des Pyrophosphates.

③ 5-Phosphoribosylamin kondensiert mit Glycin zu einer Amidverbindung (Glycinamidribonukleotid). Diese Reaktion ist ATP-abhängig.
Enzym: *Glycinamid-Kinosynthase.*

④ Es folgt eine Formylierung, wobei der Formylrest von $N^{10}$-Formyltetrahydrofolat stammt. Es entsteht Formylglycinamid-Ribonukleotid.

⑤ ▶ Nach ATP-abhängiger Einfügung eines N-Atoms aus Glutamin und Wasserabspaltung wird der Fünfring geschlossen. ◀

⑥ Jetzt erfolgt eine Carboxylierung durch Einbau eines freien Moleküls $CO_2$.

⑦ Aspartat liefert ein weiteres Stickstoffatom (Fumarat verbleibt; das Aspartat liefert hier also analog zum Harnstoffzyklus ein N-Atom). Diese Reaktion ist ATP-abhängig. Außerdem wird ein weiteres $C_1$-Fragment aus $N^{10}$-Formyltetrahydrofolat eingebaut und der Sechsring unter Wasserabspaltung geschlossen.
Die entstandene Substanz ist das *Inosinmonophosphat (IMP)*, das Nukleotid der Base Hypoxanthin. Inosinmonophosphat ist die Vorstufe, aus der AMP und GMP gebildet werden.

⑧ Bei der Synthese von AMP wird die Keto-Gruppe an $C_6$ durch eine $NH_2$-Gruppe ersetzt (Addition von Aspartat und Eliminierung von Fumarat). Diese Reaktion ist **GTP-abhängig.** Feedback-Hemmung durch AMP.

⑨ ▶ Für die Bildung von GMP wird IMP zunächst $NAD^+$-abhängig zu Xanthosinmonophosphat (XMP) oxidiert und anschließend glutaminabhängig aminiert. Diese Reaktion ist **ATP-abhängig** (Verbrauch von zwei energiereichen Bindungen). Feedback-Hemmung durch GMP. ◀

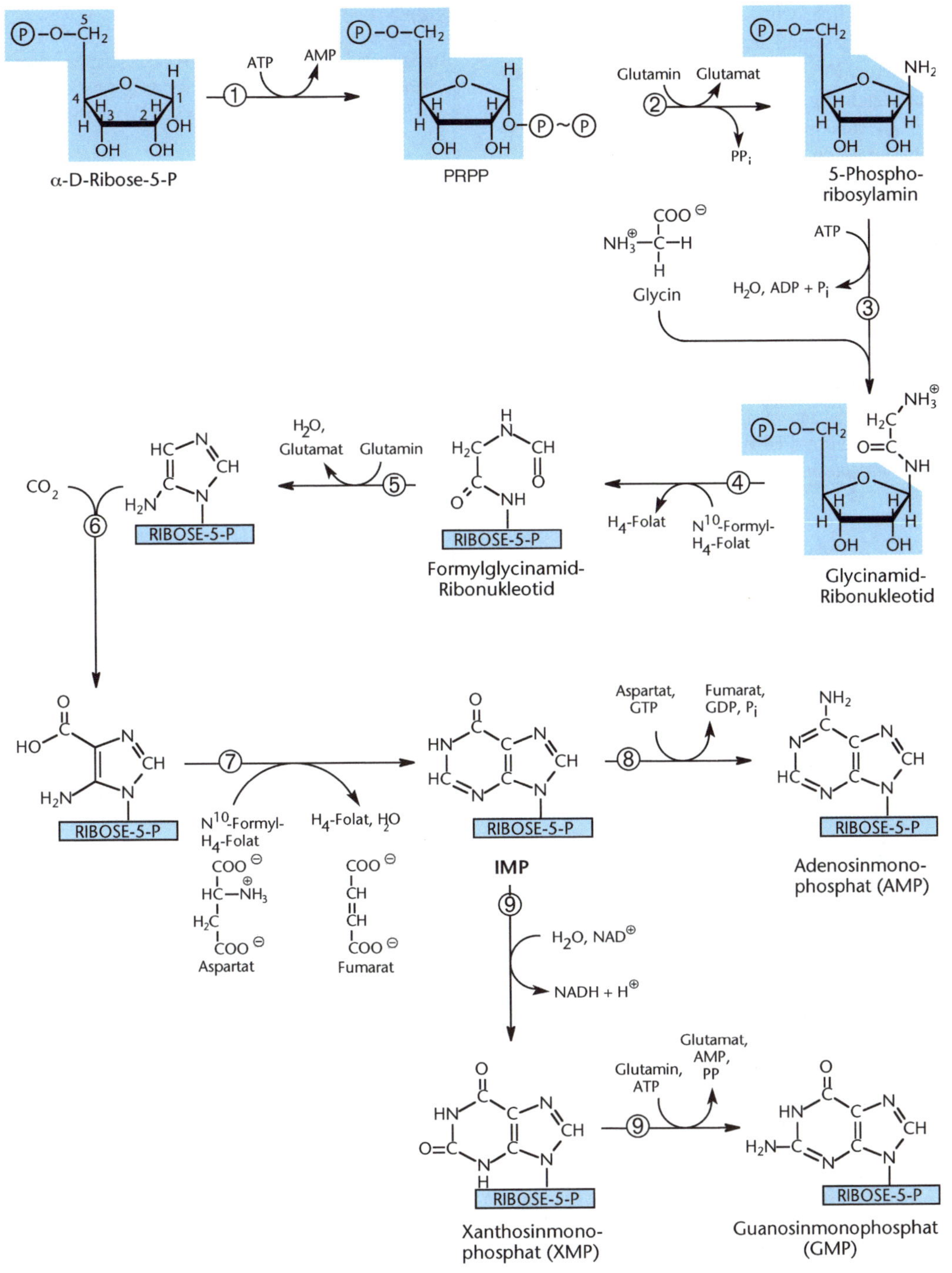
α-D-Ribose-5-P
ATP
AMP
PRPP
Glutamin
Glutamat
PPi
5-Phospho-ribosylamin
Glycin
ATP
H2O, ADP + Pi
Glycinamid-Ribonukleotid
H4-Folat
N10-Formyl-H4-Folat
Formylglycinamid-Ribonukleotid
H2O, Glutamat
Glutamin
CO2
RIBOSE-5-P
N10-Formyl-H4-Folat
H4-Folat, H2O
Aspartat
Fumarat
IMP
Aspartat, GTP
Fumarat, GDP, Pi
Adenosinmono-phosphat (AMP)
H2O, NAD⊕
NADH + H⊕
Glutamin, ATP
Glutamat, AMP, PP
Xanthosinmono-phosphat (XMP)
Guanosinmonophosphat (GMP)

Wahrscheinlich wird durch die GTP-abhängige AMP-Synthese und die ATP-abhängige GMP-Synthese eine Regulation bewirkt (**reziproke Substratbeziehung**). Die Purinnukleotidsynthese wird an verschiedenen Stellen durch eine Feedback-Hemmung kontrolliert (Abb. 5.14).

 Die Abbildung 5.14 ist sehr wichtig für Sie. Die gegenseitigen Regulationsmechanismen der Purine müssen Sie verstanden haben.

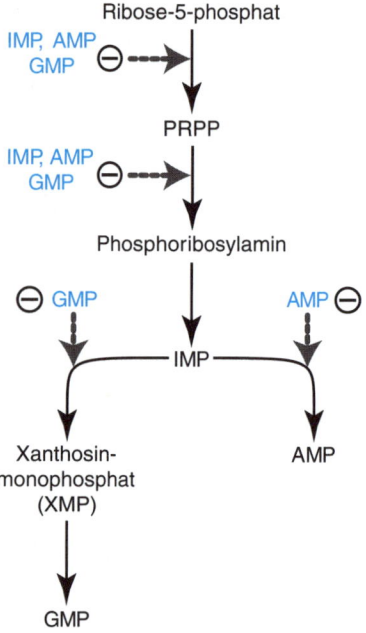

**Abb. 5.14:** Kontrolle der Purinnukleotidsynthese.

Die entstandenen Nukleosidmonophosphate werden in einer zweistufigen ATP-abhängigen Reaktion in die Nukleosidtriphosphate umgewandelt, die im Stoffwechsel benötigt werden. Diese Reaktionen werden von entsprechenden Kinasen katalysiert.

**Klinik!**

Da Folsäure bei der Purinnukleotidsynthese ein wichtiger Faktor ist, führt ein Mangel an Folsäure zu einer erheblichen Verringerung der Purinnukleotidsynthese. Das hat vor allem Auswirkungen auf das Blutbild.

## Synthese der Desoxyformen der Purin- und Pyrimidinnukleotide

▶ Da zunächst alle Syntheseprodukte Ribonukleotide sind, für die DNA-Synthese jedoch 2'-Desoxyribonukleotide benötigt werden, muss die Ribose zur 2'-Desoxyribose reduziert werden. Diese Reduktion wird durch die *Ribonukleotidreduktase* auf der Stufe der Nukleotid**di**phosphate katalysiert. Das Enzym enthält *Thioredoxin* (ein Protein) als Cofaktor. Das Thioredoxin ist durch die Umwandlung seiner beiden SH-Gruppen zur Disulfidform direkt an der Reduktion beteiligt und wird anschließend durch die *NADP⁺-abhängige Thioredoxinreduktase* wieder regeneriert (Abb. 5.15). ◀

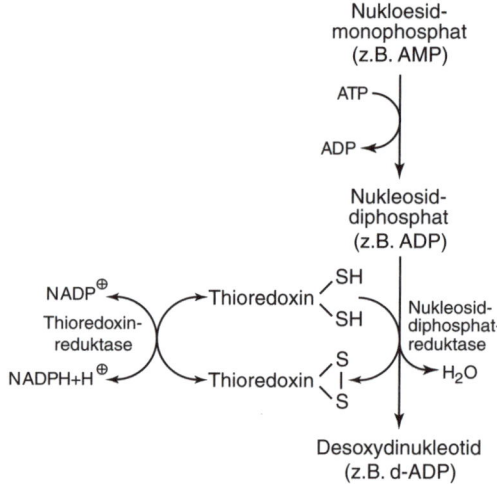

**Abb. 5.15:** Biosynthese der Desoxynukleotide.

### 5.1.3 Wiederverwertung der Purin- und Pyrimidinnukleotide

▶ Sowohl der Bedarf an Purin- als auch an Pyrimidinnukleotiden wird hauptsächlich durch effektive Wiederverwertung (Salvage-pathways) gedeckt. Dies hat u. a. energetische Gründe. Der Energieaufwand für die Synthese ist enorm, während der Abbau nur zu einem minimalen Energiegewinn führt (☞ unten). ◀

Bei der **Wiederverwertung der Purinbasen** ist der Ablauf bekannt.

Aus Nukleotiden freigesetzte Purinbasen werden wieder zu Nukleotiden phosphoribosyliert, wobei PRPP als Donator des Phosphoribosylrestes fungiert.

Enzyme:

- ▶ *Adeninphosphoribosyltransferase:* Überträgt Adenin auf PRPP. Das entstehende AMP hemmt die Adeninphosphoribosyltransferase. ◀
- *Hypoxanthin-Guanin-Phosphoribosylase:* Überträgt Hypoxanthin und Guanin auf PRPP. Die Endprodukte IMP bzw. GMP hemmen das Enzym.

Bei der **Wiederverwertung der Pyrimidinbasen** sind die genauen Reaktionen noch nicht bekannt. Sicher ist lediglich, dass dabei Pyrimidinnukleotide durch ATP-abhängige Phosphorylierung aus Pyrimidinnukleosiden hergestellt werden.

### 5.1.4 Abbau der Purin- und Pyrimidinnukleotide

Der erste Schritt beim Abbau der Purin- und Pyrimidinnukleotide ist die hydrolytische Spaltung der Nukleotide zu Nukleosiden.

Enzym: *Nukleotidase*.

Es folgt eine phosphorylytische Spaltung in *freie Base* und Ribose-1-Phosphat (bzw. Desoxyribose-1-Phosphat).

Enzym: *Nukleosidphosphorylase*.

#### Abbau der Pyrimidinbasen

Die Pyrimidinbasen werden in der Leber über einen mehrstufigen Prozess der Ringspaltung abgebaut (Abb. 5.16).

Bedenken Sie, dass es sich bei den Endprodukten Acetat und Propionat um oxidierbare Verbindungen handelt. Somit wird durch den Pyrimidinabbau in geringem Maße auch Energie gewonnen.

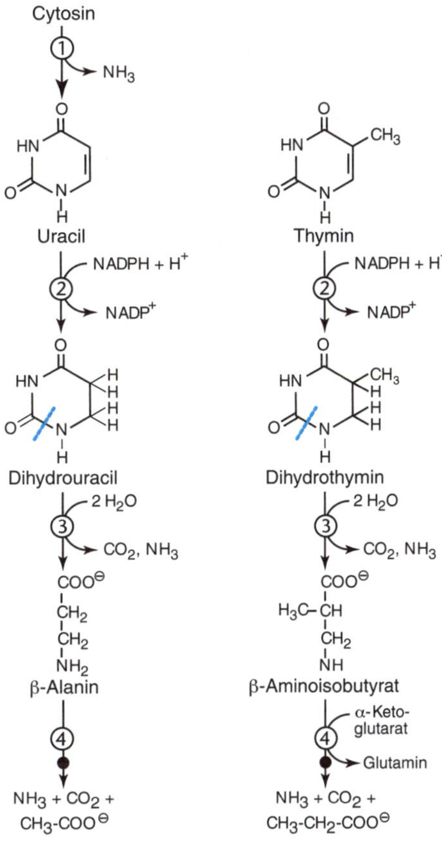

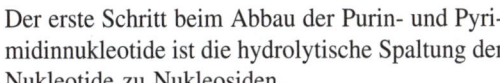

**Abb. 5.16:** Abbau der Pyrimidinbasen.
① Die Aminogruppe des Cytosins wird abgespalten. Es entsteht Uracil.
② Uracil und Thymin werden mit Hilfe von NADPH + H$^+$ zu Dihydrouracil bzw. Dihydrothymin reduziert.
③ Der Ring wird zwischen N$_3$ und C$_4$ hydrolytisch geöffnet. Durch Abspaltung von $CO_2$ und $NH_3$ entsteht $\beta$-Alanin (aus Uracil und Cytosin) bzw. $\beta$-Aminoisobutyrat (aus Thymin).

**Hinweis**
Da bei der Synthese am Übergang von Orotidin-5-Phosphat zu UMP decarboxyliert wurde (☞ Synthese, 5), Decarboxylierungen jedoch *irreversibel* sind, entsteht nicht Asparaginsäure, sondern ihr biogenes Amin $\beta$-Alanin (gilt für Uracil und Cytosin).
④ Letztlich werden die Pyrimidinbasen – teils über weitere Zwischenschritte – zu Acetat bzw. Propionat, $NH_3$ und $CO_2$ abgebaut. Die Stickstoffatome werden in den Harnstoffzyklus eingeschleust.

## Abbau der Purinbasen

 Bei der Abbaureaktion der Purinbasen handelt es sich wie so oft um einen sehr wichtigen Stoffwechselweg. Sehr beliebt sind bei diesem Thema Fragen zu den Störungen des Purinstoffwechsels.

▶ Beim Abbau der Purinbasen im menschlichen Organismus bleibt der Purinring erhalten. Er ist nicht weiter verwertbar und wird in Form des Urats (Harnsäure) ausgeschieden. Energie wird beim Purinabbau nicht gewonnen (Abb. 5.17).

### Merke!

Die meisten Säugetiere können Harnsäure noch durch Uricase zu Allantoin oxidieren. Dieser Schritt ist bei den Primaten (Mensch, Affe) *nicht* möglich. Im Gegensatz zur Harnsäure ist Allantoin sehr gut wasserlöslich.
Harnsäure wird überwiegend in der Leber synthetisiert (4–6 mmol/Tag). Entsprechende Enzymaktivitäten finden sich außerdem in Dünndarm und Niere. Nach Transport im Blut wird Harnsäure über die Niere ausgeschieden, wo sie gemeinsam mit Lactat und anderen organischen Säuren tubulär sezerniert und ca. zu 50 % rückresorbiert wird. ◀

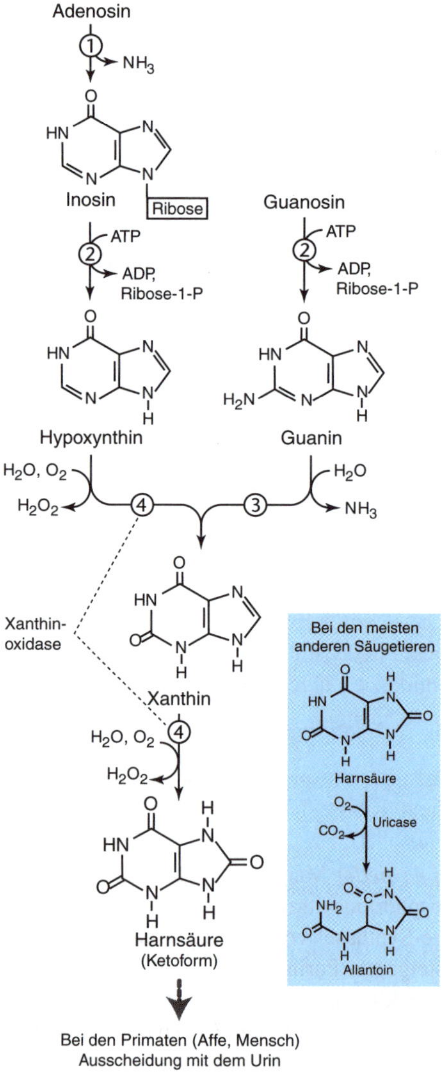

**Abb. 5.17:** Abbau der Purinbasen.
① Adenosin wird zunächst zu Inosin desaminiert.
   Enzym: *Adenosindesaminase*.
② Durch Ribose-Abspaltung wird Inosin in Hypoxanthin und Guanosin in Guanin umgewandelt.
   Enzym: *Nukleosidphosphorylase*.
③ Nun wird Guanin desaminiert, wobei Xanthin entsteht.
   Enzym: *Guanase*.
④ ▶ Die Xanthinoxidase, ein molybdän- und eisenhaltiges Flavoprotein, oxidiert Hypoxanthin zu Xanthin und dieses weiter zur Harnsäure.
   Enzym: *Xanthinoxidase*. ◀
Als Oxidationsmittel dient in beiden Fällen molekularer Sauerstoff. Als Zwischenprodukt entsteht $O_2^-$ (Superoxidradikal), das durch Superoxiddismutase zu $H_2O_2$ umgewandelt wird. $H_2O_2$ wird anschließend durch eine Katalase in $H_2O$ und $O_2$ zerlegt.
Superoxiddismutasereaktion: $2O_2 + 2H^+ > H_2O_2 + O_2$

## 5.1.5 Störungen beim Purin- stoffwechsel und veränderte Enzymaktivitäten beim Purinbasen-Abbau

Der Serum-Harnsäurespiegel ist bei Männern und Frauen unterschiedlich:
- Frauen: 2,5–5,7 mg/dl (149–339 mmol/l)
- Männer: 3,5–7 mg/dl (208–416 mmol/l).

Eine Störung des Harnsäurestoffwechsels äußert sich meist in einer erhöhten Uratkonzentration im Serum (**Hyperurikämie**). Als Ursache kommt neben der gesteigerten Produktion, z.B. durch Enzymdefekte, eine mangelnde Ausscheidung (erhöhte Nierenschwelle) oder eine gesteigerte Zufuhr (purinreiche Kost) in Frage.

Steigt die Harnsäurekonzentration (Natriumurat) im Serum über die Löslichkeitsgrenze (~7 mg/ 100 ml), können im Gewebe Uratkristalle ausfallen (Tophi). Diese lösen eine lokale Entzündungsreaktion aus und führen zu den Symptomen der klinisch manifesten **Gicht**. Uratkristalle fallen vor allem in schlecht kapillarisierten (bradytrophen) Geweben wie Hornhaut, Linse und Knorpel aus, was vermutlich durch die dort niedrigere Temperatur bedingt ist. Die meist auftretende schmerzhafte Schwellung des Großzehengrundgelenkes wird als **Podagra** bezeichnet.

Im sauren Urin (pH meist < 5,75) entstehen mit steigender Wasserstoffionenkonzentration zunehmend undissoziierte Harnsäuremoleküle ($Na^+$ + Urat + $H^+$ ↔ Harnsäure + $Na^+$). Da sich Harnsäure schlechter löst als Na-Urat, fällt sie bei Hyperazidität des Urins aus (→ **Harnsäuresteine**). Dies kann durch Alkalisierung des Urins weitgehend verhindert werden.

### Enzymdefekte, die zu einem erhöhten Harnsäurespiegel führen

- Ein *partieller* Mangel an Hypoxanthin-Guanin-Phosphoribosyltransferase verhindert die „Salvage-Synthese" von IMP und GMP, was zu einer gesteigerten Purinsynthese führt (X-chromosomal rezessiv).
- Ein *vollständiger* Mangel an Hypoxanthin-Guanin-Phosphoribosyltransferase führt zum

**Lesch-Nyhan-Syndrom,** das sich durch geistige Retardierung mit Neigung zur Selbstverstümmelung, Hyperurikämie und megaloblastäre Anämie auszeichnet (X-chromosomal rezessiv).
- Eine *gesteigerte* Aktivität der Phosphoribosylpyrophosphat-Synthetase (fehlende allosterische Kontrolle; gesteigertes $V_{max}$) kann ebenfalls zu einer gesteigerten Purinsynthese führen (vermutlich ebenfalls X-chromosomal rezessiv).

### Enzymdefekt, der zu einem erniedrigten Harnsäurespiegel führt

Bei der **Xanthinurie** ist die Aktivität der Xanthinoxidase vermindert. Dies führt zu einem verminderten Harnsäurespiegel und dafür zu einer gesteigerten Ausscheidung von Hypoxanthin und Xanthin mit Bildung von Xanthinsteinen in den ableitenden Harnwegen (autosomal rezessiv).

▶ Die Aktivität der Xanthinoxidase kann im Rahmen der **Gichttherapie** auch durch *Allopurinol* vermindert werden. Allopurinol ist ein Analogon des Hypoxanthins. Es wirkt zunächst als Substrat der Xanthinoxidase und wird zu Alloxanthin umgesetzt, das fest im aktiven Zentrum des Enzyms gebunden bleibt (**Suizidhemmung**). Neben der verstärkten Ausscheidung von Hypoxanthin und Xanthin an Stelle der schlechter wasserlöslichen Harnsäure wird die Purinsynthese insgesamt vermindert, da Allopurinol und PRPP ein Nukleotid bilden. ◀

## 5.2 Desoxyribonukleinsäure (DNA)

### 5.2.1 Struktur der DNA

▶ Die Mononukleotide der Nukleinsäuren, sowohl der DNA als auch der RNA, sind untereinander durch 3',5'-Phosphodiesterbindungen zu großen Makromolekülen verbunden. Die Esterbindung entsteht zwischen dem $C_3$-Atom der Desoxyribose bzw. Ribose und der Phosphatgruppe am $C_5$-Atom des nächsten Nukleotids.

Nukleinsäuren sind somit Moleküle, die eine Polarität besitzen (5'-Phosphat- Ende und 3'-OH-Ende). ◀

Die DNA besitzt wie die Proteine

- eine Primärstruktur (Sequenz der Nukleotide bzw. Basen = Informationsgehalt),
- eine Sekundärstruktur (Folge der Paarung der komplementären Basen) und
- eine Tertiärstruktur (räumliche Anordnung aller Atome, z. B. in der DNA-Doppelhelix und ihrer verschiedenen Formen).

 Die Phosphosäurediesterbindung, ist eine der Bindungen, die Sie auf jeden Fall zeichnen können sollten.
Weitere Bindungen bzw. Gruppen, die Sie im Stande sein sollten aufzuzeichnen sind:
- Aldehydgruppe
- Ketogruppe
- „einfache" Esterbindung
- Säureanhydridbindung
- Peptidbindung (!)

## DNA-Einzelstrang (Primärstruktur der DNA)

 In vereinfachten Schreibweisen werden Sie darauf stoßen, dass der Zucker durch einen senkrechten Strich, die Basen durch die entsprechenden Buchstaben (A, G, C, T) und die verbindende Phosphatgruppe durch ein ℗ symbolisiert werden. Dabei wird in Analogie zu den Proteinen die Basensequenz immer in 5' → 3'-Richtung geschrieben (ACG und GCA sind verschiedene Verbindungen!). Basenpaarung: A=T; G″C

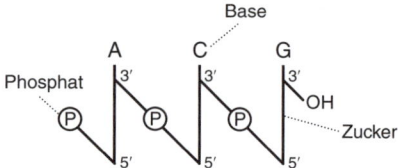

**Abb. 5.19:** Vereinfachte Schreibweise eines DNA-Stranges.

## DNA-Doppelstrang (Sekundärstruktur der DNA)

 In den folgenden Abbildungen sollen die parallelen gestrichelten Linien Ihnen die Wasserstoffbrücken zwischen den Basen anzeigen.

▶ Die DNA ist aus zwei Einzelsträngen aufgebaut, wobei nach dem Prinzip der Basenpaarung die jeweils gegenüberliegende Base determiniert ist (☞ unten).

Die Basen ragen in das Innere der Doppelhelix, während die negativen Ladungen nach außen gerichtet sind. Das gleichbleibende Rückgrat besteht aus Desoxyriboseeinheiten, die durch Phosphatgruppen miteinander verknüpft sind.

In der DNA liegen **Adenin** und **Thymin** (Abb. 5.20) bzw. **Cytosin** und **Guanin** (Abb. 5.21) im

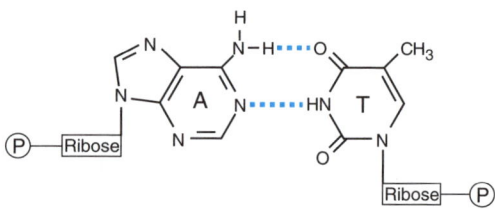

**Abb. 5.20:** Das Basenpaar Adenin – Thymin.

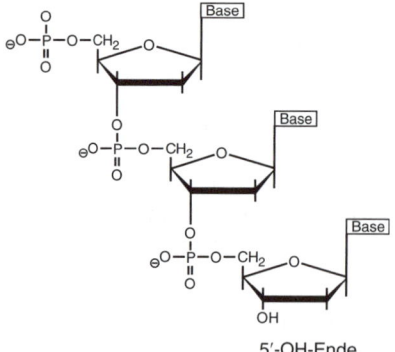

5'-Phosphat-Ende

OH
5'-OH-Ende

**Abb. 5.18:** Ausschnitt aus einem DNA-Einzelstrang.

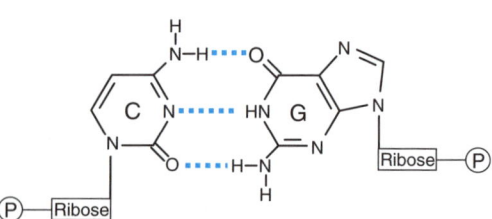

**Abb. 5.21:** Das Basenpaar Cytosin – Guanin.

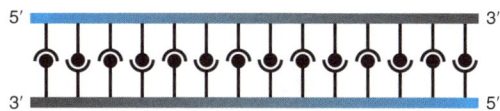

**Abb. 5.22:** Polarität der DNA-Stränge.

gleichen Verhältnis vor. Sie bilden jeweils ein Basenpaar in der doppelsträngigen DNA (**komplementäre Basen**), das durch Wasserstoffbrücken verbunden ist. Das Basenpaar Adenin -Thymin bildet *zwei* Wasserstoffbrücken.

Das Basenpaar Cytosin-Guanin bildet *drei* Wasserstoffbrücken, weswegen die Bindung ca. 50 % stabiler ist.

Aufgrund der Basenpaarung legt die Sequenz des einen Stranges die Basensequenz des anderen Stranges der DNA-Doppelhelix fest. Aus sterischen Gründen wird ein Basenpaar immer aus einem Purin- und einem Pyrimidinnukleotid gebildet.

Die Einzelstränge in der DNA-Doppelhelix liegen **antiparallel** zueinander, d. h. der eine Strang läuft in 3' → 5'-Richtung, der andere in 5' → 3'-Richtung. Die beiden Stränge haben also entgegengesetzte „Polarität" (Abb. 5.22). ◄

## DNA-Doppelhelix (Tertiärstruktur der DNA)

► Der DNA-Doppelstrang verdrillt sich spiralig zu einer *plectonemischen* (um eine gemeinsame Hauptachse gewundenen), *rechtsgängigen* **Doppelhelix,** entsprechend dem *Watson-Crick-Modell* (B-DANN, Abb. 5.23).

Da die DNA ein sehr dynamisches Molekül ist, existieren unterschiedliche DNA-Formen:

### B-DNA
Die B-DNA ist die physiologisch am häufigsten auftretende DNA-Form. Die Basen liegen in der Horizontalebene nach innen gerichtet. In diesem Modell enthält eine komplette Schraubenwindung (Periode) zehn Basenpaare und hat eine Windungshöhe von 3,4 nm. Der Durchmesser der DNA-Doppelhelix beträgt 2 nm.

Aus sterischen Gründen gibt es auf der Oberfläche der DNA-Doppelhelix eine große und eine kleine

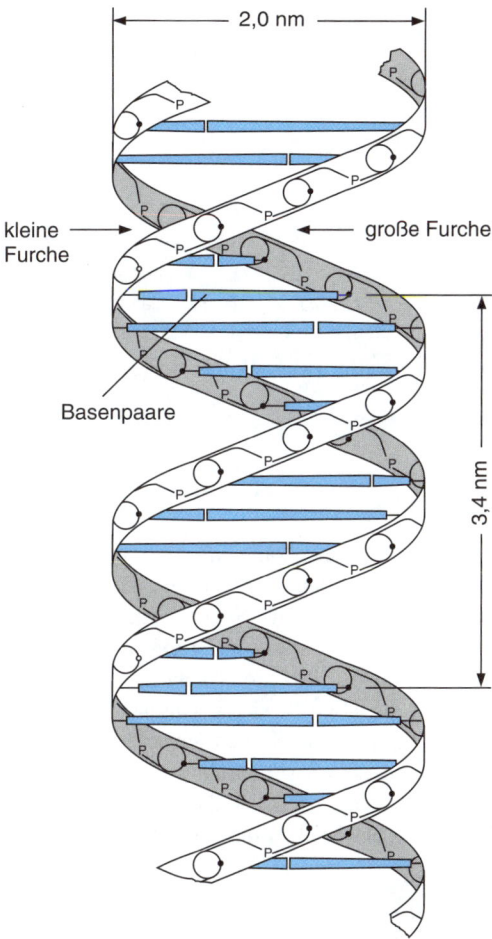

**Abb. 5.23:** Das Watson-Crick-Modell der DNA-Doppelhelix (B-DNA).

Furche. In diesen Furchen sind Wechselbeziehungen mit Proteinen möglich, was wahrscheinlich unter anderem eine Rolle bei der Regulation der Genaktivität spielt. ◄

### A-DNA
Die parakristalline A-Form kommt zustande, wenn die relative Feuchtigkeit unter 75 % sinkt. Sie ist dichter gepackt (eine Windung enthält elf Basenpaare) und ebenfalls rechtsgängig. Über die biologische Bedeutung ist bisher nichts bekannt.

### Z-DNA
Die Z-Form hat einen *linksgängigen* Verlauf. Das Phosphodiesterrückgrat verläuft zickzackförmig

über das Molekül (deshalb Z-DNA). Die Z-DNA kann innerhalb der B-DNA abschnittsweise auftreten. Sie wird durch CG-reiche DNA-Abschnitte, hohe Salzkonzentrationen oder Methylierung des $C_5$ in Cytosin begünstigt.

> ### 💡 Merke!
>
> Die Länge der DNA-Moleküle ist gewaltig. Das größte Chromosom von Drosophila melanogaster ist z. B. 2,1 cm lang! Als Maß für die Kettenlänge verwendet man daher die Zahl der Basen bzw. Basenpaare in Einheiten von 1000 (kb = Kilobasen). Die gesamte haploide DNA des Menschen ist ca. 990 mm lang und enthält $3,9 \cdot 10^9$ Basenpaare auf 23 Chromosomen.

## Superhelix

▶ Die Doppelhelix kann ihrerseits nochmals zu einer sog. **Superhelix** verdrillt sein. Diese (negative) Superspiralisierung (Supertwisting, Supercoiling) wird durch die sog. **Topoisomerasen** in ATP-abhängiger Reaktion bewirkt. Dabei sind Spaltung des DNA-Stranges, Durchtritt und Wiederverknüpfung der Enden erforderlich. Wahrscheinlich ist die Superspiralisierung für alle Prozesse notwendig, bei denen die beiden Stränge getrennt werden (Replikation, Transkription).

> ### 👆 Klinik!
>
> Hemmstoffe der bakteriellen Topoisomerasen (Gyrasen) finden als Antibiotika Verwendung. Es sind die sog. „Gyrasehemmer", z. B. Ciprofloxacin, Ofloxacin. Diese Stoffe verhindern die Ausbildung negativer Superhelices der bakteriellen DNA. ◀

## Chromosomen

Chromosomen sind die im Zellkern sichtbaren Träger der genetischen Information. Sie sind in allen zellkernhaltigen Körperzellen und der befruchteten Eizelle doppelt vorhanden (diploider Chromosomensatz). Die Keimzellen haben nach den Reifeteilungen nur noch den einfachen (haploiden) Chromosomensatz. Am Zentromer der Chromosomen setzen während der Mitose und Meiose die Spindelfasern an.

▶ Die DNA von eukaryontischen Chromosomen liegt nicht nackt vor, sondern ist mit **Histonen** im Massenverhältnis von 1:1 verpackt. Der Histon-DNA-(Nukleoprotein-)Komplex wird als **Chromatin** bezeichnet.

### Hinweis

Die Aminosäuresequenz der fünf Histontypen (H1, H2A, H2B, H3, H4) ist im Laufe der Evolution außerordentlich konstant geblieben. Histone sind basische Proteine mit einem hohen Anteil der basischen Aminosäuren Arginin und Lysin. Aufgrund ihrer positiv geladenen basischen Gruppen können sie sich besonders gut an die negativ geladenen Phosphorsäurereste der DNA anlagern. **Histone** dienen nicht nur der engeren Verpackung der DNA, sondern spielen auch eine Rolle bei der Regulation der Genaktivität. Nur histonfreie DNA-Abschnitte sind transkribierbar.

Die DNA lagert sich mit den Histonen zu den elektronenmikroskopisch sichtbaren **Nukleosomen** (**Core-Partikeln**) zusammen. Ca. 140 Basenpaare der DNA sind dabei in $1^3/_4$ Windungen um ein **Histonoktamer** (je zwei H2A, H2B, H3, H4) herumgewickelt. Ein ca. 20 bis 80 Basenpaare langes DNA-Stück dient als **Linker** zum nächsten Nukleosom, so dass eine Perlschnur entsteht. Das Histon H1 ist nicht an der Bildung des Nukleosoms beteiligt. Es lagert sich von außen an die DNA und verstärkt so deren Verwindung (Abb. 5.24). ◀

Neben Histonen ist die DNA mit **Nicht-Histon-Proteinen** assoziiert. Nicht-Histon-Proteine sind eine inhomogene Gruppe, zu der u. a. Regulationsfaktoren, Gerüstproteine, DNA- und RNA-Polymerasen gehören. Es handelt sich dabei um kleine, saure Proteine, die aufgrund ihrer schnellen Wandergeschwindigkeit in der Elektrophorese auch als HMG-Proteine (*high mobility group*) bezeichnet werden.

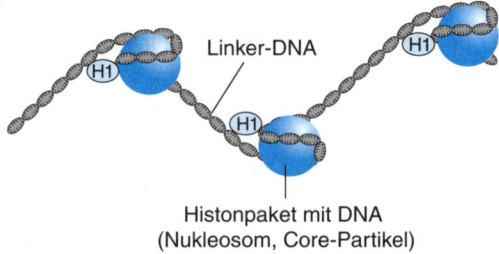

**Abb. 5.24:** Chromatinabschnitt mit drei Nukleosomen.

## Organisationsstruktur der genetischen Information

### Definition

Die kleinste Einheit der Vererbung auf der DNA wird als ein **Gen** bezeichnet. Ein Gen trägt die Information für die Sequenz eines vollständigen Proteins und ist zur identischen Replikation fähig. Die Gesamtheit der Gene bildet das **Genom**.

Höhere Zellen besitzen weit mehr DNA, als es zur Codierung der genetisch festgelegten Produkte erforderlich wäre. Dieser „DNA-Überschuss" hat folgende Ursachen:

- Das Gen als eigentliche Funktionseinheit liegt nicht in einem Stück auf der DNA vor, sondern ist durch dazwischen liegende „stumme DNA" unterbrochen. Die DNA-Abschnitte, die das endgültige Genprodukt codieren (**Exons;** Exons werden exprimiert!), liegen zwischen nicht-codierenden DNA-Abschnitten (**Introns**). Entsprechend enthält das primäre Transkriptionsprodukt der DNA (hnRNA = heterogen nukleäre RNA, ☞ Kap. 5.3.3) nichtcodierende Sequenzen, die für die reife RNA noch entfernt werden müssen (Spleißen). Wahrscheinlich ist die Menge der nicht-codierenden Introns 2–5-mal größer als die der codierenden Exons. Die Funktion der Introns ist noch nicht geklärt.

- Eukaryontische DNA enthält viele Regionen mit **repetitiven Sequenzen**. Dies sind Sequenzen, die sich häufig wiederholen und nicht für Proteine codieren. Die menschliche DNA besteht zu ca. 30 % aus repetitiven Sequenzen, deren Funktion weitgehend unbekannt ist. Beispiele sind die sog. Satelliten-DNA und die Alu-Sequenz. Die in mehreren Millionen Kopien vorkommende **Satelliten-DNA** liegt in der Gegend des Zentromers und spielt vermutlich eine Rolle bei der Chromosomenausrichtung. Die **Alu-Sequenz** ist über das gesamte Genom verteilt und dient als Erkennungsstelle für die Restriktionsendonuklease Alu1. Ca. 7 % der menschlichen DNA bestehen aus Alu-Sequenzen, die der 7SL-RNA ähnlich sind. Über die Funktion ist bisher nichts bekannt.

Die meisten proteincodierenden Gene liegen nur in einer Kopie im haploiden Genom vor („single copy-gene"). Für die Strukturgene von tRNA, rRNA und Histonen liegen jedoch mehrere hundert bis tausend Kopien vor. Dieses Phänomen wird als **Genredundanz** (Überhäufigkeit) bezeichnet.

## 5.2.2 Synthese der DNA

Bei jeder Zellteilung muss die genetische Information, die auf der DNA in Form der Basensequenz festgelegt ist, *vollständig* und *unverändert* weitergegeben werden. Dazu muss die DNA **identisch repliziert** (verdoppelt) werden. Trotz hoher Replikationsgeschwindigkeit beträgt die Fehlerquote nur 1 pro $10^9$ bis $10^{10}$ kopierter Basenpaare.

▶ Da der neu synthetisierte DNA-Doppelstrang jeweils einen „elterlichen" (parentalen) sowie einen neu synthetisierten Einzelstrang enthält, spricht man von **semikonservativer DNA-Replikation**. ◀

### DNA-Replikation bei Prokaryonten

**Replikationsmechanismus**
Der Mechanismus der DNA-Replikation ist am besten bei den Prokaryonten untersucht (Abb. 5.25).

 Am wichtigsten ist es, beim Lernen dieses Mechanismus den Überblick zu behalten. Merken Sie sich, dass der neu synthetisierte Strang in 5'-, 3'-Richtung wächst. Alle anderen „Richtungsangaben" können Sie sich dann daraus ableiten.

**Prokaryontische DNA-Polymerasen**
**Alle DNA-Polymerasen** benötigen als Cofaktoren die Desoxytrinukleotide (dATP, dGTP, dTTP, dCTP) sowie $Mg^{2+}$. Die Energie zur Knüpfung der Phosphodiesterbindung kommt aus der Hydrolyse des abgespaltenen PP (Pyrophosphatase).

Die **DNA-Polymerase I** wurde *1955* als erste Polymerase von *A. Kornberg* entdeckt und daher mit I bezeichnet. Sie erfüllt die Aufgabe eines „Lückenfüllers" und dient außerdem als „Reparaturenzym", da sie eine 5'-3'- und 3'-5'- Exonukleaseaktivität besitzt. Durch ihre 5'-3'-Exonukleaseaktivität ist sie auch in der Lage, den RNA-Primer zu entfernen. Sie übernimmt dabei die Funktion einer Ribonuklease.

Die **DNA-Polymerase III** katalysiert die Knüpfung von Phosphodiesterbindungen mit der größten

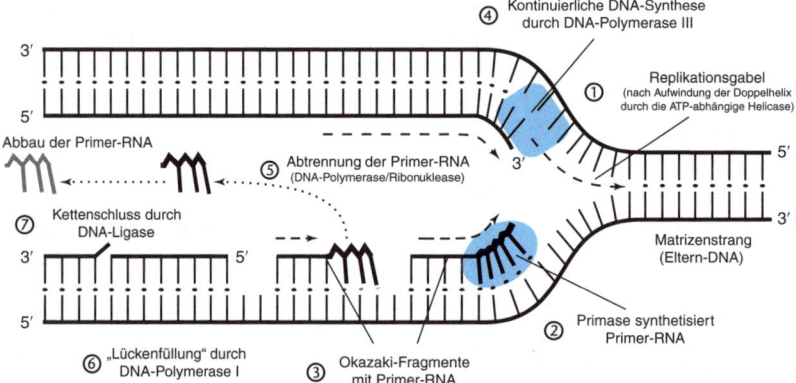

**Abb. 5.25:** Mechanismus der DNA-Replikation bei Prokaryonten.

① ► Vor der Neusynthese der DNA muss die DNA-Doppelhelix entwunden werden. Der gebildete DNA-Einzelstrang wird durch das einzelstrangbindende Protein (single-strand-binding protein = SSBP) stabilisiert. Die Stelle, an der die Entwindung der Doppelhelix und Neusynthese der DNA erfolgt, wird als „Replikationsgabel" bezeichnet.
Enzym: *ATP-abhängige Helicase* (auch DnaB-Protein oder rep.-Protein genannt)

② Da DNA-Polymerasen zur DNA-Synthese eine freie 3'-OH-Gruppe benötigen, können sie nicht unmittelbar am nun offen liegenden DNA-Einzelstrang angreifen (☞ ④). Deshalb synthetisiert die *Primase* (eine DNA-abhängige RNA-Polymerase) zunächst ein kurzes RNA- Fragment (ca. 5 – 10 Nukleotide), das komplementär zum DNA-Einzelstrang ist und als *RNA-Primer* bezeichnet wird.

 Der Ausdruck „*DNA*-abhängig" zeigt Ihnen an, dass ein *DNA*-Matrizenstrang als Vorlage dient.

Die Primase bildet zusammen mit anderen Proteinen einen Komplex, das sog. *Primosom*. Könnte die DNA-Polymerase selbst DNA-Ketten de novo starten, wäre ein RNA-Primer nicht erforderlich.
Enzym: *Primase*

③ und ④ Die Kettenverlängerung katalysiert die DNA-Polymerase III. Sie kann am freien 3'OH-Ende des Primers (RNA) oder des neu entstehenden DNA-Einzelstranges ein weiteres Nukleotid anknüpfen. Daher kann die DNA *nur* vom 5'-Ende zum 3'-Ende wachsen. Die Matrize wird dabei in 3'-, 5'-Richtung gelesen. Aufgrund der entgegengesetzten Polarität der beiden Matrizenstränge kann in der Replikationsgabel nur ein Strang in Richtung Gabel wachsen (Führungsstrang; leading strand, ☞ ③), während der andere Strang (Folgestrang; verzögerter Strang; lagging strand, ☞ ④) von der Gabel weg wachsen muss. Der Lagging strand muss deshalb in Fragmenten von ca.1000 – 2000 Nukleotiden gebildet werden, die an mehreren Stellen gleichzeitig, in 5'-, 3'-Richtung synthetisiert werden. Diese Fragmente werden *Okazaki-Fragmente* genannt.
Enzym: *DNA-Polymerase III*

⑤ Der RNA-Primer wird am Ende der Replikation entfernt und hydrolytisch abgebaut.
Enzym: *DNA-Polymerase I / Ribonuklease*

⑥ Lücken zwischen den Okazaki-Stücken werden aufgefüllt.
Enzym: *DNA-Polymerase I*

⑦ DNA-Teilstücke werden ATP-abhängig verbunden.
Enzym: *ATP-abhängige DNA-Ligase* ◄

Geschwindigkeit (ca. 1000 Nukleotide/sec.). Die Verknüpfung erfolgt durch den nukleophilen Angriff der 3'OH-Gruppe des Primers bzw. der wachsenden Kette auf das innerste Phosphoratom des anzuknüpfenden Desoxyribonukleosidtriphosphates (Abb. 5.26).

Die Funktion der **DNA-Polymerase II** ist nicht bekannt.

## DNA-Replikation bei Eukaryonten

Prinzipiell läuft die Replikation bei Pro- und Eukaryonten nach dem gleichen Mechanismus ab. Unterschiede bestehen in der Geschwindigkeit und den beteiligten Enzymen:

● ► Der Replikationsmechanismus ist bei den Prokaryonten zwar 8-mal schneller, geht aber nur von einem einzigen Startpunkt aus, während

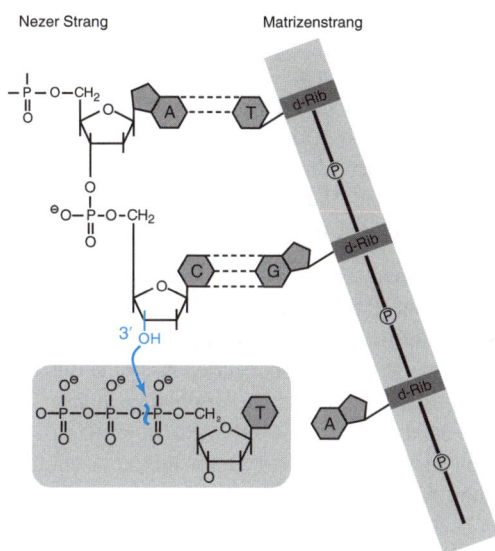

**Abb. 5.26:** Nukleophiler Angriff der 3'OH-Gruppe einer Desoxyribose auf die innere Phosphatgruppe eines Thymidintriphosphates bei der DNA-Synthese.

auf dem eukaryontischen Chromosom ca. 6000 Replikationsstartpunkte existieren.

● Anstelle der prokaryontischen DNA-Polymerasen I, II und III sowie der RNA-Primase, übernimmt bei Eukaryonten die **Polymerase** α die Synthese der Okazaki-Fragmente incl. Primase-Aktivität. Ferner kommen die Polymerasen β, γ, δ und ε vor. ◄

**Hinweis**

Durch die bislang beschriebenen Replikationsmechanismen lässt sich zirkuläre DNA (Bakterien, Viren) optimal verdoppeln. Eukaryonte Chromosomen haben jedoch eine lineare Struktur. Das führt dazu, dass nach Entfernen des Primers am 3'-Ende des Führungsstranges an dem nun offen liegende 5'-Ende des „neuen" Stranges keine Polymerase aktiv werden kann. Mit jeder Replikation ginge also ein Stückchen genetischer Information verloren. Man fand jedoch heraus, dass sich an allen Chromosomenenden eine G-reiche Basensequenz befindet, die als **Telomer** bezeichnet wird. Das Telomer trägt *keine* genetische Information, so dass durch den stückchenweisen Verlust bei der Replikation kein Problem entsteht (pro Replikation ca. 50–200 Nukleotide). Erst nach ca. 50 Zellteilun-

gen ist das Telomer abgebaut und keine weitere Teilung mehr ohne Folgeschaden möglich. Der Abbau der Telomere ist wahrscheinlich die Ursache für die begrenzte Lebensdauer eukaryontischer Zellen (Alterung). Der „Kampf gegen das Altern" ist niederen Eukaryonten (Hefe) gelungen. Sie besitzen eine sog. **Telomerase**, die in der Lage ist, das Telomer zu replizieren. Beim Menschen findet man Telomerasen nur in den *Keimbahn*zellen.

## Hemmstoffe der DNA-Replikation

Durch verschiedene chemische oder physikalische Einflüsse wird die DNA ständig geschädigt. Deshalb verfügen alle Zellen über DNA-Reparaturmechanismen. Die meisten Schäden können repariert werden, da selten beide DNA-Stränge geschädigt werden. So kann eine verloren gegangene Information mit Hilfe des erhaltenen Stranges ersetzt werden.

**Klinik!**

Die Mechanismen der DNA-Replikation oder -Reparatur sind bei bestimmten Erkrankungen gestört. Sie können aber auch durch Hemmstoffe beeinflusst werden, die in der Medizin oft als „Zytostatika" in der Krebsbehandlung genutzt werden und teilweise auch in der Therapie viraler Erkrankungen Anwendung finden.

► Hemmstoffe der DNA-Replikation sind:
● **Mitomycin C** oder **N-Lost-Verbindungen** (Cyclophosphamid): Durch alkylierende Substanzen werden die DNA-Einzelstränge vernetzt (Interkalation), so dass eine Trennung für die Replikation nicht mehr möglich ist.
● **Cytosinarabinosid:** Nukleotidanalogon, das die DNA-Polymerase spezifisch hemmt. ◄

**Klinik!**

Bei **Xeroderma pigmentosum,** einer autosomal rezessiv vererbten Hauterkrankung, ist ein DNA-Reparaturenzym (Exinuklease) defekt, das Pyrimidindimere entfernt. Da Pyrimidindimere unter Einwirkung von ultraviolettem Licht entstehen, ist die Haut der Erkrankten extrem empfindlich gegenüber Sonnenlicht. Es kommt zu deutlicher Hautatrophie und Keratosenbildung, später entstehen an verschiedenen Hautstellen bösartige Tumoren.

**5**

## 5.2.3 Abbau von Nukleinsäuren

Während RNA nur eine geringe biologische Halbwertszeit hat, ist der DNA-Umsatz in einer sich nicht teilenden Zelle sehr gering.

Die Prinzipien des Nukleinsäureabbaus gelten grundsätzlich sowohl für den Abbau exogener (Nahrungs-) als auch für den Abbau endogener Nukleinsäuren. Nukleinsäuren werden nur dann abgebaut, wenn sie im Stoffwechsel (Salvage pathway) nicht wiederverwertet werden. Am Abbau sind Enzyme beteiligt, die Phosphorsäurediesterbindungen spalten und die man deshalb auch Phosphodiesterasen nennt. Man unterscheidet:

- **Endonukleasen:** Sie spalten innerhalb der Nukleinsäurekette größere Stücke ab.
- **Exonukleasen:** Sie trennen jeweils ein Nukleotid am Ende der Nukleinsäurekette ab.

Auf diese Weise entstehen zunächst Mononukleotide, die dann durch Monoesterasen (Nukleotidasen) und Glykosidasen (Nukleosidasen) weiter gespalten werden, so dass letztendlich Base, Zucker und anorganisches Phosphat verbleiben. (☞ Kap. 5.1.4)

## 5.2.4 Gentechnologische Methoden   

Seit 1970 erfährt die molekulare Genetik einen bis heute andauernden enormen Aufschwung. In der sog. Gentechnologie (DNA-Rekombinationstechnik) sind Methoden, die bei der Erforschung der DNA angewandt wurden, immer weiter entwickelt worden. Sie dienen heute der Analyse und Manipulation genetischen Materials.

**Manipulationen** reichen bis zur gezielten Veränderung von Organismen und zur Erzeugung transgener Tiere. Auch Klonierungen (Erzeugung von Kolonien vollkommen identischer Individuen) sind heute möglich und erhitzen die Gemüter. Das Klon-Schaf „Dolly" dürfte wohl das berühmteste Beispiel sein.

 Die folgende Zusammenstellung soll Ihnen einen kurzen Überblick über die gängigsten Grundtechniken der Gentechnologie geben. Sie werden insbesondere in mündlichen Prüfungen immer häufiger abgefragt.

## Schmelzen der DNA

Wie bei den Proteinen kann die Struktur der DNA durch chemische und physikalische Einflüsse aufgelöst werden (☞ Denaturierung von Proteinen):
- Temperaturveränderung
- Säure- oder Alkalizugabe
- Erhöhung der Salzkonzentration.

Dieser Prozess wird bei der DNA als **Schmelzen** bezeichnet. Dabei kommt es zu einer Auftrennung in Einzelstränge. Die Schmelztemperatur ($T_m$-Wert) hängt stark von der Basenzusammensetzung ab und ist in CG-reichen Abschnitten höher. Getrennte komplementäre DNA-Stränge lagern sich spontan wieder zu einer Doppelhelix zusammen, wenn die Temperatur den $T_m$-Wert unterschreitet.

## Restriktionsendonukleasen

Sehr wichtige Hilfsmittel in der Gentechnologie sind die Restriktionsendonukleasen, mit deren Hilfe DNA-Moleküle in spezifische Fragmente zerlegt werden können.

▶ Restriktionsendonukleasen sind bakterielle (prokaryontische) Enzyme, die eine spezifische DNA-Sequenz erkennen und die DNA-Helix hier schneiden. Solche Restriktionsstellen bestehen aus 4 – 8 Basenpaaren, die zentralsymmetrisch aufgebaut sind und als **Palindrome** bezeichnet werden. Palindrome liefern unabhängig von der Leserichtung die gleiche Information (Bsp.: ANNA oder RADAR) (Abb. 5.27).

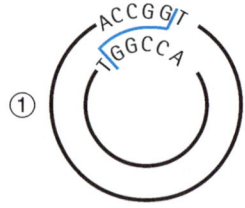

"sticky ends"

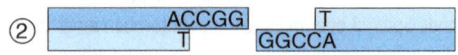

**Abb. 5.27:** Schnittstelle einer Restriktionsendonuklease.

Bakterien nutzen diese Enzyme zum Abbau fremder DNA, während sie ihre eigene DNA an den Angriffspunkten durch Methylierung schützen. ◄

Mit den verschiedenen Restriktionsendonukleasen lassen sich spezifische DNA-Fragmente gewinnen, die dann leichter in ihrer Sequenz analysiert werden können. Es sind inzwischen über 90 Enzyme und ihre Spaltstellen bekannt. Benannt werden diese Enzyme nach den Bakterien, aus denen sie isoliert wurden (z. B.: EcoRI aus E. coli).

## RFLP (Restriktionsfragment-Längen-Polymorphismus)

Durch **Restriktionsendonukleasen** lässt sich ein Genom in DNA-Fragmente zerlegen (☞ oben).

Sind Basen in Palindromsequenzen mutiert, erhält man nach dem Schneiden mit einem bestimmten Restriktionsenzym *Fragmente, die sich in der Länge von denen unterscheiden, die ohne Mutationen entstehen würden*. Ein „Längen-Polymorphismus" nach Anwendung von Restriktionsenzymen ergibt sich bei nicht ganz identischen Individuen natürlich immer.

Die Restriktionsfragmente können anschließend durch Gelelektrophorese getrennt und nach Denaturierung zu einzelsträngiger DNA auf Nitrozellulosemembran übertragen werden („Blotting").

► Ein Restriktionsfragment mit einer bestimmten Basensequenz kann nun durch Hybridisierung mit einem radioaktiv ($^{32}$P) markierten, komplementären DNA-Fragment bekannter Sequenz durch Autoradiographie sichtbar gemacht werden. Die DNA-Fragmente mit bekannter Sequenz werden als cDNA bzw. **DNA-Sonde** (Sonde = engl. probe) bezeichnet. Somit kann die ursprüngliche Gesamt-DNA analysiert werden. ◄

### ♨ Klinik!

Über *RFLP* können Krankheiten nachgewiesen werden, denen eine spezifische Mutation zugrunde liegt.
In der Gerichtsmedizin werden über *RFLP* hinterlassene DNA-Spuren verglichen („genetischer Fingerabdruck"). Die Methode ist bereits mit kleinsten Mengen von Blut, Speichel, Sperma oder mit DNA aus Blutproben einer verdächtigen Person möglich.

## Gelelektrophorese

### Definition

Durch Elektrophorese lassen sich Proteine, Nukleinsäuren und andere geladene Makromoleküle trennen. Die Trennung der Molekülgemische erfolgt auf einem sog. Träger-Gel durch das Anlegen eines elektrischen Feldes. In diesem entwickelt jedes Molekül eine spezifische Wanderungsgeschwindigkeit, abhängig von seiner Größe, Form und Nettoladung (pH-abhängig!) sowie der angelegten Spannung.

### Träger-Gel

Die verschiedenen Elektrophoreseverfahren unterscheiden sich durch das verwendete Träger-Gel. Das Polyacrylamidgel (**PAGE** = **P**oly-**A**crylamid-**G**el-**E**lektrophorese), das hauptsächlich zur Auftrennung von Proteinen benutzt wird, hat sehr kleine Poren. Dadurch lassen sich auch DNA-Moleküle trennen, die sich in der Länge nur um ein Nukleotid unterscheiden. DNA-Fragmente, die größer als 500 Nukleotide sind, verfangen sich jedoch in diesem engen Maschennetz und wandern nicht mehr. Zu ihrer Auftrennung verwendet man grobporigere **Agarose-Gele** (aus Polysaccharid von Algen).

Da die Nukleotide der DNA negative Ladungen tragen, wandern sie in einem elektrischen Feld zur positiven Elektrode (Anode).

### Maskierung

Proteine werden vor der Elektrophorese mit dem negativ geladenen Detergens SDS (Natrium-Dodecyl-Sulfat) behandelt. SDS „maskiert" die Eigenladung der Proteine, so dass die Proteine ausschließlich aufgrund ihres Molekulargewichtes getrennt werden können.

### Ergebnis

Das Ergebnis der Elektrophorese sind im Gel sichtbare Banden (Ansammlungen gleich gewanderter, also identischer Moleküle).

**5**

## Blotting

### Definition

Blotting ist eine Methode, mit der man das Bandenbild einer Gelelektrophorese konservieren kann, um es längerfristig zu Vergleichszwecken und Analysen verfügbar zu haben.

### Methode

Das Bandenbild wird dabei durch einen einfachen Abklatsch (= Blot) des Gels auf eine Nitrozellulosemembran übertragen. Auf diesen Nitrozellulosemembranen können dann mittels DNA-Sonden ($\rightarrow$ unten) spezielle Sequenzen nachgewiesen werden (Abb. 5.28).

### Hinweis

▶ Diese Methode wurde nach ihrem Beschreiber E.M. Southern als *Southern-Blotting* bezeichnet. Nach gleichem Verfahren kann auch RNA behandelt werden, was scherzhaft als *Northern-Blotting* bezeichnet wird. Eine weitere Wortschöpfung ist das *Western-Blotting*, das den Nachweis eines Proteins mit einem spezifischen Antikörper in entsprechender Weise ermöglicht. ◀

---

**💡 Merke!**

Southern-Blotting   = DNA-Blotting
Northern-Blotting   = RNA-Blotting
Western-Blotting    = Protein-Blotting

---

## Sequenzanalyse

Die Basensequenz des menschlichen Genoms ist entschlüsselt. Es sind ca. 25000 Gene aus insgesamt 3 Milliarden Basenpaaren, verteilt auf $2 \cdot 23$ Chromosomen, untersucht worden. Verschiedene Methoden können zur Analyse der Sequenz von DNA-Spaltstücken angewandt werden, hier sollen die zwei wesentlichsten genannt werden:

### Methode der chemischen Spaltung (nach Maxam und Gilbert)

DNA kann auch chemisch gespalten werden. Es ist dabei möglich, Spaltungen *spezifisch an einem der vier Nukleotide* durchzuführen, was sich gut zur Sequenzanalyse nutzen lässt. Die nötige chemische

Behandlung ist so milde, dass nur wenige Spaltungen pro Kette stattfinden, aber jedes Mal an anderen Stellen, die dieses Nukleotid enthalten.

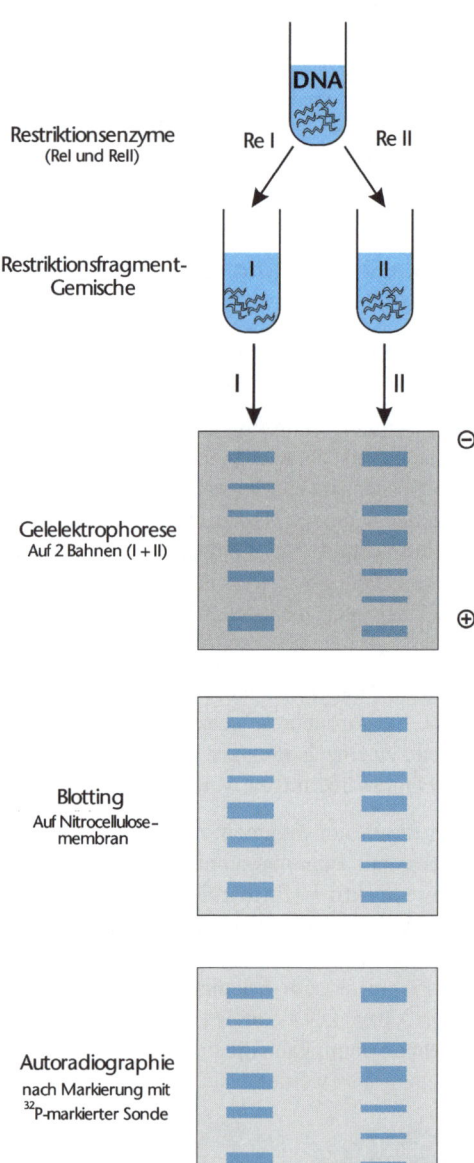

**Abb. 5.28:** Southern-Blotting zur Identifizierung eines DNA-Fragmentes.
Die DNA wird zunächst in **Restriktionsfragmente** zerlegt. Das Fragmentgemisch wird anschließend **elektrophoretisch getrennt** und auf eine Nitrozellulosemembran überführt. Im letzten Schritt wird das gesuchte Fragment durch Hybridisierung mit einer [32]P-markierten **Sonde**, die eine komplementäre Sequenz besitzt, sichtbar gemacht.

### Markierung

Nach Markieren der zu analysierenden DNA an einem Ende des Stranges mit $^{32}$P werden mit dieser DNA (bzw. identischen Kopien) vier getrennte Ansätze hergestellt. In jedem erfolgt eine chemische DNA-Spaltung, doch jeweils spezifisch für ein anderes Nukleotid.

### Elektrophorese

Die vier „nukleotidspezifischen" Fragmentgemische werden anschließend auf vier Bahnen eines Elektrophoresegels aufgetragen, das in der Lage ist, DNA-Moleküle mit Längenunterschieden von nur einem Nukleotid zu trennen.

### Autoradiographie

Durch Autoradiographie kann daraufhin die Sequenz direkt von den Banden abgelesen werden, da nur die Fragmente sichtbar werden, die noch das $^{32}$P enthalten. Ihre Länge entspricht dem Abstand des Nukleotids vom markierten Ende des ursprünglichen Stranges.

### Didesoxy-Methode/Kettenabbruch-Methode (nach Sanger)

#### Definition

Es handelt sich um ein Standardverfahren zur DNA-Sequenzierung. Sequenzierungen mit dieser Methode sind sehr rasch und zuverlässig.

#### Hinweis

Man zieht es sogar vor, das Gen eines Proteins zu sequenzieren und daraus auf die Aminosäuresequenz zu schließen, statt diese direkt zu analysieren.

#### Methode

Das zu sequenzierende DNA-Fragment dient hier als Synthese-Matrize. Es wird nun DNA-Polymerase I und als „Primer" ein kurzes, komplementäres DNA-Fragment zugegeben. Darüber hinaus werden dem Ansatz die vier radioaktiv markierten Desoxyribonukleotide zugefügt.

Systematisch werden auch 2',3'-Didesoxyanaloga der Basen zugegeben (ddATP, ddGTP, ddCTP,

ddTTP). **Di**desoxyribonukleosid-Triphosphate haben, im Unterschied zu normalen Nukleotiden, keine 3'-OH- Gruppe. Wenn einem Ansatz das Didesoxyanalogon einer Base zugefügt wird, so kann nach dessen Einbau in die gerade entstehende Kette kein weiteres Nukleotid mehr angeknüpft werden. Es kommt zum Kettenabbruch.

In vier verschiedenen Ansätzen wird nun jeweils anstelle eines der Desoxyribonukleosid-Triphosphate (dNTP) sein **Di**desoxyanalogon (ddNTP) zugesetzt. Dadurch erhält man Synthesefragmente mit bestimmten Basenenden.

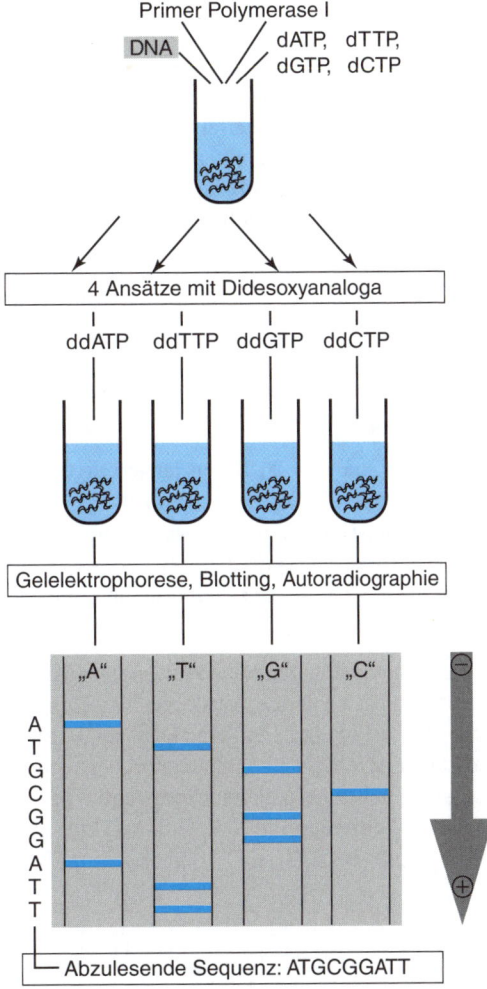

**Abb. 5.29:** Kettenabbruch nach Sanger.

## Weitere Schritte

Die folgenden Schritte entsprechen denen der Maxam-Gilbert-Methode: **Gelelektrophorese** trennt die Fragmente ihrer Größe nach auf und von einem **Autoradiogramm** kann direkt die Basensequenz abgelesen werden. Eine Verbesserung der Methode konnte durch verschiedenartige **Fluoreszenzmarkierung des Primers** erreicht werden.

## PCR (Polymerase chain reaction)

Die PCR ist derzeit eine der wichtigsten gentechnischen Methoden und wird besonders gerne abgefragt. Nehmen Sie sich an dieser Stelle die Zeit, den Mechanismus ganz genau zu lernen.

▶ Bei den meisten gentechnologischen Analysen und Experimenten werden DNA-Fragmente in großen Mengen benötigt. Die Polymerasekettenreaktion ist eine bewährte und sehr effektive Technik zur Vermehrung von DNA-Abschnitten mit schon bekannter Sequenz (**In-vitro-Amplifizierung**). Die Methode wurde 1984 von Kary Mullis entwickelt. ◀

Es wird benötigt:

- die DNA mit dem zu amplifizierenden Abschnitt
- zwei Primer
- ▶ eine hitzebeständige DNA-Polymerase ◀
- Nukleotide.

Die Primer sind 15–20 Basen lange Oligonukleotidsequenzen, die der Sequenz an den 5'-Enden der beiden DNA-Einzelstränge komplementär sind. Der Reaktionszyklus der Polymerasekettenreaktion lässt sich in **drei Schritte** untergliedern (Abb. 5.30).

Während die PCR anfangs ein aufwändiges Verfahren war, da nach jedem Zyklus neue, hitzeempfindliche DNA-Polymerasen hinzugegeben werden mussten und eine stete Temperaturüberwachung nötig war, stehen heute vollautomatisierte Thermocycler zur Verfügung, die 20 Reaktionszyklen in ca. einer Stunde ermöglichen ($2^{20}$-fache Amplifizierung!).

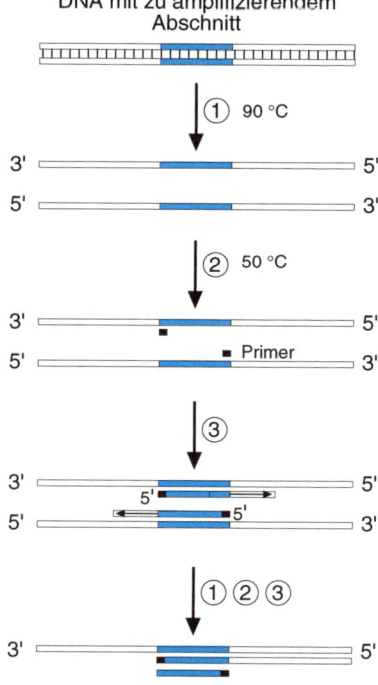

**Abb. 5.30:** Polymerasekettenreaktion.
① Erhitzen des Gemischs auf 90/C. Hierdurch wird die DNA in zwei Einzelstränge aufgespalten (denaturiert).
② Abkühlung auf 50/C. Dabei lagern sich die Primer an die DNA-Einzelstränge an.
③ ▶ Temperatur von 70/C. Die DNA-Polymerase wird aktiv und bildet neue Doppelstränge.
Es ist wichtig, eine hitzebeständige Polymerase zu verwenden. Diese kann aus thermophilen Bakterien isoliert werden, so z. B. die „Taq-Polymerase" des „Thermus aquaticus". ◀

**⬥ Klinik!**

Die PCR findet Anwendung in Diagnostik, forensischer Medizin (Gerichtsmedizin) und Forschung. Bevor eine Reihe von Analyseverfahren gestartet werden kann, werden DNA-Extrakte mittels PCR amplifiziert. Die DNA entstammt z. B. Zelllysaten aus Blut, Epithelien der Mundschleimhaut, Fruchtwasser, Spermien, Einzelhaaren oder auch Mumien.

## Klonierung von DNA

Die klassische Methode zur Vermehrung spezieller DNA-Abschnitte ist die Herstellung identischer Kopien (**Klone**) in Bakterien.

### Einbau des zu vermehrenden DNA-Abschnitts in ein Plasmid

Zunächst wird der zu vermehrende DNA-Abschnitt mit Restriktionsenzymen aus seiner Ursprungs-DNA herausgeschnitten. Ein Bakterien-Plasmid dient nun als Vehikel (Transporter) für dieses DNA-Fragment. Unter der Voraussetzung, dass das Plasmid passende Restriktionsstellen besitzt, kann die Fremd-DNA perfekt eingebaut werden. Das veränderte Plasmid bezeichnet man als neukombiniertes (rekombinantes) Plasmid bzw. gemäß seiner Funktion als **Vektor** (Vehikel; Transporter).

### Kopieren des DNA-Abschnitts

Der Plasmidvektor kann nun in vorbehandelte Bakterienwirtszellen eingeschleust werden (Transformation!). Bei jeder folgenden Zellteilung verdoppeln die Bakterien dann neben ihrem eigenen Genom auch das Plasmid samt Fremd-DNA. Man erhält so Klone der eingebrachten Fremd-DNA.

> 🔍 **Merke!**
> ▶ Da sich nur Bakterienzellen vermehren sollen, die das Plasmid enthalten, verwendet man **Plasmide mit Antibiotikaresistenzgenen**. Setzt man nach gelungener Transformation sämtliche Bakterien einem Kulturmedium aus, das dieses Antibiotikum enthält, können sich nur diejenigen vermehren, die das Resistenzgen und somit das Plasmid mit übertragener Gensequenz enthalten. ◀

Eine weitere, in der Wissenschaft häufig praktizierte Klonierungsmethode gebraucht anstelle der Bakterienplasmide Phagen als Vektoren. Ursprünglich bezeichnete man diese Technik als Transfektion. Mittlerweile differenzieren die meisten Autoren jedoch nicht mehr zwischen Transformation und Transfektion.

## cDNA

### Definition

▶ Complementary DNA (cDNA) ist einzelsträngige DNA (ss; Single strand), deren Basensequenz komplementär zur mRNA ist, d. h. sie enthält keine Introns mehr. Intronfreie DNA wird benötigt, um DNA in Bakterien zu exprimieren, da diese nicht in der Lage sind, Introns aus dem Primärtranskript herauszuschneiden. ◀

### Funktion der cDNA

Die cDNA kann man in Plasmide einfügen, die dann in Bakterien exprimiert werden. Auf diesem Weg wird heute z. B. bereits Humaninsulin in großen Mengen preiswert hergestellt (☞ Abb. 5.31).

### Herstellung der cDNA

Die Umschreibung der mRNA in cDNA erfolgt in mehreren Schritten (Abb. 5.32).

### cDNA-Banken

Als **cDNA-Bank** (cDNA-Bibliothek) bezeichnet man eine Sammlung von cDNA-Klonen nach Präparation der gesamten mRNA einer Zelle oder eines Gewebes. Die cDNA-Bank repräsentiert damit die aktiven Gene des jeweiligen Gewebetyps, also die genetische Information, die in diesen Zellen exprimiert wird.

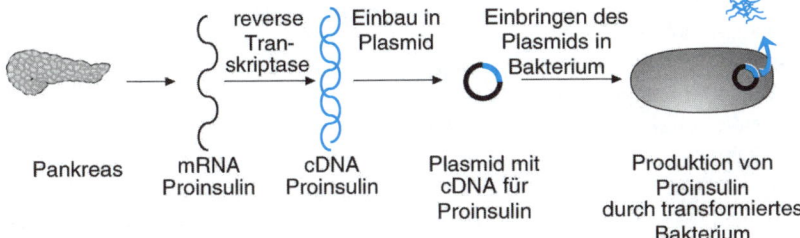

**Abb. 5.31:** Gentechnische Insulinproduktion.

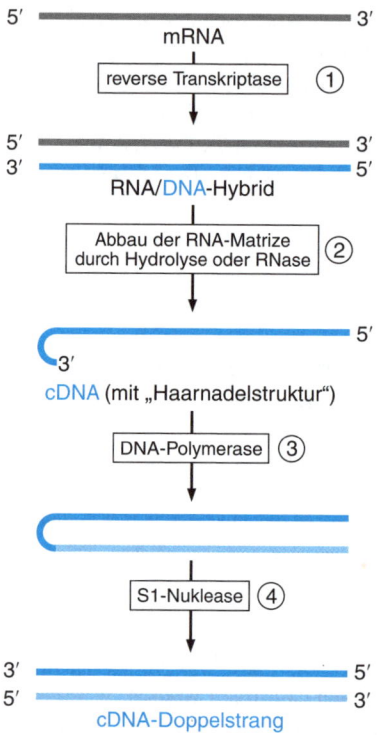

**Abb. 5.32:** Bildung von cDNA aus mRNA.
① Eine RNA-abhängige DNA-Polymerase, die **reverse Transkriptase** (aus Retroviren zu gewinnen), erzeugt ein RNA/DNA-Hybrid.
③ Da RNA gegenüber alkalischen pH-Werten empfindlicher ist als DNA, kann sie durch Erhöhung des pH-Wertes aufgelöst werden (alkalische Hydrolyse). Auch eine enzymatische Entfernung der RNA ist möglich (RNase). Am freien 3'OH-Ende der verbleibenden DNA bildet sich durch intramolekulare Basenpaarung eine „Haarnadelstruktur" aus.
③ Der fehlende Strang wird nun mit Hilfe einer DNA-abhängigen Polymerase oder der reversen Transkriptase durch DNA ersetzt. Als Primer dient in beiden Fällen die Haarnadelstruktur.
④ Die S1-Nuklease, die ungepaarte Basen erkennt, baut nun die Haarnadelstruktur ab. Es entsteht doppelsträngige cDNA, die in Plasmide eingebaut werden kann. Man erhält so cDNA-klonierende Bakterien.

Aus einer cDNA-Bank kann man z. B. mit einer passenden DNA-Sonde eine bestimmte cDNA selektieren und über ein Plasmid in Bakterien schleusen, die dann das entsprechende Protein produzieren. Durch den Einbau besonders effektiv wirksamer Promotoren (☞ unten) kann man Plasmide so verändern, dass sie das Genprodukt besonders stark exprimieren. Die entstandene cDNA-Sammlung nennt man **Expressions-cDNA-Bank**.

Um herauszufinden, ob cDNA einer speziellen Sequenz kloniert wird, bedient man sich **DNA-Sonden**. DNA-Sonden sind synthetisch hergestellte, radioaktiv ($^{32}$P) markierte DNA-Stücke bekannter Sequenz, mit deren Hilfe bestimmte Nukleinsäure-Sequenzen durch Hybridisierung und Autoradiographie geortet werden können.

Eine Übersicht der Zusammenhänge der verschiedenen gentechnologischen Methoden gibt Abbildung 5.33.

## Genmanipulation

Als **transgene Tiere** werden genmanipulierte Tiere bezeichnet, die ein *fremdes* Gen enthalten. Das fremde Gen kann für ein zusätzliches Protein codieren oder ein Gen des manipulierten Tieres ausschalten (*Knock-out*-Tiere). Durch diese Manipulationen hat man viel über die Funktion und Wichtigkeit einzelner Gene gelernt.

Gene können bereits in der Keimzelle manipuliert werden, wodurch Individuen entstehen, die homogen genmanipulierte Zellen enthalten.

Durch Manipulation bestimmter embryonaler Stammzellen erreicht man, dass sich die Veränderung nur auf bestimmte Gewebe auswirkt (**Chimäre**).

### Hinweis

Prinzipiell lassen sich alle Säugetiere mit Fremd-DNA transformieren. Das Ziel kann sein, transgene Nutztiere herzustellen, die z. B. wertvolle Proteine produzieren und in ihrer Milch sezernieren oder die resistenter gegen bestimmte Krankheitserreger sind. Letzteres ist auch die Grundidee der Züchtung transgener Pflanzen. Das Ziel in der Medizin ist der gentherapeutische Eingriff am Menschen.

## 5.3 Proteinbiosynthese

### Definition

Der erste Schritt der Proteinbiosynthese ist die Bildung der mRNA (Transkription, ☞ Kap. 5.3.2). Eukaryonten synthetisieren zunächst einen Vorläufer der mRNA (hnRNA), die anschließend verändert (Processing) und durch die Kernporen ins Zy-

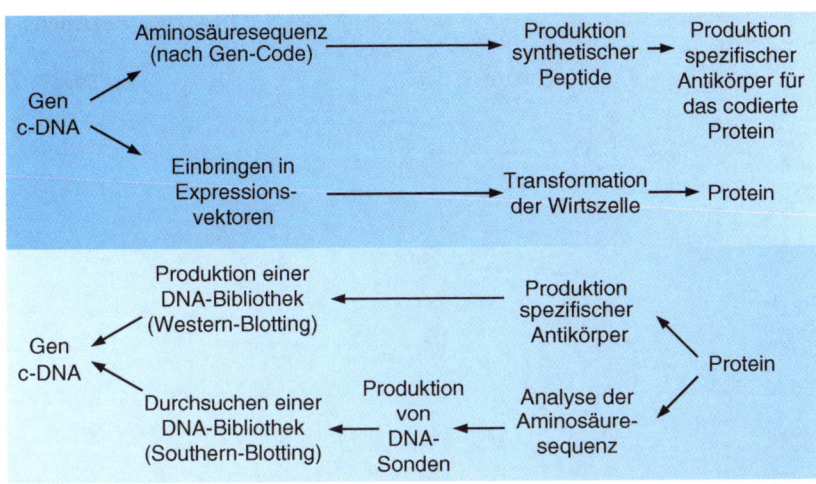

**Abb. 5.33:** Anwendungsbereiche gentechnologischer Methoden. Vom Gen gelangt man zum Protein, vom Protein zum Gen.

**5**

toplasma ausgeschleust wird. Im Zytoplasma bindet die mRNA an Ribosomen bzw. Polysomen, wo ihre Basensequenz in die Aminosäuresequenz der Proteine übersetzt wird (Translation gemäß „Genetischem Code" ☞ unten).

Bei Eukaryonten findet die Transkription im Zellkern und die Translation im Zytoplasma an den Ribosomen bzw. Polysomen statt. Bei Prokaryonten sind Transkription und Translation wegen der fehlenden Kernmembran räumlich nicht getrennt.

## 5.3.1 Grundbegriffe

### Genetischer Code

▶ Die genetische Information ist in der Sequenz der Basen codiert. Eine Folge von drei Basen (**Basentriplett**) in der DNA bzw. RNA legt eine bestimmte Aminosäure im Protein fest und wird deshalb als **Codon** bezeichnet. Alle Tripletts schließen lückenlos aneinander, der Code ist also *nicht überlappend.* ◀

Mit den vier verfügbaren Basen (A, T, G, C) und dem Codon (Triplett) als Informationseinheit lassen sich rechnerisch $4^3 = 64$ Aminosäuren codieren. Da nur 20 proteinogene Aminosäuren vorkommen, existieren für die meisten Aminosäuren mehrere Codons (**Degeneration des genetischen Codes**).

Während die ersten beiden Basen eines Codons stets gleich sind, kann die dritte Base variieren *(Wobble-Hypothese).* Diese Variabilität der dritten Base beruht auf sterischen Gründen. Man konnte feststellen, dass sich die ersten beiden Basen exakt paaren, während die dritte Base „wackelt" (wobble).

Der genetische Code ist **universell**, das heißt, dass die Codierung der einzelnen Aminosäuren bei allen Lebewesen gleich ist (Tab. 5.1). Eine Ausnahme stellt dabei die mitochondriale mRNA dar. Bei ihr haben einige Codons eine andere Bedeutung.

 Sie brauchen natürlich nicht den genetischen Code für jede einzelne AS auswendig können. Sie sollten aber schon die Start- und Stopp-Codons kennen.

### Ribonukleinsäuren

Wie die DNA ist auch die RNA eine aus Nukleotiden aufgebaute Kette. Im Gegensatz zur DNA ist die RNA ein einsträngiges Molekül und enthält statt der Base Thymin die Base Uracil. RNA ist an der Proteinbiosynthese beteiligt. Nach der biologischen Funktion werden folgende RNA-Klassen unterschieden:
- mRNA
- tRNA
- rRNA.

**Tab. 5.1: Genetischer Code der mRNA**

| 1. Base | 2. Base | | | | 3. Base |
|---------|---------|---------|---------|---------|---------|
|  | U | C | A | G |  |
| U | Phe | Ser | Tyr | Cys | U |
| U | Phe | Ser | Tyr | Cys | C |
| U | Leu | Ser | „Stopp" | „Stopp" | A |
| U | Leu | Ser | „Stopp" | Trp | G |
| C | Leu | Pro | His | Arg | U |
| C | Leu | Pro | His | Arg | C |
| C | Leu | Pro | Gln | Arg | A |
| C | Leu | Pro | Gln | Arg | G |
| A | Ile | Thr | Asn | Ser | U |
| A | Ile | Thr | Asn | Ser | C |
| A | Ile | Thr | Lys | Arg | A |
| A | Met „Start" | Thr | Lys | Arg | G |
| G | Val | Ala | Asp | Gly | U |
| G | Val | Ala | Asp | Gly | C |
| G | Val | Ala | Glu | Gly | A |
| G | Val | Ala | Glu | Gly | G |

## mRNA (Messenger-RNA)

▶ Die Messenger- oder Boten-RNA transportiert die Kopie des „codogenen" DNA-Stranges (Transkription) aus dem Zellkern zu den im Zytoplasma gelegenen Ribosomen. Dort dient die mRNA als Matrize für die Synthese von Proteinen (Translation). Die primär durch Transkription gebildete mRNA (hnRNA) wird noch durch Umwandlungsprozesse (Processing, Spleißen) verändert (☞ Kap. 5.3.2).

## tRNA (Transfer-RNA)

Die transfer-RNA übersetzt die Basensequenz der mRNA in die Aminosäuresequenz von Proteinen und transportiert die jeweils erforderlichen Aminosäuren zu den Ribosomen.

Alle tRNA-Moleküle haben einen ähnlichen **Bauplan**. Sie bestehen aus 70–85 Nukleotiden und weisen durch intramolekulare Basenpaarungen eine typische Kleeblatt- oder L-Form auf (Abb. 5.34).

Das 3'-OH-Ende aller tRNAs ist identisch und hat stets die Basensequenz CCA. An dieser Stelle wird die Aminosäure als Ester verknüpft. Gegenüber der **Aminosäurebindungsstelle** befindet sich das **Anticodon**, eine aus drei Basen bestehende Sequenz. Das Anticodon ist komplementär zu dem auf der mRNA vorhandenen Codon, das die entsprechende Aminosäure codiert. ◀

Auch bei der **Synthese** der tRNAs findet ein posttranskriptionales Processing statt. Dabei werden Basen methyliert oder dimethyliert, so dass sog. „seltene Basen"/Derivate von A, C oder U entstehen. Außerdem wird am 3'-Ende die Sequenz CCA angeknüpft.

▶ Für jede Aminosäure existiert eine spezifische tRNA. Diese muss vor der Translation aktiviert werden (Aminoacyl-tRNA), ☞ Kap. 5.3.3.

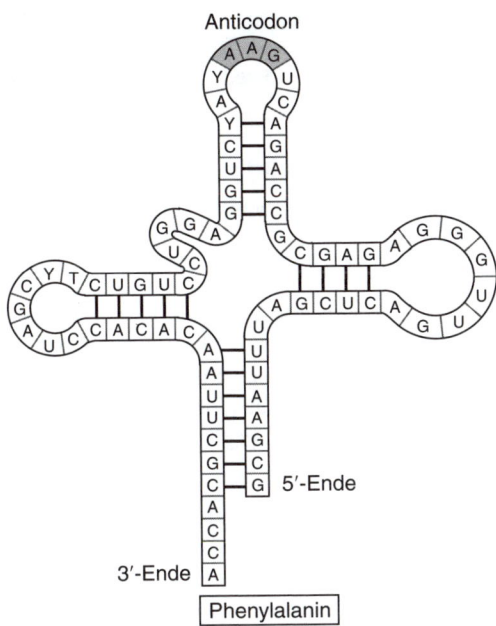

Anticodon

3'-Ende

5'-Ende

Phenylalanin

**Abb. 5.34:** Bauplan einer tRNA am Beispiel einer phenyl-alaninspezifischen tRNA.

DNA  5`-GCATCCAGC-3`  codogener Strang
3`-CGTAGGTCG-5`  Matrizenstrang

mRNA  5`-GCAUCCAGC-3`

**Abb. 5.35:** Sequenzvergleich DNA/mRNA. Die mRNA wird komplementär zur Basensequenz der DNA-Matrize synthetisiert. Ihre Sequenz entspricht der Sequenz des anderen DNA-Stranges, der als codogener Strang bezeichnet wird.

wird jedoch Uracil statt Thymin eingebaut und der Zucker der Nukleotide ist die Ribose statt der Desoxyribose (Abb. 5.35).

Bei der Transkription wird immer nur ein Strang der DNA abgelesen (Matrizenstrang). Die Basensequenz des mRNA-Transkriptes entspricht der des zum Matrizenstrang komplementären codogenen DNA-Stranges.

## rRNA (ribosomale RNA)

Die ribosomale RNA ist zusammen mit Proteinen Bestandteil der im Zytoplasma gelegenen Ribosomen. In Kooperation mit mRNA und tRNA ermöglichen die Ribosomen den komplexen Prozess der Translation, ☞ Kap. 5.3.3. ◄

## 5.3.2 Transkription bei Eukaryonten

### Definition

Als Transkription („Umschreibung") bezeichnet man die Übertragung der genetischen Information der DNA auf die einzelsträngige mRNA. Prinzipiell folgt die Transkription den gleichen Gesetzen wie die Replikation der DNA. In die mRNA

## Transkriptionszyklus

Der Mechanismus der Transkription wird bei den Eukaryonten in vier Phasen unterteilt:
- Initiation (Start)
- Elongation (Kettenverlängerung)
- Termination (Stopp)
- Processing (Spleißen).

### I. Initiation

Die Initiation erfolgt an Startpunkten (Initiationsstellen), die auf den **Promotoren** liegen. Promotoren sind Startpunkte der RNA-Polymerasen. Starke Promotoren bewirken häufige Transkription. ▶ Neben den Initiationsstellen gibt es in Promotoren noch andere Sequenzen, die u. a. der Transkriptionsregulation dienen (meist „stromaufwärts"). Bei Eukaryonten enthalten fast alle Promotoren die AT-reiche **TATA-Box** sowie häufig eine GC-Box, eine CAAT-Box und eine Oktamer-Box (Abb. 5.36). Die Anordnung und Anzahl dieser Sequenzen variiert von Gen zu Gen.

**5**

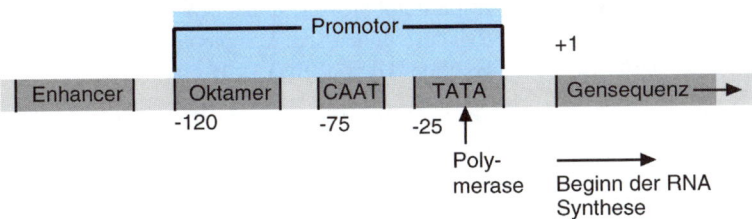

**Abb. 5.36:** Aufbau eines Promotors.

**Tab. 5.2: Eukaryontische RNA-Polymerasen**

| Typ | Transkriptionsprodukte | α-Amanitinwirkung |
|---|---|---|
| RNA-Polymerase I | 18S-, 5,8S-, und 28S-**rRNA** | Negativ |
| RNA-Polymerase II | **mRNA** (hnRNA) | starke Hemmung |
| RNA-Polymerase III | tRNA, 5S-rRNA, **snRNA** | Hemmung nur bei hohen Konzentrationen |

Enzyme der Transkription sind die DNA-abhängigen RNA-Polymerasen (I, II, III; je nach Transkriptionsprodukt, Tab. 5.2).

Zur Synthese der mRNA wird die **RNA-Polymerase II** benötigt. Das RNA-Polymerase II-Holoenzym ist ein Multienzymkomplex aus: RNA-Polymerase, TF: II B, II H, II F, II E und speziellen Proteinen (SRB-Proteine). ◀

 Die Tabelle 5.2 fasst für Sie die wichtigsten Punkte über die RNA-Polymerasen zusammen. Lernen Sie diese am besten auswendig.

▶ Zusammen mit sog. **Transkriptionsfaktoren (TF)** bildet die RNA-Polymerase II bei Eukaryonten einen **Initiationskomplex** (Holoenzym), der an die TATA-Box des Promotors bindet und den Beginn der Transkription initiiert. Das Holoenzym kann aber erst an die TATA-Box binden, wenn dort TF II D sitzt. TF II D enthält das sog. TATA-Box-Bindungsprotein (TBP).

Transkriptionsfaktoren sind große, aus mehreren Untereinheiten bestehende Proteinkomplexe, die entsprechend „ihrer" Polymerase mit römischen Ziffern gekennzeichnet werden (I, II, III). An die anderen, oben angeführten Promotorsequenzen weiter oberhalb (stromaufwärts) der TATA-Box binden weitere Transkriptionsfaktoren, auf die hier nicht näher eingegangen werden kann. ◀

**Merke!**

Der Grund für die Initiation an der TATA-Box liegt darin, dass diese AT-reiche Region schwächer durch Wasserstoffbrücken verbunden ist als GC-reiche Stellen, so dass die DNA leichter in den codogenen und den Matrizenstrang gespalten werden kann.

▶ Andere spezifische, teilweise weit vor den Promotoren gelegene Sequenzen beeinflussen die Promotorenaktivität zusätzlich. Sie werden als **Enhancer** (Verstärker) bezeichnet, da sie die Promotoren stimulieren, wodurch die Transkriptionsaktivität gesteigert wird.

Spezifische Enhancer sind nur in bestimmten Zellen aktiv, da zur Enhancerwirkung bestimmte Proteine erforderlich sind. So sind Enhancer für Immunglobuline z. B. nur in B-Lymphozyten aktiv. ◀

Im Gegensatz zur Replikation ist bei der Transkription ein De-novo-Start möglich, d. h. ein Primer ist nicht erforderlich.

## II. Elongation

Die mRNA wird an einem Multienzymkomplex, der DNA-abhängigen **RNA-Polymerase II**, synthetisiert (☞ oben).

Der Initiationskomplex zerfällt, da viele seiner Proteine zur Elongation nicht mehr benötigt werden. Zudem wird beim Übergang von der Initiation zur Elongation die RNA-Polymerase II in einem ATP-abhängigen Schritt phosphoryliert (an Seryl- und Threonylresten ihres „C-terminalen Fragmentes").

Nach lokaler Entspiralisierung (Transkriptionsblase) wird die **mRNA** wie die DNA **in 5'-3'-Richtung** am Matrizenstrang synthetisiert. Als Synthesevorstufen dienen die Ribonukleosidtriphosphate. Die hydrolytische Abspaltung ihres Pyrophosphatrestes treibt die Reaktion an. Während der mRNA-Synthese bilden sich komplementäre RNA-DNA-Hybride (Hybridhelix).

Die RNA-Polymerase ist durch verschiedene Aktivator- und Repressorproteine beeinflussbar. Die Genaktivität wird im Wesentlichen auf der Stufe der Transkription reguliert.

## III. Termination

Die Termination erfolgt beim Erreichen bestimmter **Stoppsignale**. Der genaue Mechanismus ist für die RNA-Polymerase II noch ungeklärt. Bei Prokaryonten – und wahrscheinlich bei den eukaryontischen Polymerasen I und III – spielen Proteine anscheinend aber eine wesentliche Rolle (Rho-Protein).

Da die RNA-Polymerase keine Nukleaseaktivität besitzt, ist die Transkription ca. 100 000-fach ungenauer als die Replikation. Dies ist jedoch tolerabel, da diese Fehler nicht an die Nachkommen weitergegeben werden.

## IV. Processing

▶ Die RNA-Polymerase bildet die **prä-mRNA** (primäres Transkriptionsprodukt/heterogen-nukleäre RNA, hnRNA), auf der noch verschiedene Gene abgebildet sein können, die nicht einmal vom gleichen Chromosom stammen müssen. Diese prä-mRNA wird noch im Zellkern nachbearbeitet, was man als **RNA-Processing** oder **Spleißen** bezeichnet (Abb. 5.37). Auch die anderen RNA-Typen (tRNA und rRNA) werden noch durch verschiedene Spleißvorgänge verändert.

Die Umwandlung beginnt mit dem Anhängen der sog. **Cap-Struktur** (5'-cap, 5'-Kappe) an das 5'-Ende der prä-mRNA. Bei der Cap-Struktur handelt es sich um ein $N_7$-methyliertes GTP. Die Cap-Struktur ist für die Stabilität der RNA bei nachfolgenden Spleißreaktionen wichtig, da sie das 5'-Ende der RNA vor Phosphatasen und Nukleasen schützt. Zudem sind Cap-Strukturen für den Transport der mRNA durch die Kernporen und für ihre Anheftung am Ribosom von Bedeutung und beeinflussen die Translationsaktivität. tRNA- und rRNA-Moleküle erhalten keine Caps.

An das 3'-Ende der mRNA wird häufig eine **Poly-A-Sequenz** (Poly-A-Schwanz; Polyadenylatrest) von ca. 100 bis 200 Nukleotiden angehängt, deren Bedeutung wohl im Schutz vor enzymatischem Abbau liegt. Auch während der Translation bleibt dieser Rest an die mRNA gebunden, wird aber nicht translatiert.

Aus der so modifizierten mRNA werden nun die (nicht codierenden) Introns präzise herausgeschnitten und die (codierenden) Exons aneinandergefügt.

So entsteht eine **reife mRNA mit fortlaufenden Informationen.**

Für das **Erkennen der korrekten Spleißstellen** sind bestimmte Spleißsequenzen an den Enden der Introns erforderlich. Bei der enzymatischen Entfernung der Intron-RNA und dem korrekten Aneinanderfügen der Exon-RNA-Abschnitte spielt die **snRNA** (small nuklear RNA, kleine Kern-RNA) eine wichtige Rolle. Sie kommt nur im Zellkern vor. Die Introns werden durch Basenpaarung (Hybridisierung) mit der snRNA lassoförmig ausgestülpt (**Lassostrukturen**) und so exakt entfernt. Die snRNA bildet dabei mit spezifischen Proteinen Komplexe (Ribonukleoproteinkomplexe), die als snRNPs oder kurz „**snurps**" bezeichnet werden. Größere dieser Komplexe werden als Spleißosomen bezeichnet. Auch ein autokatalytisches Spleißen der mRNA ist in begrenztem Umfang möglich.

Beim posttranskriptionalen Processing werden auch **chemische Modifikationen von Basen**, z.B. durch Methylierung, vorgenommen. Wahrscheinlich wird durch Spleißvorgänge auch das Proteinrepertoire erhöht. Nur ca. 20% der hnRNA werden in reife mRNA umgewandelt. Der Rest wird in kurzer Zeit durch Nukleasen hydrolysiert. ◀

### ⟲ Klinik!

Einige Erkrankungen entstehen durch „Fehler" beim Spleißen der mRNA (Mutationen der Spleißerkennungsstelle), da letztlich „falsche" Proteine gebildet werden. Dies geschieht z.B. bei einigen Formen der Thalassämie (Defekt der Hämoglobinsynthese)

## Transkriptionshemmstoffe

 Verschiedene chemische Substanzen können den komplizierten Prozess der Transkription ganz oder teilweise hemmen. Dadurch können diese Substanzen als Zytostatika oder Antibiotika eingesetzt werden. Die folgenden vier Vertreter dieser Substanzen und deren unterschiedlichen Hemmmechanismen sollten Sie für das Physikum kennen.

### Rifampicin

Rifampicin hemmt v.a. die bakterielle DNA-abhängige RNA-Polymerase, während das eukaryonte

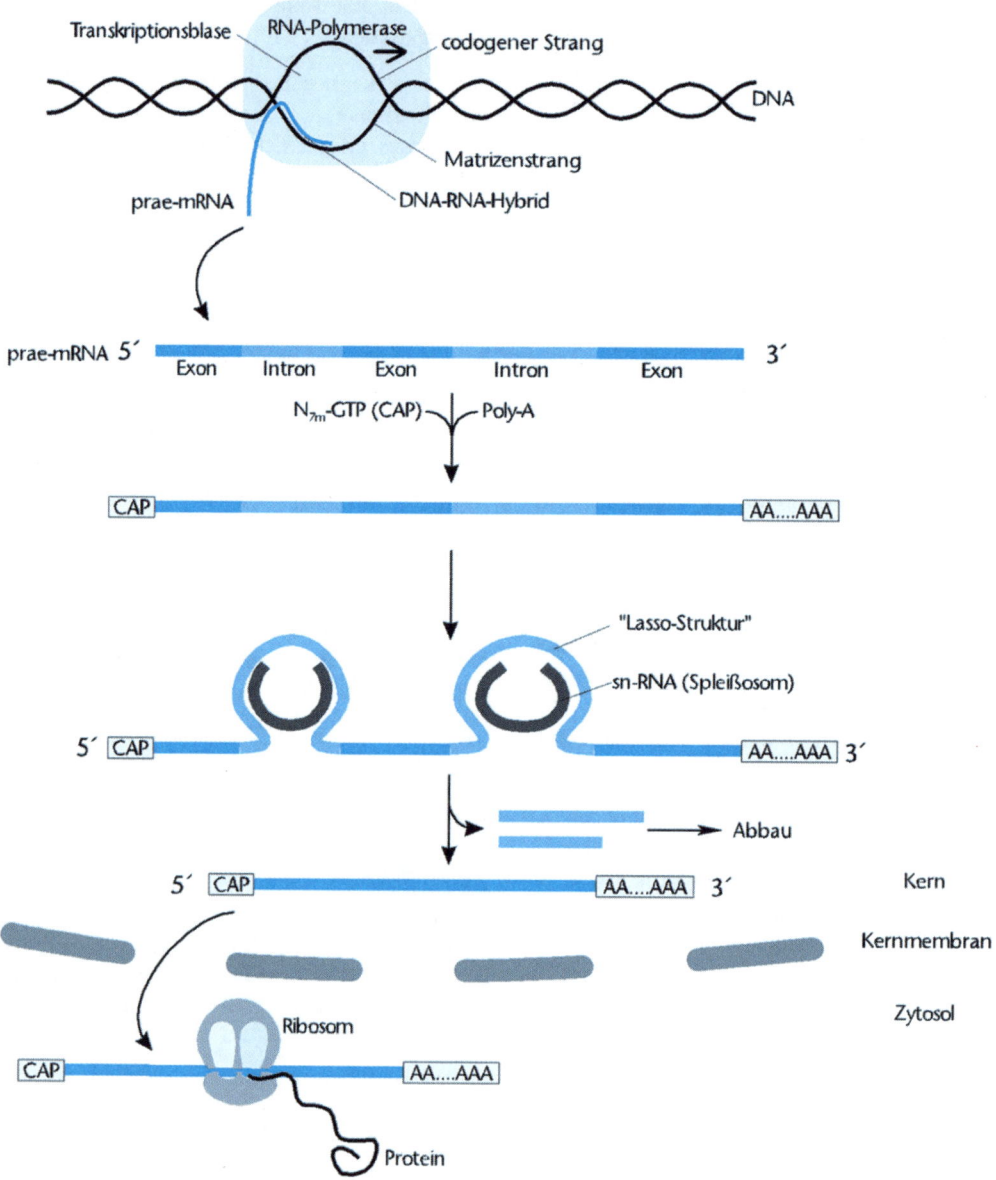

**Abb. 5.37:** Transkription und posttranskriptionales Processing.

Enzym erst bei hohen Konzentrationen beeinträchtigt wird. Daher kann Rifampicin als Antibiotikum eingesetzt werden.

**Actinomycin D**

Actinomycin D (aus Actinomyces) bildet mit der DNA Komplexe und „verklebt" dabei das Basenpaar Guanin-Cytosin (Interkalation). So werden besonders die RNA-Polymerase, in geringerem Maß auch die DNA-Polymerase in ihrer Aktivität gehemmt. Über einen ähnlichen Mechanismus wirken auch die Zytostatika Daunomycin und Mitramycin.

## Mitomycin

Durch kovalente Bindung an die DNA (Alkylierung) wird ein Ablesen der DNA verhindert. Dies betrifft sowohl die DNA- als auch die RNA-Polymerase. Anwendung als Zytostatikum.

## α-Amanitin

Das Gift des grünen Knollenblätterpilzes (Amanita phalloides, Giftbecher, Würgeengel) bindet sich sehr fest an die RNA-Polymerase II. Die RNA-Polymerase III wird nur bei hohen Konzentrationen, die Polymerase I wird nicht gehemmt.

> **Merke!**
>
> **R**ifampicin **A**ktinomycin **M**itomycin α-**A**manitin
> **R**udi **A**rbeitet **M**utig **A**bends
> (oder: „**RAMA**")

### 5.3.3 Translation (Proteinbiosynthese) !!!

#### Definition

▶ Als Translation bezeichnet man Übersetzung der Basensequenz der mRNA in die Aminosäuresequenz der Proteine.

#### Aminoacyl-tRNA

Für die Translation müssen alle Aminosäuren erst mit ATP aktiviert und auf ein aminosäurenspezifisches Transportmolekül (☞ Kap. 5.3.1 tRNA) übertragen werden. So entsteht eine **Aminoacyl-tRNA**. Die Aktivierung der Aminosäuren und Bindung an eine spezifische tRNA erfüllt zwei Aufgaben:

- Die Carboxylgruppe wird aktiviert. (Die Bildung einer Peptidbindung ist thermodynamisch ungünstig.)
- Da die Aminosäure selbst den Code auf der mRNA nicht ablesen kann, dient die tRNA als Mittler zwischen den beiden wichtigen biologischen Alphabeten, nämlich der Basensequenz der Nukleinsäuren und der Aminosäuresequenz der Proteine.

Die Bildung der Aminoacyl-tRNA erfordert **zwei Schritte**:

1. *Aktivierung der Aminosäure:* ATP bildet unter Abspaltung von $PP_i$ ein Anhydrid mit der Aminosäure (Aminoacyl-AMP; Aminosäure-Adenylsäure-Anhydrid).

   Aminosäure + ATP > Aminoacyl-AMP + $PP_i$

2. *Bindung an eine tRNA:* Unter Ablösung der AMP-Gruppe wird die Aminosäure an das 3'-Ende der tRNA als Ester an das $C_3$-Atom der Ribose gebunden, so dass die Aminoacyl-tRNA entsteht. Die Reaktion wird durch die Hydrolyse des $PP_i$ angetrieben.

   Aminoacyl-AMP + tRNA > Aminoacyl-tRNA + AMP

Für die Bildung einer Aminoacyl-tRNA werden also zwei energiereiche Verbindungen gebraucht.

Beide Reaktionen werden durch Aminoacyl-tRNA-Synthetasen katalysiert, die für die jeweilige Aminosäure und ihre tRNA spezifisch sind. Für jede Aminosäure existiert mindestens eine Aminoacyl-tRNA-Synthetase. Die hohe Spezifität ist wichtig, da sich durch Fehlbeladung einer tRNA eine falsche Aminosäuresequenz des Proteins ergeben würde.

#### Ribosomen

Ort der Translation (Proteinsynthese) sind die Ribosomen bzw. Polysomen. ◀

#### Definition

Ribosomen sind submikroskopische Partikel (Durchmesser 15–20 nm), die aus rRNA und Proteinen bestehen (ca. $2/3$ rRNA und $1/3$ Protein). Die Ribosomen sind die „molekularen Maschinen", die gemeinsam mit der mRNA und der tRNA die Proteinbiosynthese ermöglichen. ▶ Mehrere an einem mRNA-Strang aufgereihte Ribosomen werden als **Polysomen** bezeichnet.

#### Lokalisation

Ribosomen, die **Exportproteine** (Glykoproteine/Membranproteine) synthetisieren, sind bei Eukaryonten am endoplasmatischen Retikulum lokalisiert. Für die Anlagerung der Ribosomen an die Membran des endoplasmatischen Retikulums sind die Rezeptorproteine Ribophorin I+II erforderlich. ◀ Ribosomen, die zellinterne Proteine synthetisieren, liegen frei im Zytoplasma.

**5**

## Aufbau

▶ Ribosomen bestehen aus einer großen und einer kleinen Untereinheit, die verschiedene rRNAs enthalten (Abb. 5.38). ◀ Diese (einsträngigen) rRNAs falten sich durch Ausbildung von vielen Doppelhelixabschnitten und lagern sich durch Selbstassoziation (self-assembly) zu den funktionsfähigen Untereinheiten zusammen.

Alle rRNAs der Untereinheiten liegen zunächst auf einem einzigen Primärtranskript, das eine Tandemanordnung von 16S-, 23S- und 5S-rRNA-Einheiten enthält. Dieser Vorläufer wird durch Spleißen getrennt: Primär erfolgt eine Spaltung durch die Ribonuklease III, eine weitere Prozessierung nach Bindung ribosomaler Proteine an die Spaltprodukte.

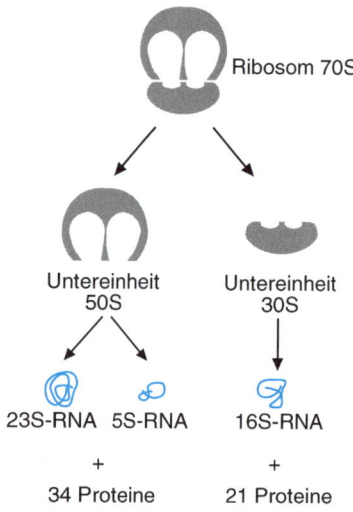

**Abb. 5.38:** Aufbau eines prokaryontischen Ribosoms.

Ribosom 70S

Untereinheit 50S

Untereinheit 30S

23S-RNA   5S-RNA

16S-RNA

+

34 Proteine

+

21 Proteine

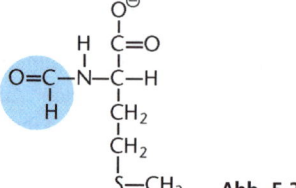

**Abb. 5.39:** N-Formyl-Methionin

Beachten Sie, dass es sich bei den S-Werten nicht um Gewichtsangaben, sondern um Sedimentationskoeffizienten handelt. Sie dürfen daher diese Werte nicht einfach addieren.

▶ Das Ribosom hat zwei Bindungsstellen, die für den Mechanismus der Translation wesentlich sind:

● **Peptidylstelle** (P-Stelle, Donorstelle): An dieser Stelle wird beim Startvorgang zunächst eine N-Formylmethionin-tRNA (fMet-tRNA) gebunden (Abb. 5.39). Die Aminosäure bzw. das bereits geknüpfte Peptid wird anschließend von dieser Stelle auf die Aminogruppe der Aminoacyl-tRNA übertragen, die auf der Akzeptorstelle sitzt.

● **Akzeptorstelle** (A-Stelle): Hier wird während der Proteinsynthese die nächste auf der mRNA codierte Aminoacyl-tRNA gebunden. Diese übernimmt dann den bereits gebildeten Peptidanteil von der P-Stelle. ◀

## Translationsmechanismus

Die Translation ist die Übersetzung der Basensequenz der mRNA in die AS-Sequenz der Proteine. Ihr Mechanismus wird in drei Abschnitte unterteilt:

● Initiation

● Elongation

● Termination.

| Tab. 5.3: Unterschiede der Ribosomen von Eu- und Prokaryonten | | | | |
|---|---|---|---|---|
| | ▶ **Eukaryonten** | | **Prokaryonten** | |
| | kleine Untereinheit | große Untereinheit | kleine Untereinheit | große Untereinheit |
| ges. Größe (sed. Koeff.) | 40S | 60S ◀ | 30S | 50S |
| rRNA | 18S | 28S, 5S, 5,8S | 16S | 23S, 5S |
| Proteinzahl | 30 | 54 | 21 | 34 |

# Translationszyklus

## I. Initiation

**30-S-Ribosomenuntereinheit**

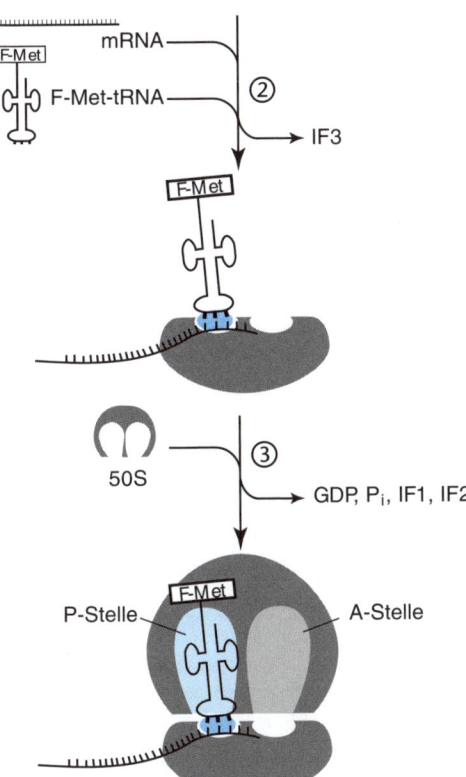

IF1, IF2, IF3
GTP, Mg⁺⁺

① 

GTP, IF2

**30-S-Initiationskomplex**

mRNA

F-Met

F-Met-tRNA ②

→ IF3

F-Met

50S

③

→ GDP, P$_i$, IF1, IF2

P-Stelle — F-Met — A-Stelle

**70-S-Initiationskomplex**

## II. Elongation

▶ Nun beginnt der Zyklus der Kettenverlängerung, der sich bis zur Vollendung der Proteinkette wiederholt. Eine Aminoacyl-tRNA besetzt jeweils die leere A-Stelle des Ribosoms, entsprechend dem nächsten Codon auf der mRNA (Abb. 5.41).

**Abb. 5.40:** Initiation der Proteinbiosynthese bei Prokaryonten.

① Zunächst wird ein 30S-Initiationskomplex gebildet. Dazu sind neben der kleinen Ribosomenuntereinheit drei Initiationsfaktoren (Proteine IF1, IF2, IF3), Mg²⁺ und GTP erforderlich.

② ▶ Erst nach Bindung von GTP an IF2 kann sich die mRNA an die kleine Ribosomenuntereinheit anlagern. Bei der Auswahl der Startstelle auf der mRNA finden gleich zwei Basenpaarungen statt:
– zwischen der ersten tRNA und dem Startcodon der mRNA
– passagere Basenpaarung zwischen dem 3'-OH-Ende der 18S-rRNA (bzw. 16S-rRNA bei Prokaryonten) und der mRNA.
IF3 wird wieder aus dem Komplex entfernt, was auch Bedingung für die Anlagerung der großen Ribosomenuntereinheit ist.
Die erste tRNA, die sich an das Ribosom bindet, ist immer eine Formylmethionin-tRNA (fMet-tRNA/Initiator-tRNA, bestimmt durch das Startcodon AUG). An seiner Aminogruppe trägt das Methionin hier einen Formylrest. Eine Peptidbindung ist deshalb nur mit der Carboxylgruppe möglich.

③ Nach Hydrolyse des GTP zu GDP und Abspaltung von IF1 und 2 lagert sich die große (50S) Ribosomenuntereinheit zum 70S-Initiationskomplex an. ◀
Die fMet-tRNA besetzt die P-Stelle des Ribosoms, während die A-Stelle frei bleibt.

**5**

---

### 💡 Merke!

Für jede Peptidbindung sind vier energiereiche Bindungen erforderlich:
- 2 × ATP für die Bildung der Aminoacyl-tRNA (ATP → AMP)
- 2 × GTP für die Elongation.

---

## III. Termination

Die Termination erfolgt, wenn auf der mRNA ein sog. **Stopp-Codon** (UAA, UGA, UAG) erreicht wird. Für diese Codons gibt es in der Zelle keine komplementären tRNAs.

Stattdessen können **Freisetzungsfaktoren (release-factors, RF1, RF2)** an diese Codons binden. Bei diesen Faktoren handelt es sich um Proteine, die die Peptidyltransferase so beeinflussen, dass an Stelle einer Aminogruppe Wasser der Akzeptor des aktivierten Peptids oder Proteins wird. Auf diese Weise kommt es zur Hydrolyse der Bindung zwischen tRNA und Polypeptid und die Synthese bricht ab. ◀

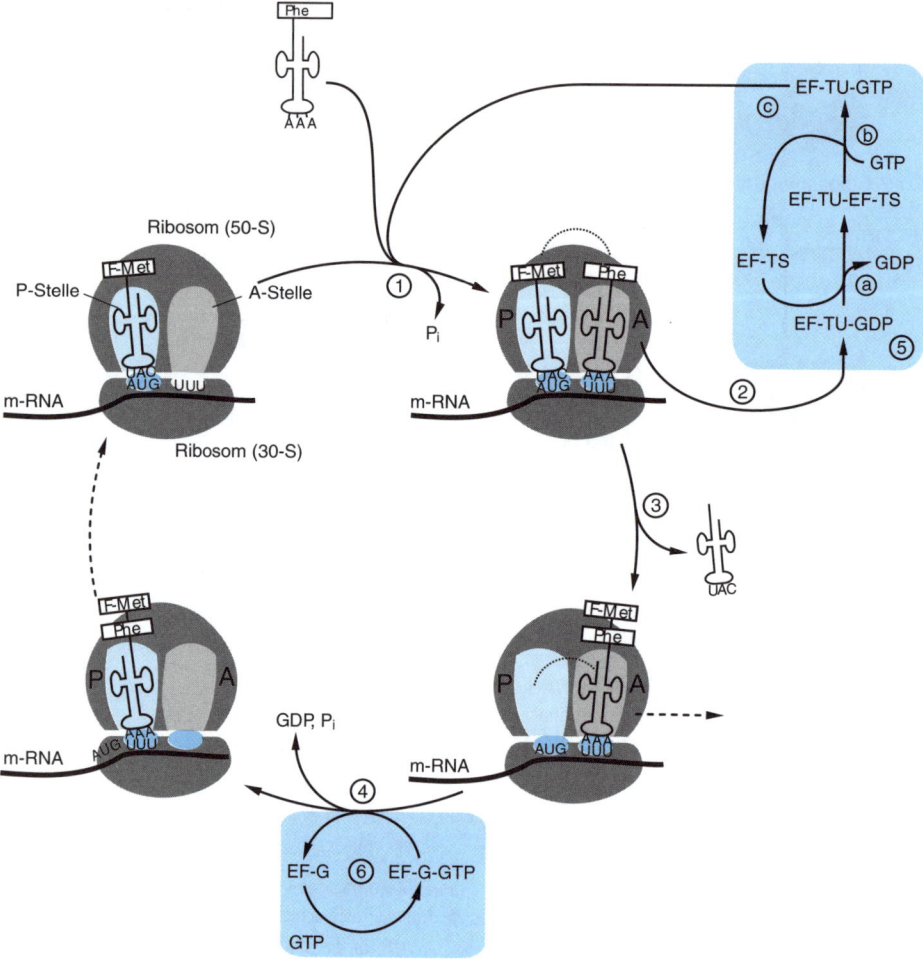

**Abb. 5.41:** Elongation der Proteinbiosynthese.

① ▶ Die richtige Aminoacyl-tRNA (hier Phe) wird von dem Elongationsfaktor EF-TU an die A-Stelle gebracht. Dieser Elongationsfaktor enthält GTP, das zu GDP hydrolysiert wird, sobald die Aminoacyl-tRNA auf der A-Stelle sitzt.

② Der nun GDP enthaltende EF-TU-Komplex dissoziiert ab. Er wird außerhalb des Ribosoms über mehrere Schritte zum aktiven EF-TU-Komplex mit GTP regeneriert (☞ ⑤).

③ Nachdem der EF-TU-Komplex das Ribosom verlassen hat, wird das aktivierte Formylmethionin von der P-Stelle auf die Aminogruppe der Aminoacyl-tRNA (Phe) auf der A-Stelle übertragen. Die Peptidbindung wird durch die auf der 50S-Einheit gelegene Peptidyltransferase geknüpft. Die nun unbeladene fMet-tRNA dissoziiert von der P-Stelle ab.

**Hinweis**

Die Peptidkette wächst immer vom N-terminalen Ende aus. Dort ist durch den Formylrest eine Verknüpfung nicht möglich!

④ Jetzt kommt es zur Translokation, d. h. die Peptidyl-tRNA (fMet-Phe) wandert zur P-Stelle und die mRNA wandert drei Nukleotide weiter. Diese Bewegungen werden von einem weiteren, ebenfalls GTP-abhängigen Elongationsfaktor (*EF-G bzw. EF 2; Translokase*) ermöglicht. An die freie A-Stelle des Ribosoms kann sich nun erneut eine Aminoacyl- tRNA anlagern und der Elongationszyklus beginnt von vorn.

⑤ Regeneration des GDP enthaltenden EF-TU-Komplexes zurück zu EF-TU-GTP:

   a) Der freigesetzte EF-TU-GDP-Komplex verbindet sich mit einem zweiten Elongationsfaktor EF-TS, wodurch GDP abdissoziiert und ein EF-TU-EF-TS-Komplex entsteht.

   b) Durch Neuaufnahme von GTP dissoziiert EF-TS wieder ab.

   c) EF-TU-GTP kann nun erneut eine Aminoacyl-tRNA transportieren.

**Hinweis**

Die fMet-Initiator-RNA wird von EF-TU nicht erkannt. Dies ist der Grund, warum sie nicht an die A-Stelle gelangt. Met-tRNA für interne (AUG)-Codons kann jedoch an die A-Stelle gelangen.

⑥ EF-G wird ähnlich wie EF-TU mit GTP beladen. ◄

▶ Nach Freisetzung des Peptids (Proteins) **dissoziiert das Ribosom** in seine beiden Untereinheiten. IF3 bindet wieder an die kleine Untereinheit, wodurch die Bildung eines inaktiven 70S-Komplexes ohne mRNA verhindert wird.

### Export aus der Zelle

Bei Proteinen, die zum Export aus der Zelle bestimmt sind (**Sekretproteine**), ist am N-terminalen Ende ein zusätzliches Peptid angehängt, das als sog. Signalpeptid fungiert (Postleitzahlfunktion).

**Signalpeptide** vermitteln z.B. am endoplasmatischen Retikulum den Weg in den Innenraum der Cisternen oder sorgen dafür, dass ein bestimmtes Protein in eine bestimmte Membran eingebaut wird. Signalpeptide haben einen hohen Gehalt an hydrophoben Aminosäuren, der ihren Durchtritt durch die Membran ermöglicht. Nach erfüllter Signalwirkung werden die Signalpeptide durch eine membranständige Peptidase abgespalten.

**Tab. 5.4: Hemmstoffe der Purinsynthese, Replikation, Transkription und Translation.**

| Synthese | Hemmstoff | Hemmwirkung |
|---|---|---|
| Purinsynthese | Aminopterin Amethopterin | verhindert die 2. Reduktion der Folsäure in der Mukosa zur Tetrahydrofolsäure |
| Replikation | Mitomycin | schafft kovalente Quervernetzungen zwischen DNA-Strängen |
| RNA-Synthese und Replikation | Actinomycin D | bildet Komplexe mit Guanin; Anwendung in der Tumortherapie; niedrige Konzentration: Inhibitor der RNA-Synthese hohe Konzentration: Inhibitor der DNA-Replikation |
| Replikation | Gyrase-Hemmer Cytosinarabinosid (Ciproflaxin) | nur Prokaryonten die Topoisomerase kann eine DNA mit solch einem Cytosin spalten, aber nicht mehr zusammenfügen |
| Transkription | Rifampicin Actinomycin D α-Amanitin | Inhibitor der prokaryontischen RNA-Polymerase Bildung von DNA-Komplexen, Molekülreste schieben sich flach über und unter G-C-Basenpaare; Anwendung in der Tumortherapie hohe Konzentration: Inhibitor der RNA-Polymerase II niedrige Konzentration: Inhibitor der RNA-Polymerase III |
| Translation | Puromycin Streptomycin Tetracycline Cycloheximid Chloramphenicol Erythromycin Diphterietoxin | bindet in Bakterien und tierischen Zellen, wird als Antimetabolit an die wachsende Peptidkette angehängt, es kommt zum Kettenabbruch Bindung an 30S-Ribosomen-Untereinheiten, Bildung von fehlerhaften Proteinen hemmen Bindung von Aminoacyl-tRNA an mRNA am Ribosom bindet an 60S-Ribosomen-Untereinheiten der Eukaryonten und hemmt die Translokase Inhibitor der Peptidyltransferase der Prokaryonten Inhibitor der Peptidyltransferase der Prokaryonten hemmt Elongationsfaktor eEF2 durch Riboadenylisierung; Verhinderung der Translokation |
| Murein | Penicillin (Ampicillin) | Hemmung der Glykopeptid-Trans-Peptidase ◀ |

aus: Janßen u.a., Mediscript Antwortkommentare Biochemie inkl. Examen 8/99, Urban & Fischer-Verlag, 2000

## Translationshemmstoffe

Die Translation kann durch verschiedene Stoffe gehemmt werden, die oft auch als Antibiotika eingesetzt werden. Da viele von ihnen nur an prokaryontischen Ribosomen angreifen, sind sie in der Medizin zur Bekämpfung bakterieller Erkrankungen geeignet. Cycloheximid z.B. hemmt auch eukaryontische 80S-Ribosomen. Es wird als Zytostatikum eingesetzt.

Die wichtigsten Translationshemmstoffe:
- Chloramphenicol/Cycloheximid
- Puromycin
- Erythromycin
- Streptomycin
- Tetracyclin
- **Diphtherietoxin.** ◄

> ### 🔅 Merke!
> **C**ousin **C**arl's
> P E S T: Diphtherietoxin.

 Tabelle 5.4 stellt eine sehr ausführliche Liste dar. In den letzten Jahren wurden folgende Hemmstoffe besonders häufig abgefragt: Aminopterin, Gyrase-Hemmer, Rifampicin, $\alpha$-Amanitin, Streptomycin, Tetracyclin, Erythromycin und natürlich Penicillin.

# 5.4 Biochemie der Viren

 In diesem Kapitel werden Sie nur mit den für die Biochemie wichtigsten Fakten über Viren vertraut gemacht. Um tieferes Detailwissen zu erlangen, schlagen Sie daher bitte dieses Thema nochmals in einem Biologielehrbuch nach.

## 5.4.1 Struktur von Viren

### Definition

Viren sind Pakete „infektiöser Nukleinsäuren", die mit einer schützenden Hülle (Capsid) umgeben sind.

Das **Capsid** besteht aus Proteinen und ist meist symmetrisch aufgebaut. Bei komplexeren Viren kann das Capsid noch von einer zusätzlichen Hüllmembran aus Lipiden und Glykoproteinen umgeben sein.

Viren können DNA oder RNA als genetisches Material enthalten (aber niemals beides!), die sowohl einzel- als auch doppelsträngig vorliegen kann.

Viren haben keinen eigenen Stoffwechsel. Sie sind nicht in der Lage, Proteine oder Nukleinsäuren selbst zu produzieren. Für alle stoffwechselaktiven Vorgänge sind Viren auf die Einrichtungen der infizierten Wirtszelle angewiesen (zählen daher auch definitionsgemäß nicht zu den Lebewesen). Das vollständige Viruspartikel wird als **Virion** bezeichnet.

**Viroide** sind sehr kleine infektiöse RNA-Ketten (Länge nur ca. 300–400 Nukleotide), die keine Hülle besitzen („entwichene" Exons?). Sie lösen vor allem bei Pflanzen Krankheiten aus.

Viren, deren Wirte Bakterienzellen sind, werden als **Bakteriophagen** oder **Phagen** bezeichnet.

## 5.4.2 Viren-Vermehrung in der Zelle

### Adsorption

Der erste Schritt der Virusvermehrung in der Wirtszelle ist die Adsorption des Virus an die Zellmembran. Viren haben dazu unterschiedliche Mechanismen ausgebildet, die von physikalischen Faktoren (Molekularbewegung/Adhäsion) bis zur Anlagerung an virusspezifische Rezeptoren, z.B. Neuraminsäurereste bei Influenzaviren, reichen.

### Penetration

Penetration nennt man das Eindringen des Virus in die Wirtszelle. Viren können per Phago- bzw. Endozytose in die Zelle gelangen. Manche Viren, insbesondere Bakteriophagen, „injizieren" lediglich die „infektiöse" Nukleinsäure in die Wirtszelle.

### Intrazelluläre Vermehrung

Bei der intrazellulären Virusvermehrung hängt der Mechanismus entscheidend von der Art des genetischen Materials des Virus ab

#### Viren mit DNA

Viren, die DNA als genetisches Material enthalten, replizieren die DNA wie ihre Wirtszellen. Viren mit einsträngiger DNA bilden vorher eine doppelsträngige DNA aus.

Nach der Synthese einer (frühen) virusspezifischen RNA werden (frühe) Virusproteine gebildet, gefolgt von der DNA-Replikation und der Synthese der (späten) virusspezifischen RNA und der (späten) Virusproteine.

Viren können den **Syntheseapparat der Wirtszelle** für ihre Zwecke nutzen und besitzen teilweise auch Gene, die den gesamten (wirts)zelleigenen Stoffwechsel lahmlegen. Sind alle Virusbausteine vorhanden, erfolgt der Viruszusammenbau durch **„Selfassembly"**.

### Viren mit RNA

- Viren, die **einsträngige RNA** enthalten, die mRNA-Eigenschaften aufweist (sog. **(+)-RNA**), können diese RNA direkt an den Wirtsribosomen einsetzen, um Kapselproteine und die zur Vermehrung des genetischen Materials notwendige RNA-abhängige (!) RNA-Polymerase zu bilden.
- Viren, die einsträngige RNA ohne mRNA-Eigenschaften, also **(–)-RNA**, besitzen, müssen zunächst einen (+)-RNA-Strang bilden.
- Bei Viren mit **doppelsträngiger RNA** (+/–)-RNA wird der (+)-RNA-Strang transkribiert.

### Retroviren

▶ Retroviren enthalten als genetisches Material einzelsträngige RNA.

Sie vermehren sich mittels einer RNA-abhängigen-DNA-Polymerase, der **reversen Transkriptase.** Durch die reverse Transkriptase entsteht über ein intermediäres RNA-DNA-Hybridmolekül letztlich ein Provirus, das DNA enthält.

Für ihre Transkription müssen die Proviren in das Genom der Wirtszelle integriert sein. Die meisten Retroviren sind **nicht lytisch**, d. h. sie töten ihre Wirtszelle nicht. Die (Pro)Virus-DNA verbleibt jedoch im Genom ihres Wirtes und wird sowohl weiter exprimiert, als auch gemeinsam mit der Wirts-DNA repliziert und an Tochterzellen weitergegeben.

Einige Retroviren erzeugen Krebs (maligne Transformation, ☞ Onkogene). Auch das HIV-Virus (AIDS ☞ Kap. 5.4.4) ist ein Retrovirus. ◀

### Merke!

„Retro"-Viren deshalb, da sie den normalen Weg (DNA → RNA) mittels der reversen Transkriptase umkehren!

### Freisetzung aus der Zelle

Das Virus kann auf verschiedene Weise aus der Wirtszelle freigesetzt werden:

- **Lytischer Zyklus:** Die Virusinfektion führt durch die Vermehrung zur (Wirts-) Zellzerstörung, wobei lytische Enzyme beteiligt sind.
- **Lysogener Zyklus:** Das genetische Material des Virus wird in die DNA der Wirtszelle eingegliedert, die Fähigkeit zur Zelllyse bleibt erhalten, die Zelllyse ist jedoch nicht obligat.
- **Temperente Infektion:** Die Viren werden ausgeschieden, ohne dass die Wirtszelle abgetötet wird, wobei verschiedene Mechanismen möglich sind (z. B. Exozytose).

## 5.4.3 Abwehr von Viren

### Zelluläre Abwehrmechanismen

Zellen stehen verschiedene Mechanismen zur Abwehr von Viren zur Verfügung:

- ▶ Bakterien besitzen **Restriktionsendonukleasen** (☞ Kap. 5.2.4), die virale Nukleinsäuren erkennen und spalten können. Die Methylierung bestimmter Basen in der (pallindromen) Erkennungssequenz der Restriktionsendonukleasen schützt dabei die bakterielle DNA gegen ihre eigene Spaltung durch diese Enzyme. ◀
- Die Virusinfektion induziert die Bildung von **Interferon**.

Interferon ist ein aus 166 Aminosäuren bestehendes Glykoprotein, das nichtbefallene (!) Zellen vor einer Virusinfektion schützen kann.

Interferone besitzen außerdem **antiproliferative** (wachstumshemmende) Eigenschaften (Krebstherapie) sowie eine **immunmodulierende Wirkung**.

Interferone werden von Leukozyten (α-Interferon), Fibroblasten (β-Interferon) und Lymphozyten (γ-Interferon) gebildet. Das Interferon wird durch rezeptorvermittelte Endozytose von nicht infizierten Zellen aufgenommen und kann dort die Transkrip-

5

tion viraler Nukleinsäuren und die Translation viraler Proteine verhindern.

Interferone wirken nicht virusspezifisch, sind aber **artspezifisch**, d.h. humanes Interferon wirkt nur beim Mensch.

> ### ⚙ Merke!
> Interferon α, β, γ: produziert von **L**eukozyten, **F**ibroblasten, **L**ymphozyten.

### Antivirale Therapeutika

Eine ganze Reihe von Substanzen besitzt eine antivirale Wirkung.
- Bisher findet z.B. das *Jod-Desoxyuridin* (JDU) zur Therapie der Herpes-Viren Anwendung.
- Infektionen von Retroviren (auch HIV!) können teilweise erfolgreich mit *Azidothymidin* (AZT) behandelt bzw. zumindest zeitweilig gebessert werden (Hemmung der reversen Transkriptase).

### 5.4.4 AIDS

**AIDS** (**a**cquired **i**mmune **d**eficiency **s**yndrome) wird von einem Retrovirus, dem **HI**-Virus (**h**uman **i**mmunodeficiency **v**irus) verursacht.

Das HI-Virus (ca. 100 nm Durchmesser) besteht aus einem Kern (Core) und zwei RNA-Molekülen. An die RNA-Moleküle sind mehrere Moleküle reverse Transkriptase gebunden, die von zwei Protein-Hüllschichten umgeben sind. Eine äußere Dop-

pellipidmembran, in die Glykoproteine (env) eingelagert sind, umgibt den Kern (Abb. 5.42).

Das Genom des HI-Virus ist inzwischen sehr gut untersucht. Es besitzt sieben codierende Abschnitte, die Gene gag (Viruskapsel), pol (reverse Transkriptase), env (Hüllprotein, envelope) sowie die Genabschnitte sor, trs, tat, orf. An beiden Seiten wird das Genom durch lange repetitive Sequenzen (LTR) flankiert. Ein besonderes Problem besteht durch die hohe Mutationsfrequenz von env, was die Herstellung eines Impfstoffes gegen HIV erheblich erschwert.

Den Zusammenhang zwischen der „erworbenen Immunschwäche" und einer Infektion mit dem HI-Virus haben 1983 Luc Montagnier und Robert Gallo bewiesen.

Das HI-Virus befällt vor allem $T_4$-Helfer-Lymphozyten und führt so zu einer erheblich eingeschränkten Immunabwehr. Die Infizierten sterben meist an opportunistischen Infektionen oder bösartigen Tumoren.

Der Screening-Test zum Nachweis einer HIV-Infektion ist der ELISA (**e**nzyme **l**inked **i**mmuno **s**orbent **a**ssay), der patienteneigene Antikörper gegen HIV nachweist. Ein positives Testergebnis muss durch einen Bestätigungstest verifiziert werden (Western Blot, ☞ Kap. 5.2.4). In letzter Zeit wurden auch direkte Antigen-Nachweismethoden entwickelt.

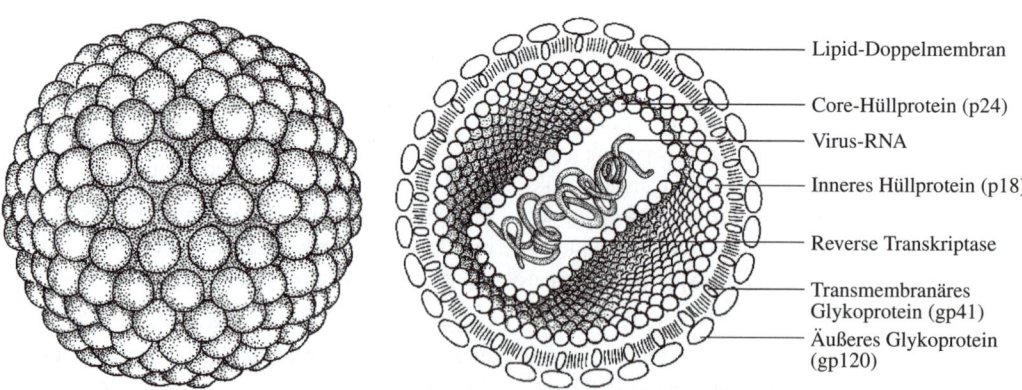

— Lipid-Doppelmembran
— Core-Hüllprotein (p24)
— Virus-RNA
— Inneres Hüllprotein (p18)
— Reverse Transkriptase
— Transmembranäres Glykoprotein (gp41)
— Äußeres Glykoprotein (gp120)

**Abb. 5.42:** Struktur des HI-Virus 1: Lipid-Doppelmembran; 2: Core-Hüllprotein (p24); 3: Virus-RNA; 4: Inneres Hüllprotein (p18); 5: Reverse Transkriptase; 6: Transmembranäres Glykoprotein (gp41); 7: Äußeres Glykoprotein (gp120).

**Ziel der HIV-Therapie** ist es derzeit, die Vermehrung des Erregers maximal zu unterdrücken und die sog. **Viruslast** (Viruskonzentration im Blut) möglichst langfristig auf niedrigem Level zu halten.

Üblich ist die Behandlung durch eine **Dreifach-Kombination:** zwei Nukleosid-Analoga und ein Protease-Inhibitor. Gegen ein Nukleosid-Analogon, das alleine verabreicht wird, entwickeln HI-Viren schnell Resistenzen.

- **Nukleosid-Analoga** ähneln normalen DNA-Bausteinen; sobald sie jedoch durch die viruseigene reverse Transkriptase in den neu entstehenden Strang der HIV-DNA eingebaut werden, kommt es zum Kettenabbruch. Sie hemmen die reverse Transkriptase also indirekt.
  **Beispiel:** 3'-Azido-3'-Desoxythymidin (AZT; Azidothymidin; Zidovudin) wird in der Zelle analog zu Thymidin zum Triphosphat phosphoryliert. Die 3'- Hydroxylgruppe des AZT ist jedoch durch eine N3- Azido-Gruppe ersetzt. Dadurch ist nach Einbau in die DNA-Kette keine weitere Diesterbindung am 3'-Ende des AZT möglich.
- **Protease-Inhibitoren** greifen an späterer Stelle in den Replikationszyklus des HI-Virusgens ein. Sie blockieren das aktive Zentrum des HIV-Enzyms „Protease", das für das korrekte Bearbeiten der unreifen viralen Proteine zuständig ist.

# 5.5 Veränderungen des genetischen Materials

Das genetische Material kann durch verschiedene Einflüsse und Prozesse verändert werden, z. B.
- physikalische Faktoren
- chemische Faktoren
- virale Faktoren.

## 5.5.1 Transformation

Als Transformation wird die Übertragung von genetischem Material von einer auf eine andere Zelle bezeichnet (**DNA-Rekombination** zwischen der aufgenommenen und der Wirts-DNA). Besonders bei Bakterien findet diese Form der genetischen Veränderung sehr häufig statt.

Als **Folge** einer Transformation können Eigenschaften der „Spenderzelle" bei der „Empfängerzelle" neu auftreten, z. B. erhöhte Virulenz oder Resistenz gegen Antibiotika. Transformation ist auch bei Pflanzen, Tieren und menschlichen Zellen möglich.

Durch Transformationsexperimente an Pneumokokkenstämmen konnte der Beweis erbracht werden, dass DNA das genetische Material darstellt (*F. Griffith 1928; O. Avery 1944*).

## 5.5.2 Transduktion

Transduktion ist die Übertragung von DNA zwischen zwei Bakterienzellen durch transduzierende Bakteriophagen.

Bei der Bildung neuer Virionen wird die Phagen-DNA gelegentlich ungenau aus dem Wirtsgenom ausgeschnitten, so dass ein Stück der Wirtszell-DNA mit in den Phagen verpackt wird. Infizieren die Phagen nun andere Zellen, kann das DNA-Stück aus dem alten Wirt mit dem Phagengenom in das Genom der neuen Wirtszelle eingebaut werden.

Experimentell ist über Phagen auch eine Transduktion zwischen bakteriellen und menschlichen Zellen durchführbar (Möglichkeit der Genreparatur?).

 Achten Sie darauf, die Begriffe Transformation und Transduktion nicht miteinander zu verwechseln.

## 5.5.3 Mutation

Als Mutation bezeichnet man eine Veränderung des genetischen Materials, die weitervererbt werden kann. Mutationen können spontan auftreten oder durch äußere Einflüsse (Noxen) bedingt sein. Verschiedene chemische und physikalische Faktoren können eine Mutation verursachen.
- **Chemische Einflüsse**
  - Colchizin (Spindelgift)
  - analoge Basen (z. B. 5-Bromuracil)
  - Senfgas (N-Lost) u.v.a.
- **Physikalische Einflüsse**
  - UV-Strahlen,
  - Radioaktive Strahlen (α-, β-, γ-Strahlen).

Man unterscheidet zwischen Chromosomen- und Genmutationen.

## Chromosomenmutationen

Zu einer Chromosomenmutation kommt es, wenn eine Mutation ein größeres Segment des Chromosoms betrifft, was eine Veränderung der Struktur dieses Chromosoms nach sich zieht.

Dem strukturellen Umbau gehen dabei Brüche des Chromosoms voraus, die meist in den repetitiven Sequenzen liegen. 70 % aller Chromosomenbrüche „heilen" unbemerkt und bleiben folgenlos.

Häufige Bruchereignisse sind z. B.
- die **Deletion** (Defizienz) mit Verlust des Bruchstückes und Chromosomenkürzung
- die **Inversion**, bei welcher das Bruchstück um 180° verdreht wieder eingebaut wird
- die **Translokation**, die einen Austausch von Bruchstücken zwischen zwei Chromosomen bezeichnet und als Spezialfall dieser
- die **Duplikation**, bei welcher ein Bruchstück im homologen Partnerchromosom eingesetzt wird und dort dann doppelt vertreten ist.

## Genmutationen (Punktmutationen)

Als Genmutation wird eine Veränderung der DNA-Basensequenz an einer eng umschriebenen Stelle bezeichnet.

In der Basensequenz der DNA kann dabei sowohl eine Base fehlen, als auch eine andere Base eingebaut werden:
- Wird lediglich eine Base ausgetauscht, entsteht ein anderes Triplett, was bei der Proteinsynthese ggf. zum *Einbau einer anderen Aminosäure führt*.
- Eine fehlende (oder zusätzliche) Base verschiebt dagegen das Leseraster, so dass *alle folgenden Tripletts verändert* sind.

Genmutationen können völlig harmlos sein, aber auch sehr schwerwiegende Folgen haben. Wird z. B. *im aktiven Zentrum eines Enzyms eine Aminosäure verändert*, kann dies zu Veränderungen in der Substrataffinität aber auch zum völligen Funktionsverlust des Enzyms führen. Viele Enzymdefekte, z. B. Phenylketonurie und Sichelzellanämie, haben eine solche Ursache. Es kommt – wenn alternative Stoffwechselwege nicht verfügbar sind – zu einer

Substratanhäufung *vor* und zu einem Substratmangel *hinter* dem Enzymdefekt.

*Mutationen in Regulatorgenen* können ebenfalls erhebliche Konsequenzen haben.

## 5.5.4 DNA-Reparatur

 Die DNA-Reparatur ist ein ständig in unserem Körper ablaufender Mechanismus und es hat schwerwiegende Konsequenzen, wenn dieser nicht mehr funktioniert. Daher werden zu diesem Thema gerade in mündlichen Prüfungen vermehrt Fragen gestellt. Sie müssen in der Lage sein, den ablaufenden Mechanismus vollständig zu erklären.

Wird die DNA z. B. durch ionisierende Strahlung geschädigt, kann sie in vielen Fällen durch zelleigene Reparaturenzyme repariert werden. Bsp.: Exzision eines durch UV-Strahlung gebildeten Pyrimidindimers.

Voraussetzung für die DNA-Reparatur ist, dass ein DNA-Strang intakt ist.

Der Mechanismus der DNA-Reparatur (**Exzisionsreparatur**) verläuft folgendermaßen:
- Ein Enzymkomplex erkennt die durch die Basenveränderung, z. B. Dimerbildung, verursachte „Verzerrung".
- Durch eine *Endonuklease* wird der DNA-Strang an dieser Stelle gespalten und der defekte Teil durch eine Exonuklease (Exinuklease) entfernt.
- Die *DNA-Polymerase I* füllt, unter Verwendung des intakten DNA-Stranges als Matrize, die entstandene Lücke wieder auf. Anschließend verbindet die *DNA-Ligase* die offenen DNA-Stränge.

Eine **alternative** Reparaturmöglichkeit besteht, zumindest bei einem Schaden, der zur Bildung von Pyrimidindimeren geführt hat, in der *photochemischen Spaltung*. Ein photoreaktives Enzym (DNA-Photolyase) bindet dabei an die gestörte DNA-Region (Dimer) und spaltet sie. Dieser Prozess wird durch ein Photon aktiviert.

# 5.6 Wachstum

## 5.6.1 Geregeltes Zellwachstum

Für ein geregeltes Wachstum sind spezifische Induktions- und Hemmsubstanzen erforderlich, die im Laufe der Entwicklungsphase bestimmte DNA-Abschnitte aktivieren oder deaktivieren. Die in der $G_0$-Phase ruhende, sich nicht teilende Zelle kann unter dem Einfluss von **Wachstumsfaktoren** wieder in den Zellzyklus eintreten und sich vermehren. Die genaue Struktur dieser Substanzen ist nur in einzelnen Fällen bekannt, wird derzeit jedoch intensiv untersucht.

### Beispiele für Wachstumsfaktoren

Das Wachstumshormon, der Nervenwachstumsfaktor (NGF), der Epidermiswachstumsfaktor (EGF) und bei Insekten z.B. das Ecdyson, das die Entwicklung von der Raupe zur Puppe bewirkt.

Wachstumsfaktoren sind meist **Hormone** oder **hormonähnliche Substanzen** (Proteine), die die Genaktivität in bestimmten DNA-Abschnitten aktivieren und dadurch Zellwachstum und Zelldifferenzierung bewirken.

Die **Wirkun**g von Wachstumsfaktoren wird häufig durch Membranrezeptoren vermittelt, die eine Tyrosin-Kinase-Aktivität besitzen. An intrazellulären Zielproteinen werden dadurch Phosphorylierungen ausgelöst, wodurch diese Zielproteine genregulatorische Funktionen erhalten.

Andere Substanzen bewirken gerade das Gegenteil der Wachstumsfaktoren, nämlich den **Stillstand des Wachstums** (z.B. wenn die vorgegebene Organform und -größe erreicht ist). Auch bei diesen Stoffen, den zellspezifischen Hemmstoffen mit antiproliferativer Wirkung (sog. **Chalone**) steht die Forschung noch am Anfang. Antiproliferative Wirkung konnte z.B. für Heparin, Heparansulfat und c-Interferon nachgewiesen werden.

## 5.6.2 Malignes Wachstum

Malignes Wachstum („**Krebs**") ist autonomes Wachstum, wobei sich das wachsende Gewebe nicht an den genetisch vorgegebenen Bauplan hält. Die Zellen sind unscharf begrenzt und zerstö-

ren durch ihr *infiltrierendes Wachstum* ortsständiges Gewebe. Es kommt zum Einwachsen in benachbartes Gewebe und Organe, auch in Blut- und Lymphgefäße. Eine weitere Eigenschaft maligner Gewebe ist die *lymphogene oder hämatogene Streuung* mit Bildung von Gewebeabsiedlungen (**Fernmetastasen**).

Bei den bösartigen Neubildungen unterscheidet man:
- Mesodermale Neubildungen (**Sarkome**)
- Ektodermale oder entodermale Neubildungen (**Karzinome**).

Es gilt als sicher, dass maligne Zellen auch unter normalen Bedingungen entstehen, jedoch von einem intakten Immunsystem erkannt und vernichtet *werden*.

Tumoren können also sowohl durch ein *defektes Immunsystem* als auch durch die *Fähigkeit von Tumorzellen, sich dem Angriff des Immunsystems zu entziehen*, entstehen.

Einige Viren (DNA- und RNA-Viren) können ihre Wirtszelle durch Integration ihres Genoms in eine maligne Tumorzelle umwandeln (**maligne Transformation**). Man nennt diese Viren **onkogene Viren**, die krebserzeugenden Gene **Onkogene**. (Diese Eigenschaft bestimmter Viren wurde von *Peyton Rous* an einem bei Vögeln auftretenden virusinduzierten Tumor entdeckt. Das Virus wurde als Rous-Sarkom-Virus bezeichnet.)

Diese viralen Onkogene (**v-Onkogene**) leiten sich mit größter Wahrscheinlichkeit von den zellulären **c-Onkogenen (Protoonkogenen)** ab. C-Onkogene kommen in jeder normalen Zellen vor und sind den v-Onkogenen sehr ähnlich (c-Onkogene sind von Introns unterbrochen, v-Onkogene kontinuierlich).

C-Onkogene sind normalerweise an der Regulation von Wachstumsprozessen und der Zelldifferenzierung beteiligt.

Vermutlich haben Viren durch Transduktionsvorgänge zelluläre c-Onkogene in ihr Genom integriert und in v-Onkogene umgewandelt.

Bei den Genprodukten der Onkogene unterscheidet man fünf verschiedene Klassen. Alle Genprodukte haben eine Schlüsselfunktion in der zellulären Wachstumskontrolle. Für alle maligne transformierten Zellen ist eine vermehrte Produktion dieser Proteine charakteristisch:

- **Tyrosin-Kinasen:** Sind an der Signalvermittlung von Wachstumsfaktoren beteiligt. Bsp.: src-Protein des Rous-Sarkom-Virus.
- **Wachstumsfaktoren:** Einige Genprodukte von Onkogenen sind Wachstumsfaktoren sehr ähnlich.
- **Wachstumsfaktorrezeptoren:** Durch vermehrte Expression eines Wachstumsfaktorrezeptors kann eine maligne Transformation erfolgen.
- **Proteine, die GDP oder GTP binden:** Guanylnukleotidbindende Proteine spielen vermutlich eine Rolle bei der intrazellulären Wirkungsvermittlung von Wachstumsfaktoren.
- **Kernproteine:** Sind bei der Regulation der Genaktivität beteiligt.

Eine normale Zelle kann sich auf verschiedene Weise in eine Tumorzelle (**maligne Transformation**) umwandeln:

- **Virusinfektion:** Die Integration eines v-Onkogens verursacht hier die maligne Transformation. Ob das v-Onkogen selbst oder eine vermehrte Expression eines c-Onkogens (aufgrund veränderter Promotorenaktivität durch das v-Onkogen) den transformierenden Effekt bewirkt, ist letztlich nicht geklärt.
- **Punktmutation:** Durch Punktmutation innerhalb eines c-Onkogens kann dieses vom Proto-Onkogen zum echten Onkogen werden.
- **Genamplifikation:** Bei der Genamplifikation kommt es zu einer vielfachen Vermehrung des c-Onkogens und letztlich zur malignen Transformation der Zelle.

**Genumlagerung:** Durch Genumlagerung innerhalb verschiedener Chromosomen kann die Aktivität von c-Onkogenen deutlich verändert sein, so dass eine maligne Transformation folgt.

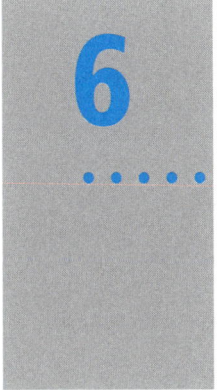

# 6 Kohlenhydrate

## 6.1 Struktur und Eigenschaften

Kohlenhydrate sind eine weitverbreitete Stoffklasse und für die meisten Zellen ein leicht verwertbares Substrat zur Energielieferung. Aus diesen Gründen sind sie für den Menschen der wichtigste Nahrungsbestandteil. Im Stoffwechsel können viele Kohlenhydrate ineinander umgewandelt werden und sind Vorstufen für die Synthese zahlreicher Stoffe.

### Definition

Kohlenhydrate enthalten Kohlenstoff und $H_2O$ im Verhältnis 1:1 ($C_n(H_2O)_n$, → Namensgebung). Alle Kohlenhydrate sind Aldehyd- oder Ketonabkömmlinge höherer Alkohole (Polyalkohole, d.h. Alkohole mit vielen OH-Gruppen). Sie kommen sowohl als Monomere als auch als Oligo- oder Polymere vor.

 Im folgenden Teil werden Sie auf einige Bindungstypen und Reaktionen stoßen, die Sie aus der Chemie schon längst kennen sollten. Wenn Ihnen einige davon aber nicht mehr geläufig sind, schlagen Sie diese zuerst in einem Chemielehrbuch nach. Dadurch erleichtern Sie sich das Lernen erheblich.

### 6.1.1 Einteilung der Kohlenhydrate !!

#### Monosaccharide

Monosaccharide sind durch Säurehydrolyse nicht mehr spaltbar und somit die kleinsten Einheiten der Kohlenhydrate. Sie werden nach verschiedenen Kriterien eingeteilt:

- Nach der **Carbonylgruppe**
  - Aldehydzucker (Aldosen)
  - Ketonzucker (Ketosen).
- Nach der **Zahl der C-Atome**
  - Triosen (3)
  - Tetrosen (4)
  - Pentosen (5)
  - Hexosen (6)
  - Heptosen (7) usw.
- Nach **Art des Ringschlusses**
  - Fünfring: Furanose
  - Sechsring: Pyranose.

### Ringbildung bei der D-Ribose

Die Aldehydgruppe der D-Ribose kann entweder mit der OH-Gruppe am $C_5$-Atom oder am $C_4$-Atom ein intramolekulares Halbacetal ausbilden (☞ Chemie). Entsprechend entsteht eine Pyranose bzw. Furanose. Durch die intramolekulare Halbacetalbildung entsteht ein Ring, der ein O-Atom enthält (Abb. 6.1).

Einige Beispiele zeigt die Tabelle 6.1.

### Struktur wichtiger Hexosen

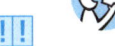 Sie können sich die Stellung der OH-Gruppen leichter merken, wenn man eine nach rechts zeigende OH-Gruppe (nach Ringschluss nach unten) mit der Silbe „ta" und eine nach links zeigende (nach Ringschluss nach oben) mit der Silbe „tü" bezeichnen (Abb. 6.2). ▶ Beachten Sie, dass beim Ringschluss einer Hexose die OH-Gruppe am $C_5$-Atom „verloren" geht. Es verbleiben nur noch die OH-Gruppen an $C_2$-$C_4$ (z. B. Ring-Glucose „ta", „tü", „ta"). ◀

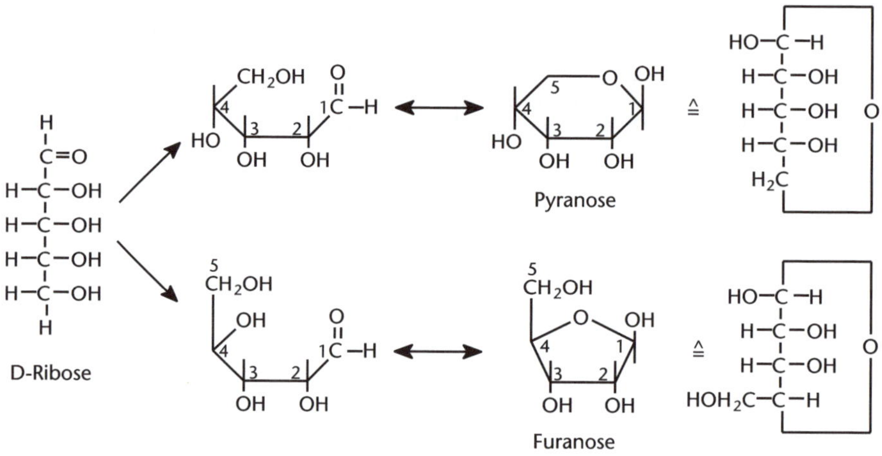

**Abb. 6.1:** Ringbildung bei der D-Ribose. Es entsteht eine Pyranose oder eine Furanose.

| Tab. 6.1: Wichtige Monosaccharide. | | | |
|---|---|---|---|
| **Typ** | **Anzahl C-Atome** | **Aldosen (Abk.)** | **Ketosen (Abk.)** |
| Triosen | 3 | D-Glycerinaldehyd (-) | Dihydroxyaceton (-) |
| Tetrosen | 4 | D-Erythrose (-) | D-Erythrulose (-) |
| Pentosen | 5 | D-Ribose (Rib)<br>D-Desoxyribose (d-Rib)<br>D-Xylose (-) | D-Ribulose<br>D-Xylulose (-) |
| Hexosen | 6 | D-Glucose (Glc)<br>Galaktose (Gal)<br>Mannose (Man)<br>D-Glucosamin (GlcN)<br>N-Acetyl-D-Glucosamin (Glc-N-Ac)<br>D-Galaktosamin (Gal-N)<br>N-Acetyl-D-Galaktosamin (Gal-N-Ac)<br>D-Glucuronsäure (Glc-U-A) | D-Fructose (Fru) |
| Heptosen | 7 | | Sedoheptulose |
| Nonosen | 9 | | D-N-Acetylneuraminsäure (NANA) |

Da die $C_1$-Aldehydgruppe frei drehbar ist, kann z.B. die Glucose auf zweierlei Weisen ein intramolekulares Halbacetal bilden, wobei zwei verschiedene Ringe entstehen (Anomere): entweder steht die Halbacetal-OH-Gruppe ($C_1$) oben (β-Form) oder unten (α-Form) (Abb. 6.3). α- und β-Form können ineinander übergehen (**Mutarotation**). Sie spielen eine wichtige Rolle bei der Verknüpfung zu Disacchariden (☞ unten).

## Disaccharide

Ein Disaccharid entsteht durch Ausbildung einer *Glykosidbindung* zwischen **zwei Monosacchariden**.

Eine Glykosidbindung wird zwischen der Hydroxylgruppe eines Halbacetals und einer zweiten OH-Gruppe (z.B. die eines zweiten Zuckers → Disaccharid) unter Wasserabspaltung geknüpft. Dabei entsteht ein **Glykosid**.

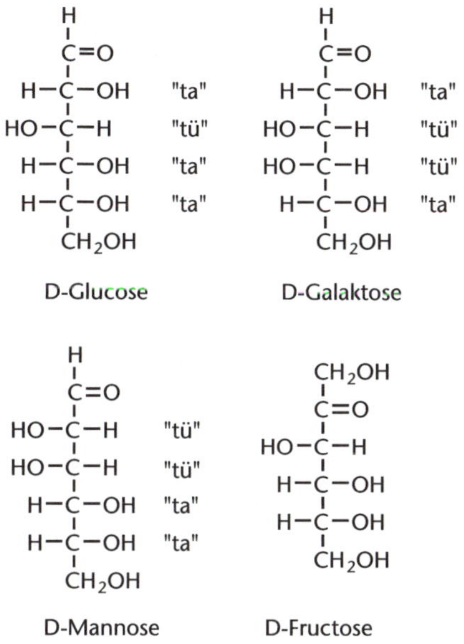

D-Glucose

D-Galaktose

D-Mannose

D-Fructose

**Abb. 6.2:** Strukturformeln wichtiger Hexosen.

Abhängig von der Konfiguration der halbacetalischen OH-Gruppe des *ersten* Zuckers entstehen zwei verschiedene Glykosidbindungen (Abb. 6.4):

- α-glykosidische Bindung
- β-glykosidische Bindung.

 Anhand der Zahlen in den Klammern können Sie erkennen, zwischen welchen C-Atomen die Bindung geknüpft wurde.

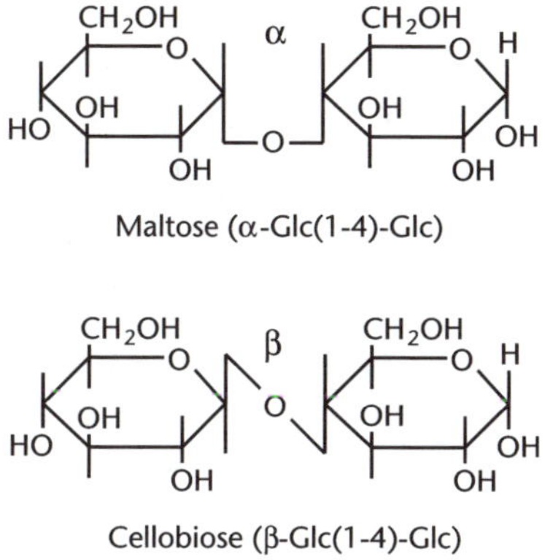

Maltose (α-Glc(1-4)-Glc)

Cellobiose (β-Glc(1-4)-Glc)

**Abb. 6.4:** Beispiele für eine α- (Maltose) und eine β-glykosidische Bindung (Cellobiose).

Die Glykosidbindung (*O*-glykosidisch) kann auch mit OH-Gruppen anderer Verbindungen gebildet werden:

- mit Säuren ($H_2SO_4$, $H_3PO_4$) → z. B. sulfatierte Zucker
- mit OH-Gruppen von AS → z. B. Glykoproteine.

Auch eine Glykosidbindung mit NH-Gruppen ist möglich. Diese wird als *N*-glykosidisch bezeichnet. In fast allen vorkommenden Biomolekülen hat die N-glykosidische Bindung β-Konfiguration. Beispiele: Aminozucker, Verbindungen mit Basen in den Nukleinsäuren.

**6**

| Tab. 6.2: Wichtige Disaccharide. | | |
|---|---|---|
| **Name** | **Bindung** | **Bedeutung** |
| Maltose | α-Glc (1−4) Glc | Entsteht als Zwischenprodukt beim Stärke- und Glykogenabbau |
| Isomaltose | α-Glc (1−6) Glc | ☞ oben |
| ▶ Saccharose (Rohrzucker) | α-Glc (1−2) β-Fru | Kann vom Menschen bei parenteraler Zufuhr (Infusion) nicht gespalten werden ◀ |
| Lactose (Milchzucker) | β-Gal (1−4) Glc | Wichtiger Bestandteil der Milch |

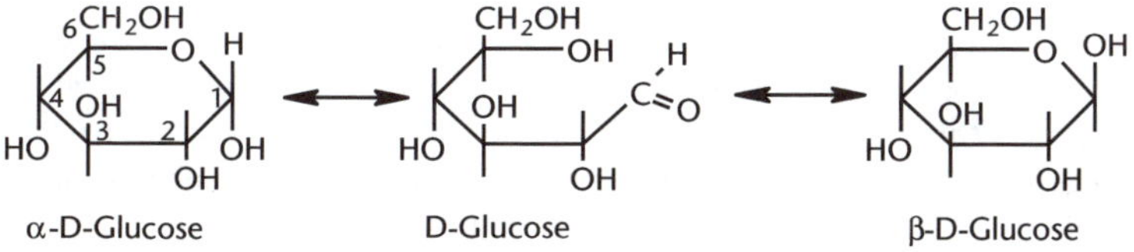

α-D-Glucose

D-Glucose

β-D-Glucose

**Abb. 6.3:** α- und β-Form der D-Glucose.

**Tab. 6.3: Wichtige Homoglykane (Die monomere Einheit ist bei allen D-Glucose!).**

| Name | Verknüpfung | Bedeutung |
|------|-------------|-----------|
| ▶ Glykogen | α(1−4), α(1−6) | Reservekohlenhydrat z. B. in der Leber |
| Amylopektin | α(1−4), α(1−6) | Stärke besteht zu 80 % aus Amylopektin und zu 20 % aus Amylose ◀ |
| Amylose | α(1−4) | |
| Dextran | α(1−3), α(1−4), α(1−6) | Plasmaersatzmittel (Plasmaexpander) |
| Cellulose | β(1−4)!! | Stütz- und Gerüstsubstanz von Pflanzen, beim Menschen Ballaststoff der Nahrung |

## Oligosaccharide

Oligosaccharide entstehen durch glykosidische Verknüpfung von **drei bis zehn Monosaccharideinheiten**. Sie spielen eine wichtige Rolle als Teil von Antigenstrukturen (☞ Blutgruppenantigene). In der Praxis wird die Unterscheidung zwischen Oligo- und Polysacchariden aber recht willkürlich getroffen.

## Polysaccharide

Polysaccharide entstehen, wenn **mehr als zehn Monosaccharideinheiten** miteinander verknüpft werden. Sie erhalten die Endung *-an*.

Polysaccharide werden als **Homoglykane** bezeichnet, wenn sie nur eine Monosaccharidart enthalten (z. B. nur Glucose). Bestehen sie aus verschiedenen Monosaccharidarten, werden sie **Heteroglykane** genannt.

## 6.1.2 Funktion der Kohlenhydrate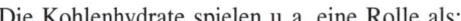

Die Kohlenhydrate spielen u. a. eine Rolle als:
● Brennstoff
● Baustein des Binde- und Stützgewebes sowie verschiedener Fette.

## Brennstoff

Die Lieferung von Energie ist die wichtigste Funktion der Kohlenhydrate. Glucose ist z. B. als Energielieferant für Erythrozyten und die Zellen des Zentralnervensystems unbedingt erforderlich und wird von ihnen insulinunabhängig verwertet. In der Muskulatur kann Glucose bei plötzlichem Energiebedarf über die anaerobe Glykolyse (☞ unten) schnell energiereiche Verbindungen bereitstellen.

Depotformen der Kohlenhydrate sind:
● ▶ **Glykogen**
  – Reservekohlenhydrat der Menschen und Tiere
  – entspricht in der Struktur einem Amylopektinmolekül (☞ unten), das jedoch stärker verzweigt ist
  – Molgewicht: ca. $10^6$–$10^7$ Dalton
  – kommt vor allem in der Leber (bis 10 % des Gewichtes) und im Muskel (bis 1 % des Gewichtes) vor. ◀
● **Stärke**
  – Reservekohlenhydrat der Pflanzen.
  – Besteht zu *80 % aus Amylopektin:* α-1−4- und α-1−6-glykosidisch verknüpfte Glucose; sehr großes, reich verzweigtes Molekül und zu *20 % aus Amylose:* schraubenförmiges Molekül aus 200−300 α-1−4-glykosidisch verknüpften Glucosemonomeren.
  – Molgewicht: ca. $10^6$ Dalton.

## Baustein

Polysaccharide kann man in Homoglykane und Heteroglykane einteilen (☞ oben). Beide bestehen ausschließlich aus Kohlenhydratbausteinen.

Das *Homoglykan* Cellulose (β-1−4-glykosidisch verknüpfte Glucose) spielt bei Pflanzen eine große Rolle. Da der Mensch β-1−4-glykosidische Bindungen nicht spalten kann (Ausnahme: Disaccharid Lactose), ist Cellulose für ihn ein Ballaststoff.

*Heteroglykane* sind als Bausteine von Mucopolysacchariden, Proteoglykanen und Glykoproteinen von Bedeutung.

## Mucopolysaccharide

▶ Die sauren Mucopolysaccharide (Syn.: Glykosaminoglykane) bestehen aus Disaccharideinheiten, die 1–4-glykosidisch zu linearen Makromolekülen verbunden sind. Die Disaccharideinheiten bestehen aus Glucuronsäureresten und Aminozuckern, die 1–3-glykosidisch verbunden sind. Die Einheiten können *sulfatiert* oder *acetyliert* sein. Durch die Uronsäure (Glucuronsäure) und die Schwefelsäurereste in Esterbindung sind Mucopolysaccharide stark sauer. ◀

Achten Sie darauf, die *Glucuronsäure* nicht mit der *Gluconsäure* zu verwechseln. Die Glucuronsäure ist am $C_6$-Atom oxidiert, der Ring ist geschlossen (Eselsbrücke: Glu „zu" ron-säure). Die Gluconsäure ist am $C_1$-Atom oxidiert und der Ring ist geöffnet (Abb. 6.5).

## Beispiele für Disaccharideinheiten von Mucopolysacchariden

- **Hyaluronsäure** (Abb. 6.6) als Bestandteil von:
  – Bindegewebsgrundsubstanz
  – Synovialflüssigkeit

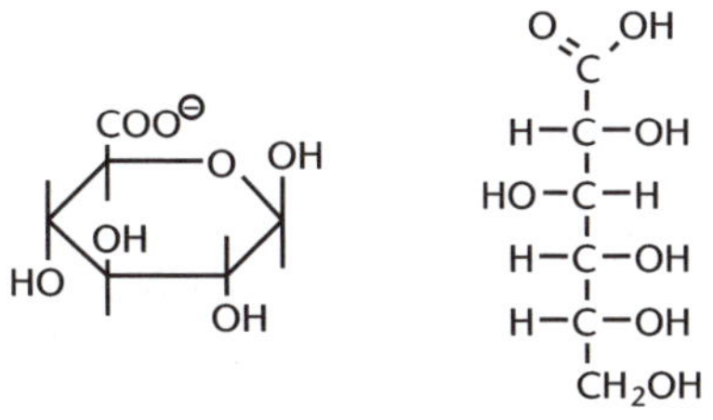

**Abb. 6.5:** Glucuronsäure (links) und Gluconsäure (rechts)

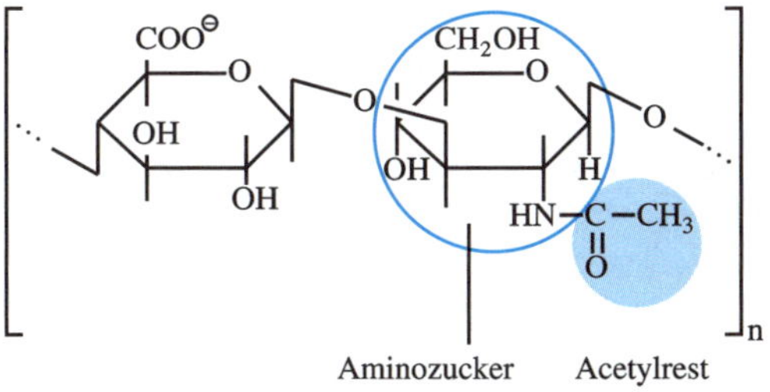

**Abb. 6.6:** Hyaluronsäure (Glucuronsäure-*β*-1-3-N-Acetyl-Glucosamin)

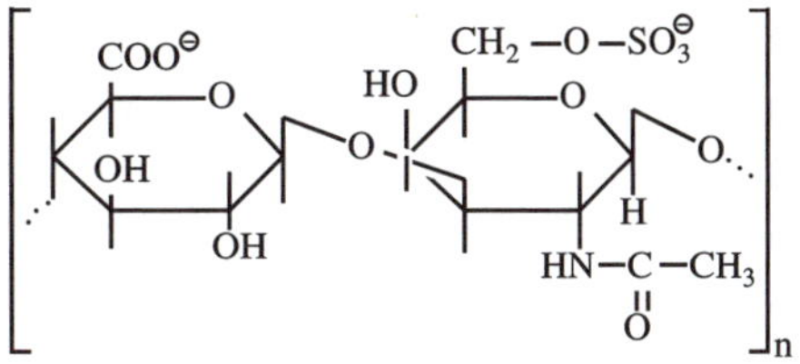

**Abb. 6.7:** Chondroitinsulfat C (Glucuronsäure-N-Acetyl-Sulfo-Galaktosamin)

- Glaskörper des Auges
- Haut
- Knorpel.
- **Hyaluronidasen** können Hyaluronsäure oder Chondroitinsulfat C relativ rasch spalten. Durch diese depolymerisierende Wirkung können Fremdsubstanzen und Bakterien leicht in Gewebe eindringen (Auflösung der Kittsubstanz → Hyaluronidase als „Spreading Factor").
- **Chondroitinsulfat C** (Chondroitin-6-sulfat, Abb. 6.7) als Bestandteil von:
  – Bindegewebe
  – Knochen
  – Hornhaut.
- **Keratansulfat** (D-Galaktose-N-Acetyl-Glucosamin-6-sulfat)$_n$ als Bestandteil von:
  – Cornea
  – Knorpel
  – Disci.

## Proteoglykane

Werden Mucopolysaccharide im Gewebe kovalent über Serin bzw. Threonin an Proteine geknüpft, entstehen Proteoglykane. Diese Makromoleküle enthalten einen großen Glykan- (= Polysaccharid-) Anteil (80–94 %) und einen kleinen Proteinanteil (6–20 %).

Proteoglykane sind am Aufbau der extrazellulären Bindegewebsmatrix beteiligt und besitzen ein hohes Wasserbindungsvermögen. Bei Glykoproteinen ist dies genau umgekehrt.

## Glykoproteine

Glykoproteine spielen als „Erkennungsmoleküle" auf der äußeren Zellmembran eine Rolle (☞ Kap. 12.4.3). Sie bestehen zum größten Teil aus Protein (Abb. 6.8). Der Kohlenhydratanteil liegt in Form von Oligosaccharidketten vor und ist

**6**

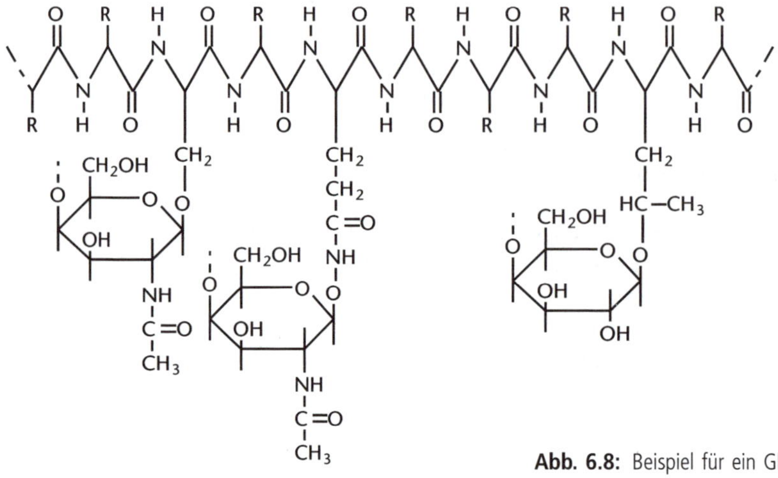

**Abb. 6.8:** Beispiel für ein Glykoprotein.

mit der Proteinkette über O-glykosidische Bindungen vor allem an Serin und Threonin, aber auch dolicholabhängig über N-glykosidische Bindungen an die Amidgruppe von Asparagin gebunden (Dolichole sind Polyprenole, die für die Durchschleusung von Zuckern durch Lipidmembranen von Bedeutung sind).

Folgende Zucker sind Bestandteile der Glykoproteine:

- N-Acetyl-D-Glucosamin
- D-Galaktosamin
- Glucose
- Galaktose
- Mannose
- Fructose
- Fucose.

**Glykolipide**

Die Glykolipide gehören in die Gruppe der Sphingolipide, die den Aminoalkohol Sphingosin enthalten, z. B.

- Cerebroside
- Sulfatide
- Ganglioside.

An die endständige (terminale) OH-Gruppe des Ceramids (= Sphingosin + Fettsäure) ist der Zuckerrest glykosidisch gebunden, ☞ Kap. 7.1.2.

## 6.1.3 Nachweismethoden

Mono- und Disaccharide werden mit anderen Methoden nachgewiesen als Oligo- und Polysaccharide.

### Mono- und Disaccharide

Zum Nachweis von Mono- und Disacchariden gibt es drei verschiedene Methoden:

**Reduktionsproben**

**Reaktionsprinzip**

Oxidation der Aldehydgruppe.

Alle Monosaccharide und 1–4-glykosidisch verknüpfte Disaccharide können andere Substanzen reduzieren. Dabei wird die Aldehydgruppe der Zucker oxidiert.

Da die reduzierende Wirkung an das Vorhandensein einer freien Aldehydgruppe gebunden ist, lassen sich Disaccharide mit 1–1-glykosidischer Bindung nicht nachweisen.

 Beachten Sie, dass auch Ketosen (z. B. Fructose) als Oxidationsmittel wirken können, da sie in wässriger Lösung mit ihren Aldosen im Gleichgewicht stehen. Falls Ihnen der Reaktionsmechanismus dieser Reaktion nicht mehr geläufig ist, schlagen Sie ihn nochmals in einem Chemielehrbuch nach.

## Methode

Das Monosaccharid wird mit einer alkalischen $Cu^{2+}$- bzw. $Bi^{3+}$-Lösung versetzt. Es bilden sich farbige $Cu^+$- bzw. $Bi^{2+}$-Lösungen.
- $Cu^{2+}$-Lösung: z.B. nach Fehling, Trommer u.a.
- $Bi^{3+}$-Lösung: z.B. nach Nylander.

## Spezifität

Diese Methode ist für Zucker unspezifisch, da mit ihr viele organische, oxidierbare Gruppen nachweisbar sind.

## Farbreaktionen

### Reaktionsprinzip

Bildung einer Farbverbindung.

### Methoden

- 1. Zucker und Säure:
  - Zucker + konz. $H_2SO_4 \rightarrow$ Furanderivate + $H_2O$
  - Die Furanderivate ergeben mit phenolischen Verbindungen (z.B. α-Naphtol, Orcin usw.) farbige Kondensationsprodukte, die gemessen werden können.
- 2. Glucoseoxidase
  - Die Glucoseoxidase, ein aus Pilzen isolierbares Flavoprotein, dehydriert Glucose zum

Gluconolakton (Dehydrierung der Halbacetalgruppe, Abb. 6.9). Molekularer Sauerstoff dient dabei als Wasserstoffakzeptor und wird zu $H_2O_2$ reduziert.
- Das entstandene $H_2O_2$ bildet mit Leukofarbstoffen (z.B. Benzidin) einen rot-braunen Farbstoff.

Diese Methode wird auch für Glucose-Schnelltests (Stäbchentest) verwendet. Gluconolakton hydrolysiert leicht zu Gluconsäure.

### Spezifität

- Gruppenspezifisch für Pentosen und Hexosen, da verschiedene Farbverbindungen entstehen.
- Durch Farbintensität quantifizierbar.

## Optisch enzymatischer Test

### Reaktionsprinzip

Der Zucker wird enzymatisch phosphoryliert und oxidiert. Dabei liegen die Enzyme und zusätzlich $NADP^+$ **im Überschuss** vor. Das ist unbedingt notwendig, damit der einzig limitierende Faktor für die ablaufende Reaktion der Zucker ist. Bei der Oxidation des Zuckers entsteht $NADPH+H^+$ (Abb. 6.10). Dieses hat bei einer Wellenlänge von $\lambda = 340$ nm ein zusätzliches Absorptionsma-

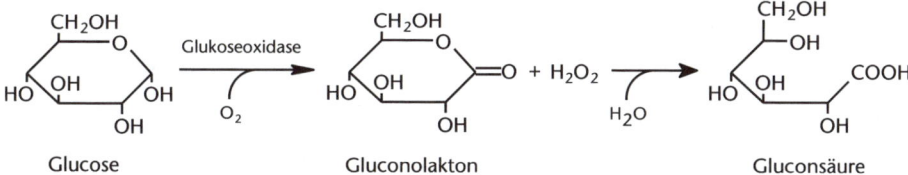

**Abb. 6.9:** Reaktion der Glucoseoxidase.

## Methode

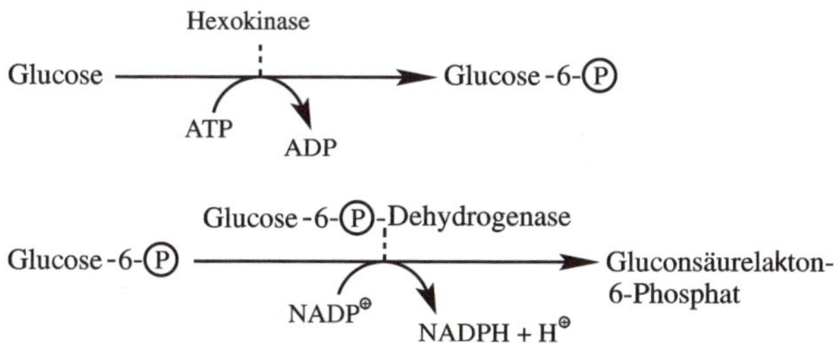

Glucose $\xrightarrow[\text{ATP}\quad\text{ADP}]{\text{Hexokinase}}$ Glucose-6-Ⓟ

Glucose-6-Ⓟ $\xrightarrow[\text{NADP}^{\oplus}\quad\text{NADPH} + \text{H}^{\oplus}]{\text{Glucose-6-Ⓟ-Dehydrogenase}}$ Gluconsäurelakton-6-Phosphat

**Abb. 6.10:** Optisch enzymatischer Test zur Bestimmung der Glucosekonzentration.

ximum und kann so von NADP$^+$ bei einer photometrischen Messung unterschieden werden. Die Menge des entstandenen NADPH+H$^+$ ist somit ein Maß für die ursprünglich vorhandene Glucosemenge.

### Spezifität

Diese Testmethode erlaubt eine sehr genaue Bestimmung von verschiedenen Zuckern, wenn die entsprechenden Enzyme eingesetzt werden. Die Menge des entstandenen NADPH+H$^+$ ist exakt proportional zur Zuckerkonzentration.

Bestimmungsmethoden, die auf den reduzierenden Eigenschaften der Zucker beruhen, sind durch andere Reduktionsmittel (z. B. Ascorbinsäure!!!) sehr störanfällig.

### Oligo- und Polysaccharide

**Jodprobe (qualitativer Nachweis)**
Stärke und Glykogen können qualitativ mit der Jodprobe nachgewiesen werden:

Stärke + Jod → Blaufärbung

Glykogen + Jod → Braunfärbung

**Quantitativer Nachweis**
Für den quantitativen Nachweis von Oligo- und Polysacchariden ist die Zerlegung in Monosaccharide nötig, die dann nach einer geeigneten Methode (☞ oben) quantitativ bestimmt werden.

### 6.1.4 Umwandlung der Kohlenhydrate

#### Umwandlung in Fettsäuren

Die Umwandlung von Kohlenhydraten in Fettsäuren ist quantitativ die wichtigste Umwandlungsform. Der Mensch kann Kohlenhydrate in unbegrenzter (!) Menge aufnehmen (kein Resorptionsmaximum für KH). Da die Speicherung als Glykogen in Leber und Muskel begrenzt ist, wird bei Kohlenhydratüberschuss der größte Teil in Fettsäuren umgewandelt und in Form von Triacylglycerinen gespeichert ("Zucker macht dick").

Der Umbau zu Fettsäuren erfolgt über die Glykolyse (☞ unten), bei der Pyruvat entsteht, das seinerseits durch die Pyruvat-Dehydrogenase-Reaktion (☞ Kap. 6.2.3) in Acetyl-CoA umgewandelt wird. Acetyl-CoA ist der Ausgangsstoff für die Fettsäuresynthese.

Die Rückbildung von Kohlenhydraten aus Fetten ist *nicht* möglich!!! Der Grund hierfür ist die Irreversibilität aller oxidativer Decarboxylierungen (hier: der Pyruvat-Dehydrogenase-Reaktion).

#### Umwandlung in Aminosäuren

Kohlenhydrate können dort in AS umgewandelt werden, wo im Kohlenhydratabbau α-Ketosäuren gebildet werden (☞ Kap. 6.2 und 8.1). Die Umwandlung erfolgt durch Transaminierung (☞ Kap. 4.1.2), z. B.:

- Pyruvat $\xleftarrow{\text{GPT}}$ Alanin

- Oxalacetat $\xleftarrow{\text{GOT}}$ Aspartat

- α-Ketoglutarat $\xleftarrow{\text{GPT, GOT}}$ Glutamat.

Auf diese Weise können nicht-essentielle Aminosäuren aus Kohlenhydraten gebildet werden. Essentielle AS müssen dagegen mit der Nahrung zugeführt werden, da die Umwandlung in Glucose bei diesen nicht möglich ist.

## 6.2 Glykolyse

### 6.2.1 Bedeutung der Glykolyse

Die Glykolyse dient allen Zellen zur **Energiegewinnung**. Sie kann sowohl mit als auch ohne Sauerstoff ablaufen. In vielen Geweben wird die Glykolyse über Insulin reguliert, das hier für die Aufnahme von Glucose in die Zellen nötig ist. Es gibt jedoch Zellen (z. B. Erythrozyten, ZNS, Leber, lymphatisches Gewebe), die Glucose insulinunabhängig aufnehmen können.

7 von 10 Reaktionen der Glykolyse sind umkehrbar, so dass sie auch für die Gluconeogenese eine Rolle spielt (☞ Kap. 6.4). Alle Teilschritte der Glykolyse laufen im Zytoplasma ab.

## 6.2.2 Reaktionen der Glykolyse

### Reaktionsverlauf (Abb. 6.11)

 Beachten Sie, dass der Reaktionsschritt ① eigentlich nicht zur Glykolyse hinzugezählt werden kann. Dieser Schritt läuft in jeder Zelle ab, um die Glucose im Zellinneren zu halten, dadurch kann Glucose-6-Ⓟ die Zellmembran nicht passieren. Es ist für Glucose-6-Ⓟ also nicht zwingend notwendig in die Glykolyse einzutreten. Es könnte auch z. B. zur Glykogensynthese (☞ Kap. 6.5) verwendet werden.

 ▶ Natürlich sind alle Reaktionen der Glykolyse wichtig und Sie sollten sie auswendig beherrschen. Eine besondere Stellung nehmen aber die drei Schrittmacherreaktionen ein, da sie irreversibel sind. Sie können sich darauf verlassen, in Prüfungen nach

I. der Hexokinasereaktion

II. der Phosphofructokinase-Reaktion

III. der Pyruvatkinase-Reaktion

gefragt zu werden. Schauen sie sich diese Reaktionen besonders gut an. Sie werden bei der Gluconeogenese auch nochmals mit diesen Dreien konfrontiert werden. ◀

## Substratkettenphosphorylierung

### Definition

Bei der **Substratkettenphosphorylierung** (Substratphosphorylierung) entsteht eine energiereiche Verbindung durch Fixierung von anorganischem Phosphat. Durch Abspalten dieses Phosphatrestes kann aus ADP ATP (bzw. aus GDP GTP) aufgebaut werden.

### Beispiele für Substratketten-phosphorylierungen

- 3-Phosphoglyceratkinase-Reaktion (Glykolyse)
- Pyruvat-Kinase-Reaktion (Glykolyse)
- Succinatthiokinase-Reaktion (Citratzyklus).

### Mechanismus der Substratketten-phosphorylierung

Enzyme, die zur Substratkettenphosphorylierung befähigt sind, tragen SH-Gruppen. Die Phosphoglycerinaldehyd-Dehydrogenase besteht z. B. aus vier Polypeptidketten, die jeweils vier bis acht SH-Gruppen tragen und zusammen ein Tetramer bilden (Abb. 6.12).

## 6.2.3 Verwertung des Pyruvats

### Aerobe Glykolyse

Bei guter Sauerstoffversorgung wird aus Pyruvat, dem Endprodukt der Glykolyse, durch die Pyruvat-Dehydrogenasereaktion Acetyl-CoA gebildet, das als Ausgangsprodukt vieler Stoffwechselwege dient. Das dabei gebildete NADH+H$^+$ kann in der Atmungskette zu NAD$^+$ und H$_2$O „verbrannt" werden (Abb. 6.13).

### Anaerobe Glykolyse

▶ Bei schlechter Sauerstoffversorgung und in Geweben, die geringe Atmungsaktivität besitzen oder keine Atmungskette haben, würde sich NADH+H$^+$ anstauen und die 3-Phosphoglycerinaldehyd-Dehydrogenase-Reaktion (☞ Reaktion ⑥ der Glykolyse) allosterisch hemmen. Das unter anaeroben Bedingungen nicht verwertbare Pyruvat wird deshalb unter NADH+H$^+$-Verbrauch zu Lactat reduziert (Abb. 6.14). ◀

**6**

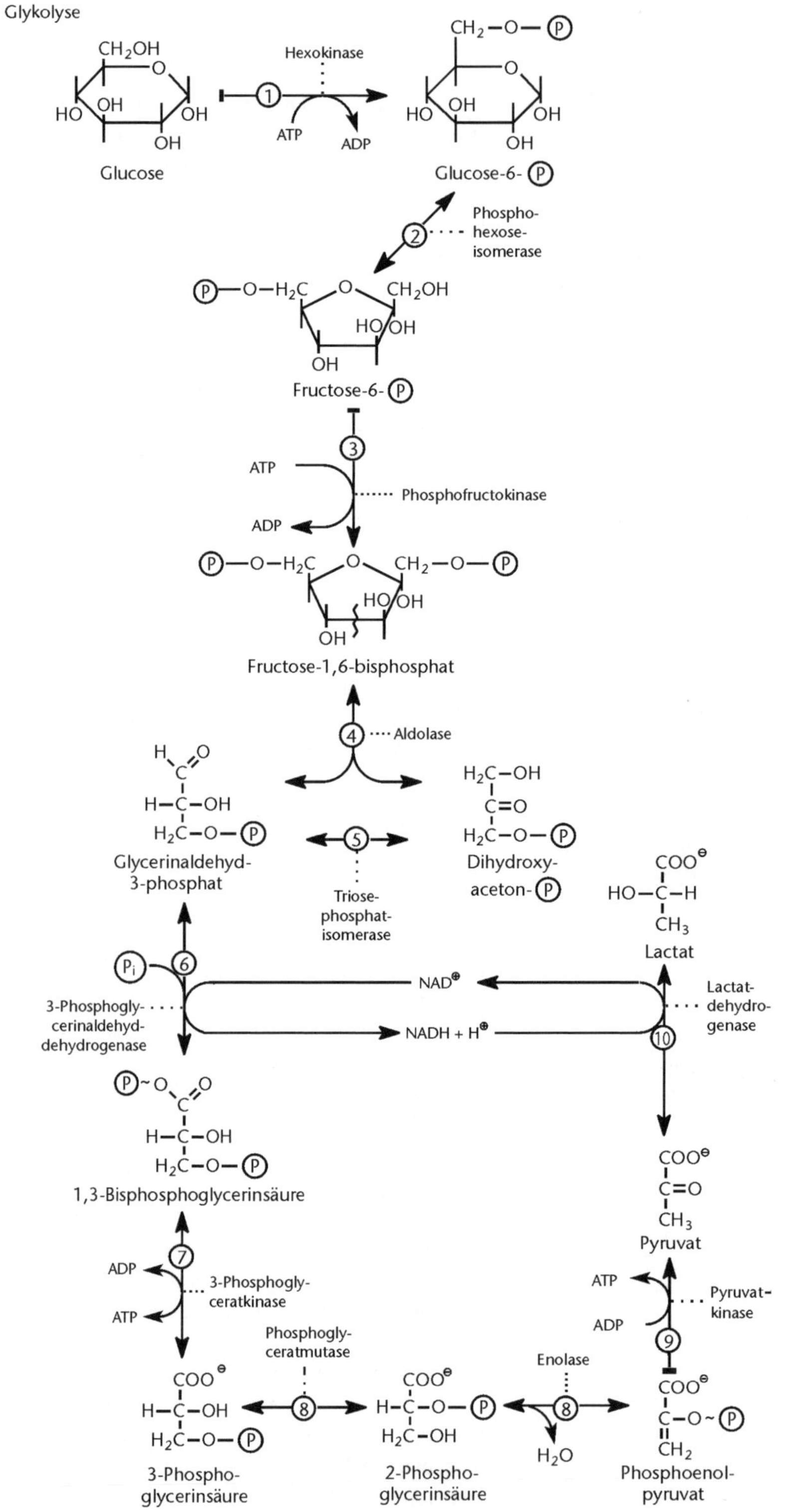

Glykolyse

$CH_2OH$
HO  OH  OH
OH
Glucose

Hexokinase
①
ATP    ADP

$CH_2-O-(P)$
HO  OH  OH
OH
Glucose-6-(P)

②····Phospho-
hexose-
isomerase

$(P)-O-H_2C$   $CH_2OH$
HO  OH
OH
Fructose-6-(P)

ATP
③
ADP
······Phosphofructokinase

$(P)-O-H_2C$   $CH_2-O-(P)$
HO  OH
OH
Fructose-1,6-bisphosphat

④····Aldolase

H  C≶O
H—C—OH
$H_2C-O-(P)$
Glycerinaldehyd-
3-phosphat

⑤
Triose-
phosphat-
isomerase

$H_2C-OH$
C=O
$H_2C-O-(P)$
Dihydroxy-
aceton-(P)

$COO^⊖$
HO—C—H
$CH_3$
Lactat

$P_i$  ⑥
3-Phosphogly-····
cerinaldehyd-
dehydrogenase

NAD⊕
NADH + H⊕

Lactat-
····dehydro-
genase
⑩

$(P)～O$  C≶O
H—C—OH
$H_2C-O-(P)$
1,3-Bisphosphoglycerinsäure

$COO^⊖$
C=O
$CH_3$
Pyruvat

ADP
⑦
ATP
···3-Phosphogly-
ceratkinase

Phosphogly-
ceratmutase

Enolase

ATP
ADP
····Pyruvat-
kinase
⑨

$COO^⊖$
H—C—OH
$H_2C-O-(P)$
3-Phospho-
glycerinsäure

⑧

$COO^⊖$
H—C—O—(P)
$H_2C-OH$
2-Phospho-
glycerinsäure

⑧
$H_2O$

$COO^⊖$
C-O～(P)
$CH_2$
Phosphoenol-
pyruvat

◀ **Abb. 6.11:** Reaktionsverlauf bei der Glykolyse

① ▶ Nach Aufnahme in die Zelle wird Glucose ATP-abhängig zu Glucose-⑥- Phosphat phosphoryliert. Diese Reaktion kann durch zwei Enzyme katalysiert werden:
- Die *Hexokinase* phosphoryliert alle Hexosen und weist eine sehr hohe Aktivität auf ($\hat{=}$ $K_m\downarrow$)
- Die *Glucokinase* kommt vor allem in der Leber vor, wirkt spezifisch auf Glucose und besitzt eine geringere Aktivität als Hexokinase ($\hat{=}$ $K_m\uparrow$). Ihre Synthese wird durch Insulin induziert. Ein erhöhtes Kohlenhydratangebot im Pfortaderblut beschleunigt die Glucokinasereaktion. **(-1 ATP)**

Die Phosphorylierung der Glucose ist die erste Regulationsmöglichkeit der Glykolyse, da das Reaktionsprodukt Glucose-6-Ⓟ die Hexokinase, nicht jedoch die Glucokinase allosterisch hemmt.

② **Dies ist der „wahre" erste Schritt der Glykolyse.**

Glucose-⑥-P isomerisiert zu Fructose-6-Ⓟ

Enzym: *Phosphohexose-Isomerase* (Glucose-6-P-Isomerase)

③ Fructose-6-Ⓟ wird am $C_1$-Atom zu Fructose-1,6-bisphosphat phosphoryliert. Die Reaktion ist exergon, da für die Knüpfung einer Esterbindung eine energiereichere Anhydridbindung des ATPs gespalten wird.

Enzym: *Phosphofructokinase* **(-1 ATP)**

Diese Phosphorylierung ist irreversibel und stellt somit die *Schrittmacherreaktion der Glykolyse* dar. Auch diese Reaktion ist an der Regulation der Glykolyse beteiligt, da die Phosphofructokinase durch ATP und Citrat in hohen Konzentrationen gehemmt und durch ADP und AMP allosterisch aktiviert wird. So wird der Glucosedurchsatz dem ATP-Bedarf angepasst.

④ Fructose-1,6-bisphosphat wird nun in zwei Triosen gespalten (Aldolspaltung):
- Glycerinaldehyd-3-Ⓟ (Glyceral-Ⓟ)
- Dihydroxyaceton-Ⓟ (Glyceron-Ⓟ).

Enzym: *Aldolase*

⑤ Die Aldotriose (Glycerinaldehyd-3-Ⓟ) und die Ketotriose (Dihydroxyaceton-Ⓟ) stehen miteinander über eine gemeinsame Enolform im Gleichgewicht. Das Gleichgewicht liegt weit auf der Seite von Dihydroxyaceton-Ⓟ. Zum weiteren Ablauf der Glykolyse wird jedoch Glycerinaldehyd-3-Ⓟ benötigt.

Die Einstellung des Gleichgewichtes wird durch ein Enzym beschleunigt, das eine sehr hohe Umsatzzahl besitzt und so Glycerinaldehyd-3-Ⓟ, das nur in sehr kleinen Mengen vorliegt, schnell nachliefern kann.

Enzym: *Triosephosphatisomerase*

⑥ Das Glycerinaldehyd-3-Ⓟ wird am $C_1$-Atom oxidiert. $NAD^+$ dient dabei sowohl als Wasserstoffakzeptor als auch als allosterischer Aktivator, während $NADH+H^+$ die Reaktion hemmt.

Gleichzeitig wird anorganisches Phosphat in einer energiereichen Säureanhydridbindung fixiert ($\hat{=}$ Substratkettenphosphorylierung; Mechanismus ☞ unten). Es entsteht 1,3-Bisphosphoglycerinsäure (1,3-Bisphosphoglycerat), die am $C_1$-Atom eine energiereiche Säureanhydridbindung und am $C_3$-Atom eine energiearme Phosphorsäureesterbindung enthält.

Enzym: *3-Phosphoglycerinaldehyd-Dehydrogenase*

⑦ Der Phosphatrest, der energiereich am $C_1$-Atom gebunden ist, kann direkt auf ADP übertragen werden (Substratkettenphosphorylierung). Es entsteht 3- Phosphoglycerat.

Enzym: *3-Phosphoglyceratkinase* **(2 × (1 ATP) → + 2 ATP)**

⑧ Der Phosphatrest am $C_3$-Atom (Phosphorsäureester) muss, bevor er auf ADP übertragen werden kann, aktiviert werden. Dies geschieht durch Umlagerung des Phosphates (Mutase, Cofaktor: 2,3-Bisphosphoglycerat) und anschließende Wasserabspaltung (Enolase). Die Energie wird bei der Wasserabspaltung so umverteilt, dass am $C_2$-Atom eine energiereiche Bindung entsteht. Es entsteht Phosphoenolpyruvat, ein energiereicher Enolester, der seinen Phosphatrest auf ADP übertragen kann.

Enzym: *Phosphoglyceromutase* und *Enolase*

⑨ Phosphoenolpyruvat wird unter ATP-Bildung zu Pyruvat umgewandelt.

Enzym: *Pyruvat-Kinase* **(2 × (1 ATP) → + 2 ATP)**

Diese Reaktion ist irreversibel, da Phosphoenolpyruvat ein höheres Phosphoryl-Gruppenübertragungspotential besitzt als ATP.

⑩ Ist nicht genügend Sauerstoff zur Weiteroxidation des Pyruvats vorhanden, kann Pyruvat zu Lactat reduziert werden (anaerobe Glykolyse). Dabei ist das $NADH+H^+$ Wasserstoffdonor, welches durch die Oxidation von Glycerinaldehyd-3-Ⓟ gebildet wurde (Reaktion ⑥). Das entstehende $NAD^+$ fördert als allosterischer Aktivator der Reaktion ⑥ die weitere (anaerobe) Energiegewinnung durch die Glykolyse ($NAD^+$-Kreislauf der Glykolyse).

Enzym: *Lactatdehydrogenase* ◀

**6**

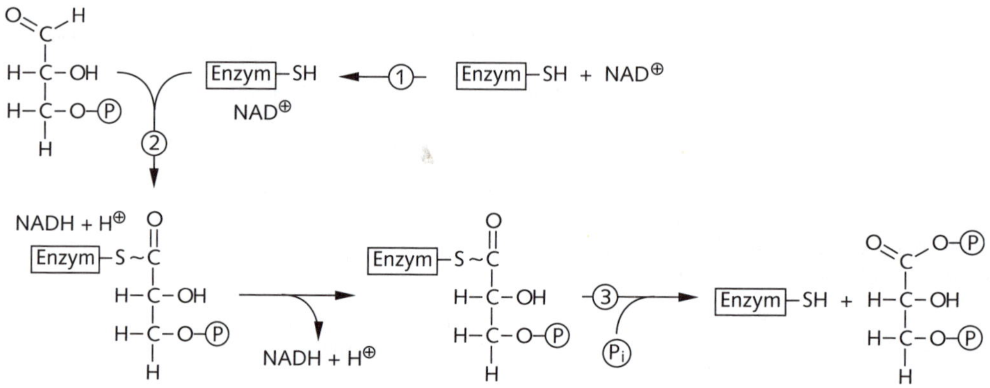

**Abb. 6.12:** Mechanismus der Substratkettenphosphorylierung.
① Zunächst lagert sich das Enzym mit NAD$^+$ zu einem Enzym-NAD$^+$-Komplex zusammen.
② Das Substrat (hier: Glycerinaldehyd-3-Ⓟ) bildet mit der SH-Gruppe des Enzyms einen Thioester, wobei NAD$^+$ zu NADH+H$^+$ reduziert wird.
③ Anschließend erfolgt eine *phosphorylytische Abspaltung* des Enzyms vom Substrat. Es entsteht 1,3-Bisphosphoglycerat, das eine energiereiche Säureanhydridbindung enthält und einen Phosphorsäurerest an ADP abgeben und somit ATP bilden kann.

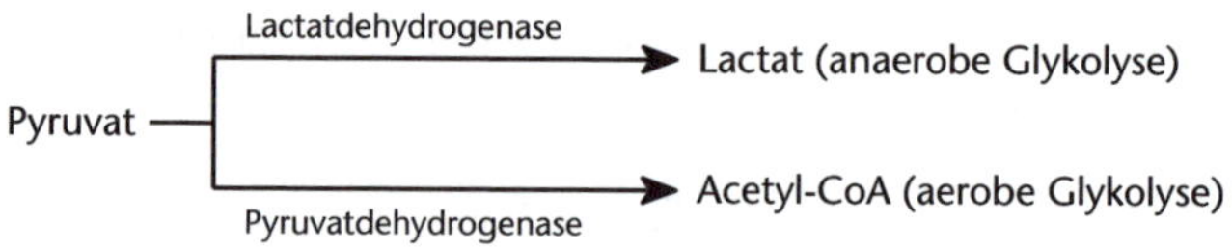

**Abb. 6.13:** Weiterverwertung des Pyruvats unter anaeroben und aeroben Bedingungen.

## 6.2.4 Besonderheiten der Glykolyse

### Im Skelettmuskel

Bei guter Sauerstoffversorgung baut die Skelettmuskelzelle Glucose-6-Ⓟ zu Pyruvat ab, das durch die Pyruvat-Dehydrogenase zu Acetyl-CoA oxidiert und im Citratzyklus zu $CO_2$ abgebaut wird.

Bei schlechter Sauerstoffversorgung oder erhöhtem Energiebedarf wird im Zuge der anaeroben Glykolyse vermehrt Lactat gebildet. Durch die Lactatbildung wird NADH+H$^+$ verbraucht, das sonst den Glykolyseablauf behindern würde, da es die 3-Phosphoglycerinaldehyd-Dehydrogenase hemmt.

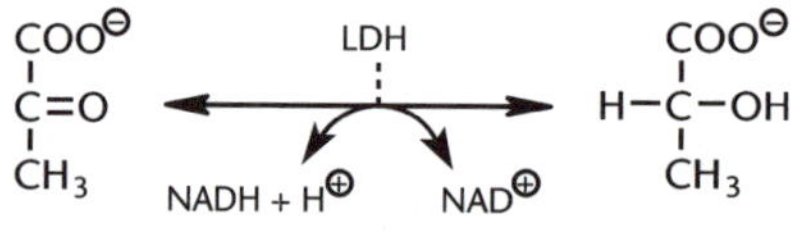

**Abb. 6.14:** Lactatdehydrogenase-Reaktion.

Die Lactatbildung ist eine „Sackgasse des Stoffwechsels". Die Wiederverwertung des Lactats ist nur über die Oxidation zu Pyruvat möglich. Diese Aufgabe wird von der Leber übernommen.

> 💡 **Merke!**
>
> **Wiederverwertung des Lactats**
> Muskelarbeit → Lactat ↑ → Abgabe an das Blut → Aufnahme durch die Leber → Abbau zu Pyruvat → Wiederaufbau von Glucose (Cori-Zyklus) oder → Endoxidation in den Mitochondrien.

> 🕮 **Klinik!**
>
> Lange Zeit machte man eine Anhäufung von Lactat im anaeroben Muskelstoffwechsel auch für die Entstehung des Muskelkaters verantwortlich. Inzwischen gilt als erwiesen, dass Muskelkater durch eine Muskelüberanstrengung und dadurch verursachte Einrisse kleinster Muskelfasern (Mikrofilamentrisse) entsteht. Die Schmerzen werden durch lokale Entzündungen und Ödeme erklärt.

## In den Erythrozyten

Da Erythrozyten keine Mitochondrien besitzen, können sie Glucose *nur* über die anaerobe Glykolyse abbauen. Dabei entstehen jedoch weniger als 2 mol ATP/Mol Glucose, da ein Teil des 1,3-Bisphosphoglycerats unter Verlust seiner energiereichen Bindung zu Bisphosphoglycerat umgesetzt wird. Diese Reaktion wird durch die *Bisphosphoglyceratmutase* katalysiert. Eine Phosphatase wandelt das Bisphosphoglycerat anschließend in 3-Phosphoglycerat um.

Erythrozyten produzieren 2,3-Bisphosphoglycerat in größeren Mengen, da es nicht nur als Cofaktor an der Phosphoglyceratmutase-Reaktion (☞ Reaktion ⑧ der Glykolyse) beteiligt ist, sondern als allosterischer Effektor zur Stabilisierung des Hämoglobinmoleküls dient und die Sauerstoffabgabe fördert. Letzteres ist der Grund für die verstärkte Produktion von 2,3-Bisphosphoglycerat im Verlauf der Höhenadaption.

## 6.2.5 Energiebilanz der Glykolyse

| | |
|---|---|
| Pro Mol Glucose werden zunächst 2 Mol ATP benötigt, um Fructose-1,6-bisphosphat zu bilden (Reaktionen ① + ③). | – 2 Mol ATP/Mol Glucose |
| Die Bildung von 1,3-Bisphosphoglycerat und dessen Umwandlung zu 3-Phosphoglycerat unter gleichzeitiger ATP-Bildung (Substratkettenphosphorylierung) liefert 1 Mol ATP/Mol Triose bzw. 2 Mol ATP/Mol Glucose (Reaktionen ⑥ + ⑦). | + 2 Mol ATP/Mol Glucose |
| Über die Bildung von Phosphoenolpyruvat und dessen Umwandlung zu Pyruvat unter gleichzeitiger ATP-Bildung wird ein weiteres Mol ATP/Mol Triose bzw. 2 Mol ATP/Mol Glucose gebildet. (Reaktionen ⑧ + ⑨). | + 2 Mol ATP/Mol Glucose |
| **Bilanz:** | **+ 2 Mol ATP/Mol Glucose** |

> **Merke!**
>
> Bei **anaerober Glykolyse** werden **2 Mol ATP/Mol Glucose** gewonnen.
> Bei **aerober Glykolyse** ist die Energieausbeute höher, da genügend $O_2$ für den Ablauf der Atmungskette vorhanden ist. Das NADH+H⁺ aus der Phosphoglycerinaldehyd-Dehydrogenase-Reaktion wird dann nicht für die Umwandlung von Pyruvat zu Lactat verwendet, sondern in der Atmungskette oxidiert (☞ Kap. 8.2). Da ein NADH+H⁺ in der Atmungskette 3 Mol ATP liefert, ergibt sich für die aerobe Glykolyse ein Energiegewinn von 2 Mol ATP + 2x3 Mol ATP = **8 Mol ATP/Mol Glucose**.

## 6.2.6 Regulation der Glykolyse !!!!

An der Glykolyse sind mehrere Enzyme beteiligt, deren Aktivität durch verschiedene Faktoren beeinflussbar ist, wodurch eine Regulation der Glykolyse ermöglicht wird. Auch das „Folgeenzym" der Glykolyse, die Pyruvat-Dehydrogenase, ist regulierbar (☞ Kap. 6.3.3).

▶ In der Leber wird bei hohen Fructose-6-Ⓟ -Spiegeln *Fructose-2,6-bisphosphat* gebildet. Diese Reaktion wird durch die Phosphofructokinase 2 (Fructose-6-Ⓟ -2-Kinase) katalysiert, die nicht mit der Phosphofructokinase 1 der Glykolyse identisch ist. Das gebildete Fructose-2,6-bisphosphat aktiviert die Phosphofructokinase 1 (**Feed-forward-Stimulierung**) und vermindert gleichzeitig den Hemmeffekt des ATP, was dazu führt, dass vermehrt Fructose-1,6-bisphosphat gebildet wird. Die Phosphofructokinase 2 (Fructose-6-Ⓟ -2-Kinase) baut Fructose-2,6-bisphosphat auch wieder ab, da sie nach Phosphorylierung durch eine cAMP-abhängige Proteinkinase als Phosphatase (Fructose-2,6-bis-Phosphatase) wirkt. ◀

## Kohlenhydratmangel

Bei Kohlenhydratmangel oxidieren Gewebe wie Leber und Muskel, die nicht auf die Glucose als Energiequelle angewiesen sind vor allem Fettsäuren (☞ Kap. 7.2.4). Die Folgen sind:

- Acetyl-CoA-Spiegel ↑ → Hemmung der Pyruvat-Dehydrogenase
- Aufgrund des erhöhten Acetyl-CoA-Spiegels: Citrat-Spiegel ↑ →Hemmung der Phosphofructokinase und Pyruvat-Kinase
- Aufgrund der Hemmung der Phosphofructokinase und Pyruvat-Kinase: Glucose-6-Ⓟ-Spiegel ↑ →Hemmung der Hexokinase.

Auf diese Weise kommt es *bei verstärkter Fettsäureoxidation* fast zum Stillstand der Glykolyse in den betreffenden Organen.

| ▶ Tab. 6.4: Regulation der Glykolyse. | | | |
|---|---|---|---|
| **Enzym** | **Induktor** | **aktiviert durch** | **gehemmt durch** |
| Hexokinase | Insulin | Kohlenhydratüberschuss | Kohlenhydratmangel, Glucose-6-Ⓟ |
| Phosphofructokinase | Insulin | Kohlenhydratüberschuss, Fructose-6-Ⓟ AMP, ADP, in der Leber: Fructose-2,6-bisphosphat | ATP, Citrat, $H^+$ |
| 3-Phospho-Glycerinaldehyd-Dehydrogenase | $NAD^+$ | $NAD^+$ | $NADH + H^+$ |
| Pyruvat-Kinase | Insulin | Kohlenhydratüberschuss, Fructose-1,6-bisphosphat | Kohlenhydratmangel, ATP, Citrat, Alanin, Glucagon (cAMP-vermittelt) |
| Pyruvat-Dehydrogenase | ☞ Kap. 6.3 | Kohlenhydratüberschuss, ADP, $Mg^{2+}$, Pyruvat, CoA- SH, $NAD^+$ | Kohlenhydratmangel, ATP, Acetyl-CoA, $NADH + H^+$ ◄ |

## Kohlenhydratüberschuss

Bei Kohlenhydratüberschuss läuft die Glykolyse verstärkt ab, da alle regulierbaren Enzyme durch Kohlenhydratüberschuss aktiviert werden. Es entstehen in hohen Konzentrationen:

- Pyruvat
- Acetyl-CoA (durch die nachfolgende Pyruvat-Dehydrogenase-Reaktion).

Wenn der Organismus Acetyl-CoA nicht über die Endoxidation (Citratzyklus) abbaut, wird das Acetyl-CoA für die dann gesteigerte Fettsäuresynthese verwendet.

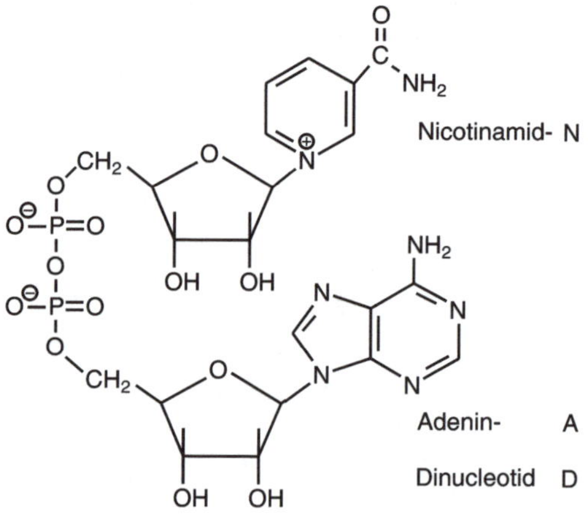

## 6.2.7 Redoxreaktionen in der Glykolyse

Bei Oxidations- und Reduktionsprozessen in der Glykolyse (☞ oben) wird der Wasserstoff durch das Coenzym $NAD^+$ übertragen. (☞ Kap. 13.2.3). $NAD^+$ wird mit Hilfe von Pyridoxalphosphat aus Tryptophan synthetisiert. Für die Funktion als Wasserstoffakzeptor bzw. -donator ist die Nicotinamidgruppe von Bedeutung (Abb. 6.15).

**Abb. 6.15:** Strukturformel des $NAD^+$.

Bei der Oxidation eines Substrates ($\cong$ Reduktion von $NAD^+$) überträgt das Substrat ein $H^-$ und ein $H^+$ (also formal 2H) auf die Nicotinamidgruppe des $NAD^+$. Dabei verliert der Stickstoff seine positive Ladung. Das zweite vom Substrat abgespaltene H-Atom ($H^+$) tritt ins Lösungsmittel über (Abb. 6.16).

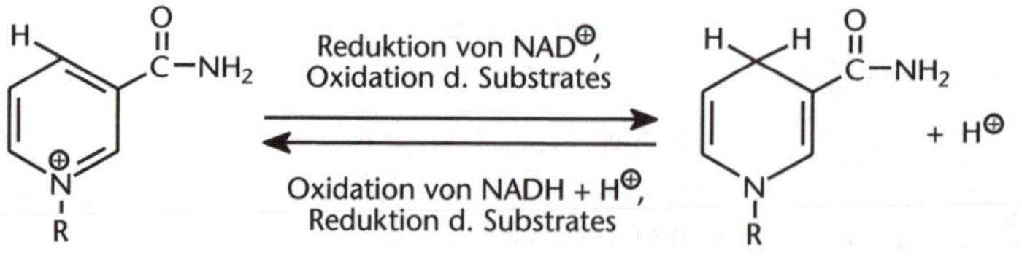

**Abb. 6.16:** Reduktion/Oxidation der Nicotinamidgruppe von $NAD^+$/ $NADH+H^+$.

Eignen Sie sich auch gleich die richtige Schreibweise an. Da das durch $NAD^+$ ($NADP^+$) oxidierte Substrat immer 2 Elektronen und Wasserstoffatome abgibt, schreibt man stets $NADH+H^+$ ($NADPH+H^+$).

# 6.3 Pyruvat-Dehydrogenase-Reaktion

## 6.3.1 Bedeutung der Pyruvat-Dehydrogenase-Reaktion

Das durch den Glucoseabbau und bei anderen Reaktionen entstehende Pyruvat muss vor der Einschleusung in den Citratzyklus in **aktivierte Essigsäure (Acetyl-CoA)** umgewandelt werden. Diese Umwandlung erfolgt in den Mitochondrien an einem **Multienzymkomplex**, der **Pyruvat-Dehydrogenase (PDH-Komplex)**.

An der Pyruvat-Dehydrogenase-Reaktion sind folgende Cofaktoren und Enzyme beteiligt:
- ▶ **Cofaktoren**
  - Thiaminpyrophosphat (Thiamin-℗-℗, ein Vitamin-B-Derivat, ☞ Kap. 13.2.1)
  - α-Liponsäure
  - Coenzym A (CoA, ☞ Kap. 7.2.1)
  - FAD (☞ Kap. 13.2.2)
  - $NAD^+$ (☞ Kap. 13.2.3). ◀
- **Enzyme**
  - Pyruvat-Decarboxylase (Pyruvat-Dehydrogenase): Oxidative Decarboxylierung von Pyruvat
  - Lipoat-Transacetylase: Übertragung der Acetylgruppe auf CoA
  - Lipoat-Dehydrogenase: Regenerierung der oxidierten Form des Liponamids.

## 6.3.2 Reaktionen der Pyruvat-Dehydrogenase

> 💡 **Merke!**
>
> Die Pyruvat-Dehydrogenase-Reaktion (Abb. 6.18) ist **nicht** reversibel, da sie stark exergon ist ($\Delta G_0 = -33$ kJ/Mol). Eine Synthese von Pyruvat aus Acetyl-CoA ist daher im tierischen Organismus nicht möglich.

Eine Übersicht über die zentrale Bedeutung des Acetyl-CoA gibt Abbildung 6.17.

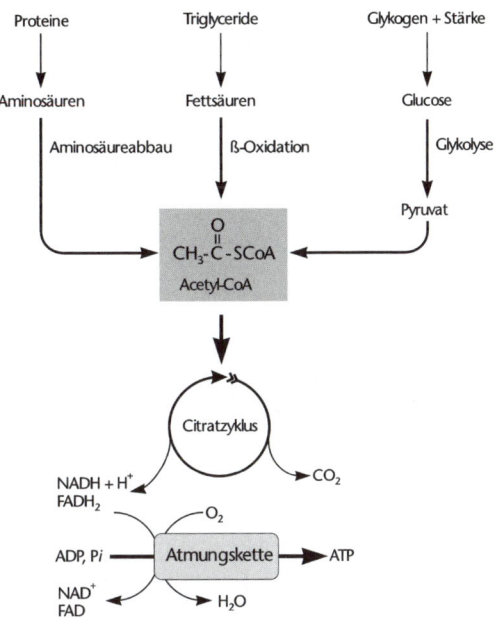

**Abb. 6.17:** Bedeutung des Acetyl-CoA im Stoffwechsel.

## 6.3.3 Regulation der Pyruvat-Dehydrogenase    `!!`

▶ Der Pyruvat-Dehydrogenase-Komplex existiert in einer aktiven und einer inaktiven Form. Über eine reversible Phosphorylierung durch eine im Enzymkomplex enthaltene Kinase können die beiden Formen ineinander umgewandelt werden.
- Phosphorylierung → inaktives Enzym
- Phosphatabspaltung → aktives Enzym.

Die *aktive Form* wird induziert durch:
Insulin ↑, $NAD^+$ ↑, CoA ↑, Pyruvat?, $Mg^{2+}$, ADP ↑.

Die *inaktive Form* wird induziert durch:
Insulin ↓, $NADH+H^+$ ↑, Acetyl-CoA ↑, ATP ↑. ◀

# 6.4 Gluconeogenese

## 6.4.1 Bedeutung der Gluconeogenese

Bei Kohlenhydratmangel sind die Glykogenvorräte des Organismus in relativ kurzer Zeit (ca. 24 Stun-

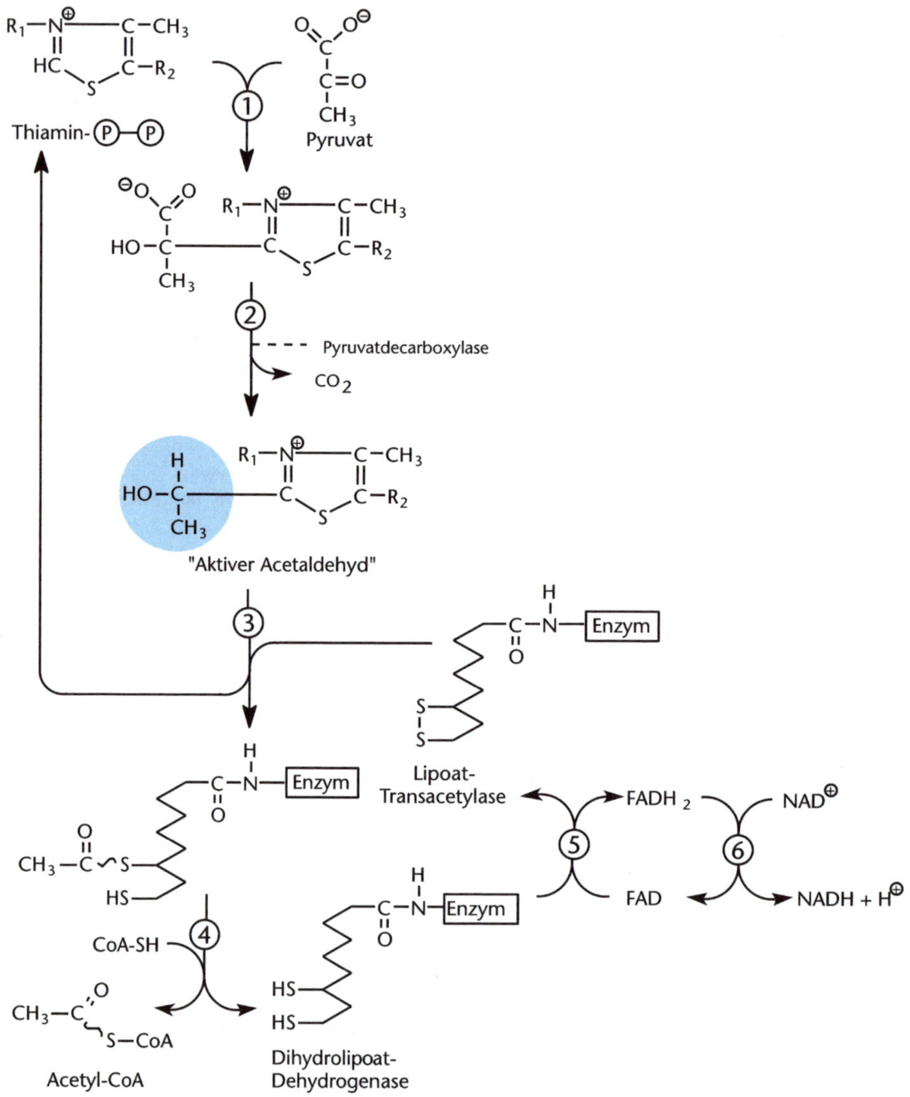

**Abb. 6.18:** Reaktionsmechanismus der Pyruvat-Dehydrogenase.

① Zunächst wird Pyruvat an Thiamin-℗-℗ gebunden.

② Es folgt eine Decarboxylierung, wobei der „aktive Acetaldehyd" entsteht.
   Enzym: *Pyruvat-Decarboxylase*

③ Der aktive Acetaldehyd wird unter gleichzeitiger Oxidation zu Acetat auf Liponsäure übertragen, die über eine Säureamid-
   bindung an eine Transacetylase gebunden ist. Die Liponsäure übernimmt auch den Wasserstoff und wird dabei reduziert
   (Liponsäure überträgt Acyl-Gruppen in Thioesterbindung). Thiamin-℗-℗ ist wieder frei für die nächste Reaktion.
   Enzym: *Lipoat-Transacetylase*

④ Die Acetylgruppe wird auf Coenzym A übertragen (Transacetylierung). Es entsteht das Endprodukt *Acetyl-CoA*.
   Enzym: *Lipoat-Transacetylase*

⑤ Die reduzierte Liponsäure (Lip(SH)$_2$) kann wieder oxidiert werden. Dazu wird der Wasserstoff auf FAD übertragen. Es entsteht
   FADH$_2$.
   Enzym: *Dihydrolipoat-Dehydrogenase* (enthält FAD als Coenzym)

⑥ Das entstandene FADH$_2$ kann seinen Wasserstoff nun ausnahmsweise auf NAD$^+$ übertragen (anders als bei anderen FAD-
   Enzymen). Der Grund ist, dass das Redoxpaar FAD/FADH hier ein negativeres Redoxpotential besitzt als NAD$^+$/NADH+H$^+$
   (anders als z. B. bei der Atmungskette). Das Coenzym FAD wird dadurch wieder regeneriert.

den) verbraucht. In diesem Fall muss der Organismus, zumindest aber diejenigen Zellen, die essenziell auf Glucose angewiesen sind (Erythrozyten, Nierenmark), in relativ kurzer Zeit über die Gluconeogenese mit Glucose versorgt werden.

Die Gluconeogenese stellt dabei grundsätzlich eine Umkehr der Glykolyse dar.

### 6.4.2 Umgehungsreaktionen

▶ Die Umgehungsreaktionen sollten Sie sich intensivst einprägen. Sie werden so gut wie immer abgefragt. Es handelt sich um drei Reaktionen, die benötigt werden, um die irreversibelen Reaktionen der Glykolyse zu umgehen. ◀

#### Umgehung der Phosphofructokinase- und der Hexokinasereaktion

Die Reaktionen der Phosphofructokinase und der Hexokinase sind mit Hilfe spezifischer Enzyme reversibel. Diese Enzyme sind jedoch nicht wie die Enzyme der Glykolyse in jeder Zelle vorhanden:

- ▶ Fructose-1,6-bisphosphat kann mit Hilfe der *Fructose-1,6-bisphosphatase* zu Fructose-6-Ⓟ umgewandelt werden. Dieses Enzym ist in Leber, Niere und Muskel vorhanden. ◀
- Glucose-6-Ⓟ kann mit Hilfe der *Glucose-6-Phosphatase* zu Glucose umgewandelt werden. Dieses Enzym ist in Leber, Niere und Darm vorhanden. Glucose-6-Phosphatase ist das Leitenzym der Mikrosomenfraktion (☞ Kap. 15.4). In der Muskulatur kommt sie *nicht* vor.

▶ Beide Enzyme werden von Insulin gehemmt, so dass der Körper bei ausreichender Kohlenhydratzufuhr die Gluconeogenese fast völlig einstellt. Bei Diabetes mellitus fehlt diese Hemmung und es kommt trotz erhöhtem Blutzuckerspiegel zu einer gesteigerten Gluconeogenese.

#### Umgehung der Pyruvat-Kinasereaktion

Da die Reaktion Phosphoenolpyruvat → Pyruvat der Glykolyse stark exotherm und somit irreversibel ist, ist sie wesentlich komplizierter zu umgehen. Sie wird durch einen Umweg über Oxalacetat umgangen und ist die **Schlüsselreaktion der Gluconeogenese** (Abb. 6.19). ◀

### 6.4.3 Reaktionsablauf der Gluconeogenese

Beachten Sie, dass die Pyruvat-Carboxylase-Reaktion für den Citratzyklus (☞ Kap. 8.1.2) eine anaplerotische Reaktion (Auffüllreaktion) darstellt. Durch diese wird Oxalacetat immer wieder nachgeliefert, wenn es z. B. durch Biosynthesen verbraucht wurde.

> **Merke!**
>
> Malat kann auch durch oxidative Decarboxylierung zu Pyruvat umgewandelt werden. Diese Reaktion stellt NADPH+H$^+$ für die Fettsäuresynthese bereit und sorgt bei Pflanzen für eine hohe $CO_2$-Konzentration am Ort der Photosynthese.
> Enzym: *Malatdehydrogenase I* (Syn.: Malatenzym/malic enzyme)

> **Merke!**
>
> Lediglich die drei genannten Reaktionen unterscheiden die Gluconeogenese von der Glykolyse. Alle anderen Schritte laufen entgegengesetzt zur Glykolyse ab. Um aus Pyruvat Glucose herzustellen, benötigt der Organismus jedoch beträchtliche Mengen Energie.

### 6.4.4 Energiebilanz der Gluconeogenese

- Pyruvat → Oxalacetat – 1 ATP
- Oxalacetat → Phosphoenolpyruvat – 1 ATP (= GTP)
- 3-Phosphoglycerat → 1,3-Bisphosphoglycerat – 1 ATP – 3 ATP/Triose.

**6**

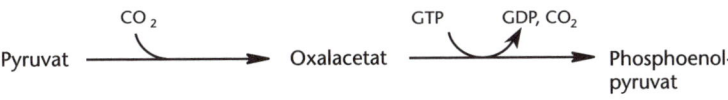

**Abb. 6.19:** Prinzip der Gluconeogenese.

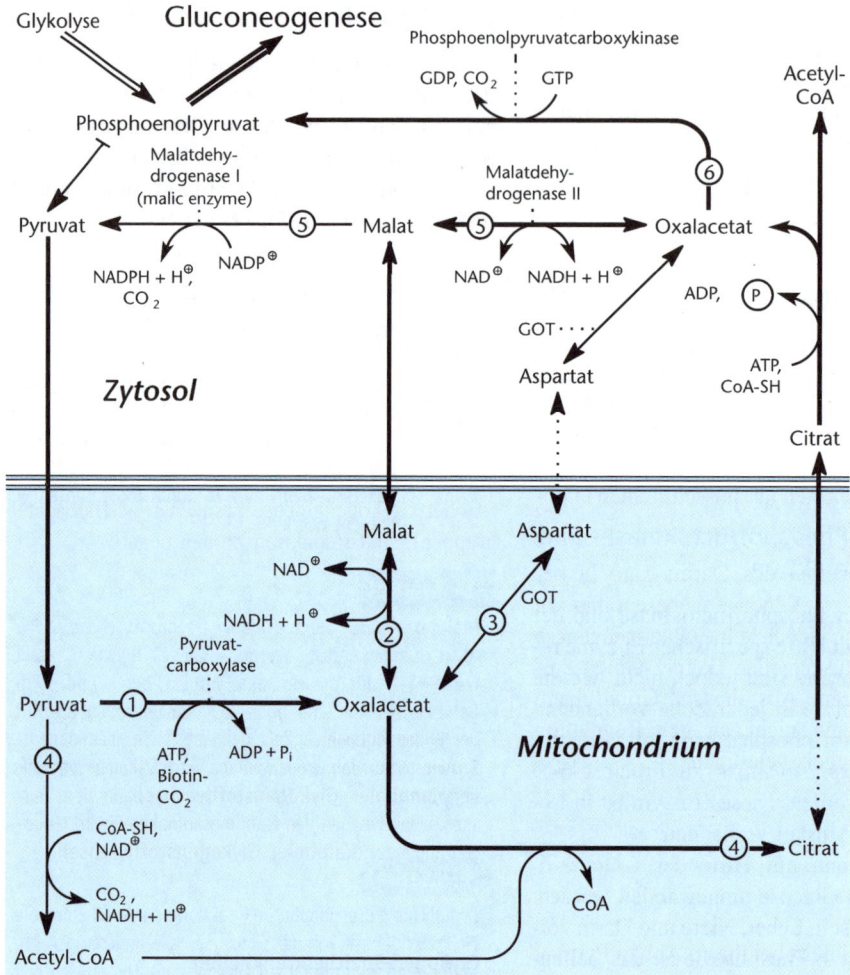

**Abb. 6.20:** Reaktionen der Gluconeogenese. Die verstärkten Pfeile zeigen die Reaktionsrichtung, die für die Gluconeogenese wichtig ist.

① ▶ Pyruvat kann in den Mitochondrien zu Oxalacetat umgesetzt werden.
   Enzym: *Pyruvat-Carboxylase*
   Die *mitochondriale* Pyruvat-Carboxylase, die wie alle Carboxylasen biotinabhängig ist, wird durch sehr geringe Mengen Acetyl-CoA aktiviert (allosterische Regulation vom V-Typ). Das Problem besteht jedoch darin, dass Oxalacetat die Mitochondrienmembran nicht passieren kann. Daher muss es in Stoffe umgewandelt werden, die diese Membran permeieren können. ◀
Für die Umwandlung von Oxalacetat in mitochondrienmembrangängige Substanzen gibt es drei Möglichkeiten:
② Reduktion zu Malat unter NADH+H⁺-Verbrauch
③ Transaminierung zu Aspartat
④ Zusammenlagerung mit Acetyl-CoA zu Citrat
⑤ ▶ Malat wird extramitochondrial in Oxalacetat umgewandelt, um für die Gluconeogenese zur Verfügung zu stehen.
   Enzym: *Malatdehydrogenase II*
⑥ Das Oxalacetat kann nun unter Aufspaltung von GTP zu Phosphoenolpyruvat umgesetzt werden. Damit ist die Voraussetzung zur Gluconeogenese erfüllt. Das erforderliche Enzym ist vorwiegend zytosolisch lokalisiert.
   Enzym: *Phosphoenolpyruvat-Carboxykinase* ◀

In der Gluconeogenese werden **6 mol ATP/Mol gebildeter Glucose** verbraucht. Niedrige ATP- bzw. hohe AMP-Spiegel hemmen daher die Gluconeogenese.

## 6.4.5 Lokalisation der Gluconeogenese

Es sind nur solche Organe zur Gluconeogenese fähig, die die Schlüsselenzyme dieses Stoffwechselweges besitzen:

- Pyruvat-Carboxylase
- Phosphoenolpyruvat-Carboxykinase
- Fructose-1,6-bisphosphatase
- Glucose-6-Phosphatase.

Diese Enzyme finden sich fast ausschließlich in Leber und Niere.

Auch die Mukosazellen des Darms sind in beschränktem Maße zur Gluconeogenese fähig. In der Muskulatur kann jedoch keine Gluconeogenese stattfinden, da Muskelzellen keine Glucose-6-Phosphatase besitzen. Aus diesem Grund kann sich Muskelglykogen nicht an der Regulation des Blutglucosespiegels beteiligen.

## 6.4.6 Beziehung der Gluconeogenese zum Aminosäurenstoffwechsel

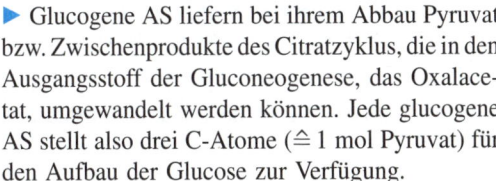

▶ Glucogene AS liefern bei ihrem Abbau Pyruvat bzw. Zwischenprodukte des Citratzyklus, die in den Ausgangsstoff der Gluconeogenese, das Oxalacetat, umgewandelt werden können. Jede glucogene AS stellt also drei C-Atome ($\triangleq$ 1 mol Pyruvat) für den Aufbau der Glucose zur Verfügung.

Das in den Erythrozyten gebildete Lactat kann von Leber und Niere wieder zu Glucose zurückverwertet werden (Cori/Alanin-Zyklus).

Die Niere (proximale Tubuluszellen) bevorzugt zur Gluconeogenese vor allem Glutamin und Alanin, die gleichzeitig auch als Ammoniaklieferanten dienen können. Die Leber verstoffwechselt vor allem Alanin. ◀

# 6.5 Glykogenstoffwechsel

## 6.5.1 Bedeutung des Glykogens

▶ Außer den Erythrozyten enthält jede tierische Zelle Glykogen. In größeren Mengen gespeichert wird Glykogen jedoch nur im Muskel (bis zu 1 % des Gewichtes; ca. 250 g) und in der Leber (bis zu 10 % des Gewichtes; ca. 100–150 g). Beide Anteile machen bis zu 95 % des Gesamtglykogens (ca. 400 g) aus.

Da Glykogen als Makromolekül osmotisch fast inaktiv ist, stellt es eine **ideale Speicherform für Glucose** dar. Auch bei länger dauerndem Hunger wird der Glykogengehalt der Leber über die Gluconeogenese immer über 0,1 % gehalten. Da fast alle Glucosemoleküle im Glykogen glykosidisch gebunden sind (nur 5 % der Glykogenglucose besitzen freie Halbacetalgruppen), sind Reduktionsproben negativ. ◀

## 6.5.2 Glykogensynthese und -abbau

### ⌾ Merke!

Der Glykogengehalt der Zelle befindet sich in einem dauernden Fluss: Bei Nahrungsaufnahme wird Glykogen synthetisiert (**anaboler Glykogenstoffwechsel**), in den Zeitintervallen zwischen den Nahrungsaufnahmen wird Glykogen abgebaut (**kataboler Glykogenstoffwechsel**).

### ⌾ Klinik!

**Glykogen-Speicherkrankheiten**

Insgesamt sind Glykogen-Speicherkrankheiten selten. Sie werden meist autosomal rezessiv vererbt.

- **Von Gierkesche-Krankheit** (Glykogenspeicherkrankheit Typ I)
  Mangel: *Glucose-6-Phosphatase*
  Folgen: Sehr niedrige Nüchternblutzuckerwerte, verstärkte Speicherung von Glykogen in der Leber.
- **Forbesche Krankheit** (Glykogenspeicherkrankheit Typ III)
  Mangel: *Amylo-1,6-Glucosidase* in Leber und Muskel
  Folgen: Da Glykogen an den Verzweigungspunkten nicht mehr gespalten werden kann, kommt es zur Ablagerung von hochverzweigten Glykogenmolekülen in Leber und Muskel.
- **Mc-Ardlesche Krankheit** (Glykogenspeicherkrankheit Typ IV)
  Mangel: *Phosphorylase α*
  Folgen: Der Muskel kann seine Glykogenreserve nicht zur Arbeitsleistung verwenden → Muskelschwäche und Speicherung von Glykogen im Muskel.

**6**

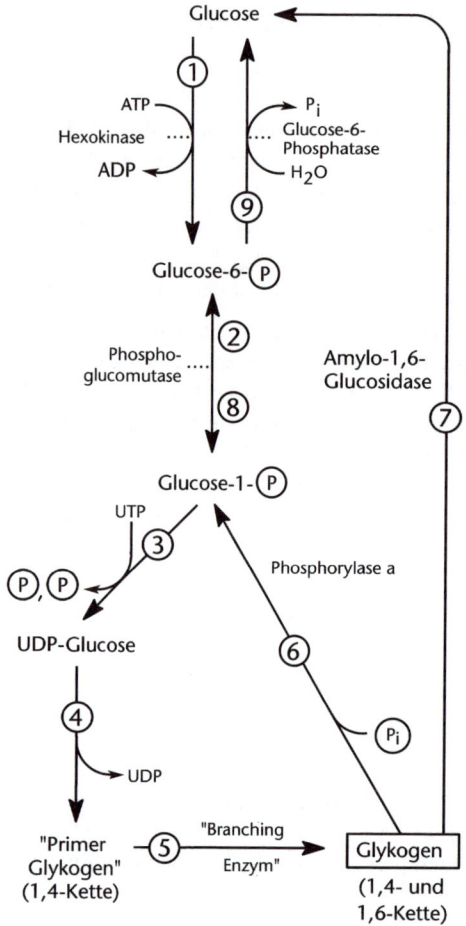

**Abb. 6.21:** Glykogensynthese und -abbau.

▶ **Glykogensynthese**

① Glucose wird zu Glucose-6-Ⓟ phosphoryliert. (Gemeinsamer Schritt der Glykogensynthese und Glykolyse.)
Enzym: *Hexokinase*

② Glucose-6-Ⓟ wird in Glucose-1-Ⓟ umgewandelt.
Enzym: *PhosphoGlucomutase*

③ Glucose-1-Ⓟ wird unter Aufspaltung von UTP und Abspaltung des Phosphatrestes zur UDP-Glucose.
Enzym: *UDP-Glucose-Phosphorylase*

④ Für den Beginn der eigentlichen Glykogensynthese ist ein Starter-(Primer-)Molekül erforderlich. Dies ist eine Proteinkette, an die durch eine Glykogen-Initiatorsynthase ein Glykogenrest aus fünf bis zehn Glucoseeinheiten gebunden ist (Glykoprotein). An dieses Primerglykogen werden nun die weiteren Glucoseeinheiten gebunden. Die Bindung erfolgt jeweils zwischen dem $C_4$-Atom der letzten verknüpften Glucose und dem $C_1$-Atom der zu verknüpfenden UDP-Glucose. Dabei wird UDP abgespalten, das unter ATP-Verbrauch wieder zu UTP regeneriert werden kann. Es entsteht so unverzweigtes, 1,4-glykosidisches Glykogen.
Enzym: *Glykogensynthase* (UDP-Glykogen-Glykosyltransferase).

⑤ Ein Teil der 1,4-Kette (sechs bis sieben Einheiten) wird von einem *„Branching-Enzym"* 1,6-glykosidisch mit einer anderen 1,4-Kette verknüpft, so dass Verzweigungen entstehen (Transglykosylierung). Es kommt so zur Ausbildung eines großen, verzweigten Glykogenmoleküls.
Enzym: *Amylo-1,4 → 1,6-Transglykosidase* („Branching enzyme", Verzweigungsenzym, Q-Enzym) ◀

Da Glucose nur mit Hilfe eines Carriers über die Membranen der Muskel- und Fettzellen transportiert werden kann (erleichterte Diffusion), unterliegt der Glucosetransport in diesen Organen einer Sättigungskinetik. Hierdurch wird letztlich auch die Glykogensynthese in der Muskulatur limitiert.

▶ Insulin führt zu einer 3–10fachen Steigerung der Glucose-Aufnahmegeschwindigkeit in die Zellen, die insulinabhängig sind, v.a. Muskel, Fettgewebe (☞ Kap. 11.6.1). ◀

**Glykogenabbau**

⑥ Vom Kettenende her werden die 1,4-glykosidischen Bindungen des Glykogens phosphorylytisch (anorganisches Phosphat) abgespalten, so dass bei jeder Spaltung ein Molekül Glucose-1-Ⓟ entsteht.
Enzym: *Phosphorylase a*
Die Phosphorylase a kann jedoch das Glykogen nur bis vier Glucosereste vor der nächsten 1,6-Verzweigung spalten. Hier greift ein anderes Enzym an, das drei Glucoseeinheiten (Trisaccharid) auf eine andere Glykogenkette in 1,4-Bindung überträgt. Die Verzweigungsstelle ist somit freigelegt.
Enzym: *Transglykosylase* (in der Abbildung nicht dargestellt)

⑦ Der an der Verzweigung verbleibende 1,6-verknüpfte Glucoserest wird hydrolytisch abgespalten. Nur hier entsteht direkt bei der Spaltung *freie Glucose*.
Enzym: *Amylo-1,6-Glucosidase* („Debranching Enzym")

⑧ Glucose-1-Ⓟ kann in Glucose-6-Ⓟ umgewandelt werden.
Enzym: *Phosphoglucomutase*

⑨ ▶ Zellen, die das Enzym *Glucose-6-Phosphatase* besitzen, können aus Glucose-6-Ⓟ Glucose herstellen (Leber, Niere). Da der Muskel dieses Enzym nicht besitzt, kann sich das Muskelglykogen nicht an der Regulation des Blutglucosespiegels beteiligen. ◀

### 6.5.3 Regulation des Glykogenstoffwechsels

!!!

Die Regelung des Glykogenstoffwechsels ist ein kompliziertes System, das eine genaue Einstellung der Blutglucose-Konzentration ermöglicht (Abb. 6.21).

▶ Glykogensynthese und -abbau werden über den gleichen Mechanismus gesteuert, der gegensinnig auf diese beiden Stoffwechselvorgänge wirkt.

Der Aufbau wird durch die *Synthase*, der Abbau durch die *Phosphorylase* beeinflusst. Sowohl die Synthase als auch die Phosphorylase können in einer aktiven und einer inaktiven Form vorliegen (Abb. 6.23).

In beiden Fällen erfolgt die Aktivierung über eine *Proteinkinase*, die ebenfalls aktiv oder inaktiv vorliegen kann. Bei der Phosphorylase ist noch eine regulierbare *Phosphorylasekinase* zwischengeschaltet (Abb. 6.24).

Die Aktivität der Proteinkinase wird hormonell gesteuert, wobei 3'5-cyclo-AMP (cAMP) eine Rolle als „Second messenger" spielt. Adrenalin oder Glucagon erhöhen beispielsweise die Aktivität der Adenylatzyklase und damit den cAMP-Spiegel. cAMP aktiviert nun seinerseits die Proteinkinase.

**6**

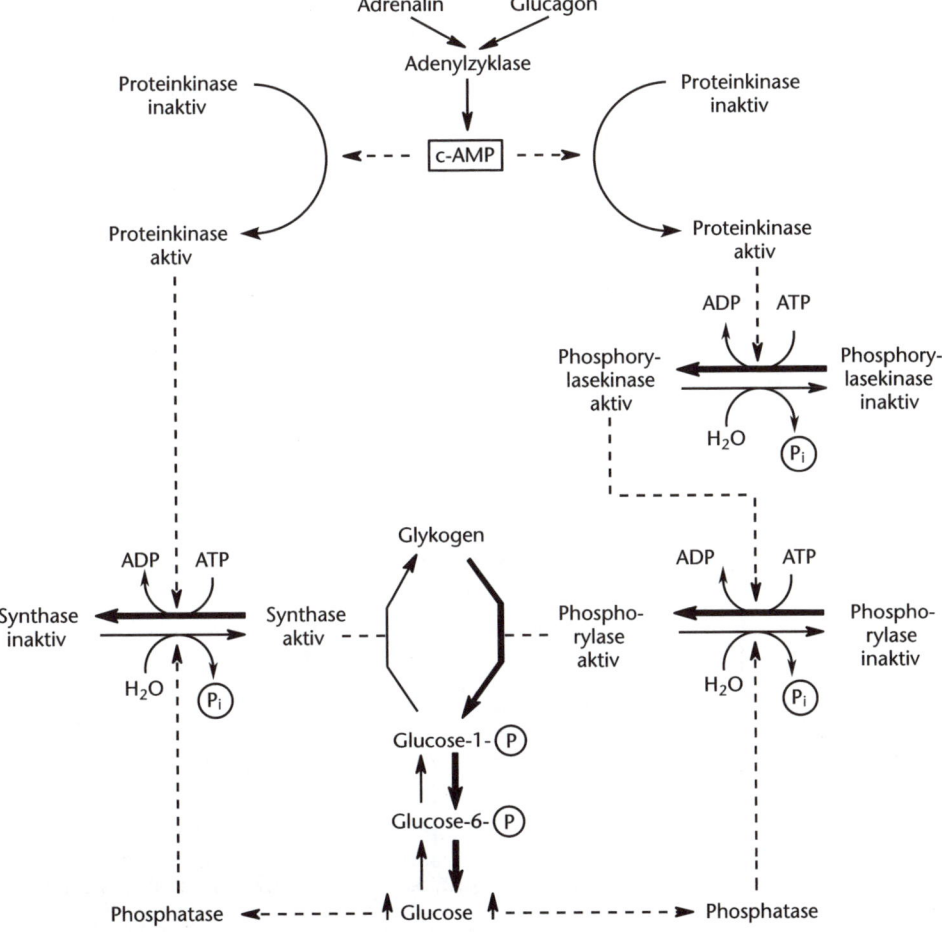

**Abb. 6.22:** Regulation von Glykogensynthese und -abbau im Überblick. Die verstärkten Pfeile deuten die Reaktionsrichtung bei hohem cAMP-Spiegel an. Ist der Glucosespiegel durch den Abbau hoch genug, wird die Phosphatase aktiviert und so die Abbaureaktion gebremst. Über dieses feine Regelsystem kann der Glykogenstoffwechsel sehr genau eingestellt werden. ◀

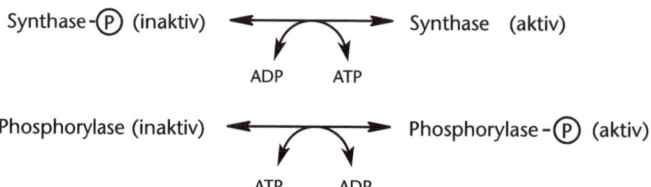

**Abb. 6.23:** Synthase und Phosphorylase.

**cAMP** ↑ → Phosphorylase aktiv/Synthase inaktiv
        → Abbau

**cAMP** ↑ → Phosphorylase inaktiv/Synthase aktiv
        → Aufbau

▶ Im Muskel kann die Glykogensynthese zusätzlich durch den Ca²⁺-Spiegel beeinflusst werden. Eine erhöhte Ca²⁺-Konzentration bei Muskelarbeit stimuliert die Phosphorylasekinase, so dass der Glykogenabbau gesteigert wird. Die Glykogensynthase wird durch intrazellulären Ca²⁺-Anstieg gehemmt, so dass die Glucose ausschließlich als Energiequelle für die Muskelkontraktion zur Verfügung steht. ◀

## 6.5.4 Corizyklus und Alaninzyklus

### Definition

Als **Corizyklus** wird der Kreislauf des Glucose-Kohlenstoffs zwischen Leber und Muskel bezeichnet.

Bei starker Muskelarbeit läuft die Glykolyse verstärkt anaerob ab, so dass viel Lactat gebildet wird. Zudem produzieren auch die Erythrozyten beträchtliche Mengen an Lactat. Dieses Lactat wird von der Muskelzelle bzw. den Erythrozyten an das Blut abgegeben (→ metabolische Azidose). Von dort gelangt es in die Leber, wo es zur Glucosesynthese (Gluconeogenese) verwendet wird. Die gebildete Glucose wird von der Leber wieder an das Blut abgegeben (Abb. 6.25).

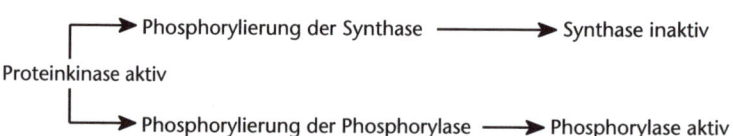

**Abb. 6.24:** ▶ Aktivierung von Synthase und Phosphorylase. ◀

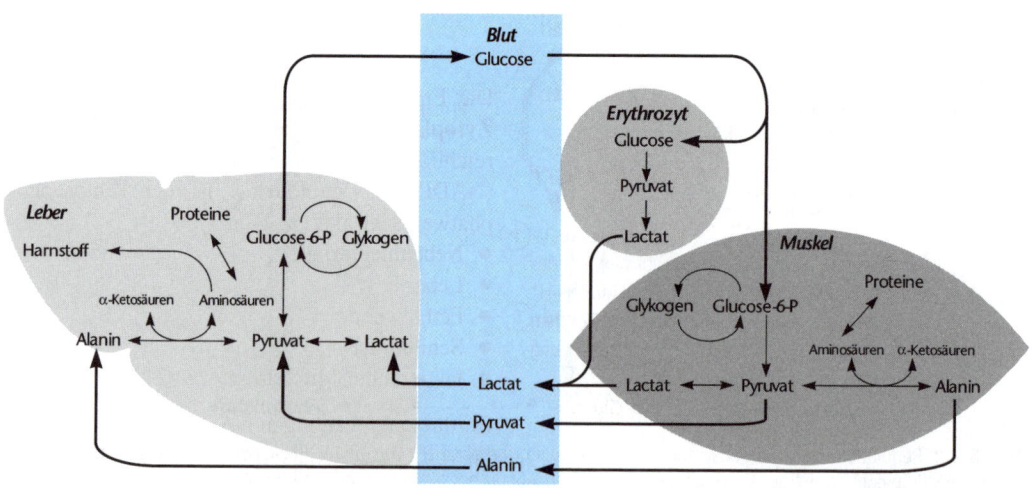

**Abb. 6.25:** Cori- und Alaninzyklus.

Außer dem Corizyklus ist auch der **Alaninzyklus** von Bedeutung. Die Aminogruppen aus dem AS-Stoffwechsel des Muskels werden zum größten Teil auf Pyruvat übertragen (☞ Kap. 4.1.2). Das entstandene Alanin wird zur Leber transportiert und dort transaminiert. Der anfallende Stickstoff dient der Harnstoffsynthese, das Pyruvat der Gluconeogenese. Die Glucose kann wieder zum Muskel transportiert werden, wodurch sich der Kreislauf schließt. Alanin ist somit von großer Bedeutung für den Stickstofftransport vom Muskel zur Leber, ferner für den Transport des Glucose-Kohlenstoffs zwischen Leber und Muskel.

## 6.6 Pentosephosphatweg

### 6.6.1 Bedeutung des Pentosephosphatweges

Im Pentosephosphatweg (Syn.: Pentosephosphatzyklus, Hexosemonophosphatweg) wird Glucose-6-℗ zunächst zur Säure (Gluconsäure-6-℗) oxidiert (dehydriert) und anschließend decarboxyliert, wodurch Pentosephosphate (C5) entstehen. Der dabei freigesetzte Wasserstoff wird auf $NADP^+$ übertragen. $NADPH+H^+$ dient vor allem der Steroid- und Fettsäuresynthese. Die gebildeten Pentosephosphate werden zur Nukleotidsynthese verwendet oder in einem zyklischen Prozess weiter in Fructose-6-℗ und 3-Phosphoglycerinaldehyd umgewandelt.

Durch mehrfaches Durchlaufen kann Glucose vollständig zu $CO_2$ oxidiert werden.

Die **Summengleichung** des Pentosephosphatweges lautet:

Glucose-6-℗ + 6 $H_2O$ + 12 $NADP^+$ ↔ 6 $CO_2$ + ℗ᵢ + 12 $NADPH+H^+$

 Beachten Sie, dass die Redoxäquivalenten des Pentosephosphatwegs $NADP^+$ und $NADPH+H^+$ sind. Verwechseln Sie diese nicht mit dem $NAD^+$ aus der Glykolyse. Dies ist ein sehr häufig gemachter Fehler.

### 6.6.2 Reaktionen des Pentosephosphatweges

Der Pentosephosphatweg kann in 2 verschiedene Phasen eingeteilt werden:
- Die ersten drei Reaktionen sind an der Bildung von $NADPH+H^+$ beteiligt (oxidative Schritte, in der Abb. 6.24 grau hinterlegt).
- In den folgenden Schritten wird Pentose-5-℗ mehrfach umgelagert, wobei intermediäre „Zuckerphosphate" mit 3, 4, 5, 6 und 7 C-Atomen entstehen.

Die Endprodukte des Pentosephosphatweges sind Fructose-6-℗ und Glycerinaldehyd-3-℗ (Abb. 6.26).

> **Merke!**
>
> Die Endprodukte des Pentosephosphatweges, Fructose-6-℗ und Glycerinaldehyd-3-℗, sind Zwischenprodukte der Glykolyse. Aus ihnen können also ohne Probleme entweder Pyruvat oder der Ausgangsstoff Glucose gebildet werden.

### 6.6.3 Energiebilanz des Pentosephosphatweges

Pro $C_1$-Körper der Glucose entstehen 2 NADPH + $H^+$, d.h. **12 mol $NADPH+H^+$/Mol Glucose.** Das hier gebildete $NADPH+H^+$ dient v.a. der Fettsäure- und Steroidsynthese.

### 6.6.4 Lokalisation des Pentosephosphatweges

Die Enzyme des Pentosephosphatweges sind im **Zytoplasma** lokalisiert. In allen Geweben, die reichlich Fettsäuren oder Steroide synthetisieren ($NADPH+H^+$-Verbrauch!), ist der Pentosephosphatweg sehr aktiv, z.B. in
- Nebennierenrinde
- Leber
- Fettgewebe
- Schilddrüse
- laktierender Milchdrüse.

Erythrozyten benötigen $NADPH+H^+$ zur Reduktion von Glutathiondisulfid (☞ Kap. 6.4.2).

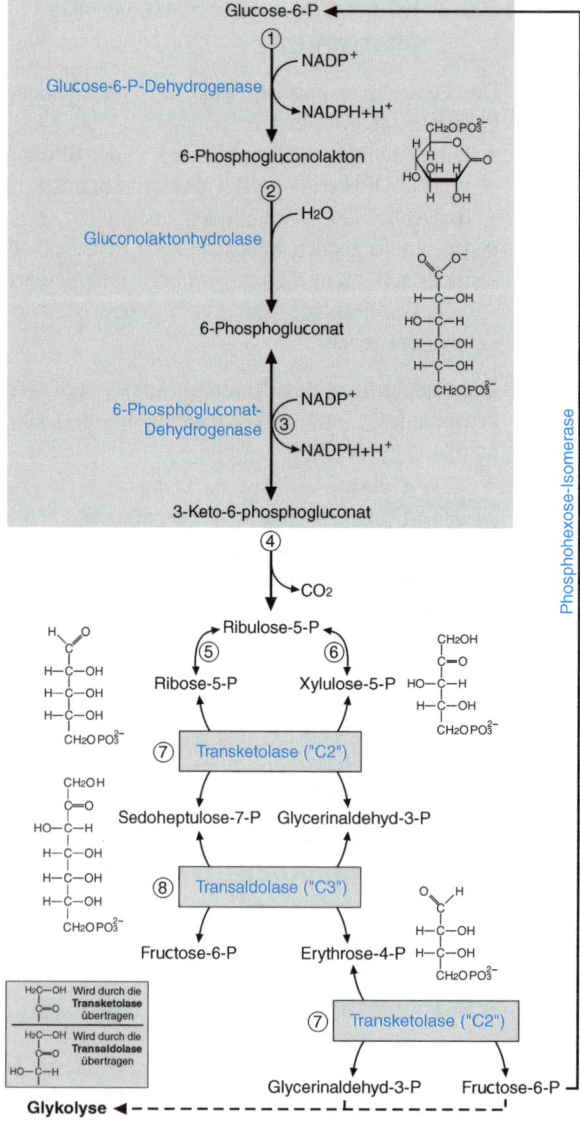

**Abb. 6.26:** Pentosephosphatweg. Dieser Zyklus stellt keinen stöchiometrischen Kreislauf dar. Es sind immer mehrere Glucosemoleküle, die den Pentosephosphatweg gleichzeitig durchlaufen.

**Oxidative Schritte**

① Glucose-6-℗ wird zu 6-Phosphogluconolacton, dem Lacton der 6-Phosphogluconsäure, dehydriert.
Enzym: *Glucose-6-℗-Dehydrogenase* (Coenzym: NADP⁺)

② Das Lacton wird zu 6-Phosphogluconat hydrolysiert.
Enzym: *Gluconolactonhydrolase*

③ 6-Phosphogluconat wird wiederum dehydriert, so dass 3-Keto-6-phosphogluconat entsteht, dessen $\beta$-Ketogruppe zur Lockerung der $C_1$-Carboxylgruppe beiträgt.
Enzym: *6-Phosphogluconat-Dehydrogenase* (Coenzym: NADP⁺)

④ Es folgt eine spontane Decarboxylierung zu Ribulose-5-℗ (Abspaltung des $C_1$ der ursprünglichen Glucose).

**Umlagerungen des Ribulose-5-℗**

⑤ Isomerisierung zur Aldose Ribose-5-℗
Enzym: *Ketoisomerase*

⑥ Epimerisierung zu Xylulose-5-℗
Enzym: *Epimerase*

⑦ Die Transketolase „verschiebt" einen $C_2$-Körper (aktiver Glykolaldehyd) auf einen anderen Zucker.
Enzym: *Transketolase* (Cofaktoren: Thiamin-P-P, $Mg^{2+}$).

⑧ Die Transaldolase „verschiebt" einen $C_3$-Körper (aktives Dihydroxyaceton) auf einen anderen Zucker.
Enzym: *Transaldolase*
Auf diese Weise entstehen aus den $C_5$-Zuckern Ribose und Xylulose die intermediären Zucker mit $C_3$-$C_7$-Körpern.

# 6.6.5 Regulation des Pentosephosphatweges

Der Durchsatz im Pentosephosphatweg wird durch den Bedarf der Zelle an NADH+H⁺ bestimmt. Reguliert werden die Glucose-6-℗-Dehydrogenase und die Gluconat-6-℗-Dehydrogenase.

● **Aktivierung**:
KH-Spiegel ↑, Insulin ↑, NADPH+H⁺-Verbrauch ↑

● **Hemmung**:
KH-Spiegel ↓, Insulinfl, NADPH+H⁺-Spiegel ↑, FS-Spiegel?, Acyl-CoA ↑ (aktivierte Fettsäuren).

### 6.6.6 Beziehungen des Pentosephosphatweges zu anderen Stoffwechselwegen

Am bedeutendsten ist die Beziehung des Pentosephosphatweges zur Steroid- und Fettsäuresynthese:

- Bei der **Steroidsynthese** wird NADPH+H$^+$ zur Reduktion von HMG-CoA zu Mevalonsäure benötigt (☞ Kap. 7.2).
- Bei der **Fettsäuresynthese** werden je zwei NADPH+H$^+$ zur Kettenverlängerung um zwei C-Atome gebraucht (☞ Kap. 2.8).

Da Fettsäuresynthese und Pentosephosphatweg im Zytoplasma lokalisiert sind, muss das NADPH+H$^+$ keine Transportbarriere überwinden.

NADPH+H$^+$ kann seinen Wasserstoff auch auf andere Substrate übertragen, z.B. auf Pyruvat + CO$_2$ → Malat (☞ Kap. 6.4.3), und so den Wasserstoff dem mitochondrialen Stoffwechsel zuführen.

Die im Pentosephosphatweg gebildete Ribose wird zur Nukleinsäuresynthese verwendet.

## 6.7 Umwandlung von Zuckern untereinander

### 6.7.1 Synthese nukleotidaktivierter Zucker

Zucker, die mit Nukleotiden (z.B. UDP) verknüpft sind, werden als nukleotidaktivierte Zucker bezeichnet.

**Beispiele für nukleotidaktivierte Zucker (nach GK)**

- **UDP-Glucose:** Wird aus Glucose-1-Ⓟ und UTP mit Hilfe der UDP-Glucose-Phosphorylase synthetisiert (☞ Kap. 6.5.2).
- **UDP-Galaktose:** Wird aus Galaktose-1-Ⓟ und UDP-Glucose synthetisiert (☞ Kap. 6.7.3). Enzym: *Galaktose-1-Ⓟ-Uridyltransferase.*
- **UDP-Glucuronsäure:** Spielt eine wichtige Rolle bei der Konjugation ausscheidungspflichtiger Substanzen. Die konjugierte Substanz wird als Glucuronid (Glucuronsäurekonjugat) bezeichnet. UDP-Glucuronsäure entsteht durch Oxidation von UDP-Glucose am C$_6$-Atom, wobei NAD$^+$ als Wasserstoffakzeptor dient (Abb. 6.27). Enzym: *UDP-Glucuronyl-Transferase.*

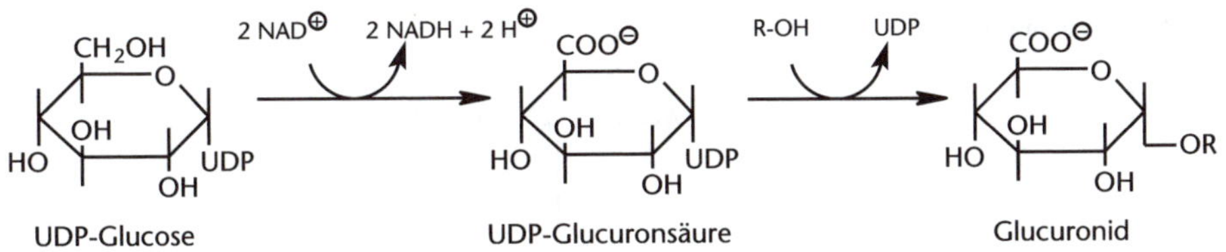

**Abb. 6.27:** Oxidation von UDP-Glucose zur UDP-Glucuronsäure, die in einer Konjugationsreaktion zum Glucuronid weiterreagiert.

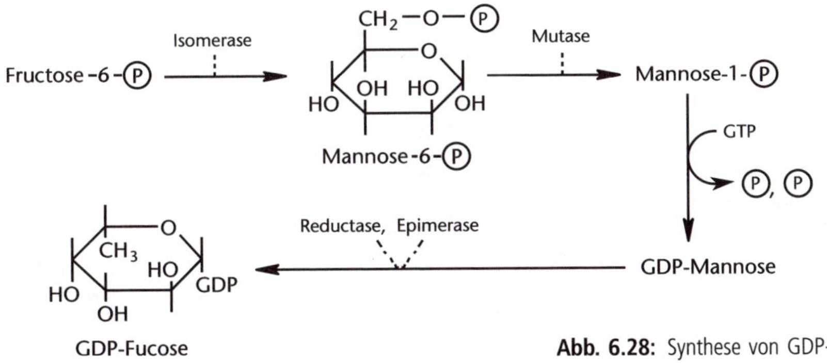

**Abb. 6.28:** Synthese von GDP-Mannose und GDP-Fucose.

- **UDP-N-Acetylaminozucker, CMP-N-Acetyl-Neuraminsäure:** Synthese der Aminozucker (☞ Kap. 6.7.2).
- **GDP-Mannose, GDP-Fucose:** Werden für die Synthese mancher Glykoproteine benötigt (Abb. 6.28).

## 6.7.2 Synthese biologisch wichtiger Monosaccharide

Bei der Biosynthese von Mucopolysacchariden, Proteoglykanen, Glykoproteinen und Glykolipiden spielen vor allem die Aminozucker und die Uronsäure eine wichtige Rolle (☞ Kap. 6.1.2).

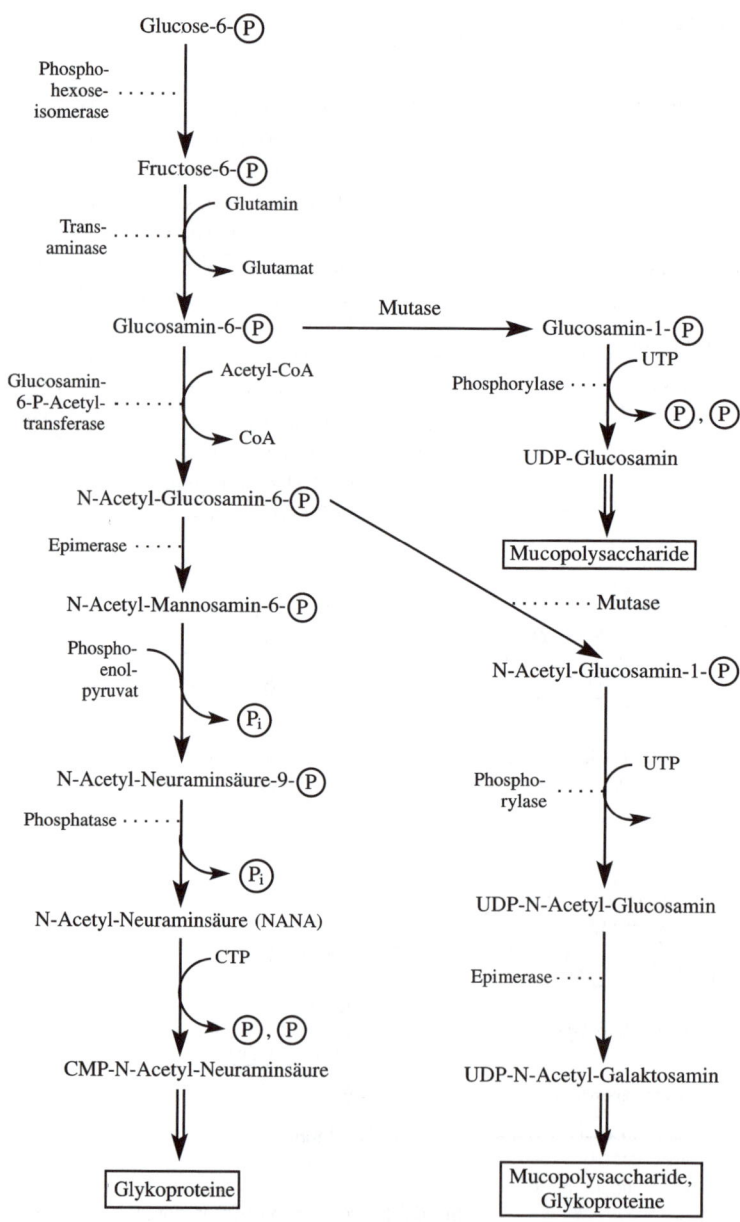

**Abb. 6.29:** Synthese der Aminozucker und ihre weitere Verwertung.

## Aminozucker

Aminozucker werden über eine Transaminierungs-reaktion aus Glutamin synthetisiert, wobei die Aminogruppe meist am $C_2$-Atom angehängt wird. Da die Aminogruppe der Aminozucker sehr reaktiv ist, wird sie im Stoffwechsel über eine Säureamidbindung an einen Acetatrest (z.B. von Acetyl-CoA) gebunden, ☞ Abb. 6.31.

## Uronsäuren

Uronsäuren sind Zucker, deren $C_6$-Atom zur $COO^-$-Gruppe oxidiert ist und deren Synthese von UDP-Derivaten ausgeht, z.B. Glucuronsäure.

 Im folgenden Abschnitt wird Ihnen erklärt, wie Galaktose und Fructose in Glucose umgewandelt werden können. Sehr wichtig ist hier, dass Sie die klinischen Aspekte verstehen und erklären können.

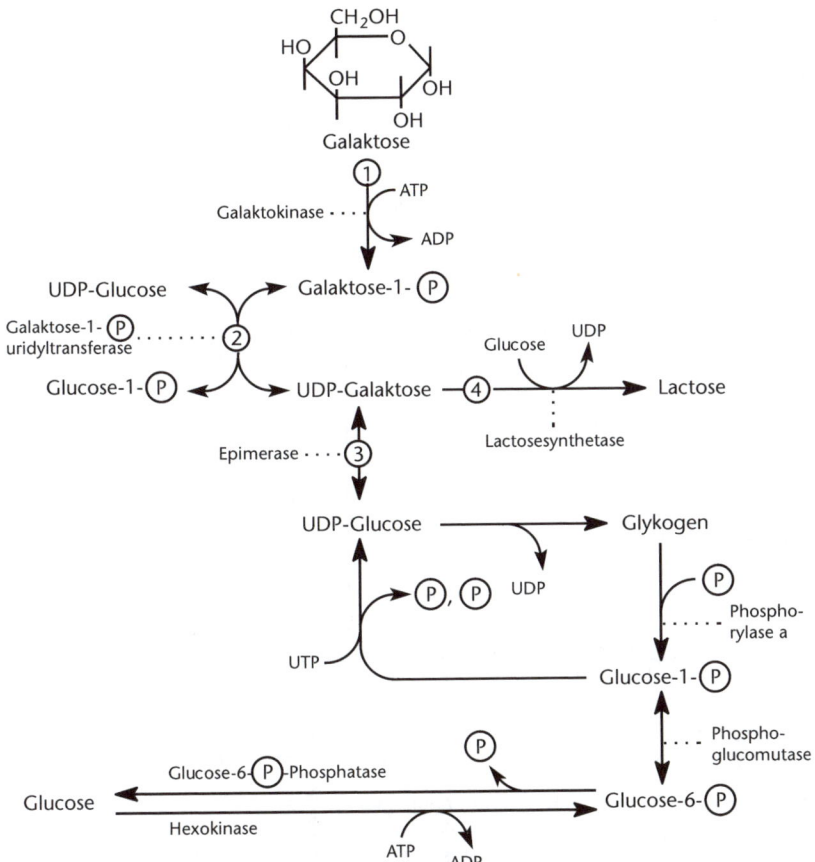

**Abb. 6.30:** Stoffwechsel der Galaktose.
① Galaktose wird zu Galaktose-1-Ⓟ phosphoryliert.
  Enzym: *Galaktokinase*
② Galaktose-1-Ⓟ und UDP-Glucose tauschen ihre Reste aus, wobei Glucose-1-Ⓟ und UDP-Galaktose entstehen.
  Enzym: *Galaktose-1-P-Uridyl-Transferase*
  UDP-Galaktose kann auf zwei verschiedenen Wegen weiterreagieren.
③ UDP-Galaktose kann direkt zu UDP-Glucose epimerisiert werden.
  UDP-Glucose ist ihrerseits Ausgangsstoff für weitere Synthesen und Umwandlungen.
  Enzym: *Epimerase* (prosthetische Gruppe: $NAD^+$)
④ Aus UDP-Galaktose kann durch Glykosidbindung mit Glucose Lactose (β-Galaktose-1,4-Glucose) entstehen.
  Enzym: *Lactose-Synthetase*

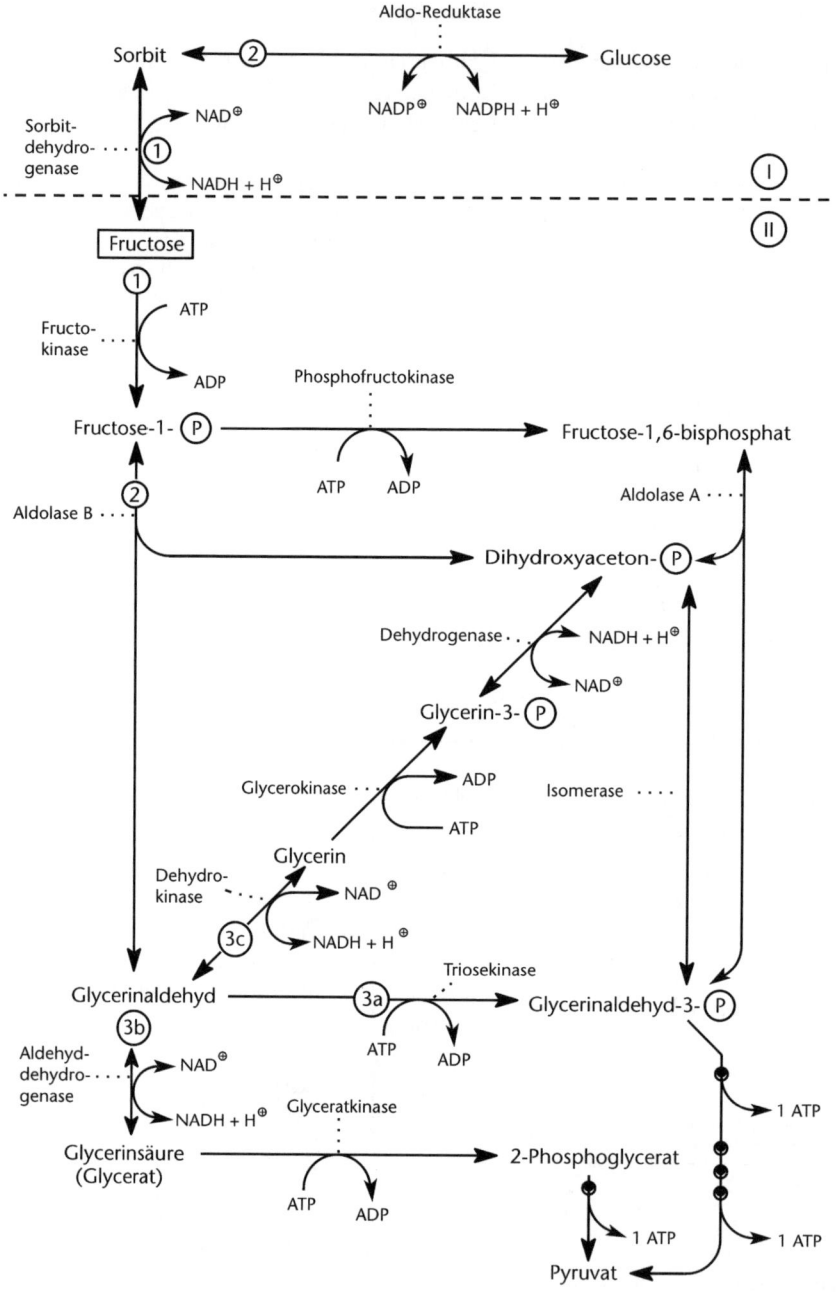

◀ **Abb. 6.31:** Stoffwechsel der Fructose.

**Synthese der Fructose und ihre Umwandlung in Glucose (I)**

① Fructose kann (reversibel) zu Sorbit reduziert werden.

 Enzym: Sorbit-Dehydrogenase

② Sorbit wird zu Glucose oxidiert (reversibel).

 Enzym: Reduktase, Aldolase

**Hinweis**

Die Enzyme der oben genannten Reaktionen sind nach der umgekehrten Reaktionsrichtung benannt.

**Abbau der Fructose (II)**

① Fructose wird zu Fructose-1-Ⓟ phosphoryliert.

 Enzym: *Fructokinase* (kommt fast nur in der Leber vor)

 Prinzipiell ist auch eine Umwandlung der Fructose in Fructose-6-Ⓟ durch die Hexokinase möglich. Dies geschieht jedoch nur in geringem Maße, da die Hexokinase eine wesentlich geringere Affinität zur Fructose hat als die Fructokinase.

② Fructose-1-Ⓟ wird in Dihydroxyaceton-Ⓟ und Glycerinaldehyd gespalten. Im Unterschied zur Aldolasereaktion der Glykolyse entsteht hier nicht Glycerinaldehyd-3-Ⓟ, sondern Glycerinaldehyd.

 Enzym: *Aldolase B* (Isoenzym der Aldolase, das in der Leber vorkommt).

 Dihydroxyaceton-Ⓟ kann als Zwischenprodukt der Glykolyse leicht zu Pyruvat abgebaut werden.

③ Das entstandene Glycerinaldehyd kann über drei Wege in den Stoffwechsel der Glykolyse eingeschleust werden:

 a Phosphorylierung zu Glycerinaldehyd-3-Ⓟ → Pyruvat

 Enzym: *Triosekinase*

 Dieser Weg ist der wichtigste der drei möglichen des Glycerinaldehyds.

 b Oxidation zu Glycerinsäure (Glycerat) und Phosphorylierung zu 2-Phosphoglycerat

 Enzym: *Aldehyd-Dehydrogenase, Glyceratkinase* (Coenzym: NAD⁺).

 c Reduktion zu Glycerin und anschließende Phosphorylierung zu Glycerin-3-Ⓟ, welches zu Dihydroxyaceton-Ⓟ oxidiert wird.

 Enzym: *Dehydrokinase, Glycerokinase, Dehydrogenase* (Coenzym: NAD⁺).

**6**

## 6.7.3 Galaktose ⚠⚠

Nahrungsgalaktose (exogene Galaktose) wird vom Organismus entweder in Glucose umgewandelt oder über UDP-Galaktose von der Milchdrüse zur Synthese von Lactose verwendet. Galaktose kann vom Körper auch aus Glucose synthetisiert werden (endogene Galaktose).

Alle Stoffwechselwege sind in Abbildung 6.30 dargestellt.

 Sie sollten an dieser Stelle unbedingt verstehen, dass eine Epimerisierung von Galaktose zu Glucose nicht direkt möglich ist. Sie ist nur über die Bildung von UDP-Galaktose möglich!

> 🔖 **Klinik!**
>
> ▶ **Kongenitale Galaktosämie**
> Ein Enzymdefekt im Galaktosestoffwechsel ist die Verminderung der Aktivität der Galaktose-1-Ⓟ-Uridyltransferase. Dadurch ist die Verstoffwechslung der Galaktose gestört. Es kommt zu einem Stau von Galaktose und Galaktose-1-Ⓟ im Blut und zur Ausscheidung von Galaktose im Urin (☞ Kap. 17.1.7). ◀

## 6.7.4 Fructose

▶ Fructose (Syn.: Laevulose) spielt als Bestandteil der Saccharose (Rüben- und Rohrzucker) eine wichtige Rolle als Nahrungsmittel. Saccharose (α-Glucose-1,2-β-Fructose) wird durch die im Bürstensaum der Darmmukosa lokalisierte Saccharase in Glucose und Fructose gespalten. ◀ Freie Fructose kommt beim Menschen nur in der Spermaflüssigkeit vor.

Eine Übersicht über den Stoffwechsel der Fructose gibt Abbildung 6.31.

 Bei diesem Stoffwechsel entsteht aus einem Mol Fructose nur 1 Mol ATP. Dies würde jedoch voraussetzen, dass Glycerinaldehyd nur über 2-Phosphoglycerat abgebaut wird (☞ Kap. 6.2). Merken Sie sich aber fürs Physikum: 1 Mol Fructose liefert 1 Mol ATP. Dies wird als richtige Antwort gewertet.

Fructose und Sorbit werden als Diabetikerzucker eingesetzt, weil Fructose insulinunabhängig aus dem Blut in die Zellen gelangen kann. Ihre Verwertung ist durch die Fructokinase bzw. Sorbit-Dehydrogenase limitiert.

⚕ Klinik!

**Heriditäre Fructose-Intoleranz**

Ein Enzymdefekt im Fructose-Stoffwechsel ist ein Mangel an Leber-Phosphofructoaldolase (Aldolase B). Es kommt zu einer Anreicherung von Fructose-1-$\circledP$ in der Leber, wodurch die Leber-Phosphorylase und damit der Glykogenabbau gehemmt werden (→ Senkung des Nüchternblutzuckers). Auch Enzyme der Glykolyse werden gehemmt.

## 6.7.5 Glucuronsäure

UDP-Glucuronsäure entsteht durch Oxidation des $C_6$-Atoms der UDP-Glucose und ist ein wichtiger Ausgangsstoff für die verschiedensten Synthesen. Der Glucuronylrest wird dabei auf phenolische oder alkoholische Gruppen anderer Stoffe übertragen, die dadurch z. B. wasserlöslich werden und im Urin ausgeschieden werden können (→ Entgiftungsstoffwechsel der Leber).

**Beispiele für Synthesen der Glucuronsäure**
- Glucuronidierung von Arzneimitteln (☞ Kap. 17.2.3)
- Glucuronidierung von Steroidhormonen (☞ Kap. 11.1.5, 11.5.3)
- Baustein für Mucopolysaccharide (☞ Kap. 6.1.2).

Freie Glucuronsäure, die im Überschuss produziert wurde, wird in der Leber abgebaut (Abb. 6.32).

## 6.7.6 Mucopolysaccharide und Glykoproteine ⬜⬜!

### Mucopolysaccharide

#### Definition

**Mucopolysaccharide** sind lineare Ketten von 1,4-glykosidisch verknüpften Disaccharideinheiten. Bausteine sind acetylierte und sulfatierte Aminozucker sowie Glucuronsäure und Galaktose. Durch Bindung an Proteine entstehen Proteoglykane (☞ Kap. 6.1.2).

Nach ähnlichem Strukturprinzip sind viele Bakterienzellwände aufgebaut.

### Biologische Bedeutung der Mucopolysaccharide

Mucopolyaccharide besitzen ein hohes Bindungsvermögen für Wasser. Aufgrund ihres anionischen Charakters können sie außerdem Kationen binden.

Sie kommen vor in:
- Haut
- Aorta
- Sehnen
- Cornea
- Bindegewebe.

### Glykoproteine

#### Definition

**Glykoproteine** verhalten sich ähnlich wie Proteine, ihr Kohlenhydratanteil liegt zwischen 10 und 25 % (☞ Kap. 6.1.2.). Dieser Kohlenhydratanteil ist O- oder N-glykosidisch mit den Proteinen verbunden.

#### Biologische Bedeutung der Glykoproteine

Viele Enzyme, Serumproteine, Blutgerinnungsfaktoren, Immunglobuline und Hormone sind Glykoproteine. Ferner sind Glykoproteine Bestandteile biologischer Membranen, wo sie eine wichtige Rolle als „determinierende Substanzen der Blutgruppen" spielen.

Glykoproteine werden im endoplasmatischen Retikulum synthetisiert. Zellen, die viele Glykoproteine bilden, haben daher ein ausgeprägtes ER. Zunächst wird die Proteinkomponente an den Ribosomen des ER synthetisiert. An die fertige Proteinkomponente werden dann Kohlenhydratkomponenten in Form nukleotidaktivierter Vorstufen angeknüpft.

Die Glykoproteine unterliegen einem unterschiedlich schnellen Alterungsprozess (Tage bis Wochen). Dabei werden die Zuckerreste der Glykoproteine verändert. Ein Enzym (Neuraminidase), das in den Wänden der Blutgefäße lokalisiert ist, spaltet N-terminale N-Acetyl-Neuraminsäuregruppen ab, wodurch Galaktoseeinheiten freigelegt werden. In der Leber werden durch spezifische Galaktoserezeptoren gealterte Plasmaproteine erkannt und abgebaut (Endozytose und lysosomaler Abbau).

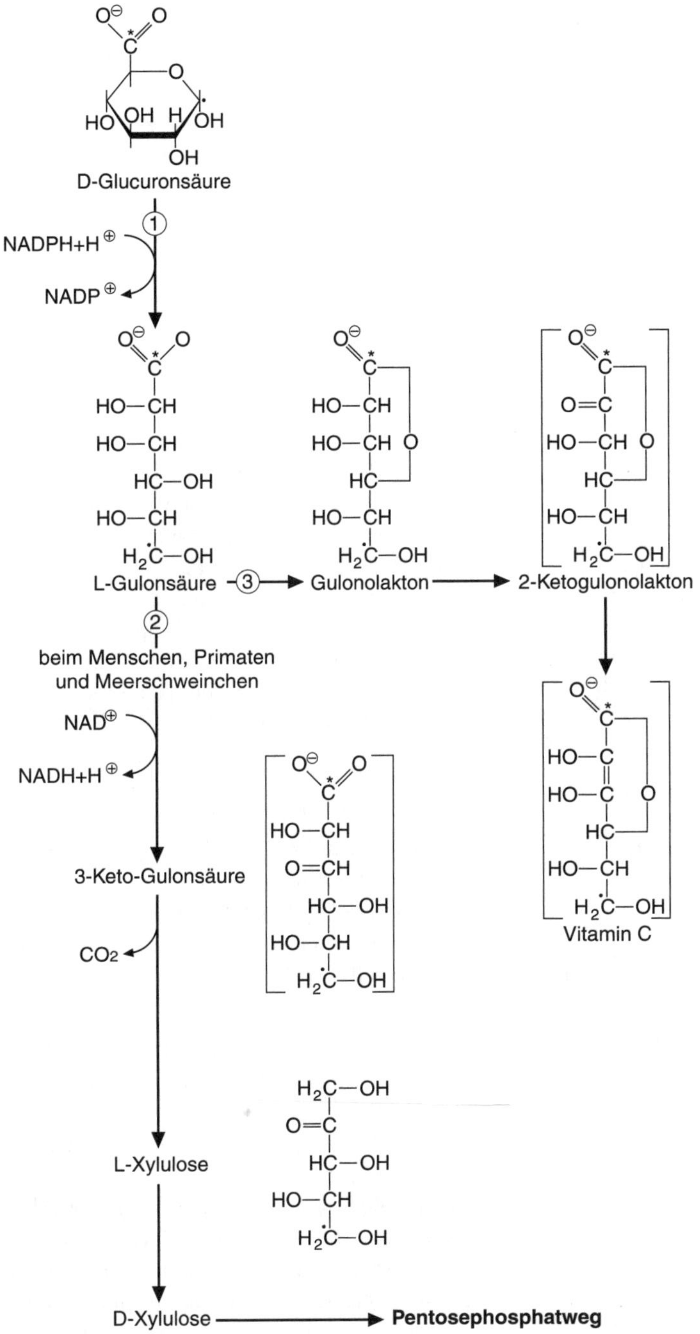

**Abb. 6.32:** Stoffwechsel der Glucuronsäure.

① Die Glucuronsäure wird zu Gulonsäure reduziert. Dabei wird die Kohlenstoffkette „umgedreht", d.h. das $C_1$-Atom der Glucuronsäure entspricht dem $C_6$-Atom der Gulonsäure. Durch diese Drehung erfolgt auch der Übergang von der D- in die L-Reihe.

② Die Gulonsäure wird beim Menschen, anderen Primaten und Meerschweinchen zu 3-Keto-Gulonsäure oxidiert, welche dann zu L-Xylulose und D-Xylulose umgewandelt wird. Die D-Xylulose wird in den Pentosephosphatweg eingeschleust.

③ Die übrige Tierwelt besitzt das Enzym L-Gulonolactonoxidase und kann deshalb über Lactonbildung und Oxidierung der Gulonsäure Vitamin C aufbauen.

# 7 Lipide

## 7.1 Vielfalt der Lipide

 Der folgende Abschnitt soll einen Eindruck über die große Vielfalt an Lipiden verschaffen. Die einzelnen Arten von Fetten werden dabei jeweils in kurzen Abschnitten vorgestellt. Beim Lesen sollten Sie sich klar machen, durch welche Strukturen sich die Lipide im Wesentlichen unterscheiden und welche Funktionen sie im Organismus übernehmen. Besonders Tabelle 7.1 sollte man sich gut einprägen.

### 7.1.1 Struktur und Eigenschaften

**Definition**

Lipide sind eine chemisch heterogen aufgebaute Stoffklasse. Das gemeinsame Merkmal der Lipide ist ihre Eigenschaft, besonders viele lipophile (= hydrophobe) Gruppen zu besitzen. Demzufolge lösen sich Lipide
- gut in Äther, Chloroform, Benzol
- schlecht in Wasser und anderen polaren Lösungsmitteln.

> **Merke!**
>
> Aus dem Griechischen:
> lipo-phil = fett-„liebend"
> hydro-phob = wasser-„fürchtend"
> lipophil ($\cong$ hydrophob, unpolar) - löst sich in organischen Lösungsmitteln
> lipophob ($\cong$ hydrophil, polar) - löst sich in Wasser

Es gibt Lipide, die sowohl polare (hydrophile) als auch unpolare (hydrophobe) Anteile in ihrem Molekül besitzen, z. B. Lecithin, Sphingomyelin. Auch Seifen (Alkalisalze höherer Fettsäuren) erhalten ihre Eigenschaften dadurch, dass in ihren Molekülen sowohl hydrophile als auch hydrophobe Gruppen vorhanden sind. Man bezeichnet solche Moleküle allgemein als **amphiphile Moleküle, Detergentien** oder **Emulgatoren**. An Grenzflächen zwischen polaren und unpolaren Lösungsmitteln lagern sich diese Moleküle so an, dass:
- die *hydrophilen* Teile in das polare Lösungsmittel hineinragen bzw. aus dem organischen Lösungsmittel heraus, während
- die *hydrophoben* Teile in das organische Lösungsmittel hineinragen bzw. aus dem polaren Lösungsmittel heraus.

Auf diese Weise entstehen:
- **Öl-Wasser-Grenzschichten:** Die hydrophilen Regionen richten sich zum Wasser, die hydrophoben Regionen zur Ölphase hin aus, so dass das Detergentium eine eigene Schicht an der Phasengrenze bildet.
- **Monomolekulare Filme auf Wasseroberflächen** – mit Folgen für die Oberflächenspannung: Während die hydrophilen Bereiche in die Wasserschicht eintauchen, ragen die hydrophoben Anteile aus dem Wasser heraus, was eine Bildung von Wasserstoffbrücken hier unmöglich macht und so zu einer **Reduktion der Oberflächenspannung** führt.

## Beispiel aus dem Alltag

Eine auf das Wasser gelegte Rasierklinge geht unter, wenn man einige Tropfen Seifenlösung in das Wasser gibt.

- **Mizellen:** Ab einer bestimmten Konzentration des amphiphilen Detergentiums in Wasser tritt das Phänomen der Mizellenbildung auf. Mizellen sind kugelige Anordnungen des Detergentiums, bei welchen die hydrophilen Molekülteile nach außen ins Wasser zeigen, während die hydrophoben Bereiche in der geschützten Kugelmitte liegen (Abb. 7.1).

- „**Bilayer**" sind Lipiddoppelschichten, die vor allem aus Phosphoglyceriden (Lecithin u. a.) gebildet werden. Die hydrophilen Molekülteile befinden sich an den beiden äußeren Oberflächen, die eine aus den hydrophoben Bereichen gebildete Mittelschicht begrenzen (Abb. 7.2).

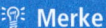

> **Merke!**
>
> Membranen bestehen aus Lipiddoppelschichten und sind keine starren Strukturen. Die sog. Membranfluidität ist von der Art der membranbildenden Phospholipide abhängig. Phospholipide mit kurzen, ungesättigten Fettsäuren fördern die Fluidität von Membranen.

- **Liposomen** sind aus einer Lipiddoppelschicht aufgebaut, die sich zu einem Ring umgelagert hat, der einen Teil der wässrigen Phase einschließt. Die Ringe können sich spontan bilden oder durch Ultraschallwellen hervorgerufen werden (Abb. 7.3).

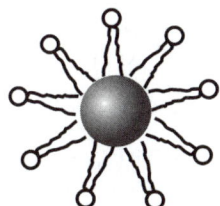

**Abb. 7.1:** Mizelle.

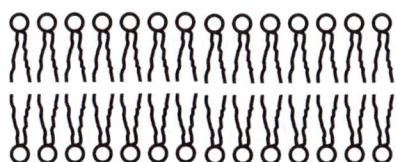

**Abb. 7.2:** „Bilayer".

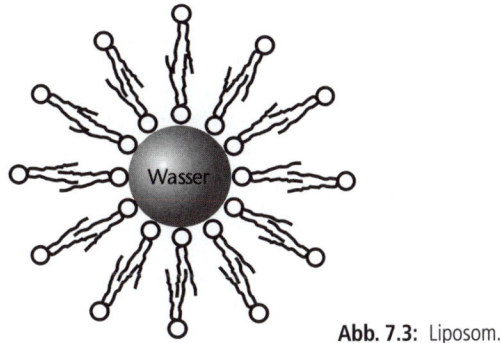

**Abb. 7.3:** Liposom.

## 7.1.2 Einteilung der Lipide

Da Lipide sehr heterogen sind, können sie nach verschiedenen Kriterien eingeteilt werden. Einen ersten Überblick gibt Tab. 7.1.

Grundsätzlich werden Lipide, die sich vom Glycerin ableiten, als **Glycerolipide,** und Lipide, die sich vom Sphingosin ableiten, als **Sphingolipide** bezeichnet.

**Glycerin** ist der einfachste existierende dreiwertige Alkohol (Abb. 7.4).

▶ **Sphingosin** ist ein Aminoalkohol, der auf komplexem Wege (PALP- und NADPH+H$^+$-abhängig) aus Palmitoyl-CoA und Serin synthetisiert werden muss (☞ Kap. 7.5.2). ◀

### Fettsäuren

Fettsäuren bestehen aus langen Kohlenwasserstoffketten, nach denen sie in geradzahlige oder ungeradzahlige Fettsäuren eingeteilt werden. Sind Doppelbindungen vorhanden, handelt es sich um **ungesättigte** Fettsäuren. Solche ohne Doppelbindungen werden als **gesättigte** Fettsäuren bezeichnet. **Essentielle Fettsäuren** sind mehrfach ungesättigt und können im Körper nicht selbst synthetisiert

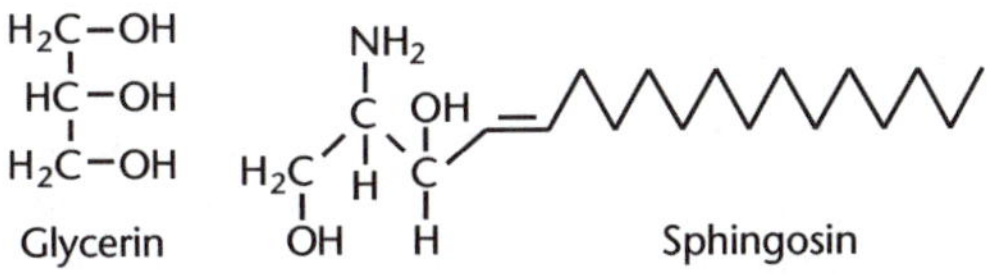

$$H_2C-OH$$
$$HC-OH$$
$$H_2C-OH$$
Glycerin

Sphingosin

**Abb. 7.4:** Grundbausteine komplexer Lipide: Glycerin und Sphingosin.

**Tab. 7.1: Einteilung der Lipide.**

| Lipidtyp | Bestandteile | Eigenschaften | Vorkommen (Beispiele) |
|---|---|---|---|
| **Fettsäuren:**<br>• gesättigte<br>• ungesättigte<br>• essentielle | Kohlenwasserstoffketten (mit und ohne Doppelbindungen) | • ohne Esterbindungen<br>• nicht verseifbar | Bestandteil verseifbarer Lipide (s. u.) Ausgangssubstanz der<br>• Prostaglandine<br>• Leukotriene<br>• Thromboxane |
| **Einfache Lipide:**<br>• Wachse<br>• Öle<br>• Glycerolipide (Acylglycerine) | mit Acylresten veresterter Alkohol | • mit Esterbindungen<br>• verseifbar | Speicherfett: Triacylglyceride |
| **Komplexe Lipide:**<br>• Phospholipide<br>• Sphingolipide<br>• Glykolipide | Glycerin bzw. Sphingosin + Acylrest + weitere Komponenten | • Diesterbindungen<br>• verseifbar<br>• amphiphil | • Membranbestandteile<br>• Signaltransduktion |
| **Isoprenderivate:**<br>• Terpene<br>• Steroide | Isoprenbausteine + weitere Komponenten | nicht verseifbar | • Membranbestandteile<br>• Hormone/Signalsubstanzen |

werden. Sie müssen mit der Nahrung (z. B. pflanzliche Öle) zugeführt werden.

Fettsäuren sind Grundbestandteile komplexerer Lipide und Ausgangssubstanzen für die Synthese von Prostaglandinen, Leukotrienen und Thromboxanen (☞ Kap. 7.2.10).

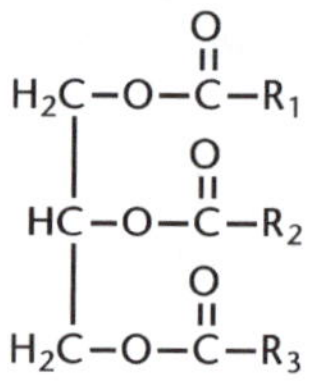

**Abb. 7.5:** Triacylglycerin.

## Einfache Lipide

Zu den einfachen Lipiden zählen:
- Fette,
- Öle und
- Wachse.

### Fette

Fette sind Glycerin(tri)ester höherer Fettsäuren, d. h., alle drei Hydroxylgruppen eines Glycerinalkohols sind mit Fettsäuren verestert. Man spricht auch von Triacylglycerinen oder kurz: **Triglyceriden** (Abb. 7.5).

Glycerinderivate, bei denen nur eine oder zwei der Hydroxylgruppen mit Fettsäuren verestert sind, werden hingegen als **Monoacyl- bzw. Diacylglycerine** bezeichnet. Sie kommen als Zwischenprodukte des Auf- und Abbaus der Triacylglycerine

vor und sind im Gegensatz zu diesen amphiphil (hydrophile „OH"-Gruppen!).

Unter **Verseifung** versteht man die alkalische Hydrolyse von Fetten. Durch diese Reaktion werden Glycerin und die jeweiligen Fettsäurebestandteile (vor allem Palmitin-, Stearin-, Öl-, Linol- und Linolensäure) freigesetzt. Die Fettsäuren liegen dabei in der Form von Alkalisalzen (Monocarbonsäuren) vor (☞ Chemie).

### Öle

Öle sind grundsätzlich wie die Fette aufgebaut, enthalten aber einen hohen Anteil mehrfach ungesättigter Fettsäuren, z. B.:
- Linolsäure ($C_{18}H_{32}O_2$; zwei DB: $\Delta^{9,12}$)
- Linolensäure ($C_{18}H_{30}O_2$; drei DB: $\Delta^{9,12,15}$)
- Arachidonsäure ($C_{20}H_{32}O_2$; vier DB: $\Delta^{5,8,11,14}$).

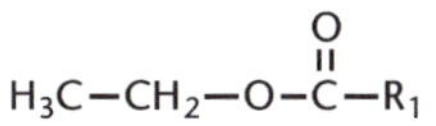

$$H_3C-CH_2-O-\overset{\overset{\text{O}}{\|}}{C}-R_1$$

**Abb. 7.6:** Grundstruktur der Wachse.

Bei Raumtemperatur liegen Öle in flüssiger Form vor.

## Wachse

Wachse sind Ester zwischen einer langkettigen Fettsäure und einem einwertigen Alkohol (Abb. 7.6).

## Komplexe Lipide

Komplexe Lipide sind Fettsäureester der Alkohole Glycerin oder Sphingosin, die **zusätzlich noch andere organische Verbindungen** enthalten. Es werden drei Hauptgruppen komplexer Lipide unterschieden: Phospholipide, Sphingolipide und Glykolipide, wobei manche Lipide mehreren Gruppen zugeordnet werden können. Eine Übersicht gibt Tab. 7.2.

### Phospholipide

Phospholipide können Glycerophosphatide (Phosphoglyceride) oder Sphingophosphatide (Phosphosphingosine) sein.

Sie sind Phosphorsäure**di**ester, da die Phosphorsäure zum einen mit dem Glycerin- oder Sphingosinderivat und zum anderen mit Cholin, Äthanolamin,

Serin, Inosit oder Glycerin verestert ist. Die Diesterbindung ist spezifisch, eine Bindung an Threonin ist z. B. nicht möglich.

In wässriger Lösung können Phospholipide Lipiddoppelschichten und Liposomen bilden.

### Glycerophosphatide

Alle Glycerophosphatide enthalten als Alkohol Glycerin, der mit einer Phosphorsäuregruppe verestert ist. Das einfachste Glycerophosphatid ist die *Phosphatidsäure*, ein Zwischenprodukt der Triacylglycerin- und Phosphoglyceridsynthese (Abb. 7.7). In diesem Molekül sind zwei der Hydroxylgruppen des Glycerins mit Fettsäuren ($R_1 + R_2$) und die dritte mit Phosphorsäure verestert. Es handelt sich also um einen Phosphorsäure**mono**ester zwischen einem Diacylglycerin und einem Phosphorsäurerest.

Alle weiteren Glycerophosphatide leiten sich von der Phosphatidsäure ab, ☞ Kap. 7.4.2:

- Bei den **Kephalinen** ist die Phosphatidsäure mit Äthanolamin oder Serin verestert. Man unterscheidet entsprechend zwischen Serinkephalin (Phosphatidylserin) und Äthanolaminkephalin (Phosphatidyläthanolamin, Abb. 7.8).
- **Lecithine** sind Phosphorsäurediester zwischen Diacylglycerin und dem Aminoalkohol Cholin (Lecithin = Phosphatidylcholin) (Abb. 7.9).

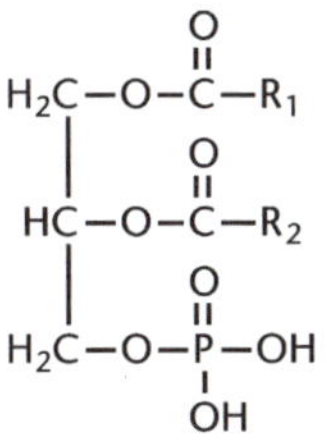

**Tab. 7.2: Hauptgruppen der komplexen Lipide.**

|  | Glycerinderivate | ▶ Sphingosinderivate = Sphingolipide |
|---|---|---|
| **Phospholipide** | *Glycerophosphatide* (Phosphoglyceride): <br> • Phosphatidsäure <br> • Kephaline <br> • Lecithine <br> • Plasmalogene <br> • Inositphosphatide <br> • Cardiolipide | *Sphingophosphatide* (Phosphosphingosine): Sphingomyeline |
| **Glykolipide** | Glyceroglykolipide | *Sphingoglykolipide:* <br> • Cerebroside <br> • Sulfatide <br> • Ganglioside ◀ |

$$H_2C-O-\overset{\overset{\text{O}}{\|}}{C}-R_1$$
$$|$$
$$HC-O-\overset{\overset{\text{O}}{\|}}{C}-R_2$$
$$|$$
$$H_2C-O-\overset{\underset{\text{OH}}{|}}{\underset{}{P}}-OH$$

**Abb. 7.7:** Phosphatidsäure.

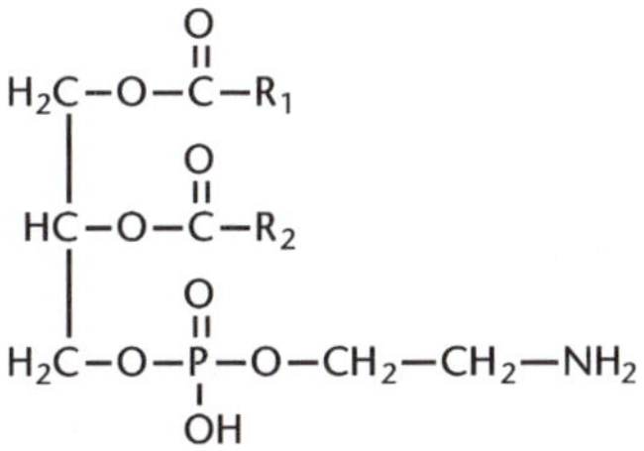

$$H_2C-O-\overset{\overset{\text{O}}{\|}}{C}-R_1$$
$$|$$
$$HC-O-\overset{\overset{\text{O}}{\|}}{C}-R_2$$
$$|$$
$$H_2C-O-\overset{\underset{\text{OH}}{|}}{\underset{}{P}}-O-CH_2-CH_2-NH_2$$

**Abb. 7.8:** Äthanolaminkephalin.

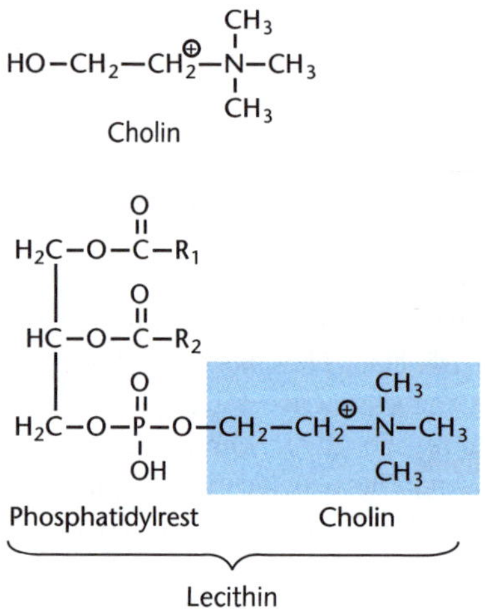

$$H_2C-O-CH_2-(CH_2)_{16}-CH_3$$

Cholin

$$H_2C-O-\overset{\overset{\displaystyle O}{\|}}{C}-R_1$$

$$HC-O-\overset{\overset{\displaystyle O}{\|}}{C}-R_2$$

$$H_2C-O-\overset{\overset{\displaystyle O}{\|}}{\underset{\displaystyle OH}{P}}-O-CH_2-CH_2-\overset{\oplus}{\underset{\displaystyle CH_3}{\overset{\displaystyle CH_3}{N}}}-CH_3$$

Phosphatidylrest          Cholin

Lecithin

**Abb. 7.9:** Cholin und Lecithin (Phosphatidylcholin).

Ausgangssubstanz für die Synthese des Cholins ist Serin bzw. sein biogenes Amin Äthanolamin ☞ Kap. 4.5. Aufgrund seiner Ladung (N⁺) gehört Lecithin zu den polaren Lipiden.

- **Plasmalogene** sind Ätherphospholipide. Ihre Struktur entspricht der des Lecithins, wobei das $C_1$-Atom mit einem „Fettsäurealdehyd" verestert ist, so dass eine Enoläthergruppe entsteht. Außerdem ist die Fettsäure am $C_2$-Atom immer ungesättigt (Abb. 7.10).

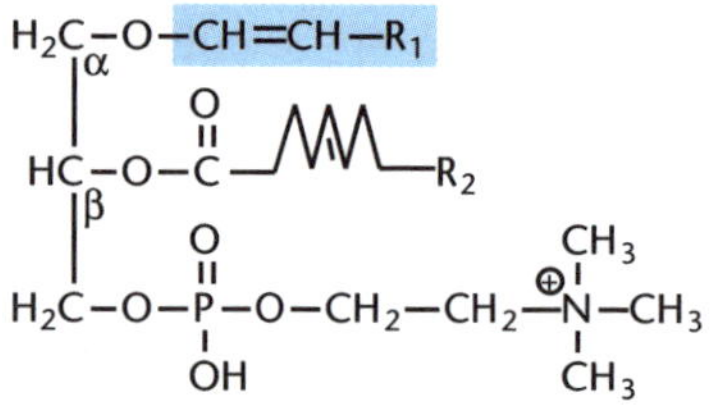

**Abb. 7.10:** Grundstruktur eines Plasmalogens.

- Bei den **Inositphosphatiden** ist der sechswertige zyklische Alkohol Inosit mit der Phosphatid-

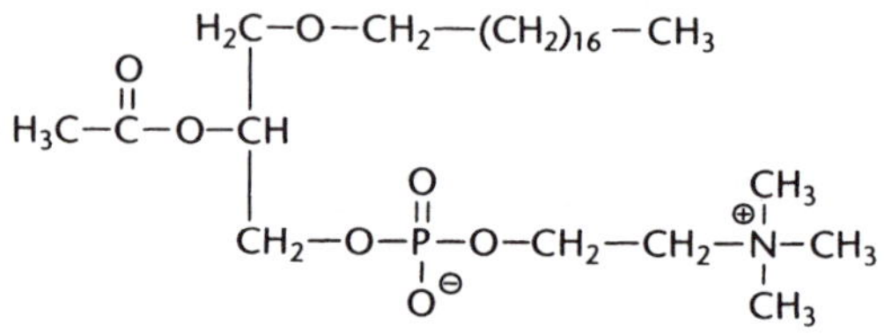

**Abb. 7.11:** „Platelet activating factor" (PAF).

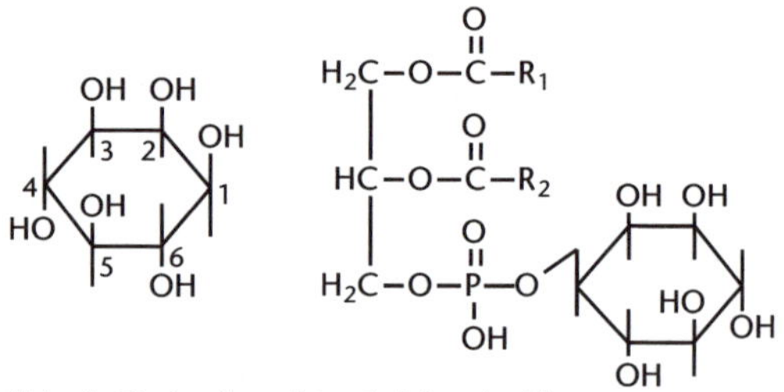

**Abb. 7.12:** Inosit und Inositolphosphatid.

säure verestert (Abb. 7.12). Inositphosphatide spielen eine Rolle als Second messenger, ☞ Kap. 11.1.3.

- Bei den **Cardiolipiden** sind zwei Phosphatidsäuren an einem Glycerinmolekül verestert (Abb. 7.13).

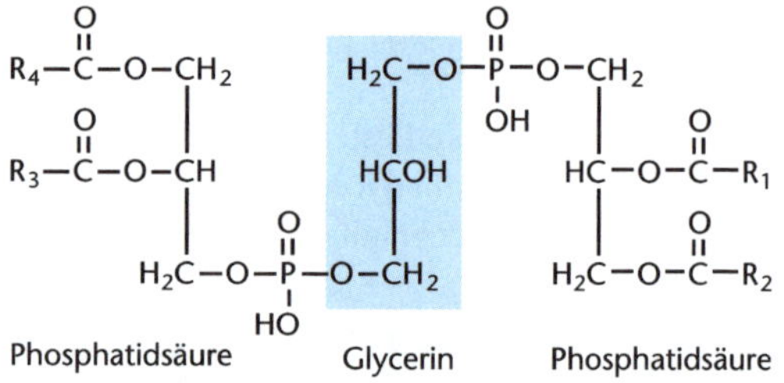

Phosphatidsäure          Glycerin          Phosphatidsäure

**Abb. 7.13:** Grundstruktur eines Cardiolipids.

Nach Cardiolipin wird gerne mal im Physikum gefragt. Man sollte sich im Zusammenhang mit diesem Phospholipid folgende Punkte merken:
- Es ist ein wichtiger Bestandteil der *inneren Mitochondrienmembran*.
- Es trägt dort zum Aufbau des elektochemischen Gradienten bei, indem es die Permeabilität für kleine Ionen erheblich herabsetzt.

### Sphingolipide

Alle Sphingolipide enthalten den Aminoalkohol Sphingosin. Man unterscheidet zwei Gruppen: *Sphingophosphatide* und *Sphingoglykolipide*.

### Sphingophosphatide

Sphingophosphatide, bei denen eine Phosphodiesterbindung vorliegt, werden auch zu den Phospholipiden gezählt. Ein wichtiger Vertreter ist das Sphingomyelin.

**Sphingomyelin** entsteht durch Bildung einer Säureamidgruppe zwischen Sphingosin und einer Fettsäure, wobei zuerst Ceramid gebildet wird (Abb. 7.14). An die endständige OH-Gruppe des Ceramids wird nachfolgend ein Phosphorylcholinrest gebunden (Esterbindung, ☞ Abb. 7.14). Wie alle Lipide, die Cholin enthalten, ist auch das Sphingomyelin relativ polar (physiologischer Emulgator).

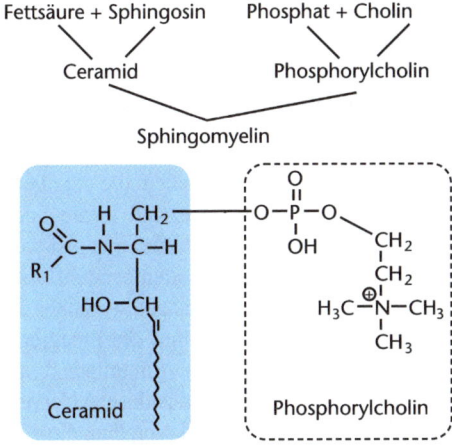

**Abb. 7.14:** Sphingomyelin.

### Glykolipide

Bei den Glykolipiden unterscheidet man – wie bei den Phospholipiden – Glycerin- und Sphingosinderivate. Sie werden in **Glyceroglykolipide** und **Sphingoglykolipide** unterteilt.

Glykolipide enthalten keinen Phosphat-, sondern stattdessen einen *Zuckerrest* verschiedener Länge. Am bedeutendsten sind die Sphingosinderivate (Sphingoglykolipide), deren Grundbaustein das Ceramid ist.

### Sphingoglykolipide

- **Cerebroside** (Ceramid + Monosaccharid) sind an der endständigen OH-Gruppe des Ceramids mit einem Monosaccharid (meist Galaktose) glykosidisch verbunden.
- **Sulfatide** (Ceramid + Sulfomonosaccharide) gleichen Cerebrosiden. Das Monosaccharid ist jedoch mit Schwefelsäure verestert (meist Sulfogalaktose).
- ▶ **Ganglioside** (Ceramid + komplexer Kohlenhydratanteil). An der endständigen OH-Gruppe des Ceramids ist ein komplexer Kohlenhydratanteil aus Glucose, Galaktose, N-Acetyl-Galaktosamin und Sialinsäuren (Sammelname für N-Acetyl-und N-Glykosyl-Neuraminsäuren), glykosidisch gebunden (Abb. 7.15). ◀

### Isoprenderivate

Außer von den Alkoholen Glycerin und Sphingosin können sich Lipide auch von Isopren (2-Methyl-$\Delta^{1,3}$-butadien, Abb. 7.16) ableiten. Man unterscheidet *Terpene* und *Steroide*.

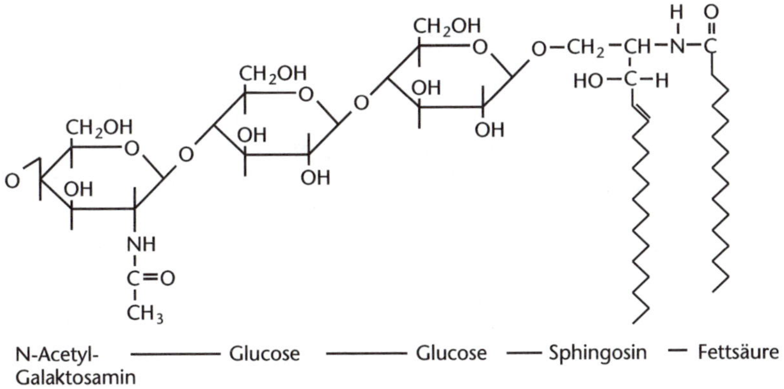

**7**

N-Acetyl-Galaktosamin —— Glucose —— Glucose — Sphingosin — Fettsäure

**Abb. 7.15:** Beispiel für ein Gangliosid.

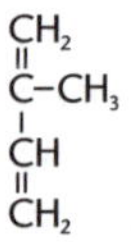

**Abb. 7.16:** Isopren.

**Abb. 7.18:** Cholestan.

## Terpene

Terpene entstehen durch Polymerisation mehrerer Isopreneinheiten. Sie kommen in der Natur als Carotinoide in Pflanzen und als Pheromone vor:

- Die **Carotinoide** sind Terpene pflanzlicher Herkunft (Abb. 7.17). Sie sind wichtige Vorstufen für Vitamin A und den Sehpurpur (Retinal).
- **Pheromone** sind Duftstoffe, die der Kommunikation unter Insekten dienen.

## Steroide

Alle Steroide (Cholesterin, Gallensäuren, Vitamin D, Steroidhormone usw.) leiten sich vom **Steran** (Cyclopentano-Perhydrophenanthren) ab.

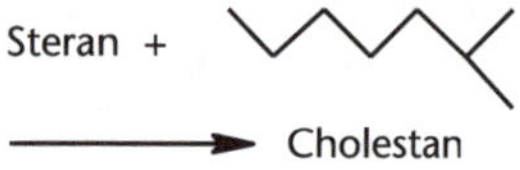

Das Steran ist *keine* aromatische Ringstruktur, da es keine Doppelbindungen enthält. Es setzt sich aus einem Cyclopentanring und drei Cyclohexanringen zusammen, ☞ Abb. 7.18.

Das dem Cholesterin zugrunde liegende Cholestan besteht aus Steran und der markierten Seitenkette am $C_{17}$ (☞ Kap. 7.7.2).

## 7.1.3 Funktion der Lipide

In unserem Körper werden Lipide (speziell Triacylglycerine) im Fettgewebe gespeichert. Es gibt zwei Formen des Fettgewebes:

- ▶ „weißes" Fettgewebe (univakuoläres): dient als Energiespeicher (Depotfett) und Baumaterial (Organfett),
- „braunes" Fettgewebe (plurivakuoläres): dient bei Neugeborenen als Temperaturregulator. ◀

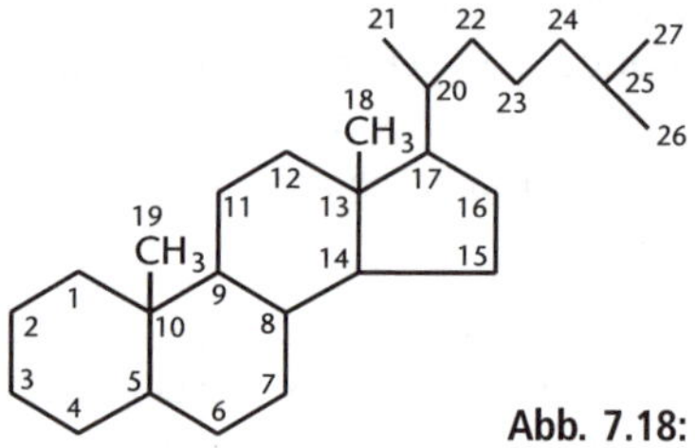

Zudem sind Lipide Bestandteile von Nervengewebe und Membranen. Alle fettlöslichen Vitamine sowie vom Sterangerüst abgeleitete Signalsubstanzen sind Lipide. Als Transporter für Lipide (Triacylglycerine und Cholesterin) fungieren die **Lipoproteine.**

## Depotfett

▶ Die Funktion des Depotfettes ist die Energiespeicherung: 1 g Fett liefert ca. 9,3 kcal (= 39,06 kJ). Der (normalgewichtige) Mensch speichert etwa 10 kg Fett (ca. 12 % seines Körpergewichtes).

Als Energiereserve werden vor allem die unpolaren Triacylglycerine eingesetzt. Sie sind ideale Speichersubstanzen, da sie fast wasserfrei gelagert werden können und zudem bei Körpertemperatur flüssig sind. Besteht relativer Energiemangel, so können die Depotfette mobilisiert werden und der Energiegewinnung dienen (β-Oxidation). Stimulierend auf die Lipolyse wirkt dabei das sympathische Nervensystem (v.a. über Adrenalin und Noradrenalin). ◀

Die Depotfette des Unterhautfettgewebes schützen den Körper auch vor Auskühlung (Isolation) und vor mechanischen Schäden (Polsterung).

## Baufett

Baufett ist fester als das Depotfett (höhere Kettenlänge). Es dient als Material zum Körperaufbau und wird auch bei längerem Energiemangel nicht völlig abgebaut. Vorkommen: z. B. Nierenlager, Orbita,

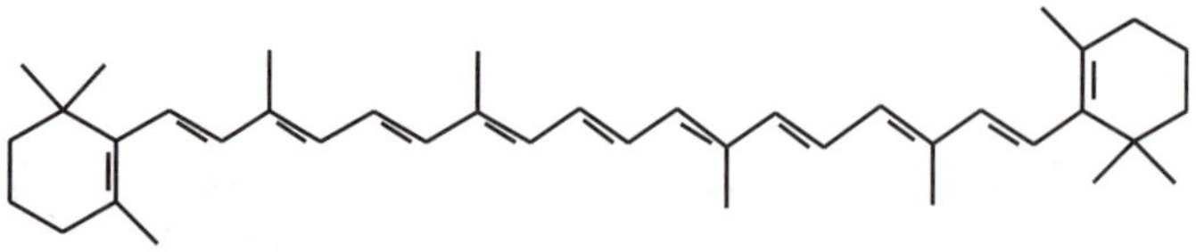

**Abb. 7.17:** β-Carotin.

Fußsohle. Als sog. Organfett umgibt es einzelne Organe (z. B. Nieren), isoliert und fixiert sie in ihrer Position.

## Thermoregulation

Das plurivakuoläre, braune Fettgewebe erhielt seinen Namen aufgrund seiner gelblich-bräunlichen Färbung, die durch die zahlreichen Mitochondrien, Cytochrome und Blutgefäße entsteht.

Man findet braunes Fettgewebe besonders bei Neugeborenen (Säuger inkl. Mensch) und Winterschläfern, die es zur Thermogenese (Wärmefreisetzung und -regulation) benötigen.

> **Merke!**
> Katecholamine (Adrenalin und Noradrenalin) stimulieren hier neben der Lipolyse das mitochondriale Enzym Thermogenin, das als Entkoppler der oxidativen Phosphorylierung und ATP-Gewinnung der Atmungskette fungiert, so dass die im Fett gespeicherte Energie in Form von Wärme freigesetzt wird (☞ Kap. 8.2.9).

## Bestandteil des Nervensystems

ZNS und Nervengewebe bestehen bis zu 40 % ihres Trockengewichtes aus Lipiden. **Sphingomyelin** ist z. B. Bestandteil der Myelinscheiden.

## Bestandteil biologischer Membranen

Die Lipide der Membranen sind vorwiegend **Phospholipide** (Phosphatidylcholin, Phosphatidyläthanolamin), die sich aufgrund ihrer amphiphilen

Struktur zu einem Doppellipidfilm ordnen (☞ Kap. 7.1.1). Auch **Cholesterin** kommt in Membranen vor.

## Transport unpolarer Lipide

Lipoproteine (Chylomikronen, VLDL, LDL, HDL) dienen dem Transport unpolarer Lipide im Blut und in der Lymphe (☞ Kap. 7.8). Aufgrund ihres amphiphilen Charakters tragen manche Lipoproteine zur Stabilisierung von Grenzflächen (Öl/Wasser) bei oder ermöglichen die Resorption unpolarer Substanzen, z. B. Gallensäuren (☞ physikalische Eigenschaften).

 An dieser Stelle ist es wichtig, sich klar zu machen, dass Fette unserem Körper nicht nur als Energiequellen dienen, sondern noch weitere wichtige Aufgaben übernehmen.

# 7.2 Stoffwechsel der Fettsäuren

## 7.2.1 Wichtige Fettsäuren

 Die Fettsäuren in Tabelle 7.3 sollte man sich merken!

Die Nummerierungen der Doppelbindungen geben an, hinter welchem C-Atom sich die Doppelbindungen befinden.

> **Merke!**
> Die Doppelbindungen liegen immer in der cis-Konfiguration vor.

**7**

### Tab. 7.3: Wichtige Fettsäuren.

| Palmitinsäure | $C_{16}H_{32}O_2$ | gesättigt | $CH_3\text{-}(CH_2)_{14}\text{-}COOH$ |
|---|---|---|---|
| Stearinsäure | $C_{18}H_{36}O_2$ | gesättigt | $CH_3\text{-}(CH_2)_{16}\text{-}COOH$ |
| Ölsäure | $C_{18}H_{34}O_2$ | einfach ungesättigt | $CH_3\text{-}(CH_2)_7\text{-}CH=CH\text{-}(CH_2)_7\text{-}COOH$ <br> 9 |
| Linolsäure | $C_{18}H_{32}O_2$ | zweifach ungesättigt essentiell | $CH_3\text{-}(CH_2)_4\text{-}CH=CH\text{-}CH_2\text{-}CH=CH\text{-}(CH_2)_7\text{-}COOH$ <br> 12     9 |
| Linolensäure | $C_{18}H_{30}O_2$ | dreifach ungesättigt essentiell | $CH_3\text{-}CH_2\text{-}CH=CH\text{-}CH_2\text{-}CH=CH\text{-}CH_2\text{-}CH=CH\text{-}(CH_2)_7\text{-}COOH$ <br> 15     12     9 |
| Arachidonsäure | $C_{20}H_{32}O_2$ | vierfach ungesättigt | $CH_3\text{-}(CH_2)_4\text{-}(CH=CH\text{-}CH_2)_4\text{-}COOH$ <br> 12,9,6,3 |

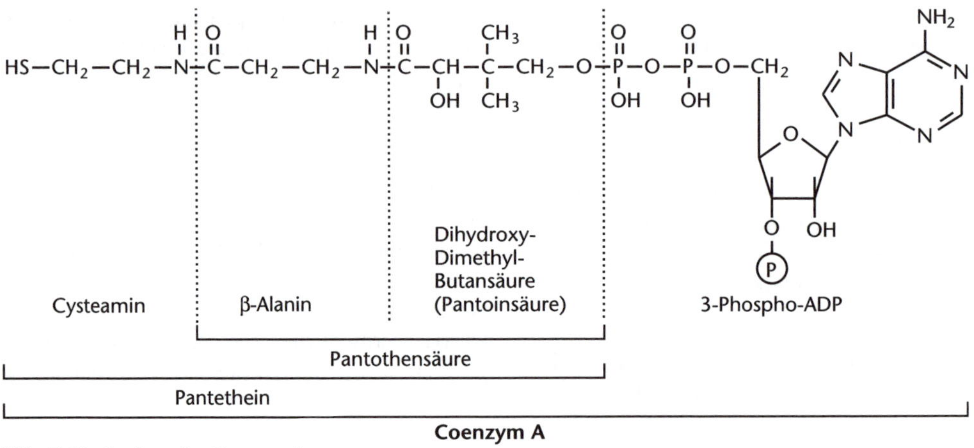

**Abb. 7.19:** Struktur des Coenzym A.

## 7.2.2 Coenzym A (CoA)

Coenzym A *aktiviert Fettsäuren* und andere Substanzen im Stoffwechsel, indem es mit diesen eine **Thioesterbindung** bildet.

> **Merke!**
>
> Da die SH-Gruppe des Coenzyms A für seine Funktion entscheidend ist, wird das Enzym oft mit CoA-SH abgekürzt.

### Struktur des CoA

Coenzym A setzt sich aus Cysteamin (SH-Gruppe!), dem Vitamin Pantothensäure und 3-Phospho-ADP zusammen (Abb. 7.19). Die Pantothensäure kann nicht vom Organismus selbst synthetisiert werden. Sie besitzt ein quartäres C-Atom und ein β-Alanin, das beidseitig durch Säureamidbindungen verknüpft ist.

### Funktion des CoA

CoA dient der **Aktivierung von Substanzen** in verschiedenen Stoffwechselwegen, z. B. in der β-Oxidation der Fettsäuren, der Pyruvatdehydrogenasereaktion oder der Fettsäuresynthese. Es bildet einen Thioester mit der zu aktivierenden Substanz. Besonders wichtig sind die Ester zwischen:

- Acetat + CoA → **Acetyl-CoA** (aktivierte Essigsäure)
- Fettsäure + CoA → **Acyl-CoA** (aktivierte Fettsäure).

### Acetyl-CoA

▶ entsteht beim Abbau von Glucose, Fetten, ketoplastischen AS sowie aus Citrat durch die ATP-abhängige Citratlyase (Abb. 7.20)
- ist Ausgangsstoff für:
  - Steroide
  - Ketonkörper
  - Fettsäuren.
- wird im Citratzyklus unter Energiegewinnung abgebaut. ◀

### Acyl-CoA

- Verlängerung oder Verkürzung der Fettsäurekette
- Bildung von ungesättigten Fettsäuren
- Synthese von Sphingosin
- Abbau zu Acetyl-CoA (β-Oxidation, Abb. 7.22).

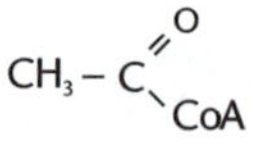

**Abb. 7.20:** Acetyl-CoA.

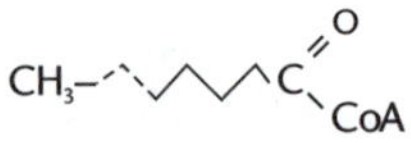

**Abb. 7.21:** Acyl-CoA.

## 7.2.3 Fettsäureaktivierung

▶ Fettsäuren sind reaktionsträge und müssen deshalb vor Reaktionen durch Bildung einer „energiereichen Verbindung" aktiviert werden (Abb. 7.23). ◀

> **Merke!**
>
> Aktivierung von Fettsäuren ≙ Bildung von Acyl-CoA-Verbindungen.

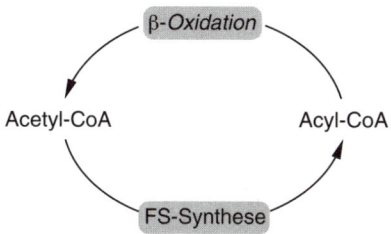

**Abb. 7.22:** *β*-Oxidation und Fettsäuresynthese.

Pro Mol Acyl-CoA werden 2 Mol ATP verbraucht. Es gibt verschiedene Thiokinasen, die sich in ihrer Affinität zu verschieden langen Fettsäuren unterscheiden. Die Thiokinase ist im *Zytoplasma* an der äußeren Mitochondrienmembran lokalisiert.

## 7.2.4 Fettsäuretransport !!!

▶ Das im Zytoplasma gebildete Acyl-CoA muss für die β-Oxidation in den Matrix-Raum der Mitochondrien gelangen. Die innere Mitochondrienmembran ist jedoch undurchlässig für Acyl-CoA-Verbindungen. Für diesen zellulären Transport wird der Carrier Carnitin benötigt. Carnitin bildet mit der Fettsäure unter Abspaltung von CoA einen Carnitinester *(Acyl-Carnitin)*, der die Mito-

chondrienmembran passieren kann (Abb. 7.24, 7.25). Acyl-Carnitin ist wie Acyl-CoA eine energiereiche Verbindung. Beide stehen im Gleichgewicht miteinander (☞ unten). ◀

Das gleiche Transportsystem existiert auch für Acetyl-CoA. Es unterscheidet sich lediglich dadurch, dass das Enzym *Carnitin-Acetyl-Transferase* die Bildung des Carnitinesters übernimmt.

 Sie sollten sich unbedingt merken, dass eine aktivierte Fettsäure ohne Transportsystem nicht in der Lage ist, die innere Mitochondrienmembran zu überwinden.

## 7.2.5 Fettsäureabbau (β-Oxidation) !

### Bedeutung der β-Oxidation

Der schrittweise Abbau der Fettsäuren wird als β-Oxidation bezeichnet, da Zwischenprodukte β-Hydroxy- bzw. β-Keto-Acylverbindungen sind. Das Prinzip ist eine Spaltung der Fettsäuren in Acetyl-CoA-Einheiten, die dann im Citratzyklus weiter umgesetzt werden. Palmitylsäure ($C_{16}H_{32}O_2$) liefert z. B. beim vollständigen Abbau 8 Moleküle Acetyl-CoA.

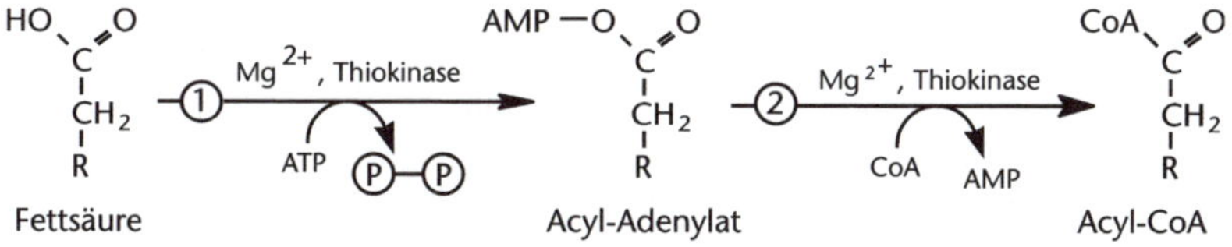

**Abb. 7.23:** Einzelschritte der Aktivierung von Fettsäuren.
① ▶ Die Fettsäure wird ATP-abhängig zu einer Acyl-Adenylat-Verbindung umgewandelt, die eine energiereiche Säureanhydridbindung mit AMP enthält. Dabei wird aus ATP Pyrophosphat abgespalten (Verlust von 2 ATP!).
Enzym: *Thiokinase* (Cofaktor: $Mg^{2+}$).
② Der AMP-Rest wird durch CoA ersetzt, wobei eine energiereiche Thioesterbindung entsteht.
Enzym: *Thiokinase* (Cofaktor: $Mg^{2+}$). ◀

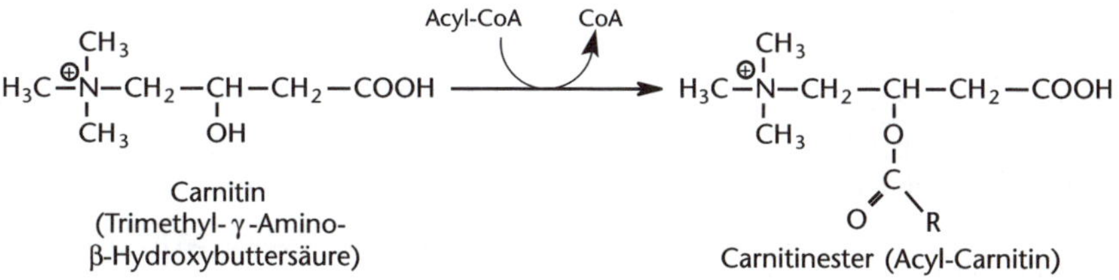

**Abb. 7.24:** Prinzip der Bildung eines Carnitinesters.

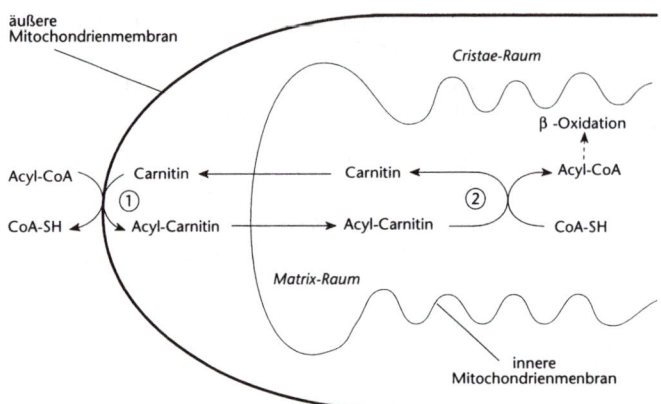

**Abb. 7.25:** Fettsäuretransport über die innere Mitochondrienmembran mittels Carnitin.

① ▶ Bindung des Acylrestes an Carnitin. Enzym: *Acyl-CoA-Carnitin-Transferase* (Carnitin-Palmityl-Transferase).

② Im Mitochondrium kann der Fettsäurerest unter Abspaltung des Carnitins wieder auf CoA rückübertragen werden. Das freigewordene Carnitin kann nun erneut seine Carrierfunktion übernehmen. ◀

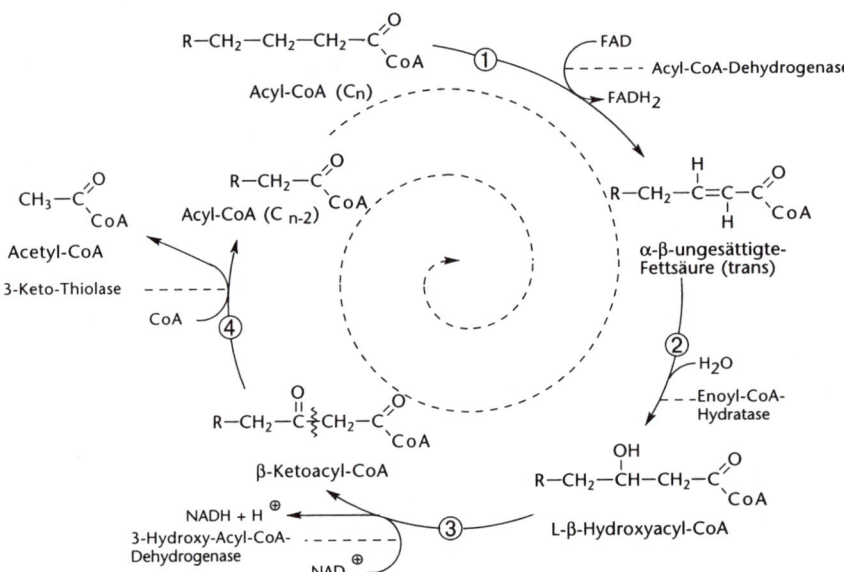

**Abb. 7.26:** $\beta$-Oxidation.

① ▶ Acyl-CoA (Cn) wird FAD-abhängig zu einer $\alpha$-$\beta$-ungesättigten Fettsäure (trans-) oxidiert.
   Enzym: *Acyl-CoA-Dehydrogenase* (Coenzym: FAD)

② Durch Wasseranlagerung entsteht $\beta$-Hydroxy-Acyl-CoA.
   Enzym: *Enoyl-CoA-Hydratase*

③ Oxidation der $\beta$-Hydroxylgruppe (NAD$^+$-abhängig) zur $\beta$-Ketogruppe, so dass $\beta$-Keto-Acyl-CoA entsteht.
   Enzym: *3-Hydroxy-Acyl-CoA-Dehydrogenase* (Coenzym: NAD$^+$)

④ Die C-C-Bindung zwischen dem $\alpha$- und dem $\beta$-C-Atom wird nun durch ein Molekül CoA thiolytisch gespalten (SH-Gruppe im CoA enthalten!). Dabei entstehen Acetyl-CoA und ein um zwei C-Atome verkürztes Acyl-CoA (Cn-2).
   Enzym: *3-Ketothiolase*

Das um zwei C-Atome verkürzte Acyl-CoA kann den Zyklus nun erneut durchlaufen. Geradzahlige Fettsäuren können auf diese Weise vollständig in Acetyl-CoA-Einheiten zerlegt werden, bei ungeradzahligen und verzweigten Fettsäuren entsteht außerdem eine Propionyl-CoA-Einheit, ein ($C_3$-Körper, ☞ unten). ◀

## Lokalisation der β-Oxidation

Die β-Oxidation wird durch Enzyme katalysiert, die im Matrixraum der Mitochondrien liegen und so den Enzymen der Atmungskette (Innenmembran der Mitochondrien) eng benachbart sind.

> **⚡ Merke!**
>
> Erythrozyten und Nervenzellen sind **nicht** zur β-Oxidation fähig.

## Zyklus der β-Oxidation

 Die einzelnen Reaktionen der β-Oxidation muss man leider auswendig lernen. Eine kleine Hilfe ist es, sich die Reaktionen aus dem Citratzyklus (☞ Abb. 8.2) abzuleiten. Die Substanz- und Enzymnamen sind natürlich verschieden, aber die Art der Reaktionen von Succinat bis Oxalacetat entspricht einem Zyklus der β-Oxidation.

## Wasserstoffakzeptoren bei der β-Oxidation

1. Oxidationsschritt: *FAD*
2. Oxidationsschritt: *NAD⁺*

Die bei den dehydrierenden Schritten ① + ③ entstehenden reduzierten Coenzyme FADH und NADH+H⁺ können an der direkt benachbarten Atmungskette zu FAD und NAD⁺ rückoxidiert (regeneriert) werden, hierbei wird ATP gewonnen.

## Energiebilanz der β-Oxidation

- ▶ $FADH_2$ liefert bei der Oxidation in der Atmungskette 2 ATP.
- $NADH+H^+$ liefert bei der Oxidation in der Atmungskette 3 ATP. ◀
- Ein Acetyl-CoA liefert bei der Endoxidation in Citratzyklus und Atmungskette 12 ATP.

### Beispiel

Energiebilanz der Buttersäure:
Die Buttersäure ($CH_3$-$CH_2$-$CH_2$-COOH) durchläuft die β-Oxidation als $C_4$-Körper nur einmal (Abb. 7.27).

Die Endoxidation liefert also wie beim Glucoseumsatz die größere Energiemenge.

## 7.2.6 Abbau ungeradzahliger Fettsäuren

▶ Wie die geradzahligen werden die ungeradzahligen Fettsäuren in Acetyl-CoA-Einheiten gespalten. Bei der letzten Spaltung entsteht jedoch *Propionyl-CoA* (Abb. 7.28). ◀

Propionyl-CoA wird über Malonyl-CoA in Succinyl-CoA umgewandelt und im Citratzyklus umgesetzt. Es ist also eine glucogene Verbindung.

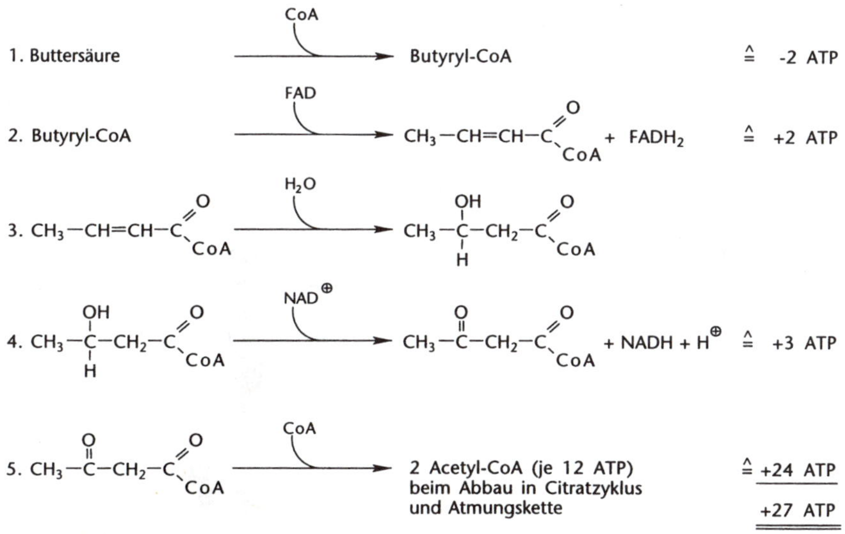

**7**

1. Buttersäure    → (CoA) → Butyryl-CoA    ≙ -2 ATP

2. Butyryl-CoA    → (FAD) → $CH_3-CH=CH-C{\Large<}^O_{CoA}$ + $FADH_2$    ≙ +2 ATP

3. $CH_3-CH=CH-C{\Large<}^O_{CoA}$    → ($H_2O$) → $CH_3-\overset{OH}{\underset{H}{C}}-CH_2-C{\Large<}^O_{CoA}$

4. $CH_3-\overset{OH}{\underset{H}{C}}-CH_2-C{\Large<}^O_{CoA}$    → ($NAD^⊕$) → $CH_3-\overset{O}{\overset{||}{C}}-CH_2-C{\Large<}^O_{CoA}$ + $NADH + H^⊕$    ≙ +3 ATP

5. $CH_3-\overset{O}{\overset{||}{C}}-CH_2-C{\Large<}^O_{CoA}$    → (CoA) → 2 Acetyl-CoA (je 12 ATP) beim Abbau in Citratzyklus und Atmungskette    ≙ +24 ATP

+27 ATP

**Abb. 7.27:** Energiebilanz beim Abbau der Buttersäure.

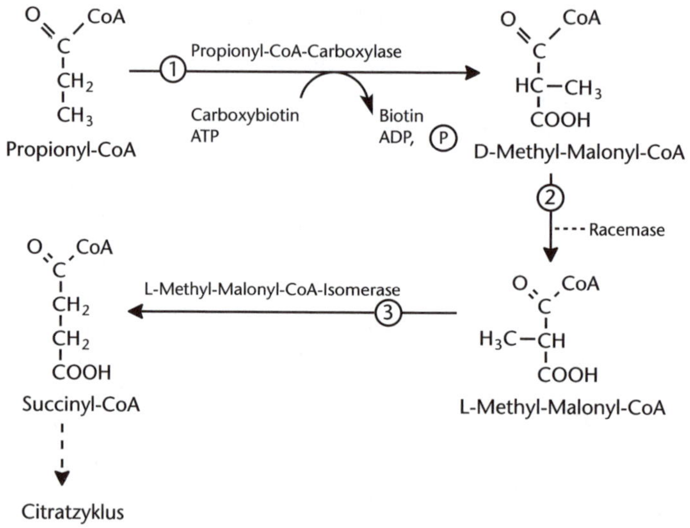

**Abb. 7.28:** Abbau ungeradzahliger Fettsäuren. Das bei Abbau zurückbleibende Propionyl- CoA wird über Malonyl-Co in Succinyl-CoA umgewandelt, das dann im Citratzyklus abgebaut wird.
① Propionyl-CoA wird unter Mitwirkung von Biotin (Vitamin H) zu D-Methyl- Malonyl-CoA carboxyliert. Carboxybiotin wird dabei zu Biotin umgewandelt ($CO_2$-Fixierung) (☞ Kap. 13.2.4).
  Enzym: *Propionyl-CoA-Carboxylase*
② Da das D-Methyl-Malonyl-CoA im Stoffwechsel nicht umgesetzt werden kann, wird es in L-Methyl-Malonyl-CoA umgewandelt.
  Enzym: *Racemase*
③ L-Methyl-Malonyl-CoA kann durch eine intramolekulare Umlagerung in Succinyl-CoA umgewandelt werden.
  Enzym: *Methyl-Malonyl-CoA-Isomerase* (cobalaminabhängig).

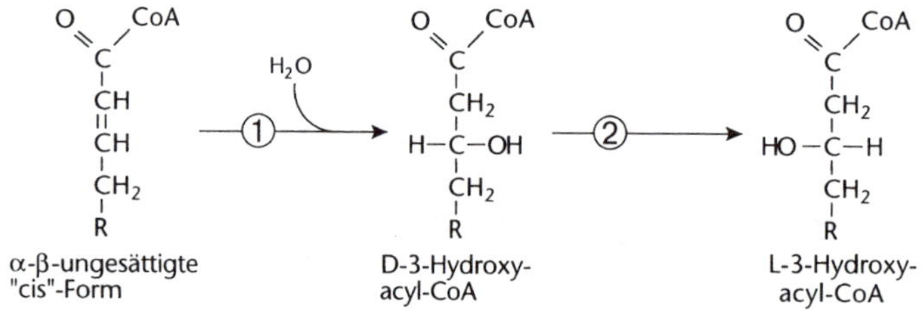

**Abb. 7.29:** Abbau α-β-ungesättigter Fettsäuren.
① ▶ Die α-β-ungesättigten Fettsäuren werden zunächst hydratisiert, wodurch ein D-3-Hydroxyacyl-CoA entsteht. ◀
② Das D-3-Hydroxyacyl-CoA wird durch Epimerisierung in L-3-Hydroxyacyl-CoA umgewandelt, das in der β-Oxidation umgesetzt werden kann.
▶ Dieser Umweg ist nötig, weil ungesättigte Fettsäuren in der „cis"-Form vorliegen, zum Abbau in der β-Oxidation jedoch die „trans"-Form benötigt wird. ◀

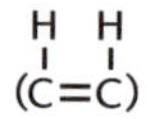

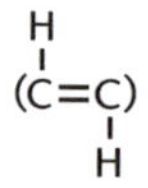

## 7.2.7 Abbau ungesättigter Fettsäuren

▶ Auch die ungesättigten Fettsäuren werden in der β-Oxidation abgebaut und zwar so lange, bis eine α-β- oder eine β-γ-ungesättigte Fettsäure (Enoyl-CoA) entsteht. ◀

### Abbau α-β-ungesättigter Fettsäuren
(Abb. 7.29)

### Abbau β-γ-ungesättigter Fettsäuren
(Abb. 7.30)

## 7.2.8 Fettsäureketten-verlängerung

Der mitochondriale Fettsäureabbau ist reversibel, so dass auch eine Fettsäuresynthese (Verlängerung) möglich ist. Die Reaktionsfolge ist bei der Fettsäurekettenverlängerung genau umgekehrt zu derjenigen der β-Oxidation. Die mitochondriale „Fettsäuresynthese" weist jedoch im Vergleich zu der zytoplasmatischen („de novo"-) Synthese (☞ unten) drei Besonderheiten auf:
- Im Wesentlichen werden nur bestehende Fettsäuren verlängert.
- Es finden die gleichen Enzyme wie beim Abbau Verwendung.
- Zur Hydrierung (Reduktion) einer α-β-ungesättigten CoA-Fettsäure (Enoyl-CoA) wird die Enoyl-CoA-Reduktase benötigt.

## 7.2.9 Fettsäuresynthese („De novo"-Synthese)

### Bedeutung und Lokalisation der Fettsäuresynthese

Die Synthese von Fettsäuren dient dem Organismus zur **Speicherung von Energie** bei Nahrungsüberschuss. Dabei wird aus Acetyl-CoA-Einheiten eine neue Fettsäure aufgebaut.

▶ Die Fettsäuresynthese („de novo"-Synthese) findet im Zytoplasma statt. Es werden dabei Kettenlängen von $C_{16}$-$C_{18}$ erreicht. Zur Katalyse dient ein *Multienzymkomplex*, der **Fettsäuresynthetasekomplex**, der in fast allen Zellen nachweisbar ist. ◀

### Acetylgruppen-Transfer vom Mitochondrium ins Zytosol

Das für die Fettsäuresynthese als Ausgangsmaterial benötigte Acetyl-CoA muss aus dem Mitochondrium in das Zytoplasma übertreten (**Pyruvat-Dehydrogenasereaktion**). Da Acetyl-CoA die Mitochondrienmembran jedoch nicht direkt passieren kann, reagiert es zunächst mit Oxalacetat zu Citrat, das die Membran durchdringen kann (**intermediäre Citratsynthese**). Das Citrat wird nun im Zytoplasma durch die *ATP-Citrat-Lyase* unter Verbrauch von ATP gespalten. Die Spaltung liefert Acetyl-CoA und Oxalacetat. Pro transportiertem Acetyl-CoA wird demnach 1 ATP verbraucht.

Das Oxalacetat wird mit NADH+H$^+$ zu Malat reduziert und gelangt dann entweder direkt in das Mitochondrium zurück oder erst, nachdem es durch die NADP$^+$-abhängige Malatdehydrogenase I (Ma-

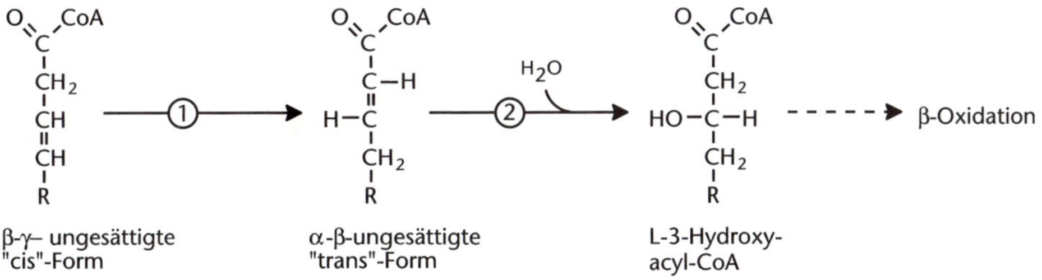

**Abb. 7.30:** Abbau der *β-γ*-Fettsäuren.
① Die Doppelbindung der *β-γ*-ungesättigten Fettsäure („cis"-Form) wird zunächst enzymatisch in *α-β*-Stellung verschoben, wobei gleich die „trans"-Form entsteht.
② Durch Einschleusung von $H_2O$ entsteht L-3-Hydroxyacyl-CoA, das weiter in der *β*-Oxidation umgesetzt werden kann.

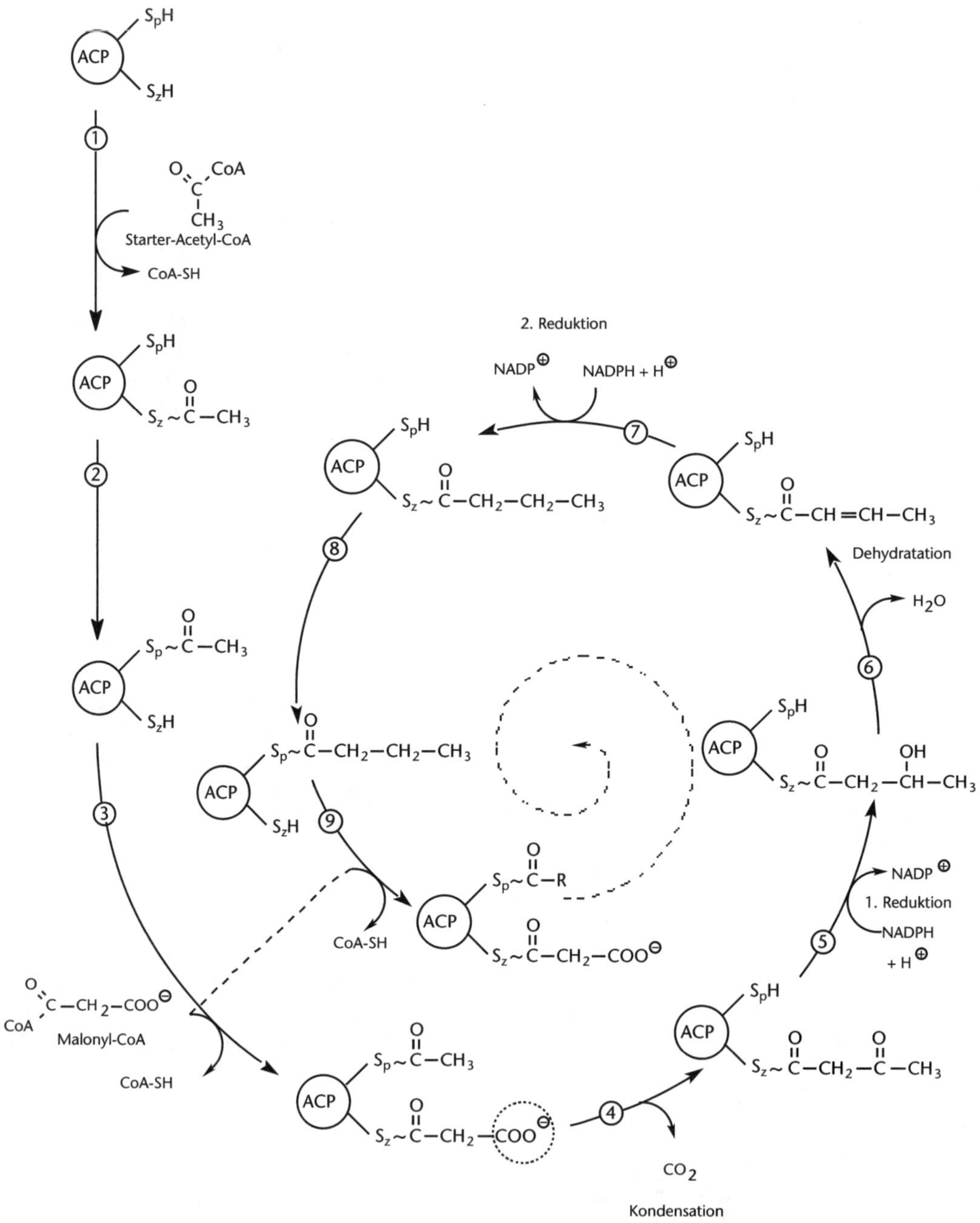

ACP  SpH
      SzH

① Starter-Acetyl-CoA
   O=C–CoA
      CH3
   CoA-SH

ACP  SpH
      Sz ~ C–CH3
          ‖
          O

②

ACP  Sp~ C–CH3
        ‖
        O
      SzH

③

O=C–CH2–COO⊖
CoA
Malonyl-CoA

CoA-SH

2. Reduktion
NADP⊕    NADPH + H⊕

⑦

ACP  SpH
      Sz ~ C–CH2–CH2–CH3
          ‖
          O

⑧

ACP  SpH
      Sz ~ C–CH=CH–CH3
          ‖
          O

Dehydratation
H2O

⑥

ACP  SpH
      Sz ~ C–CH2–CH–CH3
          ‖        |
          O        OH

Sp~ C–CH2–CH2–CH3
   ‖
   O
ACP  SzH

⑨

CoA-SH

ACP  Sp~ C–R
        ‖
        O
      Sz~ C–CH2–COO⊖
          ‖
          O

NADP⊕
1. Reduktion
NADPH + H⊕

⑤

ACP  SpH
      Sz~ C–CH2–C–CH3
          ‖       ‖
          O       O

④

CO2

Kondensation

ACP  Sp~ C–CH3
        ‖
        O
      Sz~ C–CH2–COO⊖
          ‖
          O

◄ **Abb. 7.32:** Fettsäuresynthesezyklus.
► Die Fettsäuresynthetase ist ein Multienzymkomplex (MEK), der ein Trägermolekül *(Acyl-Carrier-Protein, ACP)* mit einer zentralen *($S_ZH$)* und einer *peripheren ($S_PH$)* Sulfhydrylgruppe (SH-Gruppe) enthält.
① Ein „Starter-Acetyl-CoA" wird an die zentrale SH-Gruppe ($S_ZH$) des Synthetasekomplexes angelagert.
② Verlagerung des Acetylrestes an die periphere SH-Gruppe ($S_PH$)
③ Ein Malonylrest aus der Acetyl-CoA-Carboxylasereaktion wird an die freie zentrale SH-Gruppe angelagert.
④ Kondensation des Malonyl- und Acetylrestes unter Abspaltung von $CO_2$ an der zentralen SH-Gruppe
⑤ Erste Reduktion mit $NADPH+H^+$ als Coenzym und Bildung eines D-Isomers
⑥ Dehydratation
⑦ Zweite Reduktion mit $NADPH+H^+$ als Coenzym
⑧ Nach Umlagerung des gebildeten $C_4$-Körpers (zwei C-Atome vom Starter- Acetyl-CoA; zwei C-Atome vom Malonyl-CoA) an die periphere SH-Gruppe kann erneut eine Malonyl-Einheit an die zentrale SH-Gruppe angelagert werden.
Die Fettsäure wird so pro „Umlauf" um zwei C-Atome verlängert. Diese beiden C-Atome stammen vom Malonyl-CoA. Es werden vorwiegend Fettsäuren der Kettenlängen 16 (Palmitinsäure = 1 Acetyl-CoA und 7 Malonyl-CoA) und 18 (Stearinsäure = 1 Acetyl-CoA und 8 Malonyl-CoA) gebildet. ◄
Wenn als Startermolekül Propionyl-CoA statt Acetyl-CoA verwendet wird, können auch ungeradzahlige Fettsäuren synthetisiert werden.

latenzym, decarboxylierende Malatdehydrogenase) zu Pyruvat dehydriert und decarboxyliert wurde.

## Acetyl-CoA-Carboxylasereaktion

► Die Acetyl-CoA-Carboxylasereaktion ist die **Schrittmacherreaktion** der Fettsäuresynthese (Abb. 7.31).

Acetyl-CoA wird durch die biotinhaltige Acetyl-CoA-Carboxylase zu Malonyl-CoA carboxyliert. Das wesentlich reaktionsfähigere Malonyl-CoA wird für die nachfolgenden Reaktionen benötigt. Die Acetyl-CoA-Carboxylasereaktion ist auch gleichzeitig **Regelstelle** der Fettsäuresynthese.

## Zyklus der Fettsäuresynthese

 Achten Sie besonders darauf, dass bei der Fettsäuresynthese $NADPH+H^+$ als Wasserstoffdonator

dient. Die Verwechslung von $NAD^+$ und $NADP^+$ ist in Prüfungen eine häufige, aber auch vermeidbare Fehlerquelle. ◄

 Hier sollten Sie auch nochmal beachten, dass nur Malonyl und Acetyl in aktivierter Form (an CoA gebunden) im Zytoplasma vorliegen. Der entstandene Acylrest ist zu jeder Zeit der Synthese an den Multienzymkomlex gebunden und wird erst durch die Acylhydrolase und Wasser am Ende abgespalten. Würde zu irgendeinem Zeitpunkt Acyl-CoA entstehen, würde dieses in die Mitochondrien zum Abbau transportiert werden.

## SH-Gruppen des Synthetasekomplexes

► **Zentrale SH-Gruppe**
● Gehört zu einem enzymgebundenen *Pantetheinrest* ≙ der Hälfte des Coenzyms A, die die reaktionsfähige SH-Gruppe trägt

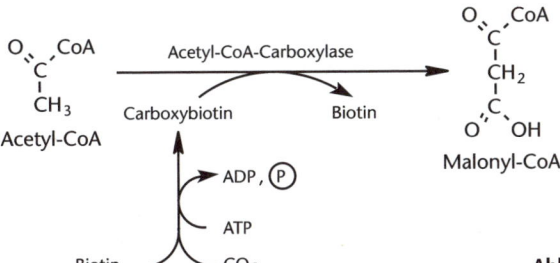

**Abb. 7.31:** Acetyl-CoA-Carboxylasereaktion.

- Ort aller Syntheseschritte, beginnend mit der Kondensation zwischen dem Acetyl- bzw. Acylrest und Malonyl-CoA.

### Periphere SH-Gruppe
- *Cysteinrest* im aktiven Zentrum des Moleküls
- Bindet den Acetyl- bzw. Acylrest lediglich jeweils vor der initialen Kondensation.

## Wasserstoffdonatoren bei der Fettsäuresynthese

In den beiden Reduktionsschritten ⑤ und ⑦ dient als Wasserstoffdonator *NADPH+H⁺*. ◀

Das NADPH+H⁺ stammt aus:
- Pentosephosphat-Weg
- Reaktion: Malat → Pyruvat (☞ Kap. 6.4.3) Enzym: *decarboxylierende Malatdehydrogenase*; Coenzym: NADP⁺
- Reaktion: Isocitrat → α-Ketoglutarat Enzym: *Isocitrat-Dehydrogenase.*

Es existiert eine NADP⁺-abhängige Isocitrat-Dehydrogenase in Zytoplasma und Mitochondrium, die den Wasserstoff für Synthesen verfügbar macht sowie eine mitochondriale NAD⁺-abhängige Isocitrat-Dehydrogenase, die vor allem im Citratzyklus wichtig ist.

## Vergleich: Fettsäuresynthese – Fettsäureabbau

> **Merke!**
>
> Chemisch gesehen ist die Fettsäuresynthese eine Umkehrung der *β*-Oxidation. Unterschiede bestehen darin, dass bei der Fettsäuresynthese
> - NADP⁺ statt NAD⁺ als Coenzym fungiert
> - D- statt L-Isomere entstehen
> - Multienzymkomplex vorliegt.

## Regulation der Fettsäuresynthese

Für den Organismus wäre es reine Energieverschwendung, wenn Fettsäuresynthese und -abbau nebeneinander ablaufen würden. Wie schon erwähnt, ist die Regelstelle der Fettsäuresynthese die **Acetyl-CoA-Carboxylasereaktion** (Abb. 7.33).

### Hemmung der Fettsäuresynthese
Die Fettsäuresynthese wird z. B. bei Hunger gehemmt.

**Regelweg:** Mobilisierung der Depotfette zur Energiedeckung → freie Fettsäuren ↑ → Acyl-CoA ↑ → Hemmung der Acetyl-CoA-Carboxylase.

Auch die Verfügbarkeit von NADPH+H⁺ spielt eine Rolle. Acyl-CoA und Fettsäuren hemmen allosterisch die Glucose-6-Ⓟ-Dehydrogenase des Pentosephosphatweges. Somit wird weniger NADPH+H⁺ gebildet, das für die Fettsäuresynthese zur Verfügung gestellt werden kann. Zwischen dem Pentosephosphatweg und der Fettsäuresynthese besteht also eine enge Beziehung.

### Aktivierung der Fettsäuresynthese
Läuft der Citratzyklus für die ATP-Produktion, kann das Citrat nicht aus dem Mitochondrium austreten. Bei ATP-Überschuss kommt es dagegen zur Hemmung der Isocitrat-Dehydrogenase und Citrat kann aus dem Mitochondrium ins Zytosol übertreten. Hier zerfällt es dann unter Energieaufwendung von 1 Mol ATP in Oxalacetat und Acetyl-CoA. Da ATP die Acetyl-CoA-Carboxylase aktiviert, begünstigt ein hoher ATP-Spiegel zudem die Carboxylierung von Acetyl-CoA zu Malonyl-CoA.

**Regelweg:** Glykolyse ↑ → Pyruvat ↑ → Citratzyklus ↑ → ATP ↑ → Hemmung der Isocitrat-Dehydrogenase → Citrat tritt aus dem Mitochondrium ins Zytosol über und zerfällt → Acetyl-CoA-Carboxylase ↑ → Fettsäuresynthese ↑.

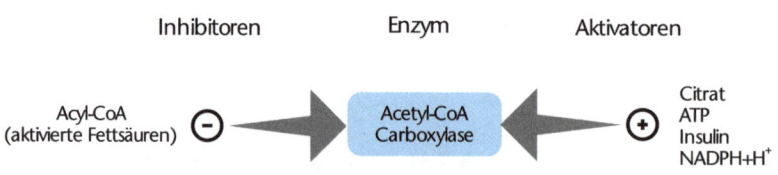

Inhibitoren          Enzym          Aktivatoren

Acyl-CoA ⊖ → **Acetyl-CoA Carboxylase** ← ⊕ Citrat / ATP / Insulin / NADPH+H⁺
(aktivierte Fettsäuren)

**Abb. 7.33:** Regulation der Fettsäuresynthese über die Acetyl-CoA-Carboxylase.

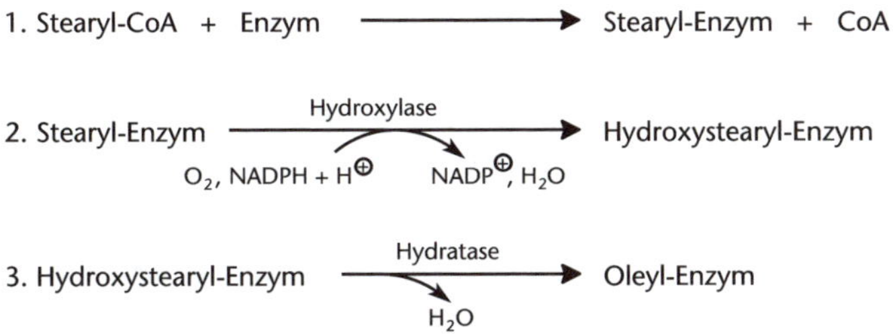

1. Stearyl-CoA + Enzym ⟶ Stearyl-Enzym + CoA

2. Stearyl-Enzym ⟶ (Hydroxylase) Hydroxystearyl-Enzym
$O_2$, NADPH + H$^\oplus$ ⟶ NADP$^\oplus$, $H_2O$

3. Hydroxystearyl-Enzym ⟶ (Hydratase) Oleyl-Enzym
$H_2O$

4. Oleyl-Enzym + CoA ⟶ Oleyl-CoA + Enzym

▶ **Abb. 7.34:** Synthese von Ölsäure ($C_{18}H_{34}O_2$) aus Stearinsäure ($C_{18}H_{36}O_2$). ◀

## 7.2.10 Synthese ungesättigter Fettsäuren !!!

▶ Die Synthese ungesättigter Fettsäuren findet in der Leber statt. Das dazu nötige Enzymsystem wird als **Acyl-CoA-Desaturase** bezeichnet und ist in den Mikrosomen lokalisiert.

Diese Form der Oxidation gleicht derjenigen der Monooxigenasen (☞ Kap. 8.3.3).
Es lässt sich nur eine Doppelbindung einführen. Daher ist die zweifach ungesättigte Linolsäure ($C_{18}H_{32}O_2$) essentiell. ◀

## 7.2.11 Synthese von Eicosanoiden

Eicosanoide sind eine wichtige, zu den Fetten gehörende Gruppe von Mediatoren (☞ Kap. 11.8.4) mit unterschiedlicher biologischer Wirkung. Sie sind z. B. beteiligt an:
- Entzündungsreaktionen, Allergie, Anaphylaxie, Asthma
- Entstehung von Schmerz und Fieber
- Kontraktion der glatten Muskulatur
- Thrombozyten-Aggregation.

▶ Alle Eicosanoide leiten sich von der mehrfach ungesättigten **Arachidonsäure** (C20, 4DB) ab (eikosi, gr.: zwanzig) (Abb. 7.35). ◀

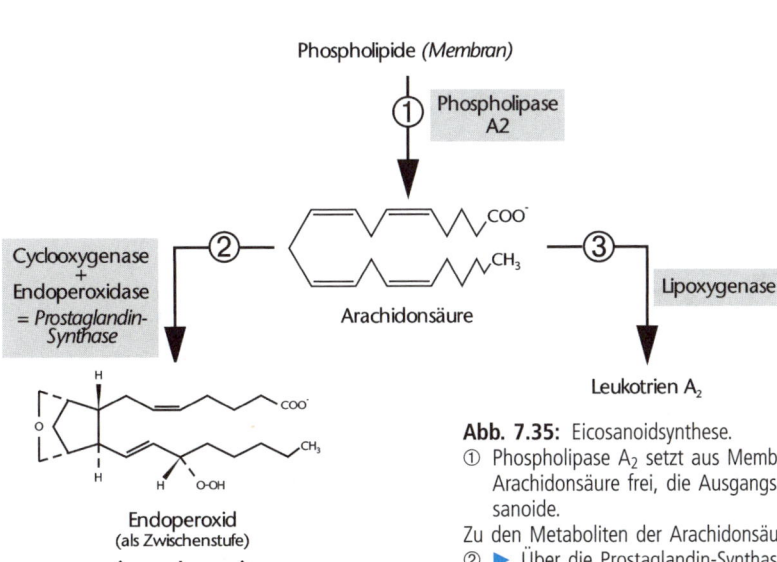

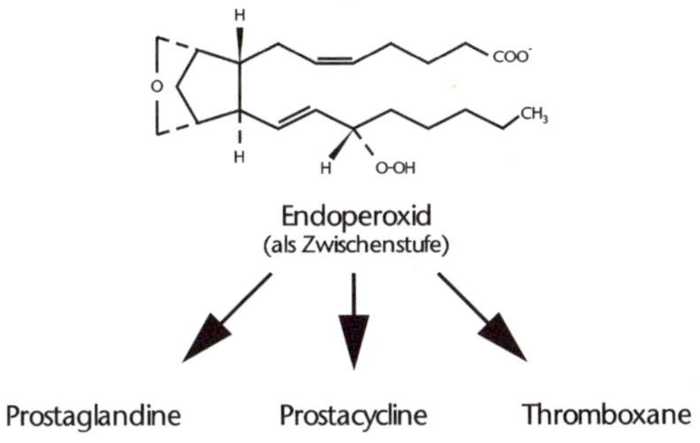

Abb. 7.35: Eicosanoidsynthese.
① Phospholipase $A_2$ setzt aus Membranphospholipiden Arachidonsäure frei, die Ausgangssubstanz für alle Eicosanoide.
Zu den Metaboliten der Arachidonsäure führen zwei Wege:
② ▶ Über die Prostaglandin-Synthase (bestehend aus der Cyclooxygenase und der Endoperoxidase) entstehen Prostaglandine, Prostacycline und Thromboxane. Als Zwischenstufe bildet sich ein Endoperoxid (Zyklisierung). ◀
③ Über eine Lipoxygenase entstehen nichtzyklische Leukotriene.

### 💡 Merke!

Die Phospholipase $A_2$ wird durch G-Proteine unter dem Einfluss von Hormonen und anderen Signalen kontrolliert. Auch die Arachidonsäure ist bereits ein Signalstoff, ihre Metabolite sind aber von größerer biologischer Bedeutung.

### 📋 Klinik!

Die Cyclooxygenase und damit die Prostaglandin-Synthese werden irreversibel durch Acetyl-Salicylsäure sowie nichtsteroidale Antiphlogistika (z. B. Ibuprofen, Indometacin) gehemmt. Corticoide induzieren das Protein Lipocortin, das die Phospholipase $A_2$ und damit die Bildung aller Eicosanoide hemmt.

## 7.3 Triacylglycerine

### 7.3.1 Bedeutung und Vorkommen der Triacylglycerine !!!

▶ Die bei Nahrungsüberschuss in der Fettsäuresynthese entstehenden Fettsäuren werden als *Glycerinester* (Triacylglycerine, Neutralfette) gespeichert. ◀ Der menschliche Körper verfügt über spezielles Fettgewebe, dessen *einzige* Aufgabe die Speicherung der Triacylglycerine ist. **Lipogenese** (Synthese der Triacylglycerine) und **Lipolyse** (Hydrolyse der Triacylglycerine) laufen in Fettzellen immer parallel ab, allerdings über getrennte Stoffwechselwege. Die Regulation von Lipogenese und

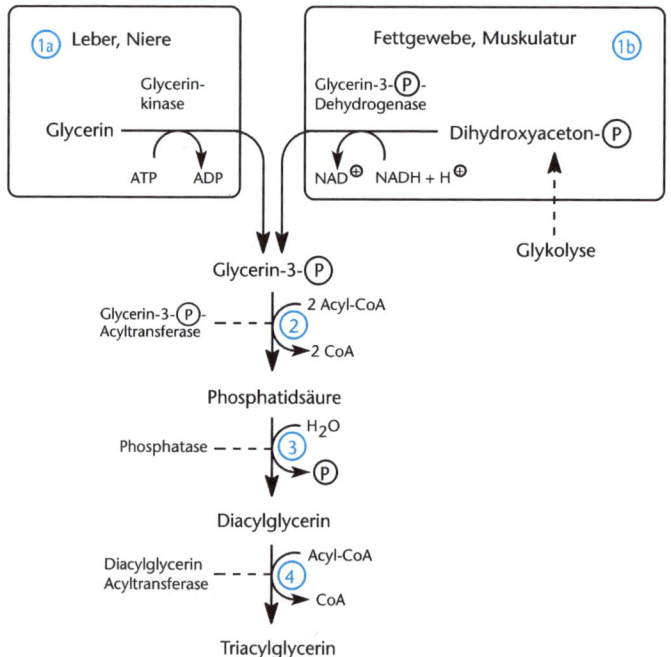

**Abb. 7.36:** Triacylglycerinsynthese.
① a ▶ In **Leber und Niere** kann Glycerin direkt phosphoryliert werden.
   Enzym: *Glycerinkinase*
   b **Muskel und Fettgewebe** (und die meisten anderen Gewebe) haben keine ausreichende Glycerinkinaseaktivität, so dass Glycerin-3-℗ (α-Glycerophosphat) hier durch Reduktion des Dihydroxyaceton-℗ (Zwischenprodukt der Glykolyse) gebildet werden muss.
   Enzym: *Glycerinphosphat-Dehydrogenase* ◀
② Das Glycerin-3-℗ wird mit zwei Acyl-CoA-Molekülen zu Phosphatidsäure verknüpft.
   Enzym: *Glycerin-3-℗ -Acyltransferase*
③ Durch Abspaltung des Phosphatrestes entsteht aus der Phosphatidsäure ein α, β-Diacylglycerin.
   Enzym: *Phosphatidat-Phosphorylase* (= eine Phosphatase)
④ Ein drittes Acyl-CoA führt zur Vervollständigung des Diacylglycerins zu einem Triacylglycerin.
   Enzym: *Diacylglycerin-Acyltransferase*

-lyse ist hormonabhängig (☞ Kap. 11.4.1 und 11.6.1).

## 7.3.2 Synthese von Triacylglycerinen

### Lipogenese-Mechanismus

Für die Biosynthese der Triacylglycerine (Lipogenese) müssen sowohl die Fettsäuren als auch das Glycerin in ATP-abhängigen Reaktionen aktiviert werden. Die Fettsäuren werden durch die Thiokinasereaktion in Acyl-CoA umgewandelt (☞ Kap. 7.2.2).

Zur Glycerinaktivierung sind je nach Gewebe zwei Stoffwechselwege möglich (Abb. 7.36).

### Energiebilanz der Lipogenese

Aktivierung der Fettsäure –2 ATP · 3 = –6 ATP

Aktivierung des Glycerins –1 ATP = –1 ATP

**Energieverlust = –7 ATP/Triacylglycerin**

## 7.3.3 Abbau von Triacylglycerinen

▶ Bei Nahrungsmangel findet in den Zellen des Fettgewebes verstärkt Lipolyse statt.

Triacylglycerine werden durch die **Triacylglycerinlipase** (geschwindigkeitsbestimmendes Enzym!) zu Glycerin und Fettsäuren hydrolysiert und in das Blut abgegeben. ◀

Aufgrund eines hormonunabhängigen **Reveresterungsmechanismus** in den Fettzellen finden sich allerdings nicht alle freigesetzten Fettsäuren im Blut wieder. In Abhängigkeit vom Angebot an Glucose- bzw. Glycerin-3-Ⓟ, wird ein Teil der Fettsäuren sofort wieder mit CoA aktiviert und zur erneuten Lipogenese verwendet.

## 7.4 Glycerophosphatide

### 7.4.1 Bedeutung und Vorkommen der Glycerophosphatide

Glycerophosphatide (syn.: Glycerophospholipide; Phosphoglyceride) sind der wichtigste Bestandteil aller biologischen Membranen. Die Funktion einer Membran ist dabei abhängig von dem Verhältnis der verschiedenen Glycerophosphatide. Ein besonders hoher Umsatz an Glycerophosphatiden besteht in der Leber und in Nervengeweben. Verschiedene Glycerophosphatide haben auch eine wichtige Funktion bei der Signaltransduktion (z. B.: Phosphatidylcholin → Aktivierung der Proteinkinase C).

### 7.4.2 Synthese von Glycerophosphatiden

### 7.4.3 Abbau von Glycerophosphatiden

In allen Geweben lassen sich **Phospholipasen** nachweisen, die mit hoher Spezifität den Abbau der verschiedenen Phospholipide katalysieren. Zwei wichtige Phospholipasen und ihre Funktionen seien hier aufgeführt:

● Phospholipase A₂: Freisetzung von Arachidonsäure (→ Eicosanoid-Synthese)
● Phospholipase C: Spaltung von Phosphatidylinositol (→ Signaltransduktion: IP₃ + DAG, ☞ Kap. 11.1.3).

## 7.5 Sphingolipide

### 7.5.1 Bedeutung und Vorkommen der Sphingolipide

▶ Die Sphingolipide enthalten statt des dreiwertigen Alkohols Glycerin den Aminoalkohol Sphingosin. Sie spielen vor allem als Sphingomyelin, Cerebroside und Ganglioside im ZNS und den Myelinscheiden der Nerven eine große Rolle. ◀

### Hinweis

Für das Sphingomyelin ist auch eine Bedeutung für die Signaltransduktion nachgewiesen (Hemmung der Proteinkinase C).

### 7.5.2 Synthese des Sphingosins

Zum Aufbau der einzelnen Sphingolipide (☞ Kap. 7.1.2)

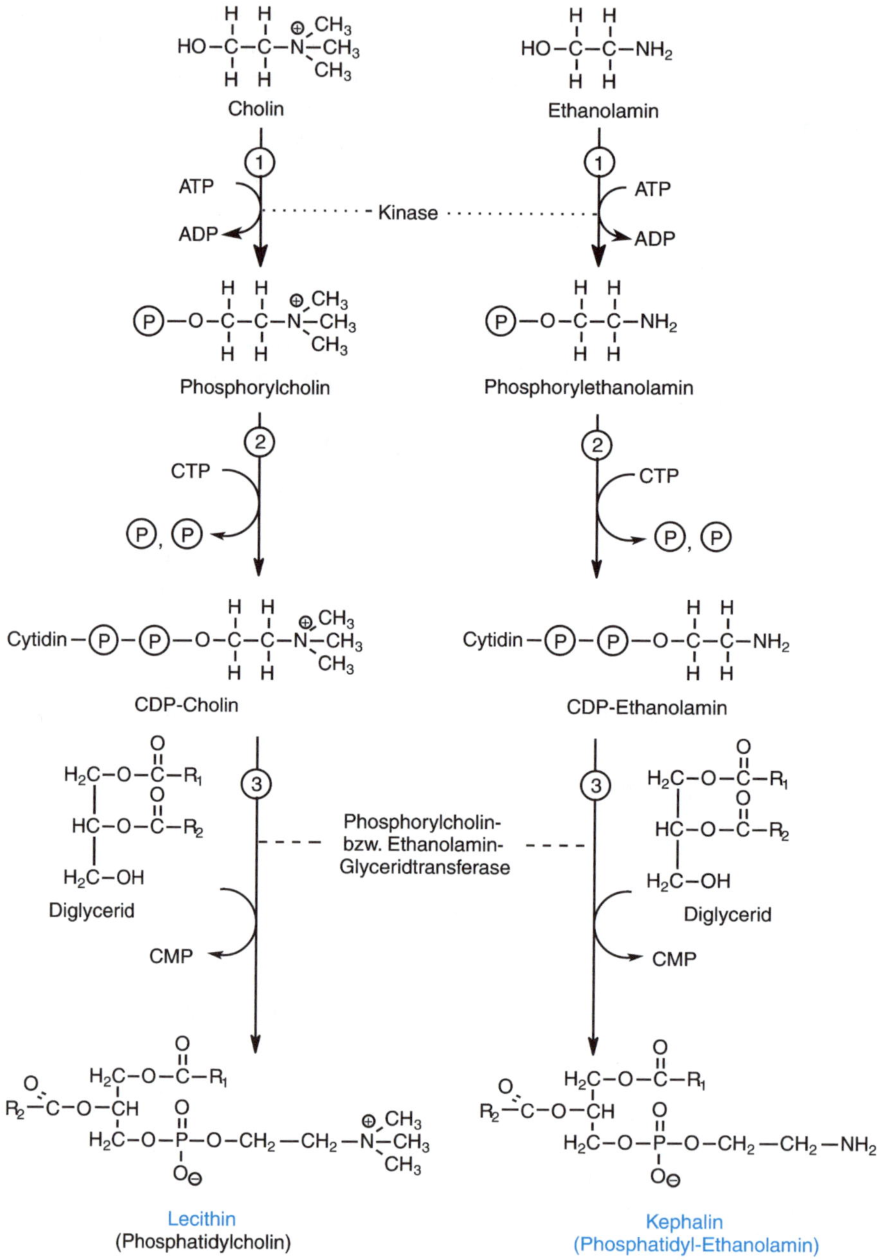

**Abb. 7.37:** Lecithin- und Kephalinsynthese.

① + ② Cholin bzw. Ethanolamin werden in einer zweistufigen Reaktion zu CDP-Cholin bzw. CDP-Ethanolamin aktiviert. Enzym: *Kinase, Transferase*

③ Unter Abspaltung von CMP wird der Phosphorylcholin- bzw. Phosphorylethanolaminrest auf das Diacylglycerin (Bildung ☞ Kap. 7.3.2) übertragen. Es entstehen Lecithin bzw. Kephalin.

　　Enzym: *Diacylglycerin-Transferase*

Phosphatidylethanolamin (Kephalin) kann durch Umsetzung mit Serin direkt zu Phosphatidylserin (Serin-Kephalin) reagieren. Durch dreifache Methylierung mit S-Adenosylmethionin kann Phosphatidylethanolamin in Lecithin übergehen.

Phosphatidylcholin (Lecithin) ist aufgrund seiner Zwitterionenform sehr polar und in höheren Organismen am Aufbau von Zellmembranen beteiligt.

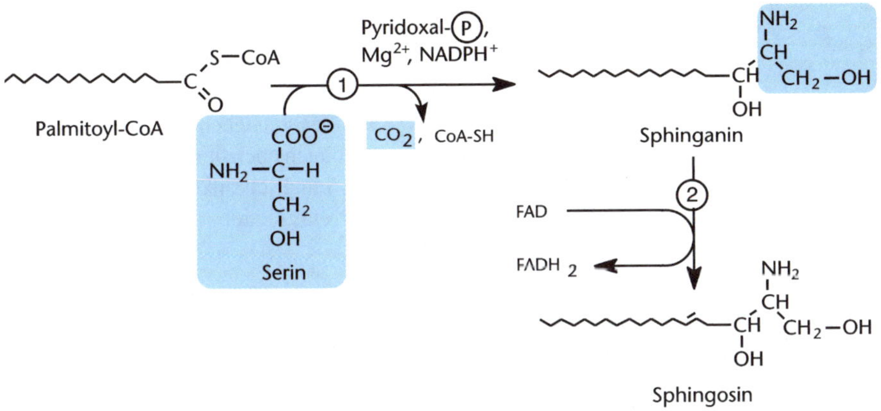

**Abb. 7.38:** Sphingosinsynthese.
① Palmitoyl-CoA reagiert mit Serin unter Decarboxylierung des Serins zunächst zu Sphinganin (Dihydrosphingosin). Diese Reaktion ist Pyridoxalphosphat- und NADPH+H$^+$-abhängig.
② Das Sphinganin wird unter Einführung einer Doppelbindung mit Hilfe von FAD zu Sphingosin oxidiert.

## 7.5.3 Sphingolipidosen

Unter dem Begriff Sphingolidosen versteht man **Stoffwechselerkrankungen**, die auf einem Enzymdefekt im Sphingolipidabbau beruhen. Diese Defekte führen zur Speicherung von Abbauprodukten, die sich vor allem im Gehirn, Leber, Milz, Niere und Knochenmark ablagern. Ursache ist ein genetisch bedingter **Mangel an Hydrolasen**, die für den Abbau des entsprechenden Lipids verantwortlich sind (Tab. 7.4).

Sphingolipidosen sind selten und werden autosomal rezessiv vererbt.

## 7.6 Ketonkörper

Die Bildung von Ketonkörpern ist sehr wichtig, um Zellen während einer Hungerphase mit Energie zu versorgen. Achten Sie besonders darauf, dass Sie die regulatorischen Mechanismen verstehen, die die Synthese bzw. den Abbau der Ketonkörper beeinflussen. Machen Sie sich darüber hinaus klar, dass verschiedene Arten von Zellen Ketonkörper unterschiedlich gut verwerten können.

### 7.6.1 Bedeutung und Vorkommen der Ketonkörper

Bereits vor über 100 Jahren wurden die drei sog. Ketonkörper im Blut und Urin von Diabetikern entdeckt. ▶ Später fand man heraus, dass auch unter physiologischen Bedingungen laufend Ketonkörper gebildet werden. ◀ Die Ketogenese (Biosyn-

**Tab. 7.4: Sphingolipidosen.**

| Krankheit | Speicherprodukt | defektes Enzym |
|---|---|---|
| M. Gaucher | Glucocerebroside (Kerasin) | lysosomale Glucocerebrosidase, α-Galaktosidase |
| Tay Sachs | Gangliosid GM2 | β-N-Acetyl-Hexosaminidase (?) |
| metachromatische Leukodystrophie | Cerebrosidsulfatide | Arylsulfatase A |
| M. Fabry | Ceramidtrihexosid | α-Galaktosidase |
| Niemann Pick | Sphingomyelin | Sphingomyelinphosphodiesterase |

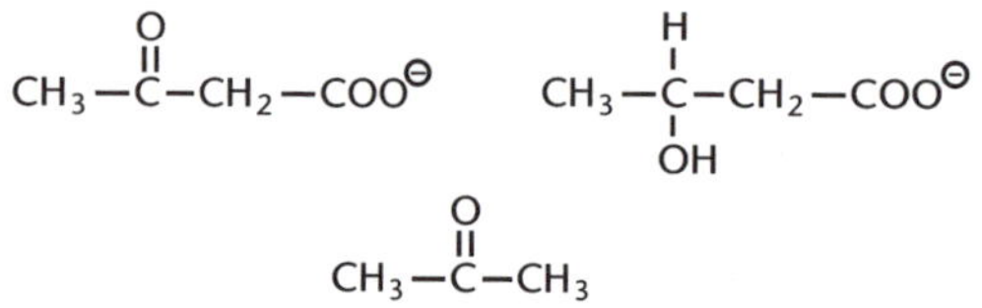

**Abb. 7.39:** Die Ketonkörper Acetoacetat, β-Hydroxybuttersäure und Aceton.

these der Ketonkörper; auch Lynenzyklus nach Feodor Lynen) ist im Prinzip ein unvollständiger Abbau von Fettsäuren, der auf der Stufe des Acetyl-CoA nicht mehr weiter abläuft. ▶ Sie findet ausschließlich in Mitochondrien der Leberzellen statt. ◀ Zur Verwertung von Ketonkörpern ist die Leber jedoch nicht in der Lage.

Die drei Ketonkörper sind (Abb. 7.39):
- Acetoacetat
- β-Hydroxybuttersäure
- Aceton.

Der Name Ketonkörper ist historisch bedingt und nicht besonders glücklich gewählt, da das im Stoffwechsel überwiegende 3-Hydroxybutyrat keine Ketogruppe enthält. Aceton spielt als Stoffwechselendprodukt metabolisch keine Rolle.

**Ketogruppe:** $-\overset{\mid}{\underset{\mid}{C}}-$ $\underset{O}{\overset{\parallel}{}}$

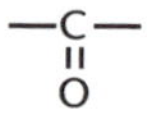

## 7.6.2 Ketogenese (Lynenzyklus) !|!

▶ Dieser Stoffwechselweg findet ausschhließlich in der Leber statt. Er bewirkt, dass die beim verstärkten Fettsäureabbau (z.B. zu Hungerzeiten) anfallenden Acetyl-CoA-Einheiten in Ketonkörper umgewandelt werden. Die Ketonkörper können von der Leber ins Blut abgegeben und in anderen Zellen verstoffwechselt werden (Abb. 7.40).

Alle Zellen – außer Hepatozyten und Erythrozyten – können aus Ketonkörpern Energie gewinnen.

## 7.6.3 Gesteigerte Ketogenese !|!

Ketonkörper werden verstärkt gebildet, wenn die Kohlenhydratverwertung vermindert und der Fettstoffwechsel erhöht ist. Eine vermehrte Freisetzung von Fettsäuren aus den Fettdepots führt zu einer Hyperlipämie und einem Anstieg der freien Fett-

säuren im Blut, z.B. bei Hunger oder Diabetes mellitus.

Die β-Oxidation der Fettsäuren erfolgt schneller als die Verwertung des entstehenden Acetyl-CoA im Citratzyklus, der auch noch durch die fehlende Glucoseverwertung eingeschränkt ist. Die Folge ist, dass hohe Konzentrationen von Acetyl-CoA erreicht werden.

Da Insulin das einzige Hormon ist, das Fette in ihren Depots zurückhalten kann, ist auch ein absoluter oder relativer Insulinmangel Grundlage für eine gesteigerte Ketogenese. ◀

> **Merke!**
> Bei intakter Glucoseverwertung findet nur eine geringe Ketogenese statt. Kohlenhydrate wirken antiketogen bzw. ketolytisch.

### Diabetes mellitus (absoluter Insulinmangel)

> **Klinik!**
> Ein absolutes Fehlen von Insulin führt einerseits zu einer fehlenden bzw. eingeschränkten Aufnahmemöglichkeit und Verwertung von Glucose und andererseits zu einer Hemmung der Fettsäuresynthese und zur Freisetzung von Fettsäuren aus den Depots. Das dadurch entstehende Überangebot von freien Fettsäuren und Acetyl-CoA im Blut führt zu einer verstärkten Ketogenese.

> **Merke!**
> Diabetes mellitus → Insulin ↓ → Fettsäuren ↑ → Ketogenese ↑

### Nahrungskarenz (Hunger/Diät) – relativer Insulinmangel

▶ Hunger kann wegen der unzureichenden Stimulierung der Insulinsekretion als Phase des relativen Insulinmangels betrachtet werden. Wie beim Diabetes mellitus kommt es zur verstärkten Freisetzung von Fettsäuren aus den Depots sowie zum Abbau ketogener Aminosäuren und damit über den schon oben beschriebenen Weg zur gesteigerten Ketogenese. Bei totalem Fasten entwickelt sich eine ausgeprägte Ketose. ◀

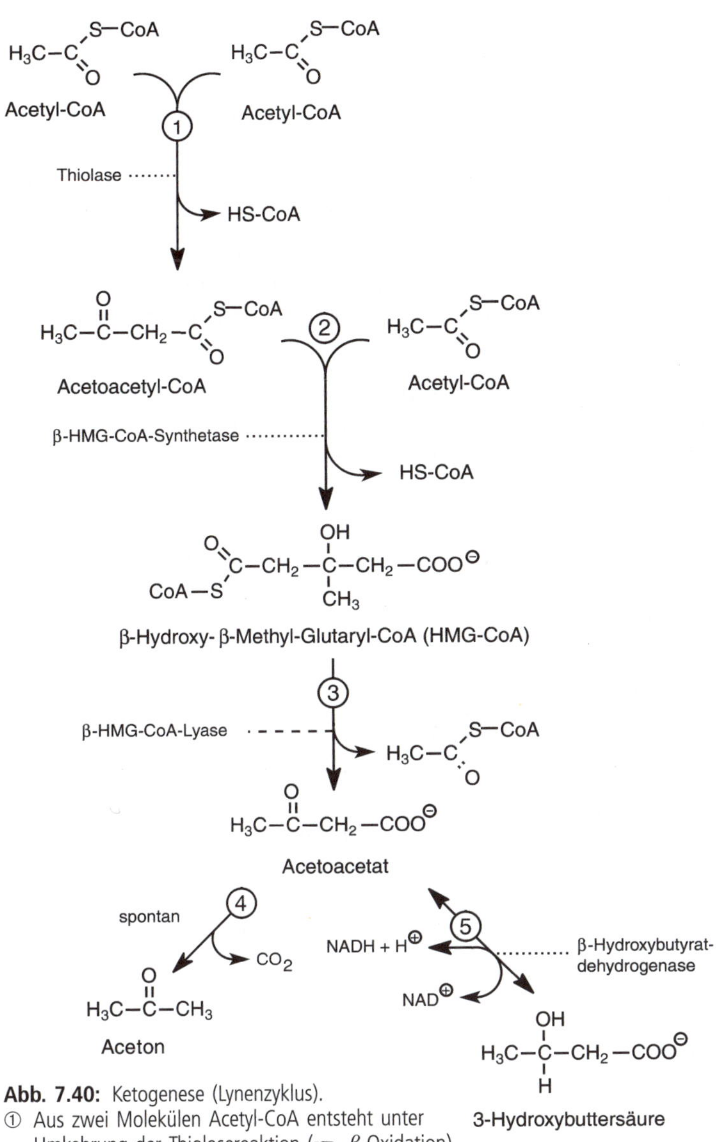

**Abb. 7.40:** Ketogenese (Lynenzyklus).

① Aus zwei Molekülen Acetyl-CoA entsteht unter Umkehrung der Thiolasereaktion (☞ β-Oxidation) Acetoacetyl-CoA. Dabei wird HS-CoA abgespalten.
Enzym: *Thiolase*

② ▶ Ein weiteres Molekül Acetyl-CoA reagiert unter Abspaltung von HS-CoA mit Acetoacetyl-CoA zu β-Hydroxy-β-Methyl-Glutaryl-CoA (HMG-CoA).
Enzym: *β-HMG-CoA-Synthetase*

③ Durch Abspaltung eines Moleküls Acetyl-CoA entsteht Acetoacetat.
Enzym: *β-HMG-CoA-Lyase* ◀
In der Bilanz wird durch diese Reaktionsfolge aus zwei Molekülen Acetyl-CoA Acetoacetat, wobei zwei Moleküle Coenzym A zurückgewonnen werden.

**Reaktionsmöglichkeiten des Acetoacetats:**

④ Spontane Decarboxylierung zu Aceton:
Aceton kann nicht verstoffwechselt werden und muss deshalb ausgeschieden werden. Dies geschieht vorwiegend über die Atemluft.

⑤ Reversible Reduktion zu β-Hydroxybutyrat:
Enzym: *β-Hydroxybutyrat-Dehydrogenase* (Coenzym: $NAD^+$)

Ein relativer Insulinmangel besteht trotz ausreichender Nahrungszufuhr bei kohlenhydratarmer (ketogener) Diät (weniger als 10–20 % Kohlenhydrate), da auch hier die Stimulierung der Insulinsekretion unzureichend ist.

Die Ketonkörperbildung ist letztlich auch eine Glucose- bzw. Eiweißeinsparung, da bei fehlender Kohlenhydratzufuhr der Glucosebedarf durch die Gluconeogenese aus wertvollen Proteinen gedeckt werden müsste.

> **Merke!**
> ▶ Bei genügend hoher Ketonkörperkonzentration können auch vom ZNS Ketonkörper statt Glucose verstoffwechselt werden.

### Ketogenese und Säure-Basen-Haushalt

Acetessigsäure und β-Hydroxybuttersäure sind bei physiologischem pH des Blutes praktisch vollständig gelöst und führen so, obwohl beide nur schwache Säuren sind, zu einem verstärkten Protonenangebot. Die Folge ist eine Abnahme des Bicarbonatgehaltes ($HCO_3^-$) im Blut und letztlich eine Abnahme des pH-Wertes unter einen Wert von 7,36→ **Azidose** (hier: Ketoazidose). ◀

## 7.6.4 Verwertung von Ketonkörpern

▶ Durch Bildung des Acetoacetats können die extrahepatischen Gewebe von der Leber mit einem Brennstoff aus dem Fettsäureabbau versorgt werden, der leicht wasserlöslich aufbereitet ist.

Auch das ZNS, das Fettsäuren nicht verwerten kann, ist nach einer gewissen Gewöhnungszeit in der Lage, den größten Teil seines Stoffwechsels durch Ketonkörper zu decken.

Der Energiebedarf von Niere, quergestreifter Muskulatur und – bei ausreichender Konzentration – auch des Gehirns kann durch Ketonkörper gedeckt werden.

Die Verwertung der drei Ketonkörper geht von der Acetoacetat- Form aus (Abb. 7.41). ◀

## 7.7 Cholesterin (Cholesterol)

Im folgenden Abschnitt lernen sie das Cholesterin kennen. Sie sollten Ihr Augenmerk besonders auf die Funktion und Regulation lenken. Die Synthese ist reichlich kompliziert. Sie sollten sie in ihren Grundzügen verstehen, brauchen sie aber in der Regel nicht auswendig können.

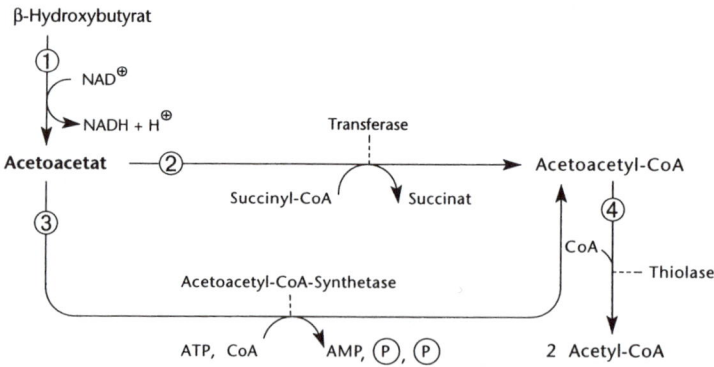

**Abb. 7.41:** Ketonkörperabbau.
① ▶ β-Hydroxybutyrat wird in einer NAD⁺-abhängigen Dehydrogenase-Reaktion zu Acetoacetat oxidiert. Das Acetoacetat kann auf zwei Wegen zum Acetoacetyl-CoA aktiviert werden:
② Von Succinyl-CoA (CoA-Donator) wird CoA-SH auf Acetoacetat übertragen. Enzym: *Transferase* (dieses CoA-übertragende Enzym hat offenbar in den Nervenzellen eine geringe Affinität, da hier für diese Reaktion eine sehr hohe Ketonkörperkonzentration vorliegen muss).
③ In einer ATP-abhängigen Reaktion kann Acetoacetat direkt zu Acetoacetyl-CoA aktiviert werden.
④ Acetoacetyl-CoA kann in der Zelle analog zur *β*-Oxidation *thioklastisch* in zwei Moleküle Acetyl-CoA gespalten werden, die im Citratzyklus weiter verarbeitet werden können. ◀

## 7.7.1 Bedeutung und Vorkommen des Cholesterins

Der Körper eines Erwachsenen enthält ca. 140 g Cholesterin, wobei sich ca. 5 g im Plasmakompartiment befinden. Der größte Teil des Cholesterins wird in der Leber synthetisiert. Weitere Syntheseorte sind Darmmukosa, Nebennieren und Gonaden.

Cholesterin ist ein wichtiges strukturelles Element von Gewebs- und Plasmalipoproteinen. Außerdem ist es ein wesentlicher Bestandteil biologischer Membranen. Es beeinflusst die Membranfluidität aufgrund seiner sperrigen Struktur, wobei die Wirkung in Abhängigkeit von der Temperatur unterschiedlich ist:

- bei niedrigen Temperaturen verflüssigt Cholesterin die Membran, da es die hochgeordnete Packung der Fettsäureketten verhindert,
- bei höheren Temperaturen verfestigt es die Membran, da es die Freiheit der beweglicher werdenden Fettsäureketten einschränkt.

Für eine ganze Reihe von Substanzen stellt Cholesterin die Vorstufe dar:

- Gallensäuren (☞ Kap. 7.7.4)
- Steroidhormone (☞ Kap. 11.1.2)
- Vitamin D3 (☞ Kap. 13.3.2).

Das Nahrungscholesterin wird entweder bereits in der Darmmukosa oder in der Leber verestert (Fettsäure-Cholesterin-Ester). Im Serum liegen 2/3 des Cholesterins verestert vor (Fettsäuren: Linol-, Öl- und Palmitinsäure). Sowohl Cholesterin als auch seine Ester werden im Blut an Lipoproteine gebunden transportiert.

Das nicht veresterte freie Cholesterin steht im dauernden Austausch mit dem Cholesterin der Membranstrukturen (Abb. 7.42).

▶ Bei der Cholesterinestersynthese überträgt ein im Plasma vorhandenes Enzym, die *Lecithin-Cholesterin-Acyl-Transferase (LCAT)*, den Fettsäurerest aus der β-Position des Lecithins auf die Hydroxylgruppe des Cholesterins. Dabei entstehen der **Cholesterinester** und Lysolecithin. ◀

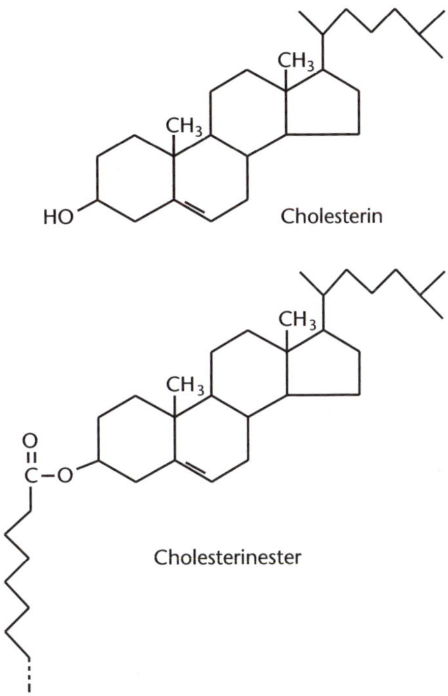

**Abb. 7.42:** Cholesterin und Cholesterinester.

**7**

### 🖐 Klinik!

Die LCAT wird von der Leber produziert und an das Blut abgegeben (Sekretionsenzym). Bei einem Leberparenchymschaden kommt es deshalb zu einer verminderten Bildung von Cholesterinestern (Estersturz).

## 7.7.2 Cholesterinsynthese   !!!!

Cholesterin besteht aus 27 C-Atomen, die bei der Synthese durch Acetyl-CoA geliefert werden. Die Synthese läuft in vier Stufen ab:

### Erste Stufe: Synthese der Mevalonsäure

(Abb. 7.43)

### 💡 Merke!

Die Aktivität der *β-Hydroxy-β-Methyl-Glutaryl-CoA-*Reduktase ist geschwindigkeitsbestimmend für die Cholesterinsynthese (Schlüsselenzym!).

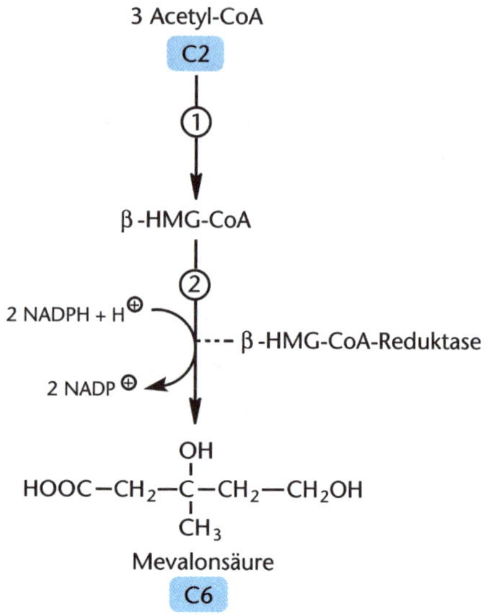

3 Acetyl-CoA

**C2**

①

β-HMG-CoA

②

2 NADPH + H⊕

- - - β-HMG-CoA-Reduktase

2 NADP ⊕

$$HOOC-CH_2-\overset{\overset{\displaystyle OH}{|}}{\underset{\underset{\displaystyle CH_3}{|}}{C}}-CH_2-CH_2OH$$

Mevalonsäure

**C6**

**Abb. 7.43:** Stufe 1 der Cholesterinsynthese: Synthese der Mevalonsäure.
① ☞ Ketonkörperbildung, Kap. 7.6.2
② ▶ Das β-HMG-CoA wird unter Beteiligung von 2 NADPH+H⁺ zu Mevalonsäure reduziert.
Enzym: *β-Hydroxy-β-Methyl-Glutaryl-CoA-Reduktase* ◀

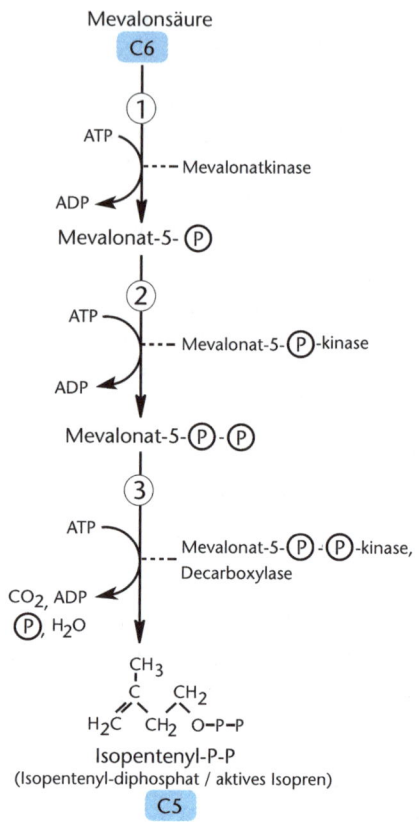

**Abb. 7.44:** Stufe 2 der Cholesterinsynthese: Synthese des aktiven Isoprens.
① + ② Mevalonsäure wird in zwei Schritten ATP-abhängig zu Mevalonat-5-Ⓟ-Ⓟ phosphoryliert.
③ ▶ Durch die Decarboxylierung und $H_2O$-Abspaltung entsteht aus Mevalonat- 5-Ⓟ-Ⓟ Isopentenyl-Ⓟ-Ⓟ, das aktive Isopren. ◀

## Zweite Stufe: Synthese des aktiven Isoprens (Abb. 7.44)

## Dritte Stufe: Synthese des Squalens (Abb. 7.45)

## Vierte Stufe: Übergang zum Cholesterin (Abb. 7.46)

## Lokalisation der Cholesterinsynthese

Die Cholesterinbiosynthese findet im Zytoplasma statt und wird daher *nicht* aus dem gleichen HMG-CoA-Pool gespeist wie die intramitochondrial ablaufende Ketogenese.

## Regulation der Cholesterinsynthese

▶ Das Schlüsselenzym der Cholesterinbiosynthese ist die HMG-CoA-Reduktase. ◀ Dieses Enzym wird einerseits durch sein direktes Produkt, die Mevalonsäure, aber auch das Endprodukt Cholesterin gehemmt. Bei reinen Carnivoren (Fleischfressern) besteht eine ausgeprägte Rückkopplungshemmung

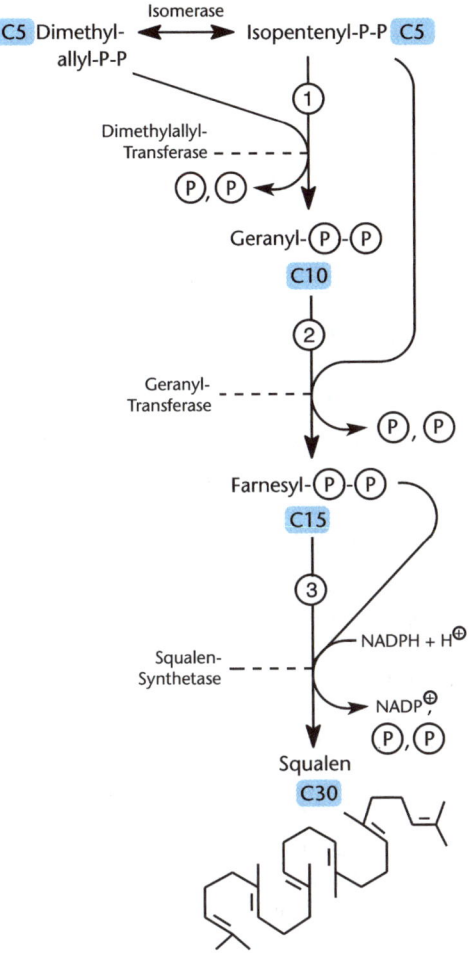

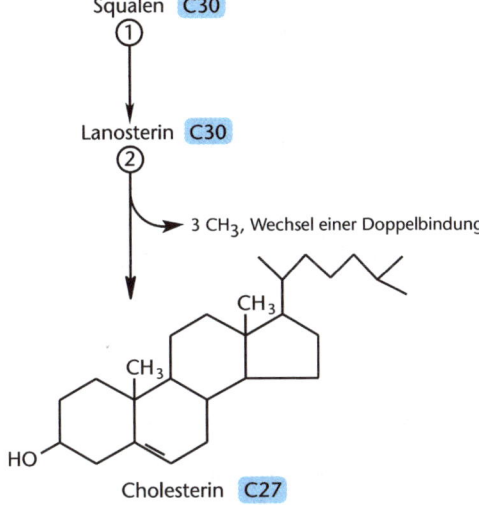

**Abb. 7.46:** Stufe 4 der Cholesterinsynthese: Übergang zum Cholesterin.

① Das Squalen wird in einer enzymatischen Zyklisierungsreaktion zunächst zum Lanosterin umgewandelt. Dafür ist eine Umlagerung einer Methylgruppe und Hydroxylierung am $C_3$-Atom nötig.

② Lanosterin wird unter Bildung von mehreren Zwischenstufen (Zymosterin, Desmosterin) zu Cholesterin umgelagert. Dazu ist eine dreifache Demethylierung und die Umlagerung einer Doppelbindung nötig.

Im Hunger nimmt die Aktivität der HMG-CoA-Reduktase stark ab, so dass beim Fasten der Serumcholesterinspiegel sinkt.

Die Cholesterinbiosynthese ist auch stark hormonell beeinflusst. Sie wird durch Insulin (Senkung des cAMP-Spiegels) gefördert. Glucagon (Erhöhung des cAMP-Spiegels) hemmt die Cholesterinbiosynthese.

> **Klinik!**
>
> Auch bei Diabetes mellitus sinkt die Aktivität der HMG-CoA-Reduktase. Trotzdem kann der Serumcholesterinspiegel ansteigen, da bei dieser Krankheit der gesamte Cholesterinumsatz (auch die Ausscheidung!) verlangsamt ist.

### 7.7.3 Cholesteringesamtbestand

Das im Blut vorhandene Cholesterin setzt sich aus exogenem (Nahrungs-) Cholesterin und endogenem (synthetisiertem) Cholesterin zusammen.

**Abb. 7.45:** Stufe 3 der Cholesterinsynthese: Synthese des Squalens.

▶ Das Isopentenyl-P-P kann unter Mitwirkung einer spezifischen Isomerase durch Wechsel der Doppelbindung in Dimethylallyl-P-P übergehen.

① Isopentenyl-P-P kondensiert mit seinem Isomer Dimethylallyl-P-P zu Geranyl-P-P.

② Geranyl-P-P kondensiert mit einem weiteren Molekül Isopentenyl-P-P zu Farnesyl-P-P.

③ Zwei Moleküle Farnesyl-P-P kondensieren zum *Squalen.* ◀

Zur Synthese des Squalens sind also sechs Isopren-Einheiten nötig.

von Cholesterin auf diesen ersten Syntheseschritt. Beim Menschen ist diese Regulation weniger stark ausgeprägt.

Der Anteil des endogenen Cholesterins am Gesamtbestand liegt bei ca. 60 % und ist relativ konstant.

Eine Erhöhung des exogenen Cholesterins führt trotz mehrerer Kompensationsmechanismen zu einer **Hypercholesterinämie**.

Cholesterinpool
- gesamter Cholesterinbestand im menschlichen Organismus ≙ 130–150 g
- normaler Cholesterin-Serumspiegel ≅ 110–220 mg/dl.

**📖 Klinik!**

Man nimmt an, dass der Cholesterinspiegel im Serum bei verschiedenen Erkrankungen eine pathophysiologische Bedeutung hat. So gilt es als gesichert, dass eine Hypercholesterinämie durch z. B. Übergewicht oder falsche Ernährung einen Risikofaktor für arteriosklerotische Gefäßveränderungen (→ Herzinfarkt, Schlaganfall) darstellt. Ersetzt man in der Nahrung tierische Fette durch mehrfach ungesättigte, pflanzliche Fette, kann ein Absinken des Serumcholesterinspiegels beobachtet werden. Wahrscheinlich können Cholesterinester mit mehrfach ungesättigten Fettsäuren von der Leber besser umgesetzt werden.

### 7.7.4 Cholesterinabbau und -ausscheidung

Die Hauptmenge des Cholesterins wird in der Leber zu den noch nicht funktionstüchtigen *primären* Gallensäuren (Cholsäure/Chenodesoxycholsäure) umgewandelt. Durch Einfügen einer Aminosäure in Peptidbindung (Taurin bzw. Glycin) entstehen Taurochol- bzw. Glykocholsäure, die auch als „Gallensalze" bezeichnet werden. Erst durch bakterielle Umwandlung im Darm (Dehydroxylierung an C7) entstehen die funktionstüchtigen *sekundären* Gallensäuren (Desoxycholsäure/Lithocholsäure).

Fast 90 % der Gallensäuren werden im Ileum rückresorbiert und der Leber durch den **enterohepatischen Kreislauf** wieder zugeführt. In der Gallenflüssigkeit befindet sich auch freies Cholesterin (bis zu 1 %), das durch den amphiphilen Charakter der Gallensäuren in Lösung gehalten wird.

Nicht resorbiertes oder ausgeschiedenes Cholesterin wird von den Darmbakterien zu **Koprosterin**

reduziert (Sättigung der Doppelbindung) und so als neutrales Steroid in der Faeces (Stuhl) ausgeschieden.

Die Absonderung über den Stuhl ist für den menschlichen Organismus die einzige Möglichkeit, Cholesterin und seine Derivate auszuscheiden. (☞ Kap. 7.8.3)

## 7.8 Lipoproteine

### 7.8.1 Bedeutung der Lipoproteine

Lipide sind in Wasser weitgehend unlöslich. Ihr Transport in einem wässrigen Medium wie Blut ist nur durch Bindung an Proteine in Form von Lipoproteinen möglich.

Lipide des Blutplasmas:
- Phospholipide
- Cholesterin
- Cholesterinester
- Triacylglycerine
- freie Fettsäuren.

Zum Transport dieser Lipide im Blut werden apolare Lipide (z. B. Triacylglycerine) mit wenig polaren (z. B. Cholesterin, Phospholipide) und einem variablen Proteinanteil zu einem *hydrophilen Lipoproteinkomplex* verbunden.

### 7.8.2 Einteilung der Lipoproteine !!!

Bei den Lipoproteinen handelt es sich nicht um stöchiometrisch definierte Verbindungen, sondern um **variable Aggregate von Proteinen und Lipiden** als Transportsystem für Lipide im Blut! Sie haben einen *Kern* aus unpolaren Lipiden, der von einer *Hülle* aus Apolipoprotein und amphiphilen Lipiden umgeben ist.

Es gibt mindestens *9 Apolipoproteine* (A1, A2, A4, B48, B100, C1, C2, C3, E), die von Leber und Dünndarm gebildet werden. Apolipoproteine dienen zum einen der Lösbarkeit der Lipide, zum anderen als Signalvermittler für Transport und Aufnahme der Lipoproteine.

Nach ihrer Dichte *(engl. density)* lassen sich Lipoproteine in fünf verschiedene Klassen unterteilen:

- Chylomikronen
- VLDL = very low density lipoprotein
- IDL = intermediate density lipoprotein
- LDL = low density lipoprotein
- HDL = high density lipoprotein.

Weitere Einteilungskriterien sind Größe, prozentuale chemische Zusammensetzung, enthaltene Proteinkomponenten, Wanderungsfraktion bei der Elektrophorese und Normalwerte der Plasmakonzentration.

## Trennverfahren für Lipoproteine

Ein Lipoproteingemisch kann mittels Ultrazentrifuge oder Elektrophorese getrennt werden.

### Ultrazentrifuge

Lipoproteine, die eine geringere Dichte als Plasma besitzen, steigen beim Zentrifugieren an die Oberfläche, sie *flotieren*. Je größer die Dichte der Lipoproteine ist, desto langsamer ist die Flotationsgeschwindigkeit. So ist die Einteilung der Lipoproteine in verschiedene Dichteklassen möglich (VLDL, IDL, LDL, HDL).

### Elektrophorese

Der Proteinanteil der Lipoproteine ist für deren Trennbarkeit durch die Elektrophorese verantwortlich. Die Lipoproteine wandern mit der α-, prä-β- und β-Globulinfraktion. Die Diagnose der verschiedenen Lipoproteinämien (Typ I–IV nach *Fredrickson*) wird mit Hilfe der Elektrophorese gestellt.

## Eigenschaften und Zusammensetzung der Lipoproteine

> **Merke!**
>
> Je leichter ein Lipoprotein ist, desto mehr Triacylglycerine enthält es.
> Je schwerer ein Lipoprotein ist, desto mehr Apoproteine enthält es.

## 7.8.3 Bildung und Verwertung von Lipoproteinen

Lipoproteine werden in der Leber bzw. im Darm (Chylomikronen) gebildet.

Die Leber gibt die Lipoproteine an das Blut ab. Auf diese Weise werden die von der Leber synthetisierten Lipide im Organismus verteilt. Es findet also ein ständiger Lipidtransport von der Leber zu den Verbrauchsorganen statt, wo die Lipoproteine wieder in ihre Bestandteile zerfallen.

**7**

► Tab. 7.5: Eigenschaften und Zusammensetzung der Lipoproteine.

| | Chylomikronen | VLDL | IDL | LDL | HDL |
|---|---|---|---|---|---|
| **Bildungsort** | Intestinale Darm-mukosa | Leber | peripher/Leber | peripher | Leber |
| **Größe** | 100–1000 nm | 30–70 nm | 25–35 nm | 15–25 nm | $7,5 \cdot 10$ nm |
| **Wichtigste Lipidklasse im Kern** | Triacylglycerine der Nahrung (exogen) | endogene Triacylglycerine | Cholesterinester | Cholesterinester | Cholesterinester |
| **Protein-komponente** | A1, A2, A4, B48, C1–3 | B100, C1–3, E | B100, C3, E | B100 | A1–2, C1–3, E |
| **Elektrophorese-fraktion** | keine Wanderung | Prä-β | Zwischen VLDL und LDL | β | α₁ |
| **Lipidabgabe durch** | Lipoproteinlipase | Lipoproteinlipase | Rezeptorvermittelte Endozytose + Umwandlung in LDL | Rezeptorvermittelte Endozytose | Übertragung von Cholesterinestern auf IDL und LDL ◄ |

Was mit den Lipoproteinen geschieht, hängt von den enthaltenen Apoproteinen ab, die als Erkennungsmoleküle für Membranrezeptoren und Enzyme fungieren.

▶ Die Lipoproteine werden mit Hilfe der **Lipoproteinlipase** gespalten. Dieses Enzym ist in den Kapillarendothelien der Blutgefäße und an den Membranen verschiedener Zellen, vor allem des Fettgewebes, lokalisiert und wird durch Heparin aktiviert. ◀

> ### ⓘ Klinik!
>
> Nach Gabe von Heparin verschwindet die vor allem durch Chylomikronen hervorgerufene lipämische Trübung des Plasmas. Aus diesem Grund wird Heparin auch als „Clearing Factor" bezeichnet. Neben Heparin führt auch Apolipoprotein C2 zu einer Stimulation der Lipoproteinlipase.

Auch Triacylglycerine, die nur dann im Stoffwechsel verwertet werden können, wenn sie in Glycerin und freie Fettsäuren zerlegt werden, werden von der Lipoproteinlipase hydrolytisch gespalten.

## Übersicht über den Stoffwechsel der Lipoproteine (Abb. 7.47)

 Den Stoffwechsel der Lipoproteine sollten Sie sich auf jeden Fall gut einprägen. Lernen Sie dabei nicht nur die Aufgaben und Zielzellen der einzelnen Lipoproteine. Achten Sie darauf, dass Sie sich auch die Bedeutung der Apoproteine gut einprägen.

## Die Lipoproteine im Einzelnen

### Chylomikronen
- werden nach Mahlzeiten in der Darmmukosa synthetisiert und durch Pinozytose aus der Mukosazelle ausgeschleust. Während Nüchternphasen werden praktisch keine Chylomikronen gebildet,
- gelangen über die Lymphe in die Blutbahn,
- trüben auch beim Stoffwechselgesunden nach lipidreicher Mahlzeit das Plasma,
- ▶ werden durch die Lipoproteinlipase relativ schnell abgebaut. Die freigesetzten Fettsäuren werden teils vom Fettgewebe aufgenommen,

teils im Plasma an Albumin gebunden und von ihm weitertransportiert (Albumin = Vehikelfunktion), ◀
- nehmen von HDL Apoprotein C auf, wodurch die Lipoproteinlipase aktiviert wird.

### VLDL
- werden in der Leber synthetisiert und an das Blut abgegeben,
- Abbau gleicht dem der Chylomikronen,
- Durch Abgabe von Triacylglycerinen und Aufnahme von Proteinen entstehen IDL.

### LDL
- entstehen beim intravasalen Abbau der VLDL,
- ▶ haben den höchsten Gehalt an Cholesterin (45 %), ◀
- hemmen die Cholesterinbiosynthese (bei hoher LDL-Konzentration!)
- werden über LDL-Rezeptoren von peripheren Zellen erkannt und (per Endozytose) aufgenommen. Die LDL-Rezeptoren sind an Bezirken der Zelloberfläche konzentriert (Coated pits). ▶ Die Erkennung des Rezeptors übernimmt dabei das in den LDL enthaltene Apolipoprotein B-100. ◀ Der Rezeptor wird mit dem LDL in die Zelle aufgenommen. Die Zahl der Rezeptoren auf der Zelloberfläche wird vom Cholesterinbedarf der Zelle geregelt. Um eine Überspeicherung von Cholesterin in der Zelle zu verhindern, wirkt ein hoher Spiegel von Cholesterin hemmend auf die Synthese des LDL-Rezeptors.
- ▶ Cholesterin wird intrazellulär durch lysosomale Hydroxylasen (Lipase) aus den endozytotischen LDL-Vesikeln freigesetzt, der Rezeptor kehrt in die Membran zurück. Das freigesetzte Cholesterin kann dann bei Cholesterinüberschuss von der zelleigenen Acyl-CoA-Cholesterol-Acyltransferase (ACAT) erneut in Cholesterinester umgewandelt und gespeichert werden. ◀ ACAT ist in nahezu allen extrahepatischen Geweben vorhanden und wird von Cholesterin aktiviert.

### HDL
- sind wahrscheinlich auch Endprodukte des Abbaus der leichteren Lipoproteine,
- haben den höchsten Gehalt an Protein,

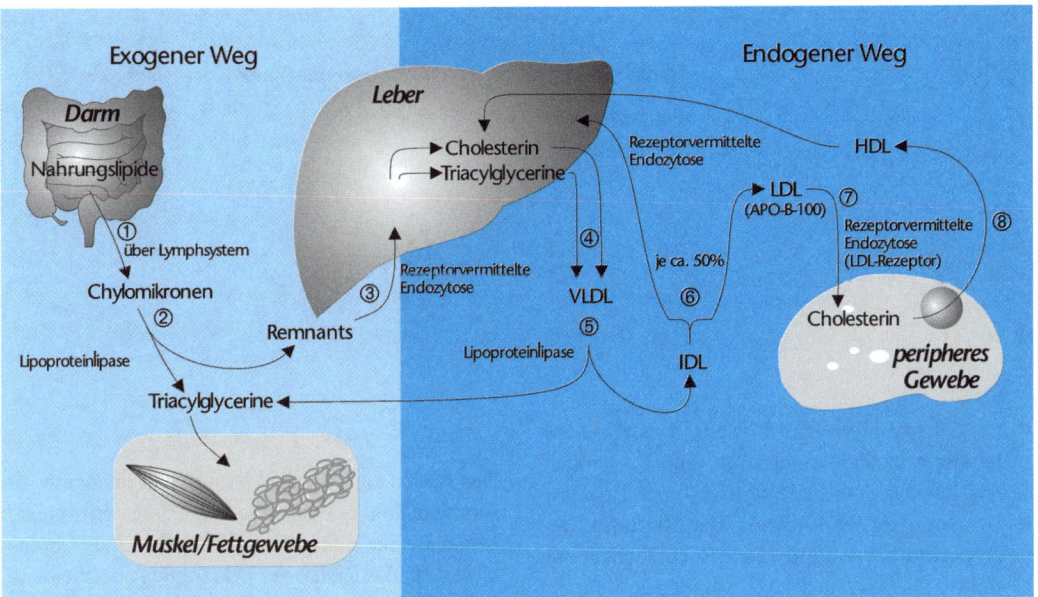

**Abb. 7.47:** Übersicht über den Stoffwechsel der Lipoproteine.

① Triacylglycerine, Cholesterin und andere Nahrungslipide werden im Darm zu großen Chylomikronen verpackt und über die Lymphe an das Blut abgegeben.

② ▶ Chylomikronen lagern sich an Bindungsstellen in Muskel- und Fettgewebe an. Die Triacylglycerine der Chylomikronen werden hier durch die extrazelluläre Lipoproteinlipase (aktiviert durch Apoprotein C2) hydrolysiert und an Muskel und Fettgewebe abgegeben. Dadurch schrumpfen die Chylomikronen. ◀

③ Die Reste der Chylomikronen (*engl. Remnants*), und damit auch das hier jetzt angereicherte exogene Cholesterin, werden durch rezeptorvermittelte Endozytose in die Leberzellen aufgenommen.

④ Endogen gebildete Triacylglycerine und Cholesterin werden von den in der Leber gebildeten VLDL transportiert.

⑤ ▶ Durch die gleiche Lipoproteinlipase werden aus VLDL die Triacylglycerine freigesetzt, wodurch cholesterinreiche IDL entstehen. ◀

⑥ IDL werden entweder von der Leber aufgenommen oder in LDL umgewandelt, die die wichtigsten Cholesterin-Transporter im Blut sind. Bei der Umwandlung in LDL werden alle Proteine mit Ausnahme von APO-B-100 entfernt. Der größte Teil des Cholesterins wird über die Lecithin-Cholesterin-Acyltransferase (LCAT) verestert.

⑦ ▶ LDL transportiert Cholesterin zu peripheren Geweben. Es wird durch einen LDL-Rezeptor aufgenommen, der spezifisch an Apo-B-100 und Apo-E bindet.

⑧ HDL nehmen Cholesterin von abgebauten Membranen oder sterbenden peripheren Zellen auf und bringen es zur Leber (Cholesterinfänger). In den HDL wird das Cholesterin über LACT verestert. HDL können Cholesterinester über ein Transferprotein (Apo-D) auf VLDL und LDL übertragen. ◀

- spielen wahrscheinlich auch bei der Synthese der leichteren Lipoproteine eine Rolle (Apolipoproteindonator),
- ▶ dienen auch als „Cholesterinfänger", da sie Cholesterin intravasal teils aus peripheren Zellen, teils aus anderen Lipoproteinen aufnehmen und zur Leber transportieren können, ◀
- sollen in der Lage sein, durch die Aufnahme von Cholesterin aus den Gefäßwänden die Rückbildung arteriosklerotischer Plaques zu ermöglichen,

- ▶ enthalten Cholesterin vorwiegend in veresterter Form („antiarteriosklerotischer Faktor"!). ◀

## Hyperlipoproteinämien

Bei den sog. Hyperlipoproteinämien unterscheidet man nach Ursache der Erkrankung zwischen primären, sekundären und reaktiven Hyperlipoproteinämien.

**Tab. 7.6: Hyperlipoproteinämien (Einteilung nach *Fredrickson*).**

| Typ | Erhöht | Arterioskleroserisiko | Häufigkeit |
|---|---|---|---|
| I | Chylomikronen | gering | selten |
| IIa (familiäre Hypercholesterinämie) | LDL | sehr hoch | 10 % |
| IIb (kombinierte Hyperlipämie) | LDL, VLDL | sehr hoch | |
| III | VLDL, β-Lipoproteine | hoch | selten |
| IV | VLDL | hoch | 60 % |
| V | VLDL, Chylomikronen | gering | 5–20 % |

- Bei der **primären (familiären) Hyperlipoproteinämie** handelt es sich um eine Erkrankung mit autosomalem Erbgang (häufigste Form).
- Ursache einer **sekundären (symptomatischen) Hyperlipoproteinämie** ist z. B. schlecht eingestellter Diabetes mellitus, Adipositas, Lebererkrankungen usw. Sie ist also lediglich ein Symptom und keine Krankheit sui generis.
- Eine **reaktive Hyperlipoproteinämie** ist nahrungsbedingt. Daher ist eine Untersuchung des Lipidstoffwechsels nur nach 12-stündiger Nahrungskarenz sinnvoll.

Je nach Art der erhöhten Lipoproteine kann man auch eine Differenzierung zwischen **Hypertriglyceridämie** und **Hypercholesterinämie** treffen.

### ⓊⓈ Klinik!

Unter einer sog. *primären Hypercholesterinämie* versteht man folglich einen erhöhten Serum-Cholesterinspiegel aufgrund einer genetischen Disposition. Man vermutet Defekte in der Regulation des LDL-Rezeptors. Eine ursächliche andere Erkrankung soll ausgeschlossen sein.

## Arteriosklerose

Das Risiko der Arteriosklerose steht in engem Zusammenhang mit dem Serum-Cholesterinspiegel. Dabei ist die Höhe des LDL („schlechtes Cholesterin") für das Risiko der Erkrankung entscheidend. HDL wirkt einer Arteriosklerose eher entgegen („gutes Cholesterin").

Bei der **familiären Hypercholesterinämie** ist die Zahl der LDL-Rezeptoren deutlich vermindert. Dies führt zu Ablagerungen von Cholesterin in Gefäßwänden, Sehnen und Haut (Xanthelasmen). Da die Zellen kein LDL-Cholesterin aufnehmen können, ist zudem die de-novo-Cholesterinsynthese gesteigert. Homozygote Träger der Erkrankung haben keine LDL-Rezeptoren, heterozygote etwa 50 %.

### ⚙ Merke!

Wegen ihrer geringen Wasserlöslichkeit können Cholesterinester, die in arteriosklerotisch-verengten Gefäßwänden abgelagert sind, die Gefäße ohne vorausgegangene Hydrolyse nicht wieder verlassen.

Das einerseits sehr wichtige, andererseits potentiell gefährliche Cholesterin (Arteriosklerose!) kann vom Körper nicht wieder abgebaut werden! Überschüssiges Cholesterin wird von der Leber in Form von Gallensäuren ausgeschieden.

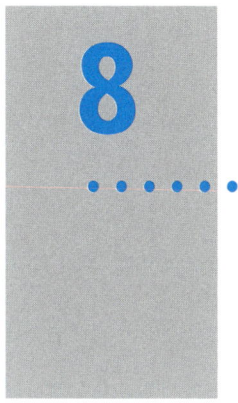

# 8 Biologische Oxidation

Die biologische Oxidation dient der Versorgung des Organismus mit energiereichen Verbindungen (ATP). Sie gliedert sich in:
1. Citratzyklus
2. Atmungskette

## 8.1 Citratzyklus

 An dieser Stelle sind Sie an einer zentralen Stelle des Stoffwechsels, dem Citratzyklus, angekommen. Prägen Sie sich diesen Zyklus unbedingt gut ein. Machen Sie sich vor allem auch klar, in welchen Beziehungen er zu anderen Stoffwechselwegen steht.

### 8.1.1 Bedeutung des Citratzyklus

> **Merke!**
> Der Citratzyklus ist die „Drehscheibe des Stoffwechsels".
> Er hat folgende Aufgaben:
> ✓ Bereitstellung energiereicher Verbindungen durch den oxidativen Abbau von Acetyl-CoA
> ✓ Lieferung von Substraten für verschiedene Biosynthesen.

Im Citratzyklus treffen alle Abbauwege der verschiedenen Nährstoffe zusammen (Endstrecke der Substratoxidation). Fast alle katabolen Stoffwechselwege führen im Endergebnis zur Bildung von Acetyl-CoA:
1. Abbau von Glucose (Glykolyse) und Lactat (Lactatdehydrogenase-Reaktion, ☞ 6.2.3). Zunächst entsteht Pyruvat, das durch die oxidative

Decarboxylierung in Acetyl-CoA überführt wird. (☞ 6.2.3)
2. Abbau von Aminosäuren (☞ 4.4.1)
3. Abbau von Fettsäuren in der β-Oxidation (☞ 7.2.1)

> **Merke!**
> Bei vollständigem Umlauf wird im Citratzyklus der Acetylrest zu $CO_2$ und $H_2O$ oxidiert.

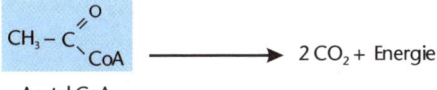

Acetyl-CoA

**Abb. 8.1:** Ausgangs- und Endprodukte des Citratzyklus

Die **Hauptaufgabe** des Citratzyklus besteht darin, in Kooperation mit der eng benachbarten Atmungskette die Versorgung des Organismus mit energiereichen Verbindungen (ATP) sicherzustellen.

 Machen Sie sich bewusst, dass der Citratzyklus ein sehr effektiver Weg ist, Energie zu gewinnen. Beim Abbau der Glucose zum Lactat (anaerobe Glykolyse) entstehen nur ca. 6,5 % der Energiemenge, die beim vollständigen Abbau gewonnen werden kann. Im Citratzyklus wird gegenüber der Glykolyse mehr als die 10-fache Energiemenge erzeugt!

## 8.1.2 Reaktionsfolge des Citratzyklus !!!!

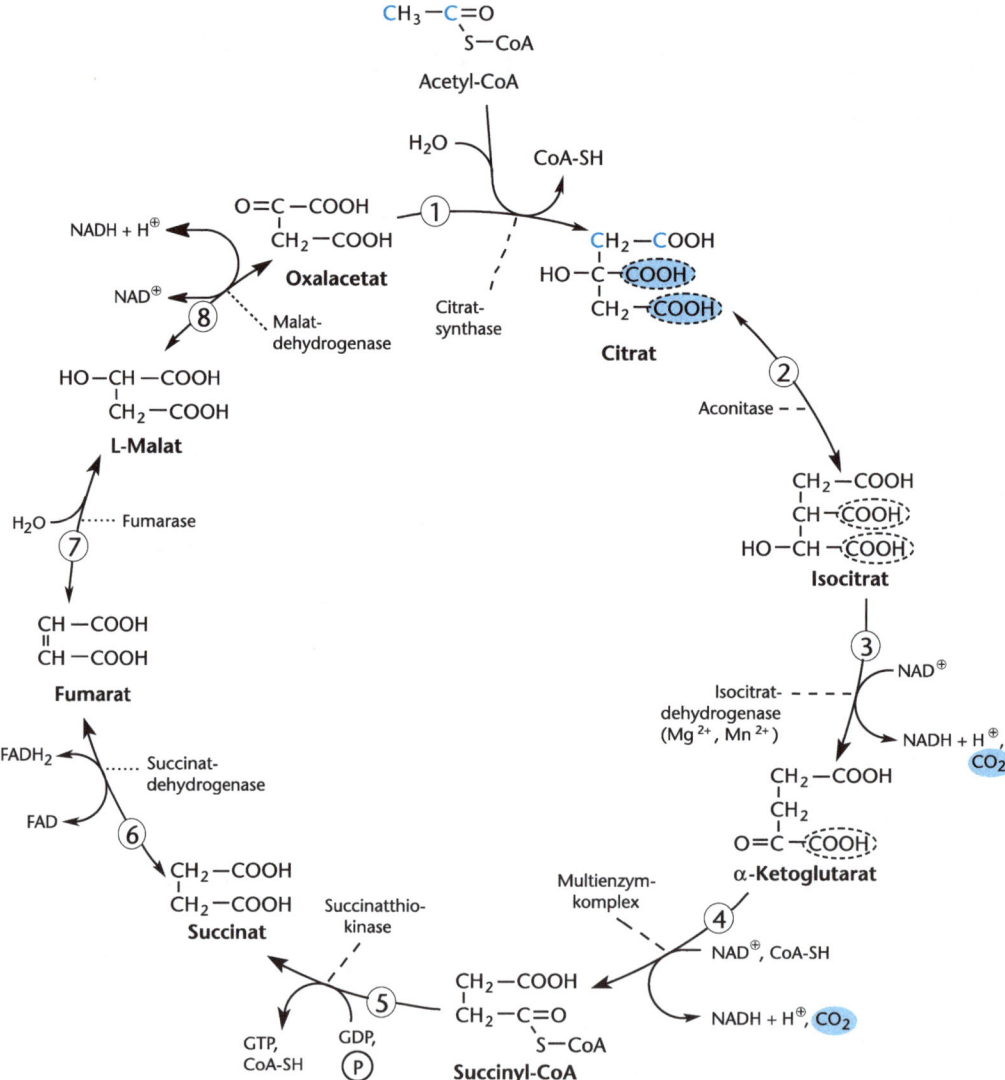

Das Enzym Acomitase ist nach dem intermediär entstehenden Zwischenprodukt Aconitat benannt.
Obwohl das Gleichgewicht zu 91 % auf der Seite des Citrats liegt, kann Citrat vollständig umgesetzt werden, da Isocitrat durch die Isocitrat-Dehydrogenase sofort aus dem Gleichgewicht entfernt wird.

Die Isocitrat-Dehydrogenase existiert in zwei Formen:
- nur intramitochondrial:
  – NAD$^+$-abhängig
  – durch ATP hemmbar
  – durch ADP aktivierbar
- extramitochondrial: NADP$^+$-abhängig

◀ **Abb. 8.2:** Reaktionsfolge des Citratzyklus

① ▶ Oxalacetat und Acetyl-CoA kondensieren zu Citrat. Die $CH_3$-Gruppe des Acetyl-CoA wird unter Abspaltung von CoA-SH mit der Carbonylgruppe des Oxalacetats verknüpft.

   Enzym: *Citrat-Synthase*

② Citrat wird zu Isocitrat isomerisiert, wobei eine leicht oxidierbare, sekundäre Hydroxylgruppe entsteht.

   Enzym: *Aconitase* (Aconitat-Hydratase)

③ Durch Dehydrierung und (reversible) Decarboxylierung des Isocitrats entsteht $\alpha$-Ketoglutarat, ein wichtiges Stoffwechselzwischenprodukt.

   Enzym: *Isocitrat-Dehydrogenase* → **1. NADH+H$^+$**

④ $\alpha$-Ketoglutarat wird oxidativ decarboxyliert (irreversibel!) und gleichzeitig dehydriert. Es entsteht das energiereiche Succinyl-CoA.

   Der Reaktionsablauf entspricht der oxidativen Decarboxylierung des Pyruvats.

   Enzym: *Multienzymkomplex* (Cofaktoren: NAD$^+$ und CoA-SH) bestehend aus:

   – $\alpha$-Ketoglutarat-Dehydrogenase (TPP als prosthetische Gruppe)

   – Lipoylreduktase-Transsuccinylase (Liponsäure als prosthetische Gruppe)

   – Dihydrolipoyl-Dehydrogenase.

→ **2. NADH+H$^+$**

⑤ Succinyl-CoA geht unter Abspaltung von CoA-SH in Succinat (Bernsteinsäure) über. Die dabei freiwerdende Energie wird durch Bildung von GTP aus GDP und anorganischem Phosphat gespeichert (Substratkettenphosphorylierung).

   Enzym: *Succinat-Thiokinase*

⑥ Dehydrierung des Succinats zu Fumarat („trans"), wobei der Wasserstoff von FAD übernommen wird.

   Enzym: *Succinat-Dehydrogenase* (kompetitiv hemmbar durch Malonat)

→ **FADH$_2$**

⑦ Durch Addition von Wasser entsteht aus Fumarat Malat.

   Enzym: *Fumarase*

⑧ Die sekundäre Hydroxylgruppe des Malats wird dehydriert und es entsteht Oxalacetat.

   Enzym: *Malat-Dehydrogenase*

   Das Enzym kommt sowohl im Mitochondrium als auch im Zytosol vor.

→ **3. NADH+H$^+$** ◀

---

### 🔆 Merke!

Die Succinat-Dehydrogenase ist an die innere Mitochondrienmembran gebunden und gehört zur Gruppe der Flavoproteine (☞ 8.2.6). Das Enzym ist Bestandteil der Succinat-Ubichinon-Reduktase (Komplex II der Atmungskette) und überträgt die Reduktionsäquivalenten **direkt** auf das Ubichinon der Atmungskette.

## 8.1.3 Energiebilanz des Citratzyklus

Bilanzgleichung:

$$Acetyl\text{-}CoA + 3NAD^+ + 1FAD + (GDP + P_i) + 2H_2O$$

$$\longrightarrow$$

$$2CO_2 + CoA\text{-}SH + 3NADH+H^+ + 1FADH_2 + GTP$$

Der Citratzyklus ist eng an die Atmungskette gekoppelt, der die wesentliche Aufgabe zukommt,

**8**

**Tab. 8.1: Energiebilanz des Citratzyklus.**

| NADH+H$^+$ | liefert in der Atmungskette 3 ATP, je 1NADH+H$^+$ aus Reaktion ③, ④, ⑧ → 3NADH+H$^+$ ≙ 9ATP | + 9ATP |
|---|---|---|
| FADH$_2$ | liefert in der Atmungskette 2ATP, 1FADH$_2$ aus Reaktion ⑥ ≙ 2ATP | + 2ATP |
| GTP | entspricht energetisch 1ATP, 1GTP aus Reaktion ⑤ ≙ 1ATP | + 1ATP |
| Gesamtgewinn pro Mol Acetyl-CoA | | **+ 12ATP** |

**Tab. 8.2: Regulationsmöglichkeiten des Citratzyklus.**

| Enzym | Aktivator | Inhibitor |
|---|---|---|
| Citrat-Synthase | – | mitochondriales ATP, NADH+H$^+$, langkettige Acyl-CoA-Verbindungen |
| Isocitrat-Dehydrogenase (NAD$^+$-abhängig) | ADP | ATP, NADH+H$^+$ |
| Succinat-Dehydrogenase, Malat-Dehydrogenase | Succinat | Oxalacetat, Malonat |

die reduzierten Coenzyme (NADH+H$^+$, FADH$_2$) mit Sauerstoff unter Bildung von Wasser zu oxidieren.

Nur durch die dauernde Regenerierung der Coenzyme an der Atmungskette ist es möglich, dass diese in katalytischen Mengen vorliegen.

Der Citratzyklus gewinnt seine Energie – gemeinsam mit der Atmungskette – also überwiegend durch Wasserbildung, nicht etwa durch CO$_2$-Produktion.

### 8.1.4 Regulation des Citratzyklus

Die „Fließgeschwindigkeit" des Citratzyklus muss an die physiologischen Notwendigkeiten, z. B. den ATP-Bedarf, angepasst werden. Dies geschieht im Wesentlichen durch Regulation der Enzymaktivitäten, wobei ADP, ATP und NADH+H$^+$ als Effektoren wirken (☞ Tab. 8.2)

Einige Enzyme des Citratzyklus lassen sich durch bestimmte Substanzen kompetitiv hemmen.

### 8.1.5 Substratlieferung für Biosynthesen

> 🔆 **Merke!**
>
> Der Citratzyklus („Drehscheibe des Stoffwechsels") hat nicht nur die katabole Funktion des Endabbaus, sondern ist auch Lieferant für Biosynthesen (anabole Funktion).
> – AS-Synthese
> – FS-Synthese
> – Gluconeogenese
> – Hämsynthese.

Die wichtigsten Verknüpfungen können Abbildung 8.3 entnommen werden.

**Tab. 8.3: Kompetitive Hemmung von Enzymen des Citratzyklus.**

| Enzym | Hemmstoff |
|---|---|
| Aconitase | Fluoracetat (Fluorcitrat) |
| Succinat-Dehydrogenase | Malonat (Substratähnlichkeit) |
| Malat-Dehydrogenase | β-Fluoroxalacetat |

▶ Intermediärprodukte, die aus dem Citratzyklus für Synthesen entfernt werden, müssen ständig nachgeliefert werden, damit der Citratzyklus optimal laufen kann. Vor allem Oxalacetat muss stets zusätzlich gebildet werden. Reaktionen, die zum „Auffüllen" von Zyklen dienen, werden **anaplerotische Reaktionen** genannt. Im Citratzyklus sind dies die:
- Carboxylierung von Pyruvat zu Oxalacetat (Pyruvat-Carboxylase)
- Transaminierung von Aspartat zu Oxalacetat (Aspartat-Aminotransferase). ◀

## 8.2 Atmungskette

Die Atmungskette stellt den Endschritt der Energiegewinnung dar. Sie besteht aus hintereinandergeschalteten Redoxsystemen. Lernen Sie die Atmungskette nicht einfach stur auswendig, sondern versuchen Sie die ablaufenden Reaktionen zu verstehen. Sollten Ihnen die Redoxreaktionen nicht mehr geläufig sein, schlagen Sie sie nochmals in einem Chemiebuch nach.

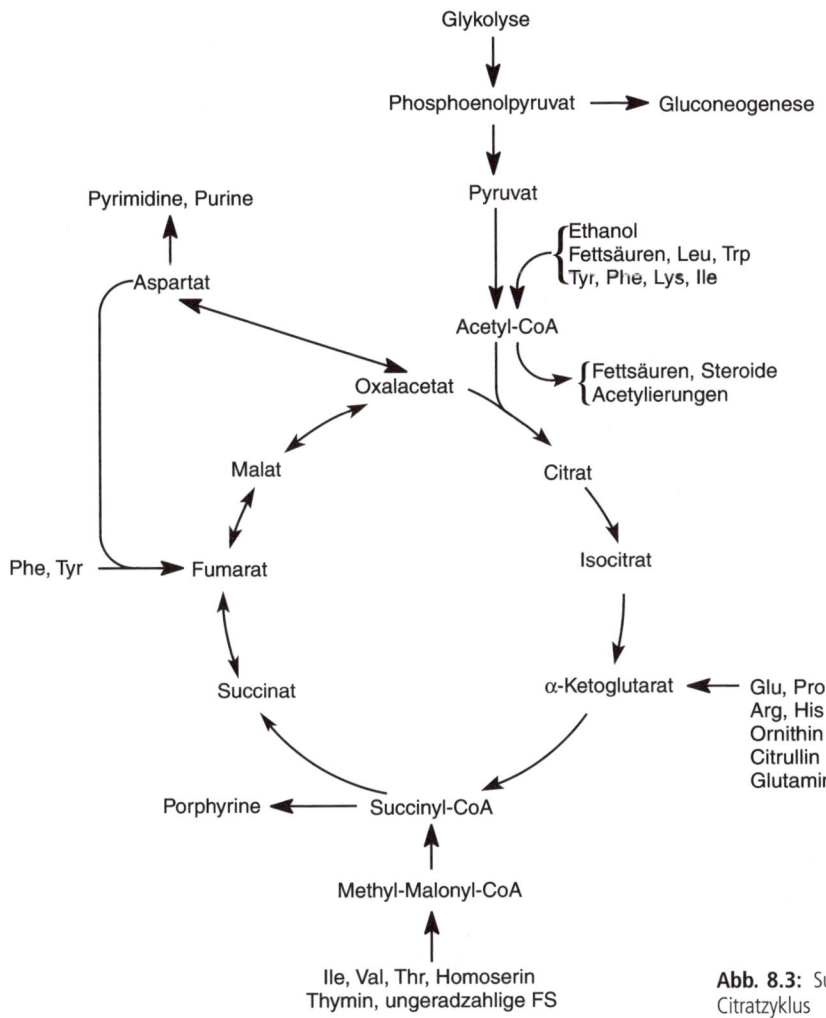

**Abb. 8.3:** Substratlieferung durch den Citratzyklus

## 8.2.1 Bedeutung der Atmungskette

Die Atmungskette ist die einzige biologisch verwirklichte Methode, Stoffwechselenergie „nutzbar" zu machen.

Der **erste Schritt** einer biologischen Oxidation ist immer eine Dehydrierung, bei der verschiedene Substrate den Wasserstoff aufnehmen können (z.B. $NAD^+$, FAD, $NADP^+$ usw.). Dies geschieht in den bereits besprochenen katabolen Stoffwechselwegen (z.B. Glykolyse, β-Oxidation der Fettsäuren). Der coenzymatisch gebundene Wasserstoff wird dann in der Atmungskette schrittweise

auf Sauerstoff übertragen. Formal handelt es sich dabei um die stark exergone Knallgasreaktion:

$$H_2 + O_2 \rightarrow H_2O$$

Die **schrittweise „kontrollierte Verbrennung"** wird durch Zwischenschaltung mehrerer Enzyme mit unterschiedlichem Redoxpotential erreicht. Die somit stufenweise freigesetzte Energie aus der Knallgasreaktion wird zur Bildung von ATP aus ADP und anorganischem Phosphat genutzt.

Während die Knallgasreaktion 57 kcal/Mol liefert, werden in der Atmungskette nur 52 kcal/Mol freigesetzt. Davon dienen 21 kcal der ATP-Synthese, während die restlichen 31 kcal als Wärme freigesetzt werden (**Wirkungsgrad 0,4**). ◄

## 8.2.2 Grundbegriffe

### Redoxpotential

Maß für die Oxidations- bzw. Reduktionskraft eines Redoxsystems ist das Redoxpotential. Es ist proportional der „freien Energie" in einem System. Die Elektronen fließen immer vom Redoxsystem mit negativerem Potential zu demjenigen mit positiverem Potential, d. h. das Redoxsystem mit dem negativeren Potential wird oxidiert, das mit dem positiveren Potential reduziert. Das Redoxpotential hängt u. a. vom **Konzentrationsverhältnis** des reduzierten zum oxidierten Partner ab.

### Normalpotential

Das Normalpotential ($E_0$) ist das Redoxpotential eines Redoxpaares, das unter **Standardbedingungen (1 molare Lösungen, 1 atm, 25/C)** gegenüber der Normalwasserstoffelektrode gemessen werden kann. Bestimmt wird es in einer aus zwei Halbzellen bestehenden elektrochemischen Zelle, wobei sich in der einen Halbzelle die Normalwasserstoffelektrode befindet (eine Platinelektrode, die in 1 molare HCl-Lösung eintaucht und von Wasserstoffgas umspült wird) und in der anderen Halbzelle eine 1 molare Lösung des zu bestimmenden Redoxpaares.

Unter **physiologischen Bedingungen** muss berücksichtigt werden, dass die Konzentration der Redoxpartner nicht 1 molar ist und dass der pH-Wert etwa 7 beträgt. Zwischen $E_0$ und $E'_0$ ergibt sich eine Differenz von - 420 mV (bei pH = 7; 37 °C).

## 8.2.3 Lokalisation der Atmungskette

Die Atmungskette ist an der Innenmembran der Mitochondrien lokalisiert.

## 8.2.4 Wasserstoffliefernde Substrate

Die Atmungskette wird über die Coenzyme $NADH+H^+$ und $FADH_2$ mit Wasserstoff beliefert:
- **$NADH+H^+$** stammt zum größten Teil aus dem Citratzyklus, z. T. aber auch aus der Pyruvat-Decarboxylierung, der aeroben Glykolyse, der oxidativen Desaminierung von AS und der β-Oxidation der Fettsäuren.
- **FAD/$FADH_2$** ist Bestandteil verschiedener mitochondrialer Dehydrogenasen. Es überträgt die Wasserstoffatome des Succinats, Acyl-CoAs und Glycerin-3-℗:
  - **Succinat** entstammt dem Citratzyklus. Die Succinat-Dehydrogenase ist als einziges membrangebundenes Enzym des Citratzyklus bereits Teil der Atmungskette.
  - **Acyl-CoA** wird im ersten Schritt der β-Oxidation durch die FAD-haltige Acyl-CoA-Dehydrogenase oxidiert. In einem späteren Schritt der β-Oxidation entsteht auch $NADH+H^+$ (siehe oben).
  - Der Wasserstoff des **Glycerin-3-℗** wird durch die FAD-haltige Glycerin-3-℗-Dehydrogenase übertragen (siehe unten).

$NADH+H^+$, das im Zytoplasma gebildet wurde, kann die Mitochondrienmembran *nicht* durchdringen. Der Wasserstoff muss daher auf Substrate übertragen werden, die in ihrer reduzierten Form die Mitochondrienmembran passieren können. Solche **„$H_2$-Transportsubstrate"** sind:
- Oxalacetat → Malat,
- Acetoacetat → β-Hydroxybutyrat
- Fumarat → Succinat
- Dihydroxyaceton-℗→Glycerin-3-℗ (Glycerol-3-℗, α-Glycerophosphat)

Im Mitochondrium werden die Transportmetabolite wieder dehydriert, wobei mitochondriales $NADH+H^+$ entsteht. Eine Ausnahme bildet die mitochondriale Glycerin-3-℗-Dehydrogenase, die FAD als prosthetische Gruppe besitzt, so dass hier $FADH_2$ statt $NADH+H^+$ entsteht.

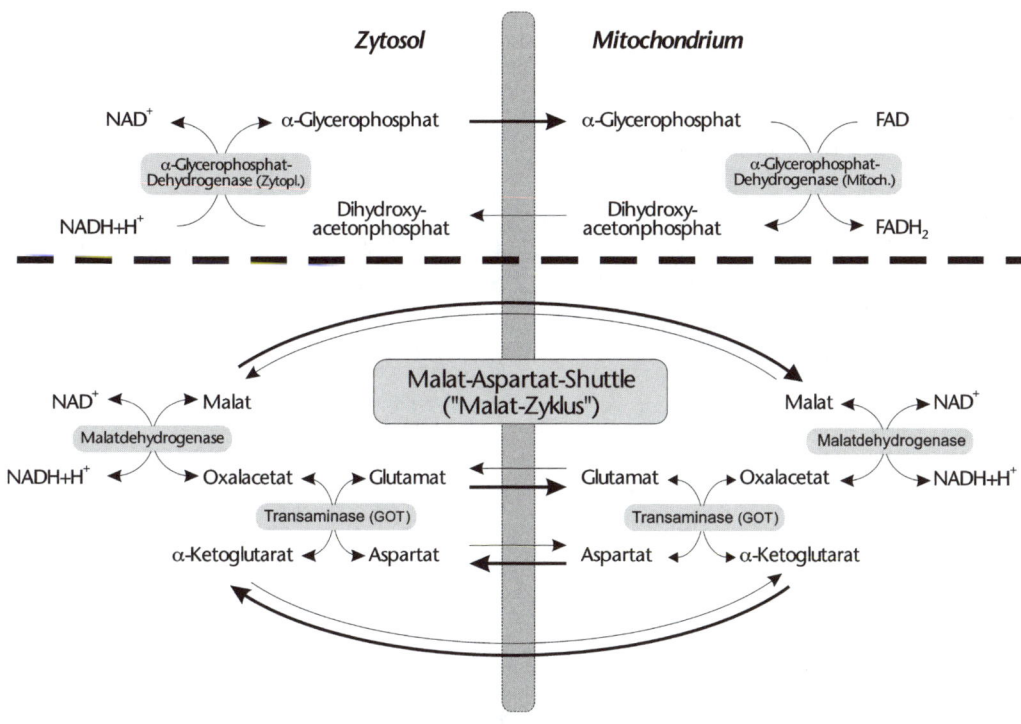

**Abb. 8.4:** Transportsysteme für NADH+H$^+$ in die Mitochondrien (der Transport folgt den dicken Pfeilen)

**8**

**Beispiel**

▶ **Malat-Aspartat-Shuttle**

Mengenmäßig ist wahrscheinlich der Malat-Aspartat-Shuttle („Malatzyklus") der bedeutendste Transportweg für zytoplasmatisches NADH+H$^+$ in die Mitochondrien:

- Malat wird im Austausch gegen α-Ketoglutarat in das Mitochondrium transportiert.
- Im Mitochondrium wird Malat unter Bildung von NADH+H$^+$ zu Oxalacetat oxidiert.
- Da Oxalacetat nicht über die Mitochondrienmembran transportiert werden kann, muss es mit Glutamat zu Aspartat transaminiert werden.
- Aspartat gelangt im Austausch gegen Glutamat ins Zytosol, wo es zu Oxalacetat transaminiert wird.
- Oxalacetat kann nun die H-Atome eines weiteren NADH+H$^+$ aufnehmen. Es entsteht Malat, das wieder über die Mitochondrienmembran wandern kann. ◀

**8.2.5 Ablauf der Atmungskette**

Die Atmungskette besteht aus einem Wasserstoff- und einem Elektronentransport, der über drei Kaskaden abläuft:

1. Übertragung des Wasserstoffs (Protonen + Elektronen) auf Ubichinon
2. Übertragung der Wasserstoffelektronen auf das Cytochromsystem
3. Übertragung der Wasserstoffelektronen auf Sauerstoff → Bildung von H$_2$O.

Die den Transport katalysierenden Enzyme werden in Kap. 8.2.6 näher beschrieben.

**Abb. 8.5:** Ablauf der Atmungskette

① ▶ Von einem Substrat wird der Wasserstoff auf NAD⁺ übertragen, das dadurch zu NADH+H⁺ reduziert wird.

② NADH+H⁺ wird durch Komplex I oxidiert, der den Wasserstoff auf Ubichinon (CoQ) überträgt.

Beim Ubichinon mündet auch der Wasserstoff des Succinats, des Acyl-CoA und des Glycerin-3-℗, deren Dehydrogenasen FAD als Coenzym enthalten, in die Atmungskette. Die Succinat-Dehydrogenase ist Bestandteil von Komplex II der Atmungskette.

③ Das reduzierte Ubichinon wird durch Komplex III (Cytochromsystem) reoxidiert. Dabei werden *nur noch die Elektronen* des Wasserstoffs übertragen! Komplex III überträgt die Elektronen auf Cytochrom c, das durch Komplex IV wieder reduziert wird.

④ Komplex IV kann die Elektronen schließlich auf Sauerstoff übertragen ($1/2 \, O_2 + 2e^- \rightarrow O^{2-}$). Das $O^{2-}$ Ion vereinigt sich sofort mit 2 H⁺ zu $H_2O$. ◀

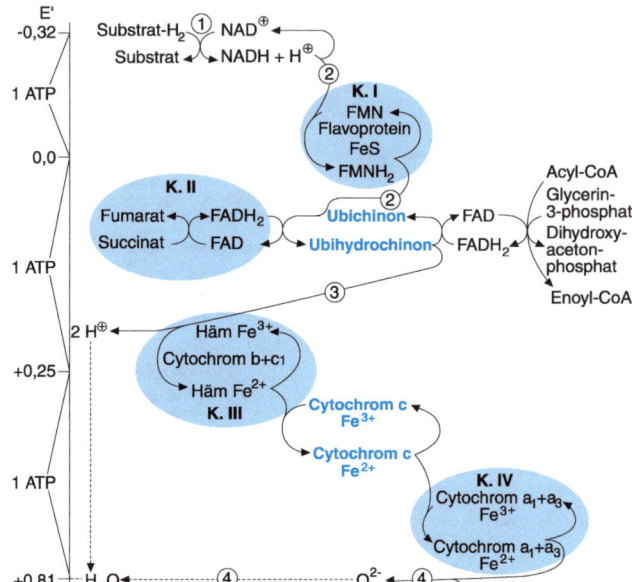

 Abbildung 8.5 verdeutlicht die wichtige Funktion der Atmungskette. Merken Sie sich, dass eine stark exergone Reaktion in mehrere Reaktionen aufgeteilt und Energie in „kleinen Portionen" freigesetzt wird.

## 8.2.6 Enzyme und Coenzyme der Atmungskette

### Beteiligte Substanzgruppen

#### NADH+H⁺

NADH+H⁺ besitzt das negativste Redoxpotential (bei pH = 7: E' = -0,32 V $\hat{=}$ 11,5 kcal). Es überträgt den Wasserstoff auf ein Flavoprotein (FMN), das von Ubichinon regeneriert wird.

#### Flavoproteine

Alle Enzymproteine, die Flavinnukleotide als prosthetische Gruppe enthalten, werden Flavoproteine genannt. Sie sind in der Lage, Wasserstoff von NADH+H⁺ bzw. NADPH+H⁺ sowie direkt von Substraten zu übernehmen.

### Beispiele für Flavoproteine

- Succinat-Dehydrogenase
- Acyl-CoA-Dehydrogenase

### Ubichinon (Coenzym Q)

Das Hilfssubstrat Ubichinon bildet ein *Sammelbecken (Pool) für den Wasserstoff*, der von verschiedenen Flavoproteinen geliefert wird. Aufgrund seines lipophilen Charakters ist es in der Lipidphase der Mitochondrienmembran eingelagert und dort frei beweglich.

Vom Ubihydrochinon werden Elektronen an die Cytochromoxidase (Komplex III) weitergegeben.

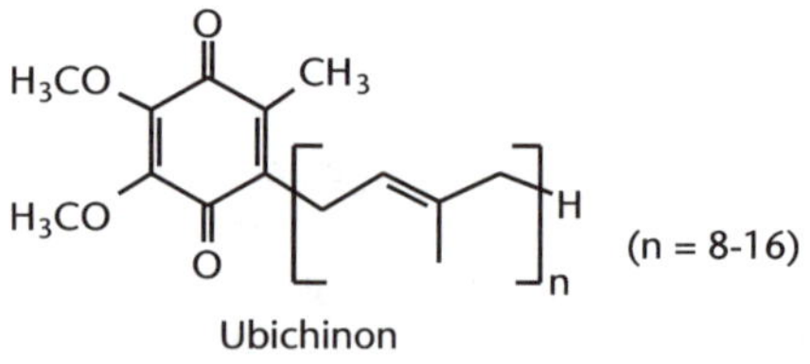

Ubichinon

**Abb. 8.6:** Strukturformel des Ubichinons

### Cytochrome

Cytochrome sind Hämoproteine. Durch reversible Oxidation des Häm-$Fe^{2+}$ zu Hämin-$Fe^{3+}$ können Cytochrome in Redoxketten Elektronen übertragen, wobei ein Cytochrommolekül ein Elektron transportieren kann.

Cytochrom c ist ähnlich wie das Ubichinon Hilfssubstrat der Atmungskette.

Die Porphyrinsysteme des Cytochrom c und des Hämoglobins weisen die gleiche Struktur auf. Unterschiedlich ist jedoch die Bindung an die Proteinkomponente. Im Cytochrom c sind alle sechs Koordinationsstellen des Eisenatoms besetzt, weswegen weder eine $O_2$-Anlagerung, noch die Anlagerung der üblichen Hemmstoffe (CO; $CN^-$) möglich ist.

### Cytochromoxidase

Die Cytochromoxidase (mit *Cytochrom a1, a3*) ist die **„End-Oxidase",** die mit dem Atmungssauerstoff reagiert. Sie enthält neben dem Eisen auch Kupfer, das wahrscheinlich durch Valenzwechsel an der Reaktion teilnimmt.

## Enzymkomplexe

▶ Die Enzyme der Atmungskette bilden in der inneren Mitochondrienmembran eine *zusammenhängende Enzymstraße* und sind z. T. in Komplexen organisiert, die als Komplex I–IV bezeichnet werden:

### Komplex I (NADH+$H^+$-Ubichinon-Reduktase)
- katalysiert die Wasserstoffübertragung von NADH+$H^+$ auf Ubichinon (CoQ)
- größter Komplex der Atmungskette (23–30 Untereinheiten)
- enthält als prosthetische Gruppe ein Flavinmononucleotid (FMN), außerdem nicht hämingebundenes Eisen (Eisen-Schwefel-Protein).

### Komplex II (Succinat-Dehydrogenase/Succinat-Ubichinon-Reduktase)
- katalysiert die Wasserstoffübertragung von Succinat auf Ubichinon
- enthält als Enzymprotein die Succinat-Dehydrogenase, die zugleich ein Enzym des Citratzyklus ist
- enthält auch nicht-hämingebundenes Eisen (Eisen-Schwefel- Protein).

### Komplex III (Ubihydrochinon-Cytochrom-c-Reduktase)
- katalysiert die Übertragung der Elektronen von Ubihydrochinon auf Cytochrom c
- enthält die Cytochrome b und $c_1$ sowie Häm als prosthetische Gruppe.

An dieser Stelle sollen Sie noch auf eine kleine Falle hingewiesen werden:
Merken Sie sich, dass Ubihydrochinon ein $2e^-$-Carrier ist, also zwei Elektronen transportiert. Das Cytochrom b + $c_1$-Molekül kann aber nur ein Elektron aufnehmen ($1e^-$-Carrier), weshalb zwei dieser Moleküle benötigt werden.
Beachten Sie auch, dass sich die Wertigkeiten der zentralen Eisenatome bei der Elektronenübertragung ändern.

### Komplex IV (Cytochrom-c-Oxidase)
- katalysiert die Elektronenübertragung von Cytochrom c auf Sauerstoff, deshalb von Warburg auch als *Atmungsferment* bezeichnet
- wird auch Cytochromoxidase genannt
- enthält die Cytochrome $a_1$ und $a_3$ sowie zwei Hämgruppen und zwei Atome Kupfer. ◀

> **💡 Merke!**
> Nur in Komplex IV liegt hämingebundenes Eisen vor. In den Komplexen I–III liegt das Eisen hingegen in nicht-hämingebundener Form vor.

## 8.2.7 Oxidative Phosphorylierung !!!

▶ Der Elektronentransport in der Atmungskette ist über den Aufbau eines Protonengradienten an die Synthese von ATP gekoppelt. Diesen Vorgang bezeichnet man als oxidative Phosphorylierung.

### Aufbau eines Protonengradienten

Der Elektronentransport über die Komplexe I, III und IV wird von einem Protonenfluss durch die innere Mitochondrienmembran aus dem Matrix-(M-Raum) in den Intramembranraum (C-Raum) begleitet. Die Komplexe I, III und IV wirken also nicht nur als Elektronentransporter, sondern auch als Protonenpumpen.

Auf diese Weise wird ein **elektrochemischer (Protonen-) Gradient** aufgebaut, der letztlich zur Synthese von ATP genutzt wird (☞ unten). Die Voraussetzung dafür ist, dass die innere Mitochondrienmembran undurchlässig für frei diffundierende Protonen ist. Dies ist auch tatsächlich der Fall.

Für die Synthese eines ATP werden etwa drei transportierte $H^+$-Ionen benötigt. Es werden jedoch

8

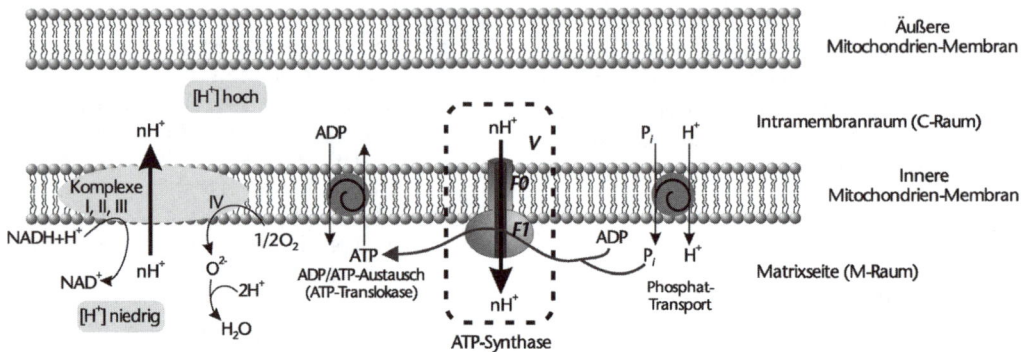

**Abb. 8.7:** Oxidative Phosphorylierung an der inneren Mitochondrienmembran

mehr als drei $H^+$/ATP durch die Membran transportiert, da $H^+$-Ionen einerseits bei der Bildung von Wasser aus molekularem Sauerstoff „verlorengehen", andererseits noch andere Transportprozesse, wie z. B. der Phosphat-Transporter, von dem $H^+$-Ionen-Gradient angetrieben werden. ◀

Bemessen an der „Kraft der Protonenpumpe" entsteht das

- 1. ATP – bei Oxidation des NAD(P) + $H^+$ durch Komplex I
- 2. ATP – bei Oxidation des Ubihydrochinons durch Komplex III
- 3. ATP – bei Oxidation des Cytochroms c durch Komplex IV.

### 💡 Merke!

Die Atmungskette liefert also maximal 3 ATP pro oxidiertem $H_2$ bzw. verbrauchtem $O_2$.

Da die Wasserstoffatome des FAD erst auf der Stufe des Ubichinons in die Atmungskette eingeschleust werden, liefern durch FAD dehydrierte Substrate (z. B. Succinat) nur 2 ATP.

**Definition:** Als **P/O-Quotient** bezeichnet man das Verhältnis von gewonnenem ATP zu verbrauchtem Sauerstoff. Er beträgt:

- für Substrate, die durch $NAD^+$ dehydriert werden → 3
- für Substrate, die durch FAD dehydriert werden → 2

## ATP-Synthese

▶ Die eigentliche ATP-Synthese erfolgt an einem integralen Proteinkomplex der inneren Mitochondrienmembran, der als Komplex V oder **ATP-Synthase** bezeichnet wird. Durch diesen Komplex fließen die Protonen aus dem C- in den M-Raum zurück, was mit einer Synthese von ATP aus ADP gekoppelt ist. Die ATP-Synthase entspricht also einer *„rückwärtslaufenden, ATP-getriebenen $H^+$- Ionenpumpe"*. ◀

Neben der ATP-Synthese wird auch der erforderliche Transport von anorganischem Phosphat ($P_i$) sowie der Austausch von ATP/ADP mittels ATP/ADP-Transporter (ATP-Translokase) durch den Protonengradienten angetrieben.

Einen Überblick über die oxidative Phosphorylierung gibt Abbildung 8.7.

▶ Die ATP-Synthase (Komplex V) besteht aus **zwei Untereinheiten,** die *Kopplungsfaktoren $F_0$ und $F_1$* genannt werden ($F_1/F_0$-*ATPase*):

- $F_0$ ist ein für Protonen durchlässiger Kanal zwischen C- und M-Raum der Mitochondrien.

$F_1$ besteht aus fünf verschiedenen Polypeptiden ($\alpha 3\beta 3\gamma\delta\epsilon$), die auf der inneren Mitochondrienmembran im M-Raum sitzen. Durch den Protonenfluss ändert sich ihre Konformation, was die ATP-Synthese ermöglicht. Beim Fehlen eines Protonengradienten bindet ein als ATPase-Inhibitor bezeichnetes Polypeptid an $F_1$, wodurch die Hydrolyse von ATP durch das Enzym verhindert wird. ◀

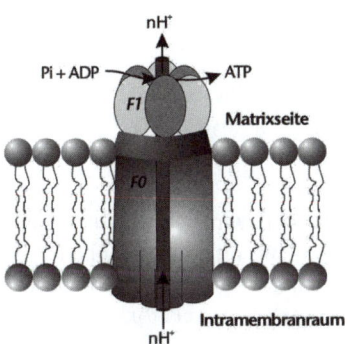

**Abb. 8.8:** ATP-Synthase

## 8.2.8 Regulation der Atmungskette

Die Atmungskette ist ein Fließgleichgewicht, das durch die Konzentration aller beteiligten Substrate bzw. Cosubstrate beeinflusst wird.

Unter physiologischen Bedingungen wird die Gesamtreaktion, d.h. auch die $O_2$-Aufnahme, durch die ADP-Konzentration begrenzt. Mit steigendem ADP-Angebot steigt die ATP-Produktion, bis die maximale Geschwindigkeit des Elektronenflusses erreicht ist.

Wird also viel Energie verbraucht, steigt der ADP-Spiegel, wodurch die Atmungskette angekurbelt wird.

Durch ATP und $NAD^+$ wird die Atmungskette gehemmt.

Bei extrem hohen ATP-Konzentrationen kann die Atmungskette sogar „rückwärts" laufen.

## 8.2.9 Hemmstoffe der Atmungskette   |!!

Aufgrund des Angriffsortes in der Atmungskette unterscheidet man Stoffe, die den Elektronentransport unter $O_2$-Verbrauch hemmen *(Hemmer),* von denjenigen, die die ATP-Bildung hemmen, das

„$O_2$-verbrauchende System" jedoch intakt lassen *(Entkoppler).*

### Hemmer der Atmungskette

> **Merke!**
>
> Bei den Hemmern der Atmungskette werden Atmung und Phosphorylierung gleichermaßen gehemmt (exakte Kopplung), der P/O-Quotient bleibt gleich.

- Amobarbital (Abb. 8.9)
  - Barbitursäurederivat, Amytal
  - hemmt die Wasserstoffübertragung von FMN auf Ubichinon (Komplex I)
- Antimycin A
  hemmt die Reaktion: Cytochrom b → Cytochrom $c_1$ (Komplex III)
- CO, $H_2S$, $CN^-$ (HCN $\triangleq$ Blausäure)
  Enzymgifte der Cytochromoxidase (Komplex IV)

### Entkoppler

▶ Entkoppler der Atmungskette sind Moleküle, die in der inneren Mitochondrienmembran für Protonen durchgängige Kanäle bilden und so einen ständigen „Kurzschluss" des Protonentransportes unter Umgehung der ATP-Synthase verursachen. Sie heißen Ionophoren, in diesem Fall **Protonophoren.**

> **Merke!**
>
> Unter der Wirkung von Entkopplern läuft die Atmungskette im „Leerlauf", sie ist entkoppelt. Der P/O-Quotient sinkt unter 3.

Die Energie, die nicht in Form von ATP gespeichert werden kann, wird vollständig als Wärme freigesetzt. Durch den Anstieg der ADP-Konzentration wird sogar noch eine Atmungsstimulation verursacht.

**8**

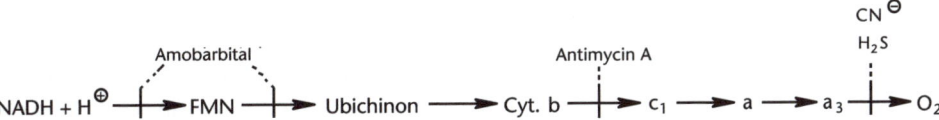

**Abb. 8.9:** Hemmstoffe und ihre Angriffsorte in der Atmungskette

Als Entkoppler der Atmungskette wirken z. B.
- Dinitrophenol
- Valinomycin. ◄

 Im Physikum wird gerne nach dem Membranprotein Thermogenin (uncoupling protein) gefragt. Merken Sie sich, dass Tiere, die Winterschlaf halten, dieses regulierbare Protein besitzen um Wärme zu erzeugen. Dazu wird die Atmungskette physiologisch entkoppelt.
Ein ähnlicher Mechanismus liegt der Wärmegewinnung im braunen Fettgewebe zugrunde.

## 8.3 Sauerstoffaktivierende Enzyme

 In diesem Abschnitt werden Ihnen weitere Enzyme vorgestellt, die wie die Cytochromoxidase eine Reaktion zwischen molekularem Sauerstoff und Substratwasserstoff katalysieren. Sie können somit als Nebenwege bzw. Kurzschlusswege der Atmungskette betrachtet werden. Versuchen Sie sich insbesondere die Unterschiede in den Reaktionen zu merken. Dabei sollen Ihnen die Grundgleichungen helfen.

### 8.3.1 Oxidasen

Die Oxidasen übertragen entweder zwei oder vier Elektronen auf Sauerstoff (elektronenübertragende Oxidasen).

### 4-Elektronenübertragung

> **Merke!**
> Grundgleichung:
> $O_2 + 4e^- \rightarrow 2O^{2-} | + 4H^+ \rightarrow 2H_2O$

Als Endprodukt entsteht Wasser.

### Beispiele für Oxidasen mit 4-Elektronenübertragung

- *Ascorbinsäureoxidase*
  Ascorbat + $O_2$ → Dehydroascorbat + $H_2O$
- *Phenoloxidase*
  o-Diphenol (Hydrochinon) + $O_2$ → o-Chinon + $H_2O$

### 2-Elektronenübertragung

> **Merke!**
> Grundgleichung:
> $O_2 + 2e^- \rightarrow O_2^{2-} | + 2H^+ \rightarrow H_2O_2$

Der Substratwasserstoff wird meist unter Beteiligung eines Flavoproteins direkt auf $O_2$ übertragen. Als Endprodukt entsteht Wasserstoffperoxid. Das $H_2O_2$ kann durch Katalasen und Peroxidasen weiter umgesetzt werden.

### Beispiele für Oxidasen mit 2-Elektronenübertragung

- *Aldehydoxidase*
  Aldehyd + $O_2$ + $H_2O$ → Carbonsäure + $H_2O_2$
- *Xanthinoxidase*
  Hypoxanthin bzw. Xanthin + $O_2$ + $H_2O$ → Xanthin bzw. Harnsäure + $H_2O_2$
- *L-Aminosäure-Oxidase* (FMN-abhängig)
  L-Aminosäure + $O_2$ + $H_2O$ → α-Ketosäure + $NH_3$ + $H_2O_2$

### 8.3.2 Dioxigenasen

Dioxigenasen katalysieren die Einführung *beider* Atome des Sauerstoffmoleküls in ein Substrat (Pyrrolasen, Sauerstofftransferasen).

> **Merke!**
> Grundgleichung:
> $A + O_2 \rightarrow AO_2$

### Beispiele für Dioxigenasen

- *Homogentisinsäureoxidase*
  Homogentisinsäure + $O_2$ → Maleylacetoacetat
- Oxidation des Tryptophans zu Formylkynurenin
  Tryptophan + $O_2$ → Formylkynurenin

### 8.3.3 Monooxigenasen

Monooxigenasen katalysieren die Einführung *eines* Atoms des Sauerstoffmoleküls in ein Substrat, wodurch das Substrat eine OH-Gruppe erhält. Das zweite Sauerstoffatom wird mit Hilfe eines Wasserstoffdonators zu $H_2O$ reduziert (**mischfunktionelle Hydroxylasen**). Die dabei freiwerdende Energie wird für die Einführung des ersten O-Atoms in die relativ stabile C-H-Bindung des Substrats benötigt.

Hydroxylasen sind in der Mikrosomenfraktion lokalisiert.

> **Merke!**
> Grundgleichung:
> $AH + DH_2 + O_2 \rightarrow AOH + D + H_2O$

Als Wasserstoffdonator dient z. B. NADPH+H$^+$, aber auch Ascorbinsäure, die dabei zu Dehydroascorbinsäure oxidiert wird.

## Cytochrom P450 (CYP)

Cytochrom P450 ist die prosthetische Gruppe vieler Monooxigenasen und ist für die Einführung des Sauerstoffs in die C-H-Bindung verantwortlich. Es handelt sich um ein CO-empfindliches Hämoprotein.

In der Fe-III-Form ist Cytochrom P450 in der Lage, den molekularen Sauerstoff an sich zu binden. Zudem wird auch noch das Substrat gebunden auf das im Anschluss ein Sauerstoffatom übertragen wird. Das andere Sauerstoffatom wird in H$_2$O eingebaut, wobei NADPH+H$^+$ als Wasserstoffdonator fungiert.

Darüber hinaus trägt das Cytochrom P450 noch ein FMN/FAD-Flavoprotein zur intermediären Elektronenübertragung. Es ist in hohen Konzentrationen in der Leber und der NNR vorhanden.

## Beispiele für von Monooxigenasen katalysierte Reaktionen

### Steroidhydroxylierungen
Monooxigenasen sind in der Lage, Steroide spezifisch zu hydroxylieren (C21-Hydroxylierung der NNR-Steroide).

### Fremdstoffmetabolismus (≙ Biotransformation)
Auch für sogenannte unspezifische Hydroxylierungen von Pharmaka, Kohlenwasserstoffen u. a. körperfremden Stoffen sind die Monooxigenasen zuständig.

Durch die Einführung der Hydroxylgruppe in Fremdstoffe wird eine Kopplung an Glucuronsäure und damit eine leichtere Ausscheidung möglich.

### Abbau von Häm
Ist das Häm erst einmal vom Globin getrennt, wird dieses mit Hilfe der Häm-Oxygenase zu Biliverdin gespallten (☞ 16.2.5). Das Enzym Häm-Oxygenase ist Cytochrom P450 abhängig und benötigt daher für die Reaktion molekularen Sauerstoff und NADPH/H$^+$. Bei dieser Reaktion entsteht außerdem CO.

### Weitere Beispiele
- *Phenylalanin-Hydroxylase:* Phenylalanin → Tyrosin
- *Prolin-Hydroxylase:* Prolin → Hydroxyprolin
- Fettsäuren - Einführung von Doppelbindungen (Bildung ungesättigter FS)

> **Merke!**
> Oxidasen und Oxigenasen sind Kupfer-haltige Enzyme.

# 8.4 Katalase und Peroxidase

Katalase und Peroxidase können als hochaktive „*Schutzenzyme*" der Zelle betrachtet werden. Ihnen kommt die Aufgabe zu, das giftige H$_2$O$_2$, das bei vielen Oxidasereaktionen anfällt, umzusetzen. Beide Enzyme besitzen als prosthetische Gruppe Häm und übertragen Wasserstoff auf H$_2$O$_2$. Katalase und Peroxidase sind in den Peroxisomen lokalisiert.

## 8.4.1 Katalase

Bei der Katalase ist H$_2$O$_2$ gleichzeitig Wasserstoffakzeptor und -donator.

$$2\,H_2O_2 \rightarrow 2H_2O + O_2$$

## 8.4.2 Peroxidase

Die Peroxidase benötigt einen zusätzlichen Wasserstoffdonator (S-H$_2$).

$$S\text{-}H_2 + H_2O_2 \rightarrow S + 2\,H_2O$$

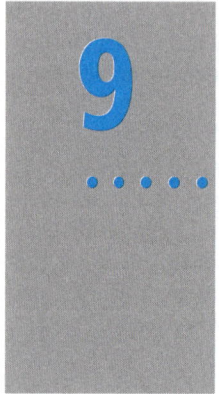

# 9 Mineralstoffwechsel

Im folgenden Kapitel werden Ihnen die Mineralstoffe vorgestellt. Erarbeiten Sie sich die Unterteilungen, die in dieser Gruppe vorgenommen werden, und die Funktionen der einzelnen Mineralstoffe. Denken Sie auch immer daran, dass die Konzentrationen der Stoffe eng mit dem Wasserhaushalt verbunden sind.

## 9.1 Wasser

### 9.1.1 Verteilung und Umsatz des Wassers

#### Verteilung des Wassers

▶ Wasser stellt mit ca. 60–65 % des Körpergewichts den Hauptanteil des Organismus. Es verteilt sich wie folgt:
- $^1/_3$ extrazellulär
  - $^1/_4$ im Blut
  - $^3/_4$ interstitiell
- $^2/_3$ intrazellulär.

Prägen Sie sich die Werte zur Wasserverteilung im Organismus gut ein. Sie werden nicht nur in Biochemie gerne abgefragt.

#### Umsatz des Wassers

> **Merke!**
> Der Organismus setzt durchschnittlich ca. 2,4 Liter Wasser/ Tag um.

#### Wasserzufuhr
- $\sim$ 1300 ml Getränke
- $\sim$   800 ml Speisen
- $\sim$   300 ml Oxidationswasser.

#### Wasserausscheidung
- $\sim$ 1300 ml Niere
- $\sim$   150 ml Darm
- $\sim$   450 ml Lunge
- $\sim$   500 ml Haut.

#### Wasserverluste
Unter normalen Lebensbedingungen ist die Wasseraufnahme größer als der Bedarf. Durch Ausscheidung des Überschusses wird der Wasserhaushalt ausgeglichen. Wird die Wasseraufnahme eingeschränkt, halten die obligaten Wasserausscheidungen weiterhin an. Wasserverluste über Lunge, Haut, mit den Fäzes und in Form sehr konzentrierten Urins führen nach relativ kurzer Zeit zur Dehydratation, einem Zustand verringerten Körperwassers.

- Bei Abnahme der Gesamtkörperflüssigkeit um ca. 3 % gehen Speichelsekretion und Harnproduktion zurück.
- Eine Austrocknung von 5 % führt zu Tachykardien und Temperaturanstiegen.
- Bei Wasserverlusten von bis zu 10 % der Gesamtflüssigkeit des Körpers treten Verwirrungszustände auf.
- Ein Wasserdefizit von mehr als 20 % ist mit dem Leben nicht mehr vereinbar, wobei Geschwindigkeit und Dauer der Dehydratation für den Eintritt des Todes entscheidend sind.

## 9.1.2 Funktion des Wassers

Wasser stellt die wesentliche Voraussetzung für den Ablauf von chemischen Reaktionen dar („Corpora non agunt nisi soluta!"). Es dient als

- Lösungsmittel
- Transportmittel
- Regulator des Wärmehaushalts
- Baustein.

# 9.2 Mineralstoffe

Zu den Mineralstoffen zählen alle Salze im Körper.

## 9.2.1 Funktion der Mineralstoffe

- Aufrechterhaltung der Elektroneutralität
- Aufrechterhaltung eines bestimmten osmotischen Druckes
- Schaffung bestimmter Löslichkeitsbedingungen
- Aufbau von Puffersystemen
- Ermöglichung der Reizbarkeit und der Reaktion auf Reize
- Beeinflussung von Stoffwechselprozessen durch Aktivierung oder Hemmung von Enzymen
- Mineralisation der Skelettknochen und der Zähne.

## 9.2.2 Klassifikation der Mineralstoffe

Nach ihrer *Konzentration* teilt man die Mineralstoffe ein in:

- **Mengenelemente:** Konzentration > **50 mg/kg Körpergewicht**
  Hierher gehören die „klassischen Elektrolyte" (Natrium, Kalium, Kalzium, Magnesium, Phosphat, Chlorid, Sulfat).
- **Spurenelemente:** Konzentration < **50 mg/kg Körpergewicht**
  Die Konzentration dieser Mineralstoffe ist so gering, dass sie früher kaum nachgewiesen wer-

den konnten. Zu den Spurenelementen zählt auch das Eisen, obwohl seine Konzentration mit ca. 60 mg/kg Körpergewicht etwas oberhalb der Definitionsgrenze liegt.

Nach ihrer *biologischen Bedeutung* können Mineralstoffe eingeteilt werden in:

- möglicherweise essentielle
- nicht-essentielle
- toxische.

## 9.2.3 Mengenelemente    ! ! !

Die Elektrolyte sind für die Aufrechterhaltung der fundamentalen Zellfunktionen wichtig. Der gesunde Organismus hält seinen Elektrolytgehalt in sehr engen Grenzen konstant. Die Konzentrationen in der extrazellulären Flüssigkeit unterscheiden sich deutlich von den Konzentrationen im Zellinneren. Es besteht ein charakteristisches Verteilungsmuster (Tab. 9.1).

**9**

**Tab. 9.1: Intra- und extrazelluläre Verteilung der Elektrolyte.**

|  | Plasma [mmol/l] | Zelle [mmol/l] |
|---|---|---|
| **Kationen** | | |
| $Na^+$ | 142 | 10 |
| $K^+$ | 4 | 155 |
| $Ca^{2+}$ | 2,5 | < 0,001 (freies $Ca^{2+}$) |
| $Mg^{2+}$ | 0,9 | 15 |
| **Anionen** | | |
| $Cl^-$ | 102 | 8 |
| $HCO_3^-$ | 25 | 10 |
| $HPO_4^{2-}$ | 1 | 65 (incl. org. Phosphate) |
| $SO_4^{2-}$ | 0,5 | 10 |
| Organische Säuren | 4 | 2 |
| Proteine | 2 | 6 |

## Natrium

- **Biologische Wirkung**:
  - Osmoregulation der Zelle und des Extrazellulärraumes
  - Potentialdifferenz von Membranen (→ Aktionspotential)
  - mögliche Beziehung zur Hypertonie
- **Bedarf:** 5–20 g/d
- **Ausscheidung:** v.a. über die Niere; wird durch Aldosteron gesteuert.

## Kalium

- **Biologische Wirkung**:
  - wesentliches Kation des Intrazellulärraumes
  - Potentialdifferenz von Membranen (→ Aktionspotential)
  - Enzymaktivator
- **Bedarf:** 2–6 g/d
- **Ausscheidung:** Niere.

## Chlorid

- **Biologische Wirkung**:
  - wesentliches Anion des Extrazellulärraumes
  - Aufrechterhaltung der Elektroneutralität
- **Bedarf:** wird gemeinsam mit Natrium als NaCl aufgenommen und durch Ionenkanäle durch die Plasmamembran transportiert
- **Ausscheidung:** Niere, Schweiß.

> **⏷ Klinik!**
>
> Bei Patienten mit zystischer Fibrose (Mukoviszidose) liegt ein Gendefekt des Chloridkanals (CTFR-Gen) vor. Als Folge kommt es zu einer verminderten Wassersekretion und zur Bildung sehr zähflüssiger Sekrete, die Ursache der Symptome der Patienten sind (v.a. Pankreas- und Lungenveränderungen).

## Calcium

- **Biologische Wirkung**:
  - größter Teil des Calciums liegt in Form von Ca-Apatit im Knochen vor (nicht frei).
  - Aktivierungsfaktor bei der Blutgerinnung (IV)
  - bei zu niedrigem $Ca^{2+}$-Blutspiegel (Hypokalzämie) steigt die neuromuskuläre Erregbarkeit
  - stimuliert die Kontraktion der Muskelzelle.

- **Bedarf:** 0,5–0,8 g/d (Erwachsener) Während des Wachstums und der Schwangerschaft kann der Bedarf das Doppelte betragen.
- **Ausscheidung**:
  - 85 % des Calciums werden über den Darm ausgeschieden, lediglich 15 % über die Niere.
  - ▶ Der $Ca^{2+}$-Blutspiegel wird durch die beiden antagonistisch wirksamen Hormone Parathormon und Calcitonin (Thyreocalcitonin) geregelt. ◀

## Magnesium

- **Biologische Wirkung**:
  - gehört zu den essentiellen Bestandteilen von Geweben und Körperflüssigkeiten.
  - Da Magnesium mit Polyphosphaten leicht Komplexe bildet, wirkt es als Enzymaktivator bei allen ATP-, UTP- und GTP-abhängigen Reaktionen sowie bei Phosphatasereaktionen.
- **Bedarf:** Der Gesamtbestand von 30 g wird durch eine Mindestzufuhr von 0,2–0,3 g/Tag erhalten (hoher Anteil im Chlorophyll). Der genaue Bedarf ist nicht bekannt.
- **Ausscheidung:** überwiegend über die Nieren; eng mit der Calciumausscheidung verbunden.

## Schwefel

- **Biologische Wirkung**:
  - wird vorwiegend mit den schwefelhaltigen AS (Met, Cys, Cys-Cys) aufgenommen
  - ist zur Bildung von Aktivem Sulfat (PAPS) nötig, das an Konjugationsreaktionen (Steroidsulfate, Indoxylsulfate) und an Synthesen (Sulfatide, Chondroitinsulfat, Heparin) beteiligt ist.
- **Bedarf:** Der genaue Bedarf ist nicht bekannt, die Plasmakonzentration beträgt 0,5–1,5 mmol/l.
- **Ausscheidung:** über die Konjugation (Leber/Galle) oder als anorganisches Sulfat durch die Niere.

## Phosphat

- **Biologische Wirkung**:
  Phosphat ist zum größten Teil als **anorganisches Phosphat** (mit $Ca^{2+}$) im Knochengewebe gebunden (85 % des Phosphatbestandes).

**Organisches Phosphat** ist Bestandteil vieler wichtiger Verbindungen. Dabei dient es als Energieüberträger (ATP), zur Signalvermittlung (cAMP) und als Puffersystem.

- **Bedarf:** 0,8–0,9 g/d
- **Ausscheidung:** zum größten Teil über die Niere, ferner über Schweiß und Stuhl. Parathormon, Kalziumzufuhr, Östrogene, Thyroxin und Azidose erhöhen die renale Ausscheidung; Wachstumshormon, Insulin und Cortisol vermindern sie.

## Störungen des Wasser- und Elektrolythaushaltes

> **Klinik!**
>
> Viele Erkrankungen können zu Störungen des Wasser- und Elektrolythaushaltes führen. Ein klassisches Beispiel ist die Cholera. Die Erreger der Cholera (Vibrio cholerae und Vibrio El-Tor) aktivieren durch die Bildung eines Enterotoxins die Adenylatzyklase im Darm. Dadurch kommt es zu einer Hypersekretion und -motilität des Dünndarms mit massiven Wasser- und Elektrolytverlusten in Form der typischen „Reiswasserstühle". Die wichtigste Maßnahme ist die Korrektur des Wasser- und Elektrolythaushaltes durch Gabe von Elektrolyt- und Glucoselösungen.

## 9.2.4 Spurenelemente !!!!

Spurenelemente liegen nur in geringen Mengen im Organismus vor. Die meisten Spurenelemente sind Metallionen. Sie sind an katalytischen Vorgängen beteiligt. Ein Mangel an Spurenelementen kann erhebliche Störungen im Stoffwechsel verursachen. Der Bedarf ist während der Schwangerschaft und Stillzeit deutlich erhöht. Zu hohe Konzentrationen selbst essentieller Spurenelemente können auch toxische Wirkungen haben.

### Eisen

 Eisen ist ein sehr wichtiges Spurenelement in unserem Körper. Bearbeiten Sie diesen Abschnitt deshalb mit besonderer Sorgfalt.

▶ Der Eisenbestand eines Erwachsenen beträgt 3–5 g. Von dieser insgesamt im Körper vorhandenen Eisenmenge ist die Hauptmenge ($^3/_4$) in Hämoglobin gebunden.

> **Merke!**
>
> Eisen kann in 2-wertiger ($Fe^{2+}$) und in 3wertiger ($Fe^{3+}$) Form vorkommen. Verbindungen mit
> - $Fe^{2+}$ werden Ferro**verbindungen gennant.
> - $Fe^{3+}$ werden Ferri**verninindungen genannt.

### Funktion des Eisens

Eisen ist ein essentieller Bestandteil des Organismus, da es an vielen wichtigen Funktionen beteiligt ist:

- als Bestandteil des Hämoglobins beim $O_2$-*Transport*
- als Bestandteil des Myoglobins bei der *Bindung und Speicherung von $O_2$*
- als Bestandteil der Cytochrome beim *Elektronentransport der Atmungskette*
- als Bestandteil von Enzymen bei *Redoxreaktionen.*

### Resorption und Eisenbedarf

Eisen wird v.a. im oberen Dünndarm resorbiert. Der tägliche **Eisenbedarf** liegt beim Erwachsenen zwischen 1 und 2 mg. Dies entspricht etwa 10 % des täglichen in der Nahrung enthaltenen Eisens. Schwangere (2–4 mg), Jugendliche (1,5–3 mg) und Kleinkinder (9–27 mg) haben einen höheren Eisenbedarf. Bei stärkerem Eisenbedarf kann die Resorption auf 40 % gesteigert werden. ◀

$Fe^{2+}$ wird leichter resorbiert als $Fe^{3+}$. Vitamin C fördert die Eisenresorption, da es die Oxidation des Eisens hemmt. Phosphate hemmen die enterale Eisenresorption durch Bildung unlöslicher Komplexe mit dem Eisen.

### Speicherformen des Eisens

#### Ferritin

▶ Eisen, das nicht unmittelbar an das Plasma weitergegeben wird, wird in der Zelle an Apoferritin gebunden, wobei Ferritin (mit $Fe^{3+}$) entsteht.

Das Eisen kann nur über die Spaltung des Ferritins in Apoferritin und Eisen wieder verwertet werden. Das Ferritin-gebundene Eisen muss vor seiner Freisetzung wieder zu $Fe^{2+}$ reduziert werden. Ferritin kann bis zu 23 % (Gewichtsprozent) Eisen als Phosphat oder Hydroxid speichern.

**9**

**Hämosiderin**

Hämosiderin kann bis zu 35 % (Gewichtsprozent) Eisen als Hydroxid aufnehmen und bildet in Zellen mikroskopisch sichtbare Granula. Bei Eisenspeicherkrankheiten ist Hämosiderin vermehrt. ◀

**Transport und Aufnahme des Eisens in die Zelle**

Nach Austritt des Eisens aus der Mukosazelle und nach Oxidation zu $Fe^{3+}$ durch das Cu-tragende Coeruloplasmin (Syn.: Ferrooxidase), wird das dreiwertige Eisen an Apotransferrin gebunden, wobei **Transferrin** (Syn.: Siderophilin) entsteht (Abb. 9.1).

Im Blut liegt Eisen nur an Transferrin gebunden vor (70–180 mg/100 ml Plasma). Transferrin wird nach Bindung an einen spezifischen Membranrezeptor zusammen mit diesem von der Zelle aufgenommen.

> **Merke!**
>
> $2/3$ des Plasmatransferrins bleiben eisenfrei (Apotransferrin) und werden als latente Eisenbindungskapazität bezeichnet. Die Summe aus gebundenem Plasmaeisen und Apotransferrin wird als totale Eisenbindungskapazität bezeichnet (280–400 mg/100 ml Plasma).

**Ausscheidung des Eisens**

Der physiologische Verlust von Eisen ist nur sehr gering. Ausgeschieden wird es per Desquamation der Epithelien, über den Urin, die Gallenflüssigkeit und den Schweiß.

Die Eisenausscheidung kann vom menschlichen Organismus nicht gesteigert werden. Somit wird der Eisengehalt ausschließlich durch die Höhe der Eisenresorption des Intestinums (vor allem des Duodenums) reguliert. Im Normalfall entsprechen sich Resorption und Ausscheidung. Größere Eisenverluste entstehen durch (meist blutungsbedingte) Hämoglobinverluste. 1 ml Blut enthält etwa 0,5 mg Eisen (bei einer Hämoglobinkonzentration von 15 g/100 ml). Mit einer durchschnittlichen Menstruation (25–60 ml) gehen also 12–30 mg Eisen verloren.

**Störungen des Eisenstoffwechsels**

> **Klinik!**
>
> **Idiopathische Hämochromatose**
> Durch einen angeborenen Defekt, vermutlich der Mukosazellen des Dünndarms, kommt es zu einer überhöhten Eisenresorption. Dies führt zu einer erhöhten Hämosiderinablagerung in Leber (→ Zirrhose), Pankreas (→Diabetes mellitus), Milz, Herz und anderen Organen (Hämosiderose).
>
> **Eisenmangel**
> Ein Eisenmangel kann durch unzureichenden Eisengehalt der Nahrung, Resorptionsstörungen oder chronischen Blutverlust auftreten. In der Folge kommt es zu Störungen der Hämoglobinsynthese (→ Eisenmangelanämie mit erniedrigtem Hb-Gehalt der Erythrozyten = hypochrome Anämie), aber auch aller anderen Stoffwechselfunktionen des Eisens.

## Kupfer

▶ Die meisten Oxidasen enthalten Kupfer. Beispiele für kupferhaltige Enzyme sind die Cytochromoxidase, Monoaminooxidase, Ferrooxidase I (Coeruloplasmin), Katalase, Uricase und Superoxid-Dismutase. ◀

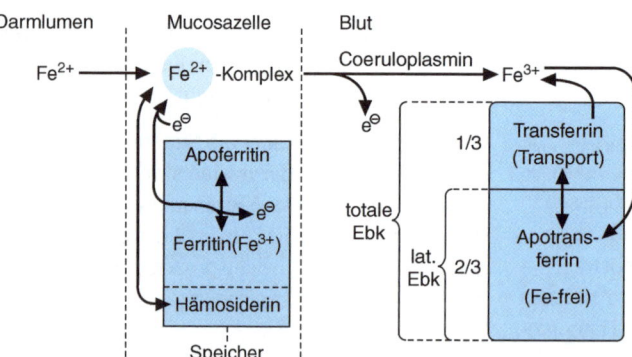

**Abb. 9.1:** Eisentransport. EbK = Eisenbindungskapazität.

Der **Tagesbedarf** an Kupfer beträgt ca. 2–3 mg. Die **Serumkonzentration** beträgt ca. 80–140 µg/100 ml (Gesamtbestand ca. 40–80 mg). Es besteht eine enge Verbindung zwischen Eisen- und Kupferstoffwechsel. Die Leber ist das Zentrum des Kupferstoffwechsels. Kupfer wird über ATP-abhängige Transportsysteme in die Leberzellen aufgenommen (CuATPasen, Kupferpumpen). Im Serum ist das Kupfer fest an Coeruloplasmin ($\alpha_2$-Globulin) gebunden.

Kupfer wird über den Urin, die Galle und die Muttermilch ausgeschieden.

> **Klinik!**
>
> **Morbus Wilson:**
> Der Morbus Wilson (Hepato-lentikuläre Degeneration) ist ein seltenes, rezessives Erbleiden. Erkrankte resorbieren verstärkt Kupfer, während ihre Coeruloplasminkonzentration gleichzeitig erniedrigt ist. Dadurch sammelt sich nicht Coeruloplasmin-gebundenes Kupfer an. Betroffen sind besonders die Leber und der Linsenkern (Teil der Stammganglien des Gehirns).
>
> **Kupfermangel:**
> Bei Kupfermangel kann das klinische Bild einer Eisenmangelanämie entstehen, da Kupfer über Coeruloplasmin wesentlich an der Eisenverwertung beteiligt ist. Diese Eisenmangelanämie kann nicht allein durch Eisenzufuhr behoben werden.

## Zink

▶ Zink ist essentieller Bestandteil vieler Enzyme (z. B. Pankreascarboxypeptidase, Glutamatdehydrogenase, Uricase, Nierenphosphatase und der Erythrozyten-Carboanhydrase). Durch Ausbildung koordinativer Bindungen kann es die Tertiärstruktur von Proteinen stabilisieren und dient so auch als Stabilisator von Membranen.

Der **Tagesbedarf** beträgt ca. 10–15 mg, der Gesamtbestand ca. 2–4 g.

Hohe Zinkkonzentrationen wurden v.a. im Inselorgan des Pankreas (Insulinproduktion), in der Prostata und den Testes festgestellt. Die **Zinkausscheidung** erfolgt vorwiegend über den Stuhl. ◀

> **Klinik!**
>
> Bei **angeborenem Zinkmangel** (Akrodermatitis enteropathica) kommt es zu Haut und Darmveränderungen, die durch Zinksubstitution voll reversibel sind. **Erworbener Zinkmangel** kann zu Störungen im Bereich der Immunabwehr, der Haut und der Fertilität sowie zu Haarausfall führen.

## Mangan

Mangan spielt z. B. als Cofaktor der Pyruvat-Carboxylase, Isocitratdehydrogenase und des Malatenzyms eine Rolle. Außerdem ist es an der Synthese von Mucopolysacchariden beteiligt.

> **Klinik!**
>
> Bei Manganmangel können Knochenmissbildungen, Schäden des ZNS und Sterilität auftreten.

## Kobalt

Die Gesamtmenge im Körper beträgt ca. 1–2 mg. Die bekannteste Funktion des Kobalts ist seine Beteiligung am Aufbau von Cobalamin, dem Vitamin $B_{12}$. Kobalt fördert die Resorption von Eisen. Schon in geringen Konzentrationen wirkt es toxisch.

## Molybdän

Molybdän ist essentieller Bestandteil von Xanthinoxidase, Nitrat-Reduktase und Aldehyd-Oxidase. Über den Stoffwechsel ist nur wenig bekannt.

## Jod

Die Schilddrüse muss für die Synthese der Schilddrüsenhormone Thyroxin ($T_4$) und Trijodthyronin ($T_3$) Jodid ($J^-$) aktiv aus dem Blut aufnehmen (10–100fache Anreicherung). Das Jodid wird durch eine Jodidperoxidase zu $J_2$ oxidiert, das für die Jodierung der Tyrosinreste zu „aktiven Hormonen" nötig ist (☞ Kap. 11.3.1).

Die tägliche Jodaufnahme sollte 100–200 µg betragen.

**9**

---

### 🩺 Klinik!

**Hypothyreose**

In jodarmen Gegenden kommt es zu einer reaktiven Vermehrung des Schilddrüsengewebes (→ Kropf, Struma) und zur Hypothyreose, die den Symptomenkomplex des Kretinismus (Zwergwuchs, Grundumsatzerniedrigung, Schwachsinn) hervorruft.

## Fluor

Fluor ist am Aufbau des mineralischen Anteils von Knochen und Zähnen beteiligt.

Die Apatitkristalle ($Ca^{2+}$-Komplexe mit $Ca_3(PO_4)$-Liganden und $Cl^-$, $OH^-$, $PO_4^{3-}$oder $CO_3^{2-}$als Anionen) der Knochen und Zähne können $OH^-$oder $Cl^-$-Ionen gegen Fluorid austauschen, was zu einer Verhärtung führt (→ Kariesprophylaxe!).

## Selen

▶ Selen ist ein wichtiger Bestandteil der Glutathion-Peroxidase und somit erforderlich für das antioxidative Schutzsystem (Schutz vor Radikalen). Ferner ist es Bestandteil der Thyroxin-5'-Dejodase und damit auch für den Stoffwechsel der Schilddrüsenhormone wichtig. Die tägliche Selenzufuhr soll 100 µg betragen. Selen hat möglicherweise eine antikanzerogene Wirkung. ◀

## 9.3 Säure-Basen-Haushalt

Für unseren Körper ist es enorm wichtig, dass der vorherrschende pH-Wert in engen Grenzen konstant gehalten wird. Weicht der pH-Wert von den Referenzbereichen ab, gerät der Stoffwechsel durcheinander, da die Enzymaktivitäten pH-abhängig sind. Im folgenden Kapitel sollen Sie lernen, wie der Körper es schafft, den pH-Wert zu regulieren.

### 9.3.1 Ionenverteilung an Membranen

Das Gibbs-Donnan-Gesetz erklärt die *Verteilung von Ionen an semipermeablen Membranen*. Sind in einem der Räume makromolekulare Ionen vorhanden, die die Membran nicht durchdringen können, kommt es zu einer ungleichen Ionenvertei-

lung. Das Donnan-Gleichgewicht ist erreicht, wenn die Produkte der Konzentrationen der wanderungsfähigen Ionen in beiden Räumen gleich groß sind:

[Anionen innen] x [Kationen innen] = [Anionen außen] x [Kationen außen]

### 💡 Merke!

**Gibbs-Donnan-Gleichung**

$$\frac{\text{Anionen innen}}{\text{Anionen außen}} = \frac{\text{Kationen außen}}{\text{Kationen innen}}$$

Das Donnan-Gleichgewicht ist für die unterschiedlichen Konzentrationen und den unterschiedlichen pH-Wert zwischen Intra- und Extrazellularraum verantwortlich.

### Beispiel für ein Gibbs-Donnan-Gleichgewicht (☞ Abb. 9.2)

Im Innern der Zelle befinden sich Proteinanionen ($Prot^-$), die nicht über die Zellmembran wandern können. Geht man davon aus, dass sich außen zunächst eine höhere Konzentration an $Cl^-$ und $K^+$ befindet (Abb. 9.2, I) wandern die negativ geladenen Chloridionen mit dem Konzentrationsgefälle in die Zelle und nehmen zum Ladungsausgleich positiv geladene Kaliumionen mit. Die Kaliumionen folgen bis zu einem gewissen Punkt sogar gegen ihr eigenes Konzentrationsgefälle, um den Chloridionen einen weiteren Konzentrationsausgleich zu ermöglichen, d.h. das Donnan-Gleichgewicht ist ein Kompromiss zwischen dem Konzentrationsausgleich der wanderungsfähigen Kalium- und der Chloridionen. Aufgrund des höheren Proteinatgehaltes ist die Summe von Anionen und Kationen in der Zelle größer als außen (Abb. 9.2, II).

| | innen | außen | Gleichung |
|---|---|---|---|
| **I Ungleichgewicht (Ausgangslage)** | 10 $Prot^\ominus$<br>0 $Cl^\ominus$<br>10 $K^\oplus$ | 20 $Cl^\ominus$<br>20 $K^\oplus$ | $\frac{0}{20} \neq \frac{20}{10}$ |
| **II Donnan-Gleichgewicht** | 10 $Prot^\ominus$<br>8 $Cl^\ominus$<br>18 $K^\oplus$ | 12 $Cl^\ominus$<br>12 $K^\oplus$ | $\frac{8}{12} = \frac{12}{18}$ |

**Abb. 9.2:** Gibbs-Donnan-Gleichgewicht.

## 9.3.2 Puffersysteme

Der pH-Wert des Blutplasmas sowie der Extrazellularflüssigkeit beträgt 7,4. Dieser Wert wird in sehr engen Grenzen (pH = 7,35–7,45) konstant gehalten. Das ist nötig, da sonst eine Vielfalt von Wechselwirkungen (z. B. Enzym-Substrat, Hormon-Rezeptor) gestört würden und so der gesamte Stoffwechsel aus dem Gleichgewicht geraten würde. Die pH-Konstanz beruht auf der Existenz von vier wesentlichen Puffersystemen im Organismus:

- Kohlensäure-Bicarbonat-Puffer
- Phosphat-Puffer
- Hämoglobin-Puffer
- Proteinat-Puffer.

### Definition

**Puffer** sind Mischungen aus schwachen Säuren bzw. Basen und ihren Salzen. Diese Mischungen können den pH-Wert trotz Zugabe geringer Mengen $H^+$- oder $OH^-$-Ionen konstant halten. Die Gesamtheit der Basen mit Pufferwirkung im Blut bezeichnet man als **Pufferbasen** (48 mval/l).

> **Merke!**
>
> Henderson-Hasselbalch-Gleichung für Puffer
>
> $PH = pKa + \log \dfrac{[A^-]}{[HA]}$
>
> $A^-$ = Anionen der Säure
> HA = undissoziierte Säure.

Ist die Konzentration von $A^-$ und HA gleich groß, so gilt:

$\log \dfrac{[A^-]}{[HA]} = 0$ (da log 1 = 0 ist)

so dass in diesem Fall pH = $pK_a$ ist.

Eine Pufferlösung besitzt demnach die beste Pufferkapazität im Bereich des $pK_a$-Wertes.

### Kohlensäure-Bicarbonat-Puffer

Der Kohlensäure-Bicarbonat-Puffer ist der wichtigste anorganische Puffer des Blutes.

$PH = pKH_2CO_3 + \log \dfrac{[HCO_3^-]}{[H_2CO_3]}$

pH des Blutes = 7,4; pK $H_2CO_3$ = 6,1

Obwohl der Blut-pH relativ stark vom pK-Wert der Kohlensäure abweicht, besitzt der Kohlensäure-Bicarbonat-Puffer eine hohe Pufferwirkung. Über die Atmung kann die $H_2CO_3^-$($CO_2$-)Konzentration und damit auch die $HCO_3^-$-Konzentration reguliert werden. Die $HCO_3^-$-Konzentration unterliegt einer zusätzlichen Regulation durch die Niere.

I $H_2CO_3$ Carboanhydrase $H_2O + CO_2$

II $H_2CO_3$  $H^+ + HCO_3^-$

Steigt im Blut die $H^+$-Konzentration, z.B. bei metabolischer Azidose, so wird die Konzentration von $HCO_3^-$ abnehmen und vermehrt $H_2CO_3$ entstehen (II), das unter Mitwirkung der Carboanhydrase der Erythrozyten in $CO_2$ und $H_2O$ (I) umgewandelt wird.

Das $CO_2$ wird in der Lunge abgeatmet ($\rightarrow$ Kompensation).

### Phosphat-Puffer

▶ $H_2PO_4^-$  $HPO_4^{2-} + H^+$ (Dihydrogen-Hydrogenphosphatpuffer; pK = 6,8)

Trotz des relativ günstigen pK-Wertes des Phosphatpuffersystems ist dessen Wirkung gering, da die Phosphatkonzentrationen im Blut sehr niedrig sind. Der Phosphatpuffer spielt intrazellulär und im Urin eine Rolle. ◀

### Hämoglobin-Puffer

Das Hämoglobin-Puffersystem ist das wichtigste organische Puffersystem des Blutes. Wesentlich für die Pufferwirkung des Hämoglobins ist die hohe Zahl der Histidinreste (36), deren Imidazolgruppen die eigentliche Pufferfunktion ausüben. Die Pufferkapazität des Hämoglobins ist sechsmal größer als die der Plasmaproteine. Da Hb eine schwächere Säure ist als HbO, kann die Kohlensäure nach Abgabe des Sauerstoffs von Hb noch besser abgepuffert werden (Abb. 9.3).

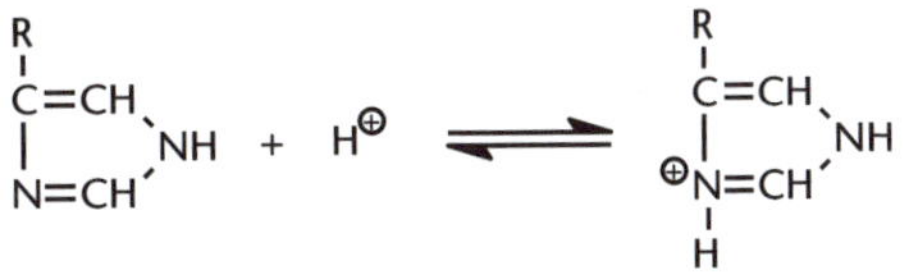

**Abb. 9.3:** Hämoglobin-Puffersystem.

**9**

## Proteinat-Puffer

Die meisten Plasmaproteine haben einen isoelektrischen Punkt bei pH = 4,9–6,4, so dass sie beim pH-Wert des Blutes als Anionen vorliegen und somit eine Pufferkapazität gegenüber $H^+$-Ionen besitzen.

Die dissoziablen Seitengruppen der Plasmaproteine, z. B. Imidazolgruppen, spielen auch hier eine große Rolle.

## 9.3.3 Störungen des Säure-Basen-Haushaltes

 Die Mechanismen, die zu einer Störung des Säure-Basen-Haushaltes führen sind ein weiteres sehr beliebtes Prüfungsthema. Stellen Sie sicher, dass Sie die ablaufenden Vorgänge nachvollziehen können, da Sie sich dann die Gegenregulationen (☞ Kap. 9.3.4) sehr einfach herleiten können.

Unter Störungen des Säure-Basen-Haushaltes versteht man die Abweichung des pH-Werts des Blutes von seinem Referenzbereich (pH = 7,36–7,44).

Sinkt dieser Wert unter einen pH von 7,36 spricht man von einer **Azidose**.

Steigt der Wert hingegen über einen pH von 7,44 handelt es sich um eine **Alkalose**.

Beide Krankheitsbilder können entweder durch eine Fehlfunktion der Lunge (man spricht dann von einer respiratorischen Störung) oder einer Stoffwechselstörung (metabolische Störung) hervorgerufen werden

### Azidosen

#### Respiratorische Azidose

Die respiratorische Azidose ist gekennzeichnet durch ungenügende Abatmung von $CO_2$ über die Lunge. Dadurch steigt der Kohlendioxidpartialdruck an während die Konzentration von $HCO_3^-$ annähernd gleich bleibt. Aus diesem Verhältnis resultiert der Abfall des pH-Wertes (☞ Henderson-Hasselbalch-Gleichung).

### Klinik!

Häufige Ursachen für eine respiratorische Azidose sind Lungenfunktionsstörungen (z. B. Asthma, chronische Bronchitis, Mukoviszidose), Störungen der Atemmuskulatur, eingeschränkte Thoraxbeweglichkeit oder Störungen des zentralen Atemantriebs.

### Metabolische Azidose

Bei der metabolischen Azidose ist die Lungenfunktion nicht gestört und somit der $CO_2^-$-Partialdruck im Referenzbereich. Gründe für das Auftreten einer Azidose sind hier der Konzentrationsanstieg anderer Säuren im Blut oder ein Abfall des $HCO_3^-$.

### Klinik!

**Ursachen eines Säureanstiegs können sein:**
- Lactatanstieg bei starker körperlicher Arbeit oder durch Kreislaufschock
- Ketonkörperanstieg bei Diabetes mellitus.

**Ursachen eines Hydrogencarbonatabfalls können sein:**
- Unzureichende $H^+$-Elimination bei Niereninsuffizienz
- Diarrhoe.

### Alkalose

#### Respiratorische Alkalose

Die respiratorische Alkalose wird durch eine Vermehrte Abatmung von $CO_2$ (Hyperventilation) hervorgerufen, wobei auch hier wieder (wie bei der respiratorischen Azidose) die $HCO_3^-$-Konzentration gleich bleibt.

### Merke!

Eine Hyperventilation kann physiologisch durch einen Höhenaufhalt hervorgerufen werden. Viel häufiger allerdings ist sie psychogen (durch Angst, Stress oder Schmerz) bedingt.

Durch die Vermehrte Abatmung von $CO_2$ sinkt auch die Konzentration von freiem Kalzium im Blut. Wenn weniger freies Kalzium im Blut ist, werden die Nerven erregbarer, und die Muskeln beginnen zu krampfen. Diesen Zustand nennt man **Hyperventilationstetanie**. Patienten mit diesem Krankheitsbild kann sehr gut geholfen werden, wenn man sie in eine Plastiktüte atmen lässt. Sie atmen dann nämlich ihr abgeatmetes $CO_2$ wieder ein und ihr Zustand kann sich normalisieren.

## Metabolische Alkalose

Die metabolische Alkalose wird durch einen Säureverlust verursacht, der nicht durch die Lungenfunktion verursacht wird. Sie tritt nur sehr selten auf.

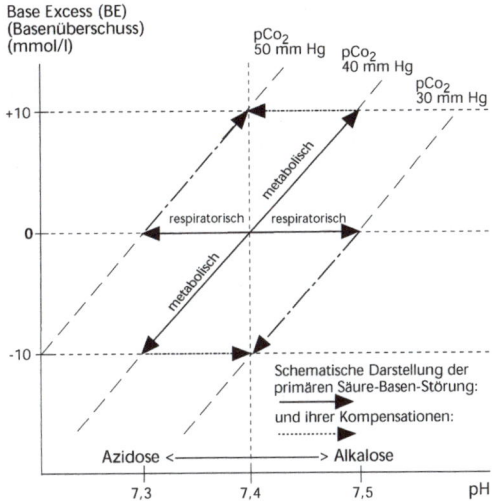

**Abb. 9.4:** Säure-Basen-Haushalt.

## 9.3.4 Regulation des Säure-Basen-Haushaltes

Der Säure-Basen-Haushalt wird über die Lunge und Niere reguliert. Dabei werden *respiratorische* Störungen metabolisch, *metabolische* Störungen respiratorisch kompensiert. Der Organismus ist im Allgemeinen häufiger durch eine Azidose bedroht.

### Regulation über die Lunge

Durch Erniedrigung des $CO_2$-Partialdruckes (Hyperventilation) kann eine erhöhte Kohlensäurekonzentration ($\triangleq$ erhöhte $H^+$-Konzentration) ausgeglichen werden.

→ Kompensation einer Azidose durch Hyperventilation

Wird der $CO_2$-Partialdruck erhöht (Hypoventilation), steigt auch die Kohlensäurekonzentration und damit die $H^+$-Konzentration, so dass ein Mangel an $H^+$-Ionen (Alkalose) kompensiert werden kann (Abb. 9.4).

### Regulation über die Niere

Das in den renalen Tubuli filtrierte $HCO_3^-$ muss resorbiert werden, da der Körper sonst zu viele Basen verlieren würde. Die Tubuluszellen sezernieren aktiv $H^+$-Ionen, die mit $HCO_3^-$ zu $H_2O$ und $CO_2$ reagieren. $CO_2$ kann leicht in die Zelle diffundieren, wo wieder $HCO_3^-$ und $H^+$ entstehen.

Die $HCO_3^-$-Ionen gelangen ins Blut, das $H^+$-Ion kann erneut ausgeschieden werden.

Im Austausch gegen die $H^+$-Ionen werden v.a. $Na^+$-Ionen aus dem Tubulus aufgenommen, so dass letztlich $NaHCO_3$ rückresorbiert wird (Baseneinsparung).

An der Gleichgewichtseinstellung ($H^+ + CO_3^-$ $H_2O$ $+ CO_2$) ist das Enzym Carboanhydrase beteiligt.

**9**

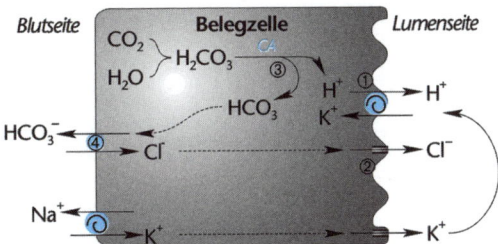

**Abb. 9.5:** Salzsäurebildung.

### Merke!

Prinzip der Salzsäurebildung im Magen (Abb. 9.5)

① Die Säurebildung durch die Belegzellen des Magens basiert auf einem Austausch von $H^+$ gegen $K^+$-Ionen durch die in die luminale Zellmembran eingebaute $H^+/K^+$-ATPase. Da ATP-abhängig, handelt es sich um eine „aktive Sekretion".

② $Cl^-$-Ionen folgen zur Aufrechterhaltung der Elektroneutralität passiv durch luminale $Cl^-$-Kanäle.

③ $HCO_3^-$ und $H^+$ entstehen in einer Carboanhydrase-abhängigen Reaktion aus $H_2O$ und in die Zelle diffundiertem $CO_2$.

④ Auf der Blutseite (basolateral) befindet sich ein $Cl^-/HCO_3^-$-Austauscher. Dies bedeutet, dass $Cl^-$ in die Zelle aufgenommen und $HCO_3^-$ in das Blut abgegeben wird.

### Merke!

Eine basolateral liegende $Na^+/K^+$-ATPase, versorgt die Zelle mit $K^+$-Ionen, die dann durch luminale $K^+$-Kanäle wieder ausgeschleust werden. Die luminal höhere Kalium-Konzentration dient dem Antrieb der $H^+/K^+$-ATPase und damit der HCl-Bildung.

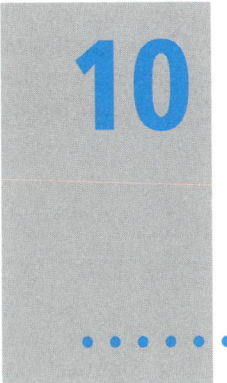

# 10 Allgemeine Mechanismen der Stoffwechsel-regulation

 An dieser Stelle werden Ihnen Mechanismen vorgestellt, die es dem Organismus ermöglichen, regulierend auf den Stoffwechsel einzuwirken. Versuchen Sie, sich nicht nur die einzelnen Möglichkeiten der Regulation zu merken. Sie sollten auch einige Beispiele nennen können, wo diese Mechanismen ihre Verwendung finden.

## 10.1 Rückkopplung

Die Regelung durch Rückkopplung setzt einen geschlossenen Regelkreis voraus, in dem die beteiligten Komponenten fördernd oder hemmend aufeinander wirken können. Die bei der Genregulation wirksamen Rückkopplungsmechanismen werden als Induktion und Repression bezeichnet.

### 10.1.1 Negative Rückkopplung

Eine negative Rückkopplung liegt dann vor, wenn das Endprodukt einer Synthese einen Anfangsschritt dieser Synthese hemmt. Dies geschieht in der Regel über eine allosterische Beeinflussung des entsprechenden Enzyms.

Bei der Repression vermindern Repressoren die Genaktivität und damit die Syntheserate des Enzyms.

#### Beispiele für negative Rückkopplungen

- Citratzyklus (☞ Kap. 8.1.4)
  Hemmung durch ein Überangebot an ATP
- Purinsynthese (☞ Kap. 5.1.2)
  IMP hemmt in hohen Konzentrationen die Startreaktion.

- Hämsynthese (☞ Kap. 16.2.4)
  Häm wirkt als Repressor der Enzymsynthese der δ-Aminolaevulin-Synthetase.

### 10.1.2 Positive Rückkopplung

Die positive Rückkopplung dient der Erhaltung und Vermehrung von Kreis- und Kettenreaktionen.

Ein Beispiel ist der Citratzyklus, dessen Endprodukt Oxalacetat gleichzeitig Ausgangsprodukt für die Bildung von Citrat ist.

Bei der Induktion beeinflussen die Induktoren (z.B. Hormone) die Genaktivität für die Synthese bestimmter Enzyme.

#### Beispiel einer positiven Rückkopplung

Glykolyse (☞ Kap. 6.2.6)
Insulin induziert die Phosphofructokinase.

## 10.2 Schrittmacherenzyme

Schrittmacherenzyme (Schlüsselenzyme) sind vor allem am Anfang oder an Verzweigungspunkten von Reaktionsketten lokalisiert. Sie können so den Stoffumsatz einer ganzen Reaktionsfolge kontrollieren (Schrittmacherenzyme = Stellglied). Da Schrittmacherenzyme meist bei Substratsättigung arbeiten, kann die Geschwindigkeit der katalysierten Reaktion nur über eine Beeinflussung der Enzymaktivität verändert werden.

10

Die Reaktionen der Schrittmacherenzyme sind die *geschwindigkeitsbestimmenden Schritte* der Reaktionsfolge.

### Beispiele für wichtige Schrittmacherenzyme

- Phosphofructokinase (Glykolyse)
- Carbamoyl-Phosphat-Synthetase I (Harnstoffzyklus)
- δ-Aminolaevulinsäuresynthetase (Hämsynthese).

## 10.3 Enzymkonkurrenz

Es gibt im Stoffwechsel eine Vielzahl von Verzweigungsstellen, an denen ein Substrat über mehrere, verschiedene Enzyme weiter umgesetzt werden kann. Es konkurrieren also mehrere Enzyme um das gleiche Substrat. Welcher Weg eingeschlagen wird, hängt von der jeweiligen Gleichgewichtslage, der Affinität, der Aktivität und dem Bedarf an Cofaktoren der Enzyme ab.

## 10.4 Regulation durch Substratkonzentration

Da die Michaeliskonstanten vieler Enzyme etwa den Substratkonzentrationen des Stoffwechsels entsprechen, kann die Umsatzgeschwindigkeit häufig durch die Substratkonzentration beeinflusst werden.

> **Merke!**
>
> Michaeliskonstante $K_M \triangleq$ Substratkonzentration bei halbmaximaler Enzymgeschwindigkeit (mol/l)

### Beispiel

Die Michaeliskonstante ($K_M$) der Glucokinase für Glucose liegt bei $10^{-2}$ M (= 180 mg/100 ml).
Da die Glucosekonzentration des Blutes jedoch deutlich unter diesem Wert liegt, führt jede Erhöhung der Glucosekonzentration zur vermehrten Bildung von Glucose-6-Ⓟ.

## 10.5 Allosterische Regulation

Bei der allosterischen Regulation wird ein Enzym durch positive oder negative Effektoren ($v_{max}$ und/oder Substrataffinität) beeinflusst. Das allosterische Enzym muss aus mehreren Untereinheiten bestehen, es besitzt also eine Quartärstruktur.

▶ Neben dem **aktiven Zentrum** für den Umsatz des Substrates besitzt ein allosterisches Enzym noch **allosterische Zentren**, an die Effektoren angelagert werden können. Die Bindung eines Effektors im allosterischen Zentrum bewirkt eine Konformationsänderung im aktiven Zentrum und somit eine Steigerung von $v_{max}$ und/oder der Substrataffinität (**positiver Effektor**) oder den umgekehrten Effekt (**negativer Effektor**). ◀

| Substrat | mögliche Wege |
|---|---|
| Glucose-6-Ⓟ | → Glucose-6-Ⓟ-Dehydrogenase (Pentosephosphatweg) |
| | → Glucose-6-Ⓟ-Isomerase (Glykolyse) |
| | → Phosphoglucomutase (Glykogensynthese) |
| | → Glucose-6-Phosphatase (Gluconeogenese) |
| | usw. |
| Pyruvat | → Lactatdehydrogenase (LDH; anaerobe Glykolyse) |
| | → Pyruvat-Dehydrogenase (Bildung von Acetyl-CoA) |
| | → Pyruvatcarboxylase (z. B. Gluconeogenese) |
| Acetyl-CoA | → Citratsynthetase (Energiegewinnung im Citratzyklus) |
| | → Acetyl-CoA-Carboxylase (Malonyl-CoA für Fettsäure-Synthese) |
| | → HMG-CoA-Synthetase (Ketonkörper, Cholesterin) |

Tab. 10.: 1: Beispiele für einige Enzymkonkurrenzen.

Es existieren zahlreiche Reaktionen in unserem Organismus, die einer allosterischen Regulation unterliegen. Die folgende Liste beinhaltet nur einige ausgesuchte Beispiele:

- ▶ *Citratzyklus*
  Die Isocitrat-Dehydrogenase (NAD$^+$-abhängig) wird über einen allosterischen Rückkopplungsmechanismus von ADP aktiviert und von ATP gehemmt (allosterische Regulation vom K-Typ).
- *Glykolyse*
  Die Phosphofructokinase (Schlüsselenzym) wird von ATP gehemmt, von ADP, AMP und Phosphationen dagegen aktiviert. Zusätzlich unterliegt die Phosphofructokinase der hormonellen Regulation durch Insulin (allosterische Regulation vom K-Typ). ◀
- *Purin-Biosynthese*
  Die Glutaminphosphoribosylpyrophosphatamidotransferase wird durch die Mononukleotide IMP, AMP und GMP allosterisch gehemmt.

 Achten Sie darauf, dass Sie die allosterische Enzymregulation nicht mit der kompetitiven Enzymhemmung (☞ Kap. 3.2.2) verwechseln.

## 10.6 Aktivitätsänderung von Enzymen durch chemische Modifizierung

Die Enzymaktivität kann auch durch chemische Modifizierungen verändert werden:

1. Durch Einführung oder Abspaltung kovalent gebundener Gruppen, z.B.
   - Phosphatrest
   - Sulfatrest
   - Adenylrest.

2. durch begrenzte (limitierte) Proteolyse:
   Viele Enzyme werden als enzymatisch inaktive Proenzyme gebildet (Speicherung, Schutz vor Selbstverdauung), z.B. Proteasen des Verdauungstraktes. Das biologisch aktive Enzym entsteht durch *proteolytische Abspaltung* eines Peptidteils. Diese Abspaltung läuft vielfach autokatalytisch, d.h. ein bereits aktives Enzym spaltet ein Peptid von einem noch inaktiven Proenzym ab (begrenzte Proteolyse, Tab. 10.2).

## 10.7 Regulation durch intrazelluläre Kompartimentierung

Die Einteilung der Zelle in verschiedene Kompartimente ist ein wichtiges Mittel, um Reaktionen des Auf- und Abbaus, die zum Teil auch über die gleichen Zwischenprodukte verlaufen, getrennt durchführen und regeln zu können.

### Beispiele

- Der Fettsäureabbau findet in den Mitochondrien statt, während sich der Fettsäureaufbau im Zytosol abspielt.
- Um die Zelle vor einer Selbstverdauung zu schützen, werden hydrolytische Enzyme in Vesikel (Lysosomen) verpackt.

## 10.8 Regulation der Genaktivität

 Beachten Sie, dass den vorherigen Mechanismen immer eine Beeinflussung des fertigen Enzyms zu Grunde lag. Die Möglichkeiten, die Ihnen jetzt vorgestellt werden, beruhen hingegen auf Beeinflussung der Entstehung der Enzyme.

**10**

| Tab. 10.2: Beispiele für Aktivitätsänderung von Enzymen durch begrenzte Proteolyse | | |
|---|---|---|
| **Proenzym** | **aktives Enzym** | **Abspaltung durch** |
| Pepsinogen | Pepsin | H$^+$, Pepsin |
| Trypsinogen | Trypsin | Enteropeptidase, Trypsin |
| Chymotrypsinogen | Chymotrypsin | Trypsin |
| Prothrombin | Thrombin | Thrombokinase, Ca$^{2+}$ |

Die Expression von Genen (→ Proteinsynthese) ist nicht immer gleich, sondern muss den jeweiligen Bedürfnissen angepasst werden (z.B. während des Wachstums und bei der Umstellung auf verschiedene Stoffwechsellagen).

Liegt ein Substrat in größerer Menge vor, wird die Synthese der Enzyme angeregt, die dieses Substrat umsetzen. Obwohl die Information für jedes Enzym ständig auf der DNA vorhanden ist, werden Enzyme erst durch *Induktion* gebildet.

Die Expression eines Gens kann sowohl auf der *Transkriptionsebene* (Bildung von mRNA) als auch auf *Translationsebene* (Proteinsynthese) kontrolliert werden.

> **⚇ Merke!**
> Prokaryonten regulieren ihre Genaktivität nur auf der Transkriptionsebene. Eukaryonten sind zudem in der Lage regulierend auf der Translationseben einzugreifen.

## 10.8.1 Regulation bei Prokaryonten

Bei Prokaryonten wird die Genexpression vor allem auf der Ebene der Transkription kontrolliert. Dabei gilt das klassische Regulationsmodell von *Jacob und Monod*.

Nach diesem Modell werden verschiedene Typen von Genen definiert:
- **Regulatorgene**
- **Operatorgene**
- **Strukturgene.**

Struktur- und Operatorgene werden zur Funktionseinheit des *Operons* zusammengefasst. Das Regulatorgen muss nicht in unmittelbarer Nähe des zu regulierenden Operons liegen.

### Regulation durch Substratinduktion

Das Regulatorgen codiert für ein Protein, das als **Repressor** fungiert. Der Repressor ist normalerweise am Operatorgen gebunden und verhindert das Ablesen der Strukturgene.

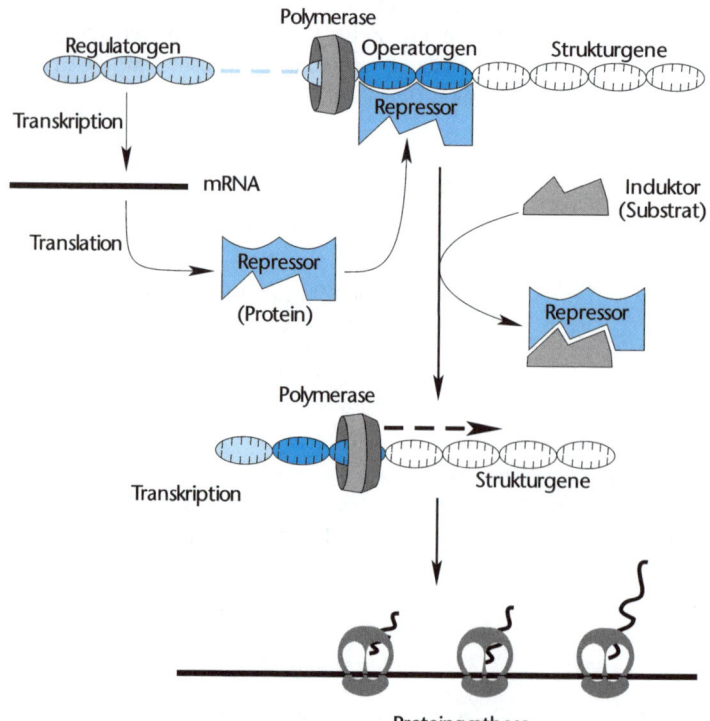

**Abb. 10.1:** Regulation der Genaktivität durch Substratinduktion (bei Prokaryonten).

Das Repressorprotein ist ein hochspezifisches allosterisches Protein, das über zwei verschiedene Bindungsstellen verfügt. Zum einen bindet es wie beschrieben an das Operatorgen, um das Ablesen der Strukturgene zu blockieren, zum anderen besitzt es eine Bindungsstelle für ein spezifisches Substrat.

Bindet das Substrat an den Repressor, wird dieser vom Operatorgen abgelöst und die Strukturgene können abgelesen werden (→ mRNA-Synthese → Proteinsynthese). Das Substrat erfüllt hier also die Funktion eines **Induktors** und induziert die Enzymsynthese für den Abbau des Substrates so lange, bis es verbraucht ist. Dann kann das Repressorprotein wieder an das Operatorgen binden und die weitere Enzymsynthese blockieren. Auch cAMP kann die Rolle eines Induktors übernehmen (Abb. 10.1).

### Regulation durch Enzymrepression

Bei dieser Regulationsform bildet das Regulatorgen einen zunächst inaktiven **Apo-Repressor**. Die Strukturgene des zugehörigen Operons werden ständig exprimiert. Wenn genügend Syntheseprodukte vorhanden sind, bindet das Syntheseprodukt, der **Co-Repressor,** an den Apo-Repressor, wodurch dieser zum **aktiven Repressor** wird. Der aktive Repressor lagert sich nun an das Operon an und blockiert das weitere Ablesen der Strukturgene.

## 10.8.2 Regulation bei Eukaryonten

> **Merke!**
>
> Die Regulation der Genexpression bei Eukaryonten ähnelt der bei Prokaryonten (Substratinduktion, Enzymrepression), ist jedoch wesentlich komplexer. Die Genorganisation zu Operons und Regulatorgenen konnte bei Eukaryonten nicht nachgewiesen werden.

### Regulation auf Transkriptionsebene

Bei Eukaryonten wird die Genexpression von verschiedenen **DNA-Abschnitten** beeinflusst, die auf der DNA meist vor („stromaufwärts") dem Startcodon (AUG) der mRNA-Synthese liegen. Diese Regulationselemente werden als Promotoren und Enhancer bezeichnet:

- Der **Promotor (Erkennungsregion)** liegt in unmittelbarer Nähe vor dem Startcodon und besteht aus AT-reichen Basensequenzen, der sog. **TATA-Box**, und noch weiter oberhalb auf der DNA gelegenen Sequenzen, die man als **CAAT-Box** bezeichnet. Neben der CAAT-Box findet man häufig noch CG-reiche DNA-Abschnitte.
  Der Promotor kontrolliert die Bindung der DNA-abhängigen-RNA-Polymerasen und die korrekte Initiation. Die CAAT-Box ist wahrscheinlich für die Polymerasenbindung, die TATA-Box für die richtige Initiation verantwortlich.
- **Enhancer (Verstärker)** sind DNA-Sequenzen, die die Promotorenaktivität deutlich steigern und dadurch die Transkriptionsrate erhöhen können. Dabei wirken sie teilweise mit Proteinen zusammen (Transkriptionsfaktoren/diffusible, induzierbare DNA-bindende Proteine), die sich an die Enhancer binden.
  Enhancer müssen keine feste Lagebeziehung zum Promotor aufweisen. Sie können vor, hinter oder sogar mitten in dem zu transkribierenden Gen liegen. Enhancer sind zellspezifisch (Enhancer für Immunglobuline sind z. B. nur in B-Lymphozyten aktiv).
- Durch **Methylierung** von DNA-Abschnitten können Gene, die Kontrollfunktion besitzen, abgeschaltet werden. Die Methylierung beginnt stets am C5-Atom eines Cytosinrestes, der neben einem Guanin steht.

Ein zweiter wichtiger Faktor, der die Transkription beeinflusst, ist der **Aufbau der**

**Transkriptionsfaktoren**. Diese weisen oft in ihren Polypeptidketten Strukturen auf, mit denen sie gut an die DNA binden können.

- Viele DNA-bindende Proteine weisen das sog. **Zinkfingermotiv** auf. In diesen Proteinen sind Cystein- oder Histidinreste so angeordnet, dass sie Komplexe mit Zink-Ionen bilden können. Dabei entsteht eine schleifenartige Struktur, die als Zinkfinger bezeichnet wird. Zinkfingerproteine kommen häufig bei den Steroidhormonrezeptoren vor.
- Eine weitere wichtige Struktur ist der **Leucin-Zipper.** Diese Proteine enthalten als Monomere eine leucinreiche Region und eine weitere Regi-

**10**

on aus meist basischen Aminosäuren. Die Monomere sind durch ihre leucinreichen Regionen in der Lage, sich zu einem Dimer zusammenzulagern und mit ihren basischen Domänen an die saure DNA zu binden.

### Beispiel für Regulationen der Genexpression bei Eukaryonten

- *Hämsynthese*
  Freies Häm reprimiert die Synthese des Enzyms δ-Aminolaevulinsäure-Synthetase (☞ Kap. 16.2.4).
- *Wirkung von Hormonen*
  Steroidhormone und das Thyroxin wirken über eine Beeinflussung der Transkription (☞ Kap. 11.3.1 und 11.4.2).

- *Cholesterinsynthese*
  Freies Cholesterin wird gemeinsam mit einem Protein in die Zelle aufgenommen und unterdrückt dort die Synthese des Schlüsselenzyms HMG-CoA-Reduktase.

### Regulation auf Translationsebene

Bei Eukaryonten wird die Genexpression häufig zusätzlich auf der Ebene der Translation (Proteinbiosynthese) reguliert. Durch Spleißvorgänge werden nicht nur Introns entfernt, so dass unterschiedliche mRNA-Transkripte und damit unterschiedliche Proteine entstehen (**alternatives Spleißen**). Über die Steuerung und Regulation alternativen Spleißens ist noch wenig bekannt.

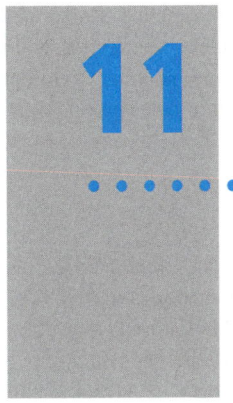

# 11  Hormone

In diesem Kapitel werden Ihnen die Hormone vorgestellt. Unser Körper benötigt sie, damit sich die Zellen untereinander verständigen können. Versuchen Sie, beim Lernen die Hormone zuerst im Einzelnen zu verstehen und legen Sie Ihr Augenmerk besonders auf die Einteilungen Struktur, Funktion, Bildungs- und Wirkungsort. Später sollten Sie sich noch herausarbeiten, wie das Zusammenspiel der Hormone aussieht. Nehmen Sie sich gegebenenfalls ein Physiologiebuch für ein noch besseres Verständnis zur Hilfe. Die Fächer Biochemie und Physiologie ergänzen sich in diesem Themengebiet sehr stark.

## 11.1  Allgemeines über Hormone

### 11.1.1  Was sind Hormone?

#### Definition

Hormone sind körpereigene, chemische Signalstoffe (meist Proteine oder Steroide), die als interzelluläre Informationsträger die *Koordination von Funktion und Stoffwechsel der Erfolgsorgane* bewerkstelligen und der Einstellung definierter Bedingungen dienen. Sie können allerdings nur Reaktionsmechanismen modifizieren, die in den Zellen schon vorhanden sind.

Man unterscheidet drei Sekretions- und Wirkungsweisen der Hormone:

1. endokrin: Abgabe ins Blut
2. parakrin: Diffusion zu Nachbarzellen
3. autokrin: Rückwirkung auf die sezernierende Zelle selbst.

Während die neuronale Kommunikation sich im Sekundenbereich und schneller vollzieht, benötigt die humorale Kommunikation wesentlich länger (Minuten, Stunden und mehr).

### 11.1.2  Einteilung der Hormone

Am geläufigsten ist die Einteilung nach
- Bildungsort und
- Struktur.

Weitere mögliche Klassifikationskriterien sind Wirkort, Wirkungsweise und Funktion.

#### Einteilung nach Bildungsorten

In dieser Einteilung werden vier Hauptgruppen unterschieden:
- Glanduläre Hormone
- Aglanduläre Hormone
- Neurosekretorische Hormone
- Mediatoren.

#### Glanduläre Hormone

Als glanduläre Hormone werden alle Hormone bezeichnet, die in einer der klassischen Hormon**drüsen** gebildet (und ggf. auch gespeichert) werden:
- Hypophyse
- Schilddrüse
- Nebenschilddrüse
- Pankreas
- Nebenniere
- Testes
- Ovar.

Glanduläre Hormone werden **endokrin sezerniert**, d. h. sie werden an das Blut abgegeben, über das sie zu ihren Erfolgsorganen gelangen. Obwohl die Hormonkonzentration im Blut mit $10^{-7}$ bis $10^{-12}$ M sehr gering ist, können Bildungs- und Wirkungsort weit voneinander entfernt sein.

Es gibt zwei Typen glandulärer Hormone:
- **adenotrope Hormone**, die andere Drüsen kontrollieren (z. B. ACTH) und
- **peripher wirkende Hormone**, die am Erfolgsorgan wirken (z. B. Insulin und Glucagon).

 Merken Sie sich, dass Insulin sowohl *endokrin* als auch *parakrin* wirkt. Es wird *endokrin* von B-Zellen des Pankreas sezerniert und wirkt an diversen entfernt gelegenen Erfolgsorganen. Es beeinflusst aber auch *parakrin* die benachbarten A-Zellen, deren Glucagonproduktion gehemmt wird (☞ Kap. 11.6.1).

### Aglanduläre Hormone
Aglanduläre Hormone werden in spezialisierten Einzelzellen im Gewebe gebildet, weswegen man sie auch als **Gewebshormone** bezeichnet. Sie wirken hauptsächlich lokal und werden **parakrin sezerniert**, d. h. sie gelangen über Diffusion im Interstitium zu den in ihrer Nachbarschaft gelegenen Zielzellen. Besonders im Gastrointestinaltrakt gibt es viele Gewebshormone; z. B. Gastrin und Sekretin.

### Neurosekretorische Hormone
Neurosekretorische Hormone werden von spezialisierten sekretorischen Nervenzellen produziert und gelangen auf dem Blutweg *(endokrin)* zum Erfolgsorgan. Den Anstoß zur Hormonsekretion erhalten die Nervenzellen über stimulierende Reize des ZNS. Wichtige Neurohormone werden z. B. in den Nervenzellen des Hypothalamus gebildet und stimulieren oder inhibieren den Hypophysenvorderlappen (☞ Kap. 11.2.2, Releasing factors, z. B. TRH).

### Mediatorstoffe
Mediatorstoffe sind chemische Signalstoffe, die von *unterschiedlichen* Zellen gebildet werden können. Die Abgrenzung sog. „Mediatoren" zu Neurotransmittern ist fließend. Mediatorstoffe können wegen ihres schnellen Abbaus meist nur lokal wirken. Als Beispiele seien die Prostaglandine sowie das Histamin genannt, die *autokrin sezerniert* werden. Das bedeutet, dass sie auf die Zellen einwirken von denen sie produziert wurden.

## Einteilung nach chemischer Struktur bzw. Syntheseprinzipien

Hier gibt es drei Hauptgruppen, deren Biosynthese und Wirkungsweise sich erheblich voneinander unterscheiden.
- Aminosäurenabkömmlinge
- Steroidabkömmlinge
- Fettsäurenabkömmlinge.

### Aminosäurenabkömmlinge und Proteohormone
Als Hormone können wirken:
- niedermolekulare Aminosäurenderivate; z. B. Adrenalin, Thyroxin, verschiedene Peptide und Polypeptide (Peptidhormone)
- sowie Proteine (Proteohormone).

| Tab. 11.1: Beispiele verschiedener Hormontypen und ihre Sekretionsart. | | |
|---|---|---|
| **Hormontyp** | **Beispiele** | **Sekretionsart** |
| Glanduläre Hormone | ACTH (Corticotropin)<br>Insulin<br>Cortisol | endokrin/parakrin |
| Aglanduläre Gewebshormone | Sekretin<br>Gastrin | parakrin |
| Neurosekretorische Hormone (Neurohormone) | Hormone des Hypothalamus (Releasing factors; RHs) | endokrin (zum HVL hin) |
| Mediatoren | Prostaglandine<br>Histamin | autokrin |

Die Abbildung 11.1 zeigt eine Übersicht über die Biosynthese der Peptid- und Proteohormone

**Steroidabkömmlinge**

▶ Steroidhormone besitzen als Grundstruktur ein Sterangerüst wie das Cholesterin, so dass Cholesterin auch meist die Ausgangssubstanz für ihre

Synthese ist. Cholesterin wird dabei an membrangebundenen Cytochrom $P_{450}$-Systemen spezifisch hydroxyliert. ◀

Die Steroidhormone werden *nicht* in den Drüsen gespeichert, sondern direkt an das Blut abgegeben. Ihre Produktion wird also bereits bei der Synthese reguliert.

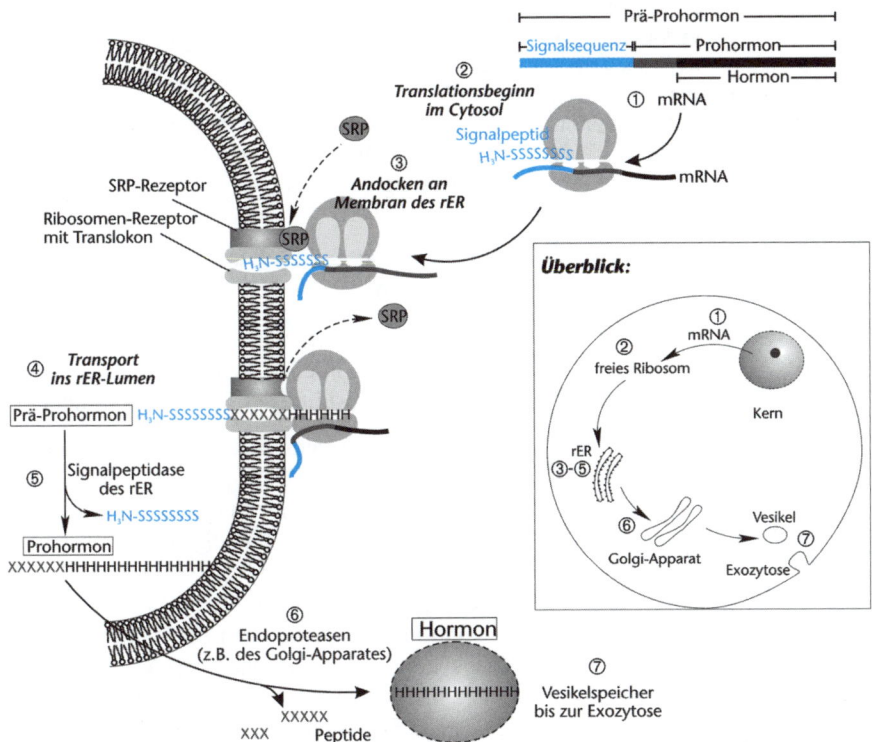

**Abb. 11.1:** Biosynthese der Peptid- und Proteohormone.

① Die Bildung der Peptid- und Proteohormone verläuft nach dem **Prinzip der Proteinbiosynthese.** Die mRNA stellt den Code für die sog. *Präprohormone*, die sich aus einem *Signalpeptid* und dem *Prohormon* zusammensetzt. Das Signalpeptid liefert der Zelle die Information, dass es sich um ein Exportprotein handelt. Das Prohormon stellt eine Vorstufe des aktiven Hormons dar.

② Die Hormonsynthese beginnt an einem freien zytosolischen Ribosom mit der Translation des Signalpeptides. Das Signalpeptid ist die „Adressensequenz" für die Anlagerung des Ribosoms am rauen endoplasmatischen Retikulum. Kennzeichnend für das Signalpeptid sind seine N-terminale Lage und ein hoher Anteil hydrophober Aminosäuren.

③ Sobald die Signalsequenz vollständig synthetisiert ist und aus dem Ribosom herausragt, lagert sich ein im Zytosol vorkommender Ribonucleinpartikel, der **SRP** (engl. **s**ignal **r**ecognition **p**article) an. SRP leitet das Ribosom zu SRP-Rezeptoren des rER (rauen endoplasmatischen Retikulums). Während der Transportphase blockiert es die weitere Translation.

④ Am endoplasmatischen Retikulum wird SRP wieder abgespalten und die Translation fortgesetzt.
In der Nähe des SRP-Rezeptors befindet sich ein weiterer Ribosomenrezeptor, der einen als „Translokon" bezeichneten Kanal enthält. Neusynthetisierte Anteile des Präprohormons werden nun sofort durch das „Translokon" in das Innere des rER geschleust.

⑤ Eine im rER vorkommende **Signalpeptidase** spaltet das Präprohormon in *Signalsequenz* und *Prohormon*.

⑥ Das Prohormon wird im rER und im Golgiapparat **posttranslational modifiziert**. Die wichtigste dieser Modifikationen ist die Abspaltung des *Hormons* durch Endoproteasen.

⑦ Schließlich wird das Hormon in Granula gespeichert (evtl. zusammen mit Spaltprodukten), aus denen es nach Stimulation per Exozytose freigesetzt wird.

**11**

### Fettsäurenabkömmlinge/Eicosanoide

Die Eicosanoide, deren Entdeckung noch nicht lange zurückliegt, leiten sich von der Arachidonsäure ab (mehrfach ungesättigte $C_{20}$-Fettsäure; „eikosi" gr. = 20). Zu dieser Gruppe gehören die Prostaglandine, Thromboxane und Leukotriene.

Ein wichtiger Unterschied zwischen Proteohormonen und Steroidhormonen ist deren Speicherung. Sie sollten sich merken, dass Proteohormone „auf Vorrat" von der Zelle produziert und in Vesikeln gespeichert werden können. Die Hormone werden erst freigesetzt, wenn die Zelle zur Exozytose stimuliert wird. Steroidhormone hingegen werden direkt nach ihrer Synthese ins Blut abgegeben und können nicht gespeichert werden.

## 11.1.3 Wirkprinzipien der Hormone

Hormone besitzen in der Regel **charakteristische Erfolgsorgane**. Darüber hinaus üben sie oft auch allgemeine Wirkungen auf den Stoffwechsel aus.

Die Wirkung des Hormons am Erfolgsorgan ist an das Vorhandensein eines **spezifischen Rezeptors** für das Hormon in der Erfolgszelle gekoppelt. Jede Erfolgszelle besitzt also einen Rezeptor für „ihr" Hormon. Als Rezeptoren werden hier Proteine bezeichnet, die Hormone binden und die Hormonwirkung vermitteln.

Die Rezeptoren haben folgende Eigenschaften:
- *große* Affinität (Hormonkonzentrationen liegen nur zwischen $10^{-7}$ und $10^{-12}$ mmol/l)
- *hohe* Spezifität
- *geringe* Kapazität.

▶ Während *lipophile* Hormone, z. B. Steroidhormone und Thyroxin, die Zellmembran durchdringen und an intrazelluläre Rezeptoren binden, liegen Rezeptoren für *hydrophile* Hormone in der Zellmembran. Hydrophile Hormone sind Katecholamine sowie Peptid- und Proteohormone. ◀

### 💡 Merke!

Hormone wirken auf zwei grundsätzlich verschiedenen Wegen:
1. intrazellulärer Rezeptor → Beeinflussung der Genaktivität
2. membranständiger Rezeptor → Aktivierung eines „Second messengers".

## Hormonwirkung über intrazelluläre Rezeptoren

Nach diesem Prinzip wirken vor allem **lipophile Hormone** wie die Steroidhormone und das Thyroxin. Das Hormon durchdringt die Zellmembran und wird in der Zelle von einem **spezifischen zytoplasmatischen Rezeptor** gebunden. Dieser Rezeptor, ein Protein, ändert nun seine Konformation, so dass der Hormon-Rezeptor-Komplex an die DNA binden kann. Hier wird dann die Transkription spezifischer DNA-Sequenzen angeregt.

Über die gebildete mRNA und die nachfolgende Proteinsynthese (Enzymproduktion) wird die Hormonwirkung vermittelt.

## Hormonwirkung über membranständige Rezeptoren

Hormone, die die Zellmembran nicht durchdringen können, müssen ihre intrazelluläre Wirkung durch einen **membranständigen Rezeptor** vermitteln.

Es bestehen drei grundsätzliche Möglichkeiten, wie ein extrazelluläres „Signal" über einen Membranrezeptor (meist ein integrales Membranprotein) in der Zelle eine Wirkung auslösen kann.

### Typ I: Tyrosinkinase-Rezeptor

▶ Tyrosinkinase-Rezeptoren sind aufgrund einer einzigen lipophilen Domäne in die Membran integriert. Ihre funktionelle Form sind Dimere bzw. Tetramere (z. B. Insulinrezeptor, Abb. 11.2):
- An der extrazellulären α-Untereinheit bindet das Hormon.
- An der β-Untereinheit sitzen intrazellulär zahlreiche Tyrosylreste und eine Tyrosinkinase, die in einer spezifischen Domäne lokalisiert ist.

Durch die Bindung eines Hormons an die extrazelluläre α-Untereinheit erfährt die Tyrosinkinase eine *Konformationsänderung* und wird dadurch aktiviert. Im aktivierten Zustand kann die Tyrosinkinase die Tyrosylreste am zytosolischen Teil des Rezeptors autophosphorylieren. An die *phosphorylierten* Tyrosylreste können sog. Adapterproteine binden, die eine für die Bindung notwendige $SH_2$-Domäne enthalten ($SH_2$ = scr homologe Domäne = Domäne mit ähnlicher Struktur wie „scr-Kinase"). Durch diese Bindung werden die Adap-

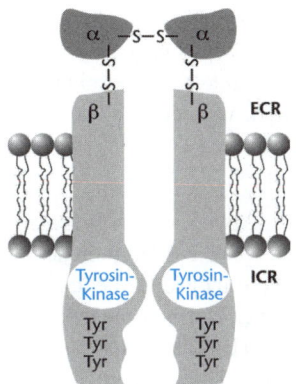

**Abb. 11.2:** Insulinrezeptor.

termoleküle als Kinasen aktiv, so dass eine Kinasekaskade in Gang kommt. ◄

Je nach Rezeptor und Art der an ihn bindenden Adapterproteine endet diese Reaktionskette z. B. mit der vermehrten Bildung von $IP_3$ (Inositoltriphosphat) oder mit der Beeinflussung der Genaktivität, wenn das zuletzt phosphorylierte Enzym ein Transkriptionsfaktor ist.

### Typ II: Ligandengesteuerter Ionenkanal
Ligandengesteuerte Ionenkanäle öffnen oder schließen sich nach Effektorbindung. Sie vermitteln die *schnellste* Zellreaktion auf Hormone. Insbesondere die Wirkung von Neurotransmittern, wie Acetylcholin, GABA, Glutamat und Serotonin wird über diesen Rezeptortyp gesteuert.

Alle ligandengesteuerten Ionenkanäle bestehen aus fünf Proteinuntereinheiten, der Acetylcholin-Rezeptor z. B. aus $\alpha_2\beta\gamma\delta$.

### Typ III: G-Protein-gekoppelter Rezeptor
Charakteristisch für diesen Rezeptortyp ist seine heptahelikale Struktur (sieben Transmembrandomänen) und seine Kopplung an ein G-Protein.

Bei der Anlagerung eines Hormons bildet sich ein Hormon-Rezeptor-Komplex, der das G-Protein aktiviert.

#### G-Protein (Guaninnukleotid-bindendes-Protein)
► **G-Proteine** bestehen aus drei Untereinheiten: α, β, γ (Heterotrimere). In inaktiviertem Zustand sind sie an die Innenseite der Zellmembran gebunden. ◄

Die Aufgabe der G-Proteine ist die Übermittlung von Signalen extrazellulärer Rezeptoren in das Zellinnere (Mechanismus ☞ Abb. 11.3). Stimulierend wirkende $G_s$-Proteine geben die extrazelluläre Information als Aktivierung, inhibierend wirkende $G_i$-Proteine dagegen als Hemmung weiter. Die ex-

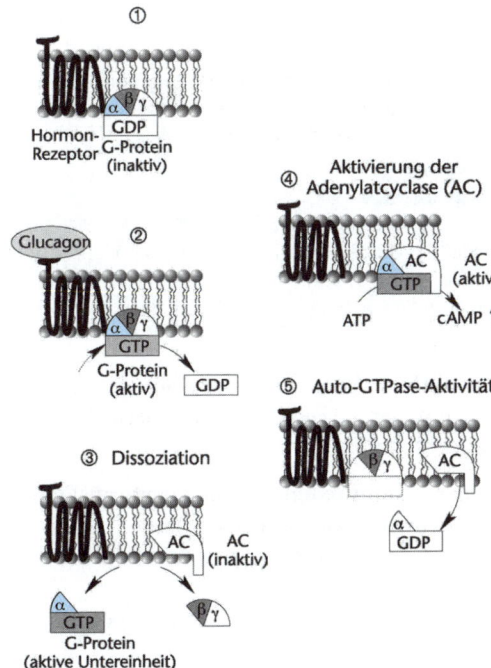

**Abb. 11.3:** ► Übertragung der Glucagonwirkung über einen G-Protein-gekoppelten Rezeptor auf den Hepatozyten. ◄
① Das inaktive G-Protein liegt in der Form: GDP-α, β, γ vor. Es ist an den heptahelikalen Hormonrezeptor gekoppelt.
② Die Bindung eines Hormons aktiviert den Rezeptor, der nun das GDP von der α-Untereinheit des G-Proteins abspaltet. Aufgrund der hohen Affinität des Guaninnucleotid-freien G-Proteins zu GTP bindet dieses anstelle des GDP sogleich ein GTP. Es geht dabei von der inaktiven in seine aktive Form über.
③ Das aktive G-Protein löst sich von der Zellmembran ab und dissoziiert in die aktive α-GTP-Untereinheit sowie den β-γ-Komplex.
④ Die α-GTP-Untereinheit eines **G$_s$**-Proteins stimuliert z. B. die Adenylatzyklase (☞ unten), und es kommt zum Anstieg des „Second messengers" cAMP.
⑤ Um die stimulierende Wirkung zu beenden, muss die *aktive* α-GTP- in die *inaktive* α-GDP-Form überführt werden. Hierzu besitzt das G-Protein selbst eine **GTPase**, die oftmals durch ein GTPase-aktivierendes Protein (kurz: GAP) aktiviert wird.
Die inaktive α-Untereinheit lagert sich wieder an die β/γ-Untereinheit des G-Proteins an.

**11**

trazellulären Effektoren können Hormone, Neurotransmitter, Wachstumsfaktoren, aber auch physikalische oder chemische Reize sein.

 Merken Sie sich unbedigt, dass es zwei Typen von G-Proteinen gibt. Meistens werden in Vorlesungen und Seminaren nur Beispiele gewählt, bei denen $G_s$-Proteine vorkommen. Denken Sie deshalb auch immer daran, dass es auch inhibierende G-Proteine gibt.

**Mechanismus der Signalvermittelung über einen G-Protein-gekoppelten Rezeptor: Wirkung von Glucagon auf den Hepatozyten** (Abb. 11.3)

### Merke!
Die $\alpha$-Untereinheit des G-Proteins kann entweder GDP oder GTP binden. Ist GTP gebunden, befindet sie sich so lange in einem aktiven Zustand, bis sie das GTP langsam zu GDP hydrolysiert hat (GTPase-Aktivität).

Die **aktive** α-Untereinheit kann auf vier verschiedenen Wegen die Freisetzung von „Second messengern" beeinflussen:

1. durch ihre **Bindung an die membranständige Adenylat- bzw. Guanylatzyklase**:
   $G_s$ stimuliert die Zyklase $\rightarrow$ cAMP / cGMP-Anstieg.
   $G_i$ inhibiert die Zyklase $\rightarrow$ cAMP / cGMP-Abfall.

### Merke!
▶ cAMP und cGMP sind second messenger. Sie aktivieren die *Proteinkinase A* (PK A), welche durch Phosphorylierung verschiedene Enzyme aktivieren oder deaktivieren kann. ◀

2. durch **Aktivierung einer Phosphodiesterase**, die cAMP oder cGMP abbaut und so deren Konzentration vermindert.
3. durch **Aktivierung eines Ionenkanals**, wodurch z. B. die $Ca^{2+}$-Konzentration in der Zelle ansteigt.
4. ▶ durch **Aktivierung der Phospholipase C**. Diese Lipase hydrolysiert spezifisch das Membranlipid **$PIP_2$** (Phosphatidylinositol-4,5-Biphosphat), wodurch die sog. **Phosphoinositkaskade** eingeleitet wird, die zu den beiden Endprodukten **DAG** (Diacylglycerin) und **$IP_3$** (Inositol-1,4,5-Triphosphat) führt.

**DAG** aktiviert eine Proteinkinase C (PK C), die in Anwesenheit von $Ca^{2+}$-Ionen Serin- und Threonin-Reste von Proteinen phosphoryliert und so deren Funktion verändert.
**$IP_3$** bewirkt die Freisetzung von $Ca^{2+}$ aus intrazellulären Speichern. ◀

Interessant ist, dass die Aktivierung des G-Proteins nicht allein davon abhängt, ob das Hormon gebunden ist oder nicht. Rezeptormoleküle, die über längere Zeit einem konstanten Hormonspiegel ausgesetzt sind, können den GTP-GDP-Austausch nicht mehr effektiv katalysieren. Diese Eigenschaft von Rezeptorsystemen wird **Desensibilisierung oder Adaptation** genannt. Die Adaptation erfolgt wahrscheinlich über Phosphorylierungen von Serinresten am Rezeptor. Rezeptorsysteme sind so angelegt, dass sie auf Veränderungen der Reizstoffkonzentration und nicht auf dessen absolute Konzentration ansprechen.

### Second messenger

#### Definition

Als **second messenger** („zweiter Botenstoff") werden Stoffe bezeichnet, die ein extrazelluläres, oftmals hormonelles Signal in Stoffwechseländerungen der Zielzelle umsetzen. Häufig sind G-Proteine zwischengeschaltet. Second messenger verursachen einen **„Verstärkungseffekt"**. Sie können völlig verschiedene, teils antagonistische, teils synergistische Wirkungen auf die gleiche oder auf verschiedene Zellen auslösen.

Zu den Second messengern zählen z. B.: cAMP, cGMP, Inositoltriphosphat, Diacylglycerin, Arachidonsäure und $Ca^{2+}$.

#### cAMP
- cAMP ist der bekannteste und entwicklungsgeschichtlich wahrscheinlich älteste Second messenger.
- **Bildung:** aus ATP unter Abspaltung von ℗-℗. Die Reaktion wird durch die Adenylatzyklase katalysiert, die durch die aktive α-Untereinheit des G-Proteins aktiviert wird (☞ oben).
- **Wirkung:** cAMP aktiviert oder hemmt zelluläre Enzymsysteme und beeinflusst membranständige Transportsysteme (Permeabilität). cAMP

wirkt über eine *Aktivierung von Proteinkinasen* (Phosphorylierung von Serinresten).

- **Abbau:** Durch eine intrazelluläre Phosphodiesterase wird cAMP sehr rasch zu AMP hydrolysiert.

### 🔆 Merke!

Die bekannten Wirkungen von Coffein und Theophyllin werden durch eine Hemmung der Phosphodiesterase und die dadurch verlängerte Adrenalinwirkung erklärt.

#### cGMP

- ▶ **Bildung:** aus GTP durch Katalyse der Guanylatzyklase (entsprechend der cAMP-Bildung, ☞ oben) ◀
- **Wirkung:** cGMP beeinflusst membranäre Transportsysteme.
- **Abbau:** zu GMP (wie bei cAMP) über eine Phosphodiesterase.

#### Phospholipid-Metaboliten: IP$_3$ + DAG

- **Bildung:** IP$_3$ und DAG entstehen durch die hydrolysierende Wirkung der Phospholipase C aus dem Phospholipid der Plasmamembran PIP$_2$ (Phosphatidylinositol-4,5-Bisphosphat).
- **Wirkung:** Die Effekte von IP$_3$ und Diacylglycerin sind synergistisch:
  - **Inositoltriphosphat** (IP$_3$) setzt Ca$^{2+}$ aus intrazellulären Speichern frei, was Ca$^{2+}$-abhängige Prozesse beeinflusst. Da IP$_3$ sehr kurzlebig ist, dauert die Ca$^{2+}$-Freisetzung nicht lange an.
  - **Diacylglycerin** (DAG) steigert die Aktivität der Ca$^{2+}$-abhängigen Proteinkinase C in der Zellmembran.

Über die Phosphoinositkaskade werden viele Stoffwechseleffekte vermittelt, z. B. Glykogenolyse in Leberzellen, Serotoninfreisetzung und Aggregation von Thrombozyten, Histaminfreisetzung aus Mastzellen, Kontraktion glatter Muskeln (Abb. 11.4).

#### Arachidonsäure

- **Bildung:** Arachidonsäure wird unter Kontrolle eines G-Proteins aus Membranlipiden freigesetzt (Phospholipase A$_2$).
- **Wirkung:** Arachidonsäure übt verschiedene Stoffwechselwirkungen aus und ist Vorstufe

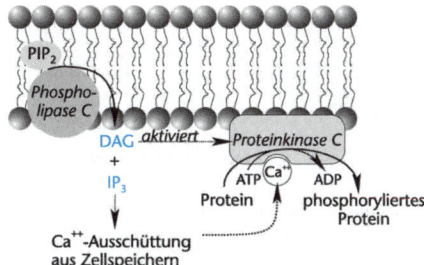

**Abb. 11.4:** Phosphoinositkaskade.

weiterer hormonähnlich wirkender Substanzen wie Prostaglandine, Thromboxane oder Leukotriene.

#### Ca$^{2+}$-Ionen

Auch Ca$^{2+}$-Ionen können die Rolle eines Second messengers übernehmen.

- **„Bildung":** Hormone oder G-Proteine öffnen oder schließen Ca$^{2+}$-Kanäle der Zellmembran, wodurch sich die intrazelluläre Ca$^{2+}$-Konzentration ändert.
- **Wirkung:** Ca$^{2+}$ bindet an negativ geladene Gruppen z. B. von Proteinen und ändert dadurch deren Konformation.
  Weitere Signaleffekte durch Ca$^{2+}$-Ionen werden zum Teil über das Calcium-bindende Protein Calmodulin vermittelt.

#### Hinweis

In der unerregten Zelle liegt der Calciumspiegel einige Zehnerpotenzen unter dem des Extrazellularraumes.

### 11.1.4 Hormonelle Regelkreise

#### Einzelschritte der Hormonausschüttung

Die Hormonsekretion wird nach einem für viele Hormone ähnlichen Regelkreis gesteuert (Abb. 11.5).

- Im *Hypothalamus* wird über neuronale und humorale Reize die Bildung sog. **Releasing-Hormone** (hypophyseotrope Hormone, **Liberine**; meist niedermolekulare Polypeptide) ausgelöst.
- Releasing-Hormone wirken ausschließlich am *Hypophysenvorderlappen*, wo sie die Ausschüt-

**11**

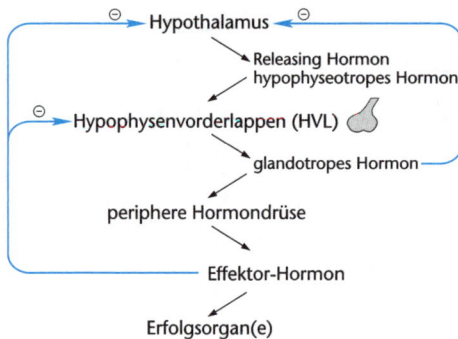

**Abb. 11.5:** Hormoneller Regelkreis.

tung der dort produzierten Hormone induzieren. Dies sind meist **glandotrope Hormone**, aber auch Effektorhormone, die direkt am Erfolgsorgan wirken.

▶ Verschiedene Peptidhormone des Hypophysenvorderlappens entstehen durch proteolytische Spaltung aus einer gemeinsamen Vorstufe, dem aus 256 Aminosäuren aufgebauten Proopiomelanocortin (POMC). Zu diesen zählen: α- und β-MSH, Corticotropin (ACTH), β- und γ-Lipotropin und β-Endorphine). ◀

 Nach den Hormonen mit POMC als gemeinsamer Vorstufe wird oft gefragt. Prägen Sie sich diese Hormone gut ein.

● Die glandotropen Hormone regen die peripheren Hormondrüsen zur Bildung und Sekretion von **Effektorhormonen** an.

> **Merke!**
> Für jedes Hormon existiert wahrscheinlich ein spezifisches glandotropes Hypophysenvorderlappen-Hormon (HVL-Hormon), das wiederum von einem spezifischen Releasing-Hormon des Hypothalamus freigesetzt wird. Es wurden jedoch noch nicht für alle Hormone Releasing-Faktoren bzw. glandotrope Hormone nachgewiesen.

## Regulation der Hormonausschüttung über „negatives Feedback"

Die Hormonausschüttung wird über drei negative Feedback-Schritte reguliert:

1. glandotrope Hormone → Hypothalamus
2. Effektorhormone → Hypothalamus
3. Effektorhormone → HVL.

Ist der Hormonspiegel zu niedrig, wird der Hypothalamus zur Freisetzung von Releasing-Hormonen angeregt. Steigt der Spiegel an glandotropen und Effektorhormonen daraufhin, so wird die Freisetzung von Releasing-Hormonen wieder eingestellt (negative Rückkopplung der glandotropen und Effektorhormone auf den Hypothalamus). Eine erhöhte Effektorhormonkonzentration vermindert außerdem die Ausschüttung glandotroper Hormone (negative Rückkopplung der Effektorhormone auf den HVL).

Im Hypothalamus werden auch *Release-inhibiting*-Hormone (Statine) gebildet, die die Sekretion glandulärer Hormone und Effektorhormone mindern.

Der Hypothalamus wird nicht nur humoral (hormonelle Kontrolle) oder von Rhythmuszentren, sondern auch durch nervale Faktoren, z.B. Stress, beeinflusst. So können viele körperliche Dysfunktionen bei psychischen Belastungen, z.B. Zyklusstörungen bei der Frau, erklärt werden.

### Beispiel eines hormonellen Regelkreises

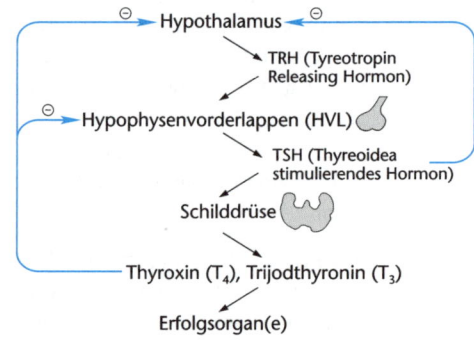

**Abb. 11.6:** Regelkreis der Schilddrüsenhormone.

## 11.1.5 Beendigung der Hormonwirkung

Für die genaue Steuerung von Stoffwechselvorgängen ist sowohl das exakte Einsetzen als auch die exakte Beendigung der Hormonwirkung erforderlich.

Hormone liegen in Hormondrüsen als *inaktive Vorstufen in Speichergranula* vor. Bei einem spezifischen Reiz werden die Hormone aktiviert und die Granula schütten ihren Inhalt in die Blutbahn aus.

Der Abbau bzw. die Inaktivierung der Hormone erfolgt unterschiedlich schnell, je nach der für jedes Hormon spezifischen Halbwertszeit.

Hormone werden abhängig von ihrer chemischen Natur auf verschiedene Weise inaktiviert:

- **Einführung von $CH_3$-Gruppen**
  $\stackrel{\wedge}{=}$ Verdeckung hormonwirksamer OH-Gruppen, z. B. bei Katecholaminen.
- **Konjugation mit Glucuronsäure oder Sulfat** bewirkt eine bessere Wasserlöslichkeit und somit eine schnellere Ausscheidung, z. B. bei Steroiden (Glucuronid).
- **Proteolyse** bei Proteo- bzw. Peptidhormonen
- **Oxidative Desaminierung** z. B. durch MAO bei Aminosäurederivaten.

Einige Hormone werden auch in der wirksamen Form ausgeschieden, z. B. Östrogene.

 3-Methoxy-4-Hydroxymandelsäure als Abbauprodukt von Adrenalin und 5-Hydroxyindolessigsäure als Abbauprodukt von Serotonin werden häufig im Physikum abgefragt.

## 11.1.6 Nachweis von Hormonen

### Biologischer Nachweis

Bei einem Versuchstier wird eine hormonproduzierende Drüse operativ entfernt. Die in der Folge auftretenden Symptome müssen durch Gabe des entsprechenden Hormons wieder verschwinden. Dieser Test wird z. B. zur Überprüfung der Wirksamkeit synthetisch hergestellter Hormone eingesetzt.

### Chemischer Nachweis

Hormone können auch durch Chromatographie oder Elektrophorese nachgewiesen werden. Die Spezifität dieser chemischen Nachweismethoden ist jedoch gering.

### Radio Immuno Assay (RIA)

Mit dem RIA kann die Konzentration von Hormonen bestimmt werden, die als Antigene wirken (z. B. Proteohormone).

Im ersten Schritt müssen tierexperimentell Antikörper gegen das Hormon erzeugt werden. Für den Radioimmuntest wird das gereinigte Hormon radioaktiv markiert und mit einer definierten Menge Antikörper in eine Probe gegeben, deren Hormonkonzentration (unmarkiertes Hormon) bestimmt werden soll.

Da die Antikörper markiertes und unmarkiertes Hormon gleich gut binden, *konkurrieren* markiertes und unmarkiertes Hormon jetzt *um die Bindung am spezifischen Antikörper.* Ist in der Probe viel (unmarkiertes) Hormon vorhanden, so kann sich nur wenig markiertes Hormon an den Antikörper binden und entsprechend wird eine geringe Radioaktivität des isolierten Antigen-Antikörper-Komplexes gemessen. Ist wenig (unmarkiertes) Hormon in der Probe vorhanden, liegen die Verhältnisse umgekehrt.

Ein häufig durchgeführter Radioimmuntest ist der $T_3$-, $T_4$-Test.

 **Merke!**

**Radio immuno assay (RIA)**
empfindlicher radiologischer Nachweis für die in *sehr geringen* Spiegeln vorliegenden Hormone ($10^{-6}$–$10^{-10}$ mol/l).

## 11.2 Hypothalamus-Hypophysäres System

### 11.2.1 Neurohormone des Hypothalamus

**11**

**Merke!**

parvizellulär → HVL (Adenohypophyse)

Der Hypothalamus ist die oberste, vermittelnde Instanz zwischen Nerven- und Hormonsystem. Hier fließen sämtliche Informationen des ZNS zusammen. Zwei Kerngebiete des Hypothalamus können auf die neuronalen Reize mit der Sekretion von Neurohormonen reagieren:

- Im *parvizellulären Kerngebiet* liegende Neurone produzieren und sekretieren aktivierende **Releasing-Factors** (Liberine) oder hemmende **Release Inhibiting Factors** (Statine). Diese Neurohormone erreichen über das hypophysäre Pfortadersystem den in unmittelbarer Nachbarschaft gelegenen Hypophysenvorderlappen (HVL, Adenohypophyse). Hier dienen sie der Regulation der Hormonproduktion (☞ Kap. 11.2.2).
- Im *magnozellulären Kerngebiet* (Nucleus supraopticus und paraventricularis) werden **ADH und Oxytocin** gebildet (☞ Kap. 11.2.2). Diese Hormone gelangen über das Infundibulum (Hypophysenstiel) *neuronal* in den Hypophysenhinterlappen (HHL, *Neuro*hypophyse), wo sie gespeichert und nach Bedarf sezerniert werden.

 Die regulatorischen Funktionen der einzelnen hypothalamischen Hormone werden bei den durch sie regulierten Hormonen in den Abschnitten „Hormonelle Kontrolle" abgehandelt.

## 11.2.2 Hormone der Hypophyse   !!!

 Zu Beginn dieses Abschnitts noch der Hinweis, dass die verschiedenen Anteile der Hypophyse entwicklungsgeschichtlich unterschiedliche Ursprünge aufweisen:
1. Der Vorderlappen entstand aus ektodermalem Epithel des Mundhöhlendaches.
2. Der Hinterlappen ist eine ZNS-Ausstülpung.
3. Der beim Menschen nur rudimentär vorhandene Mittellappen entstammt einem Anteil der Rathketasche, ist jedoch fest mit dem Hinterlappen verbunden.

Im **Hypophysenvorderlappen (HVL; Adenohypophyse)** werden jeweils in Abhängigkeit eines Releasing-Hormones (RH) bzw. eines Release-Inhibiting-Hormones (Statin) sechs Hormone hergestellt:
- ▶ CRH *(Corticotropin RH)* → ACTH (Adrenocorticotropes Hormon) ◀
- TRH *(Thyreotropin RH)* → TSH (Thyreotropin)
- LH-RH *(Luteotropic Hormone RH)* → LH (Luteotropes Hormon)
- LH-RH *(Luteotropic Hormone RH)* → FSH (Follikel-stimulierendes Hormon)

- GRH + SS *(Growth Hormone RH + Somatostatin)* → STH (Somatotropin)
- PIH *(Prolaktin Release Inhibiting Hormone)* → Prolaktin.

Bis auf die beiden systemisch wirkenden Hormone Prolaktin und STH handelt es sich bei diesen hypophysären Hormonen um glandotrope Hormone (Tropine).

Im **Hypophysenhinterlappen (HHL; Neurohypophyse)** werden zwei im Hypothalamus gebildete Hormone gespeichert (an Polypeptide gebunden) und bei Bedarf per Exozytose freigesetzt:
- ADH (Antidiuretisches Hormon, Vasopressin)
- Oxytocin.

Im Hypophysenmittellappen (HML) liegt der eigenständige Bildungsort eines Hormons:
- MSH (Melanozyten-stimulierendes Hormon).

## HVL-Hormone

Die vier glandotropen Hormone dienen der Kontrolle der Hormondrüsen des Körpers und werden zusammen mit den jeweiligen Hormondrüsen besprochen:
- ACTH ☞ Hormone der Nebenniere
- TSH ☞ Schilddrüsenhormone
- LH + FSH ☞ Sexualhormone

Im Folgenden werden wir Somatotropin und Prolaktin betrachten.

### Somatotropin (STH)

#### Struktur und Biosynthese

Somatotropin (Wachstumshormon, STH) ist ein einsträngiges Polypeptid, das aus 188 Aminosäuren besteht und innerhalb des Moleküls zwei Disulfidbrücken aufweist. Es besitzt eine sehr hohe Artspezifität.

STH wird in den **eosinophilen Zellen** des Hypophysenvorderlappens gebildet. Es besitzt eine Basalsekretion; der Plasmaspiegel liegt beim Erwachsenen zwischen 0 und 3 ng/ml. Die STH-Sekretion kann durch verschiedene Faktoren bzw. Mechanismen erheblich (bis zum 10-fachen) gesteigert werden:

- zirkadiane Rhythmik der Sekretion (Maximum zu Beginn des Schlafes)
- Stress, Arbeit
- Hunger, Blutzuckerspiegel u.v.a.

## Wirkungen

STH ist kein glandotropes Hormon, d.h. es wirkt nicht auf eine spezielle Hormondrüse, wie z.B. TSH auf die Schilddrüse, sondern auf den ganzen Organismus. Dabei beeinflusst es das Wachstum sowie verschiedene Stoffwechselprozesse:

- Das **Wachstum** beeinflusst STH vorwiegend über Peptide, die unter Kontrolle des STH in Leber und Niere gebildet werden: die sog. **Somatomedine** (Insulin like growth factor; IGF1 und IGF2).
  - Die Aktivität der Knorpelzellen nimmt zu, wodurch eine Zunahme der Epiphysenfugendicke (→ Längenwachstum) erreicht wird.
  - Auch das Wachstum der inneren Organe wird durch die Somatomedine angeregt.

> ### ৩☞ Klinik!
>
> **Mangel an STH** führt zu proportionalem **Zwergwuchs** (Nanosomie); hypophysäre Zwerge. Die Behandlung ist nur mit artgleichem Hormon und vor der Verknöcherung der Epiphysenfugen möglich.
> Die **Überproduktion von STH** führt im Wachstumsalter zu proportionalem **Riesenwuchs**, nach Abschluss des Wachstums zur **Akromegalie**, einer alleinigen Vergrößerung der Akren (z.B. Unterkiefer, Nase, Hände, Füße).
> Die Akromegalie kann mit *SRIF (Somatostatin,* ☞ unten) behandelt werden.

- **Protein-anabole Wirkung** (Insulin-synergistisch):
  Durch erhöhte Aufnahme von Aminosäuren in die Zellen und Steigerung der Proteinsynthese werden vermehrt Proteine gebildet und weniger Stickstoff ausgeschieden. Die Stickstoffbilanz unter STH wird folglich positiv.
- **Hemmung der Lipidsynthese** (Insulin-antagonistisch):
  Durch die Hemmung der Lipidsynthese steigt der Blutspiegel freier Fettsäuren.
- **Anstieg des Blutglucosespiegel**s (Insulin-antagonistisch):

Die Glucoseverwertung ist gehemmt, die Gluconeogenese gesteigert. Somit wird der Wirkungsgrad des Insulins verringert. Da STH zudem die Ausschüttung von Glucagon fördert, kommt es insgesamt zu einem Anstieg des Blutglucosespiegels.

## Hinweis

Bei Versuchstieren konnte durch hochdosierte STH-Gaben *Diabetes mellitus* erzeugt werden (Insuffizienz der B-Zellen durch übersteigerten Insulinbedarf).

> ### ☼ Merke!
>
> Verglichen mit den Stoffwechselwirkungen des Insulins besitzt Somatotropin teils antagonistische, teils synergistische Wirkungen. Die synergistischen Wirkungen, sog. *„Insulin like activities"(ILA)* des STH lassen sich mit Insulinantikörpern nicht unterdrücken, so dass man sie auch als *„non suppressible Insulin like activities"* (NSILA) bezeichnet. Die NSILA sind auf die Somatomedine zurückzuführen.

## Hormonelle Kontrolle der Sekretion

- Die STH-Produktion und Sekretion wird vom Hypothalamus über zwei Hormone gesteuert:
- **Somatotropin-Releasing-Factor (SRF, SRH)** steigert die STH-Ausschüttung im Hypophysenvorderlappen.
- **Somatotropin-Releasing-Inhibiting-Hormon (SRIH, SRIF, Somatostatin)** hemmt die STH-Sekretion. Somatostatin wird nicht nur im Hypothalamus, sondern auch als Gewebshormon in den D-Zellen der Pankreasinseln und in der intestinalen Mukosa gebildet, wo es auch die Ausscheidung von Gastrin, Sekretin sowie Insulin und Glucagon hemmt.

## Prolaktin

### Struktur und Biosynthese

Prolaktin wird in den **azidophilen Zellen** des Hypophysenvorderlappens gebildet. Es ist ein Peptidhormon aus 198 Aminosäuren ohne Kohlenhydratanteil, das deutliche strukturelle Verwandtschaft zum Wachstumshormon Somatotropin zeigt.

**11**

## Wirkungen

Prolaktin fördert die Milchsekretion in den Mammae durch Vermehrung des Gewebes und der Milchproduktion. Im Tierversuch konnte auch eine Stimulierung der Progesteronsekretion aus dem Corpus luteum beobachtet werden. Außerdem löst Prolaktin bei vielen Tieren Brutinstinkte aus.

> **☞ Klinik!**
>
> In der Gynäkologie werden Prolaktinhemmer *(Pravidel®)* zum Abstillen eingesetzt.

## Hormonelle Kontrolle

Die Prolaktinsekretion wird durch zwei (hypothetische und noch umstrittene) hypothalamische Hormone gesteuert:
- PRH (Prolaktin-Releasing-Hormon)
- PRIH (Prolaktin-Releasing-Inhibiting-Hormon).

Erwiesen ist dagegen ein Rückkopplungsmechanismus über Prolaktin zum Hypothalamus: bei erhöhtem Prolaktinspiegel steigt die Ausschüttung von **Dopamin**, das hemmend auf die weitere Prolaktinsekretion wirkt.

## HHL-Hormone

- **Oxytocin-Wirkung:** Kontraktion der glatten Muskulatur von Uterus und Brustdrüse.
- **ADH-Wirkung:** Steigerung der Wasserpermeabilität im distalen Tubulus und Sammelrohr → $H_2O$-Rückresorption↑ → Harnkonzentrierung ↑, Harnvolumen ↓, osmotischer Druck ↓

## Struktur und Bildungsorte

Aus dem HHL können die Peptidhormone Oxytocin und ADH (Vasopressin, Adiuretin, antidiuretisches Hormon) isoliert werden. Die Bildungsstätten dieser Hormone sind jedoch neurosekretorische Neurone des **Nucleus supraopticus** und **Nucleus paraventricularis** des Hypothalamus (magnozelluläre Areale). Der Hypophysenhinterlappen dient lediglich als Speicherorgan.

Beide Hormone sind Nonapeptide, die durch eine Disulfidbrücke zwischen den Cysteinresten in Position 1 und 6 den Charakter zyklischer Peptide besitzen. Sie unterscheiden sich in den Positionen 3

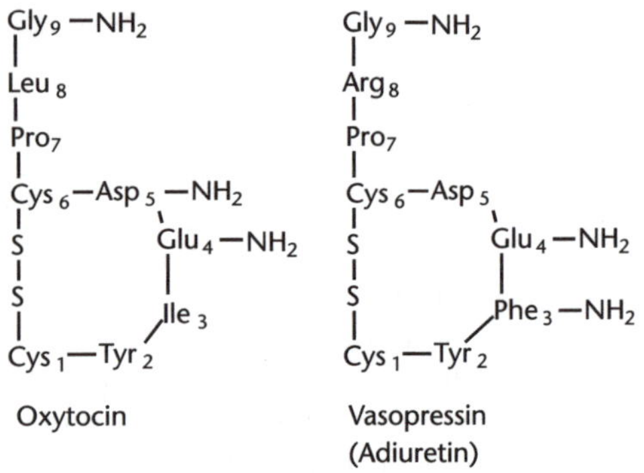

**Abb. 11.7:** Strukturformeln Oxytocin und ADH.

(Ile bzw. Phe) und 8 (Leu bzw. Arg) der AS-Sequenz (Abb. 11.7).

## Wirkungen

### Wirkungen des Oxytocins

Oxytocin regt die Kontraktion der glatten Muskulatur des Uterus und der Brustdrüse (Milchejektion!) an. Die Oxytocinausschüttung wird u. a. nerval über das Saugen an der laktierenden Brust gefördert.

> **☞ Klinik!**
>
> In der Geburtshilfe wird Oxytocin zur Verstärkung der Uteruskontraktion (Wehen) verabreicht. Die Empfindlichkeit der Uterusmuskulatur für Oxytocin steigt gegen Ende der Schwangerschaft außerdem mit erhöhtem Östrogen-Gestagen-Quotienten.

### Wirkungen des ADH

Synonyme: *Antidiuretisches Hormon, Adiuretin, AVP, Angio-Vasopressin.*

▶ ADH erhöht (über $V_2$-Rezeptoren) die Permeabilität für Wasser im distalen Tubulus und Sammelrohr durch den Einbau sog. Aquaporine ($A_2$). ◀ Dadurch wird die $H_2O$-Rückresorption erheblich gesteigert, was zu einer erhöhten Harnkonzentrierung und Abnahme des Harnvolumens führt (→ *Antidiuretisches Hormon*). Gleichzeitig nimmt der osmotische Druck der Körperflüssigkeit ab.

In hohen Dosen verursacht ADH eine langanhaltende Kontraktion aller Gefäße (über $V_1$-Rezeptoren) und eine extreme Erhöhung des Blutdrucks (→ *Vasopressin*).

Gesteuert wird die ADH-Ausschüttung über Osmo-rezeptoren des Hypothalamus:
- ADH ↑ bei Aufregung, körperlicher Belastung, Nicotin, Acetyl-Cholin
- ADH ↓ bei Alkoholkonsum.

### ⚕ Klinik!

**Diabetes insipidus**
Krankheitsbild, das durch eingeschränkte oder sogar fehlende Produktion von ADH geprägt ist. Es resultiert eine Polyurie (pathologisch erhöhte Harnausscheidung; bis zu 20 Liter/Tag) und sekundär eine Polydipsie (krankhaft gesteigerter Durst). Ohne Behandlung kann durch Elektrolytverlust Lebensgefahr entstehen. Die Therapie kann jedoch relativ leicht durch Gabe von ADH erfolgen.

Noch einmal zur Wiederholung die Aufteilung der Hypophyse mit Funktionen im Überblick:
- HVL (Hypophysenvorderlappen)
  Bildung von sechs Hormonen:
  - vier glandotrope Hormone: ACTH, TSH, LH, FSH.
  - zwei effektorische Hormone: Somatotropin und Prolaktin.
- HHL (Hypophysenhinterlappen)
- Speicherungsort für ADH und Oxytocin. Diese Hormone werden im Hypothalamus gebildet.
- HML (Hypophysenmittellappen)
- Bildung von MSH.

## 11.3 Hormone der Schild- und Nebenschilddrüse

### 11.3.1 Schilddrüsenhormone: !!!!
### Trijodthyronin ($T_3$) und Thyroxin ($T_4$)

**Struktur und Biosynthese**

Die Glandula thyreoidea produziert die beiden Schilddrüsenhormone Trijodthyronin ($T_3$) und Thyroxin ($T_4$) (Abb. 11.8).

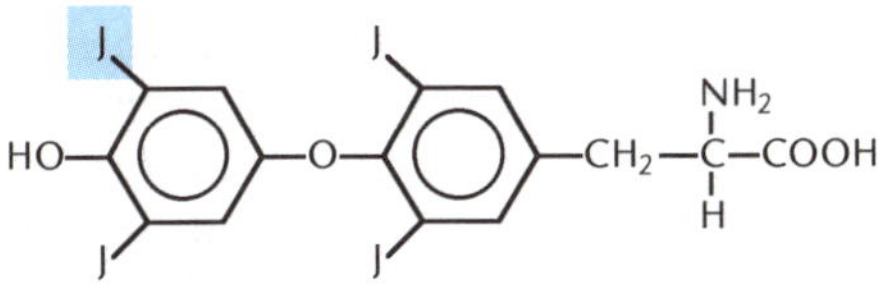

**Abb. 11.8:** Strukturformeln $T_3$ und $T_4$. $T_4$ enthält ein zusätzliches Jodatom (farbig hinterlegt).

▶ Beide Hormone sind Derivate der Aminosäure Tyrosin. ◀

Die Schilddrüse besitzt eine sog. **Jodfalle,** die das mit Nahrung und Trinkwasser zugeführte Jodid aktiv aufnimmt. Die Jodid-Menge sollte täglich 100–200 µg betragen.

▶ Das Jodid ($J^-$) wird durch eine Oxidase zu $J_2$ oxidiert, welches sich an Tyrosinreste des Glykoproteins „**Thyreoglobulin**" anlagert. Dabei entstehen Monojodtyrosin (MJT) und das zweifach jodierte Dijodtyrosin (DJT), die Grundbausteine der beiden Schilddrüsenhormone:
- **Trijodthyronin ($T_3$)** entsteht aus einem Molekül MJT und einem Molekül DJT unter Ausbildung einer Etherbindung.
- **Thyroxin ($T_4$)** wird aus zwei Molekülen DJT gebildet. ◀

### 💡 Merke!

Die $T_3$-$T_4$-Synthese kann nur mit Thyreoglobulin-gebundenen Tyrosinresten erfolgen, d. h. sie setzt ein intaktes Thyreoglobulin voraus.

▶ **Globulin-gebundene Hormone** stellen die **Speicherform** dar. Sezerniert werden können sie erst nach vorangegangener proteolytischer Abspaltung.

Im Blut kommen die Schilddrüsenhormone sowohl frei als auch an Trägerproteine gebunden vor. Das wichtigste Trägerprotein ist das **T**hyroxin-**b**inden-de **G**lobulin (**TBG**), das – wie der Name schon sagt – v.a. Thyroxin ($T_4$) bindet. Weitere Trägerproteine sind **Albumin** und **Präalbumin**. ◀

Das Verhältnis von freiem zu gebundenem $T_4$ ist kleiner als 1:1000. Da nur das freie Thyroxin biologisch aktiv ist, kann eine Veränderung des TBG-Gehalts die Hormonsynthese beeinflussen:

*Absinken der TBG-Konzentration* → relativer Anstieg des freien Hormons → Hemmung der TSH-Freisetzung → *verminderte Biosynthese von $T_4$*.

Eine Steigerung des TBG-Gehaltes hat den umgekehrten Effekt.

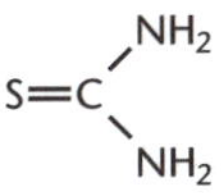

**Abb. 11.9:** Thioharnstoff.

**11**

**Hemmung der Synthese von Schilddrüsenhormonen durch Thyreostatika**

Thyreostatika können die Synthese von Schilddrüsenhormonen auf zwei Wegen hemmen:

- **Blockierung der Jodfalle**
  Stoffe wie *Rhodanit, Nitrat, Perchlorat, Jodat* und *Dinitrophenol* blockieren den aktiven Transport des Jodids.
- **Hemmung des Jodeinbaus**
  Stoffe wie *Thiouracil, Acetylthiouracil* und *Thiazol* inhibieren die Peroxidase, die Jodid zu Jod oxidiert, oder blockieren direkt den Einbau von Jod in Tyrosin. Alle enthalten Schwefel in Thioharnstoffgruppierung (Abb. 11.9).

## Wirkungen

▶ $T_3$ und $T_4$ erhöhen vermutlich die Enzymsynthese durch Steuerung der Transkription. Ein entsprechendes **zytoplasmatisches Thyroxinrezeptorprotein** konnte bereits nachgewiesen werden. Außerdem vermutet man permissive Effekte des Thyroxins für die Wirkung von Somatotropin und Katecholaminen auf die Lipolyse (☞ Wirkungsmechanismen der Glucocorticoide). ◀

### $T_3$ und $T_4$ im Vergleich

Trijodthyronin ($T_3$) ist ca. 5-mal stärker wirksam als Thyroxin ($T_4$). Die Plasmakonzentration von $T_3$ ist allerdings geringer als die von $T_4$.

**Tab. 11.2: Plasmakonzentrationen von $T_3$ und $T_4$.**

|     | gesamt | frei |
| --- | --- | --- |
| T4 | 60 – 140 nmol/l | 10 – 25 pmol/l |
| T3 | 1,5 – 3,5 nmol/l | 4 – 9 pmol/l |

### Effekte der Schilddrüsenhormone

- Erhöhung des Grundumsatzes (negative Stickstoffbilanz)
- Steigerung des Umsatzes von Kohlenhydraten und Lipiden
- Steigerung der Proteinsynthese
- Tachykardie
- Steigerung der Cholesterinsynthese, jedoch aufgrund des erhöhten Umsatzes von Cholesterin niedriger Cholesterin-Blutspiegel

- Beide Hormone, $T_3$ und $T_4$, sind für die Entwicklung in der Wachstumsphase unbedingt erforderlich.
- Durch Mangel an Schilddrüsenhormonen entsteht der Symptomkomplex des **Kretinismus**.

**Überfunktion der Schilddrüse (Hyperthyreose):**

Es kommt zu einer gesteigerten Produktion und Sekretion der Schilddrüsenhormone. Folgende Symptome sind typisch:

- erhöhter Grundumsatz ($O_2$-Verbrauch ↑, Wärme ↑)
- Tachykardie
- erhöhte Reizbarkeit
- feuchte Haut
- geweitete Pupille
- gesteigerter Fettsäure- und Kohlenhydratumsatz
- Exophthalmus („Froschaugen")
- Wachstumssteigerung im Kindesalter, jedoch kein Riesenwuchs.

**Morbus Basedow:**

Eine besondere Erkrankung, die meist mit einer Hyperthyreose kombiniert ist, ist der Morbus Basedow. Hier kommt es im Rahmen eines Autoimmunprozesses zur Bildung von Antikörpern gegen den TSH-Rezeptor. Die Bindung der Antikörper an die Rezeptoren führt zu einer unkontrollierten Stimulation der Hormonbildung und Hormonausschüttung. Bei dieser Erkrankung treten die Augen häufig hervor (Exophthalmus).

**Unterfunktion der Schilddrüse (Hypothyreose):**

Bei dieser Erkrankung kommt es zu einer unzureichenden Produktion und Sekretion von Schilddrüsenhormonen. Folgende Symptome sind typisch:

- entspricht einer Verlangsamung aller Lebensprozesse
- erniedrigter Grundumsatz ($O_2$-Aufnahme↓)
- Bradykardie
- RR ↓
- geistige und körperliche Mobilität eingeschränkt (Trägheit)
- Wachstumsstillstand
- Der gesamte Symptomkomplex wird oft als **Myxödem** bezeichnet.

Hypothyreosen treten gehäuft in Jodmangelgebieten auf.

## Hormonelle Kontrolle

**TRH (Thyreotropin Releasing Hormon, Thyroliberin)**

TRH ist ein hypophyseotropes Hormon, das im Hypothalamus gebildet wird. Es ist ein Tripeptid bekannter Struktur (Pyroglutamyl-Histidyl-Prolinamid), das durch posttranslationales Processing aus einem höhermolekularen Prohormon entsteht.

TRH bindet an spezifische Membranrezeptoren der basophilen Zellen des Hypophysenvorderlappens und stimuliert dadurch die Hypophyse (HVL) zur Produktion und Abgabe von TSH.

**TSH (Thyreoidea-stimulierendes Hormon; Thyreotropin)**
▶ TSH ist ein Glykoprotein (15 % KH), das in den **basophilen Zellen** des Hypophysenvorderlappens unter Kontrolle von TRH gebildet wird. ◀ Es regt die Schilddrüse zur Bildung von $T_3$ und $T_4$ an (glandotropes Hormon) und steigert zu diesem Zweck die
- Durchblutung der Schilddrüse
- $J^-$-Aufnahme aus dem Blut.

▶ Seine Wirkung erfolgt über cAMP. ◀

Die TSH-Ausschüttung wird über den Spiegel der Schilddrüsenhormone reguliert (negatives Feedback).

> **Klinik!**
> Bei Jodmangel sinkt die Schilddrüsenhormonproduktion. Regulatorisch bewirkt dies eine Erhöhung der TSH-Sekretion und das vermehrte Wachstum der Schilddrüse (Jodmangelstruma).

> **Merke!**
> TSH steuert *nicht* die Ausschüttung von Calcitonin aus den C-Zellen der Schilddrüse.

## 11.3.2 Parathormon und Calcitonin

Parathormon (PTH, Parathyrin) entsteht in der Nebenschilddrüse, Calcitonin (Thyreo-Calcitonin) in der Schilddrüse. Obwohl sie auch strukturell unterschiedlich sind, müssen sie wegen ihrer gemeinsamen Funktion zusammen betrachtet werden. Beide Hormone dienen der Regulation des Calcium- und Phosphathaushaltes.

### Struktur und Bildungsort

**Parathormon** besteht aus 84 AS, von denen die ersten 27 N-terminalen die gleiche Wirkung besitzen wie das gesamte Molekül. Es wird in den Glandulae parathyreoideae (Epithelkörperchen, Neben-

schilddrüse) produziert. Die normale Serumkonzentration liegt bei 100–400 pg/ml = 10–40 pmol/l.

**Calcitonin** ist ein Peptidhormon aus 32 AS. Es wird von den parafollikulären C-Zellen der Schilddrüse gebildet. Die Steuerung erfolgt jedoch nicht über TSH.

### Wirkungen

**Wirkungen des Parathormons**
- ▶ **erhöht den Calciumspiegel** im Blut durch:
  - Entmineralisierung des Knochens (Stimulation der Osteoklasten zur $Ca^{2+}$-Freisetzung)
  - gesteigerte Resorption von Calcium im Gastrointestinaltrakt
  - erhöhte Rückresorption von Calcium im Nierentubulus ◀
- **senkt den Phosphatspiegel** im Blut durch:
  - Hemmung der Rückresorption von Phosphat im proximalen Nierentubulus.

▶ Die Wirkung des Parathormons ist Vitamin-D-abhängig (☞ Kapitel Vitamine). ◀

> **Merke!**
> $Ca^{2+} \uparrow$, $PO_4^{3-} \downarrow$

> **Klinik!**
> Eine Überfunktion der Nebenschilddrüse (Hyperparathyreoidismus) führt zur Demineralisierung des Knochens. Ein zu hoher $Ca^{2+}$-Spiegel im Blut kann durch einen hormonproduzierenden Tumor der Epithelkörperchen verursacht sein → erhöhte Parathormon-Produktion. Ein zu niedriger $Ca^{2+}$-Spiegel, z. B. durch versehentliche Resektion der Epithelkörperchen bei einer Struma-Operation, führt zu einer Übererregbarkeit, Muskelschwäche und tetanischen Krämpfen.

**Wirkungen des Calcitonins**
- ▶ **senkt den Calciumspiegel** im Blut → Mineralisierung des Knochens (antagonistische Wirkung zum Parathormon) ◀
- **senkt den Phosphatspiegel** im Blut durch Hemmung der Rückresorption von Phosphat im proximalen Tubulus (synergistische Wirkung zum Parathormon).

**11**

:💡: **Merke!**

$Ca^{2+}$ ↓, $PO_4^{3-}$ ↓

---

:💡: **Merke!**

Parathormon und Calcitonin regulieren den Calcium- und Phosphathaushalt. Sie sind
- *Antagonisten* im Calciumstoffwechsel
- *Synergisten* im Phosphatstoffwechsel.

## 11.4 Hormone der Nebenniere

### 11.4.1 Hormone des Neben- nierenmarks: Noradrenalin und Adrenalin    !!!

**Struktur und Biosynthese**

▶ Die Katecholamine Noradrenalin und Adrenalin sind Abkömmlinge der Aminosäure Tyrosin. ◀

Sie werden in den chromaffinen Zellen des Nebennierenmarks gebildet, aber auch in Ganglienzellen des Sympathikus und in Zellen des Hirnstammes (entwicklungsgeschichtlich gleicher Ursprung der Zellen).

Die Biosynthese der Katecholamine beginnt mit der Aminosäure Tyrosin (Abb. 11.10).

**Abbau**

▶ Der Noradrenalin- und Adrenalinabbau durch die Enzyme MAO und COMT wurde in einzelnen Schritten bei der Besprechung der Aminosäuren dargestellt (☞ Kap. 4.6.1).

🔾 **Klinik!**

Die Katecholamine Noradrenalin und Adrenalin werden im Organismus zu **3-Methoxy-4-Hydroxymandelsäure (Vanillinmandelsäure,** Abb. 11.11) abgebaut und als solche im Urin ausgeschieden. Die Bestimmung der Vanillinmandelsäure im 24h-Sammelurin ist also ein Maß für die Katecholaminsekretion des Nebennierenmarks. ◀

**Wirkungen**

▶ Beide Katecholamine wirken im vegetativen Nervensystem als Transmittersubstanz (☞ GK Physiologie). ◀ Die zusätzliche Ausschüttung des „Stresshormons" Adrenalin in die Blutbahn erfolgt vor allem durch nervöse Reize und aufgrund

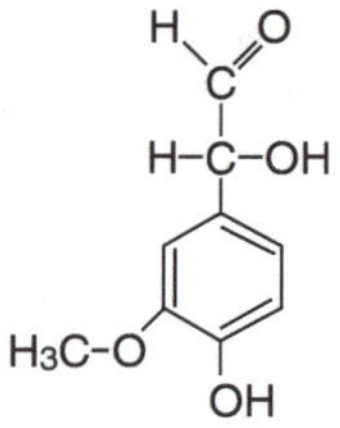

**Abb. 11.11:** Vanillinmandelsäure.

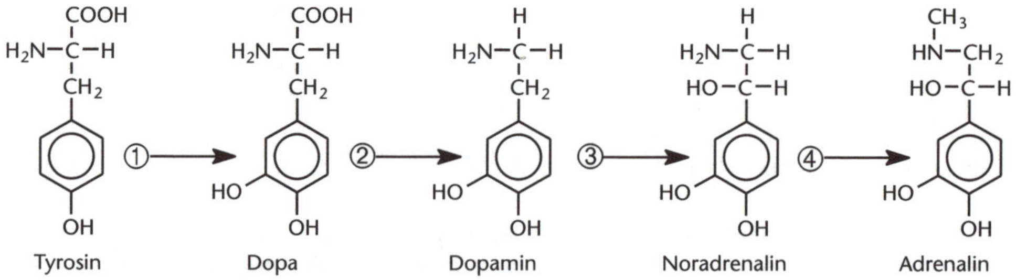

**Abb. 11.10:** Synthese von Noradrenalin und Adrenalin.
① ▶ Tyrosin wird zu L-Dopa (Dihydroxyphenylalanin) hydroxyliert.
   Enzym: *Tyrosinhydroxylase*
② Aus Dopa wird durch Decarboxylierung Dopamin.
   Enzym: *Dopadecarboxylase*
③ Dopamin wird in der Seitenkette hydroxyliert, wodurch Noradrenalin entsteht.
   Enzym: *Dopamin-β-Hydroxylase*
④ Durch Methylierung des Noradrenalins an der Aminogruppe entsteht Adrenalin (N-Methylierung durch S-Adenosylmethionin).
   Enzym: *Phenylethanolamin-N-methyltransferase* ◀

psychischer Erregung. Durch die adrenergen Wirkungen wird der Körper zu kurzfristiger Maximalleistung befähigt (Bewältigung von Stress- und Notfallsituationen).

▶ Durch die (nor-)adrenerge Steigerung des Adenylatzyklase-Systems und den cAMP-Anstieg kommt es zur
- **Steigerung der Glykogenolyse** in Leber und Skelettmuskel, vorwiegend hervorgerufen durch Adrenalin → Anstieg der Glucose- und Lactatkonzentration im Blut
- **Steigerung der Lipolyse** durch Aktivierung der Lipase → Anstieg der „freien Fettsäuren" im Blut.

Unter der Wirkung der Katecholamine steigen außerdem:
- Herzfrequenz
- Schlagkraft des Herzens
- Blutdruck (Gefäßtonus). ◀

### 11.4.2 Hormone der Nebennierenrinde: Gluco- und Mineralocorticoide

#### Struktur und Biosynthese

Aus der Nebennierenrinde (NNR) wurden bisher über 50 Hormone mit Wirkungen auf den Kohlenhydrathaushalt (= Glucocorticoide) oder auf den Mineralhaushalt (= Mineralocorticoide) isoliert. Beide Gruppen werden als **Corticosteroide** zusammengefasst. Auch Hormone mit androgener Wirkung werden in der Nebennierenrinde produziert (= Androgene).

Die NNR lässt sich morphologisch in drei Zonen unterteilen, die den Syntheseorten der o.g. drei Hormongruppen entsprechen:

1. Zona Glo**m**erulosa: **M**ineralocorticoide
2. Zona Fasciculata: Glucocorticoide
3. Zona **R**eticularis: And**r**ogene (☞ Kap. 11.5.3).

 Merken Sie sich die Buchstabenkombination „G F R" für die Zonen der NNR. Die Reihenfolge geht dabei von „außen nach innen". Die fett markierten Buchstaben in der vorherigen Aufzählung sollen es Ihnen erleichtern, die Hormone der richtigen Zone zuzuordnen.

▶ Die NNR-Hormone sind wie die Hormone der Gonaden Steroide, d.h. es liegt ihnen das **Sterangerüst** zugrunde (ontogenetische Verwandtschaft). Die **gemeinsame Grundsubstanz** für die Synthese aller Steroide ist das *Cholesterin* (Synthese des Cholesterins ☞ Kap. 7.7.2). Veränderungen am Cholesterin sind vor allem an der Seitenkette (→ $C_{17}$) sowie durch Oxidationen möglich (Abb. 11.12). ◀

Um z.B. zu den Endprodukten Cortisol oder Aldosteron zu kommen, sind verschiedene Veränderungen erforderlich (Abb. 11.13).

#### Abbau

▶ Die Corticosteroide (Mineralo- und Glucocorticoide) werden in der Leber durch Reduktion der Ketogruppen inaktiviert und anschließend mit Glucuronsäure oder Sulfat konjugiert. Als Glucuronide bzw. Sulfatide werden sie im Harn ausgeschieden. Ein anderer Teil wird von der Leber über die Gallenflüssigkeit in den Darm sezerniert und kann nach Rückresorption im enterohepatischen Kreislauf wieder von der Leber aufgenommen werden. ◀

**11**

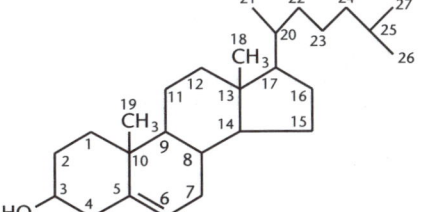

**Abb. 11.12:** Sterangerüst und Strukturformel des Cholesterins.

## Wirkungen

### Wirkungen der Glucocorticoide

▶ Die Glucocorticoide Corticosteron, Cortisol und Cortison sind **Antagonisten des Insulins**. Unter ihrer Wirkung **steigen** die Spiegel von freien AS, Glucose, Harnstoff und freien Fettsäuren im Blut.

1. **Aminosäuren** ↑: In peripheren Organen fördern Glucocorticoide den Proteinabbau und hemmen die Proteinsynthese. Dadurch kommt es zu einem Anstieg von Aminosäuren im Blut.

2. **Glucose** ↑: Die Leber wandelt die freien Aminosäuren in Glucose um, da die Bildung der Schlüsselenzyme der Gluconeogenese unter Glucocorticoiden stimuliert wird. ◀

Die gebildete Glucose wird teils zur Glykogensynthese verwendet, teils an das Blut abgegeben, wodurch der Blutglucosespiegel steigt (→ **Steroiddiabetes**). Der Blutzuckeranstieg wird weiterhin dadurch begünstigt, dass die Glucoseverwertung eingeschränkt ist.

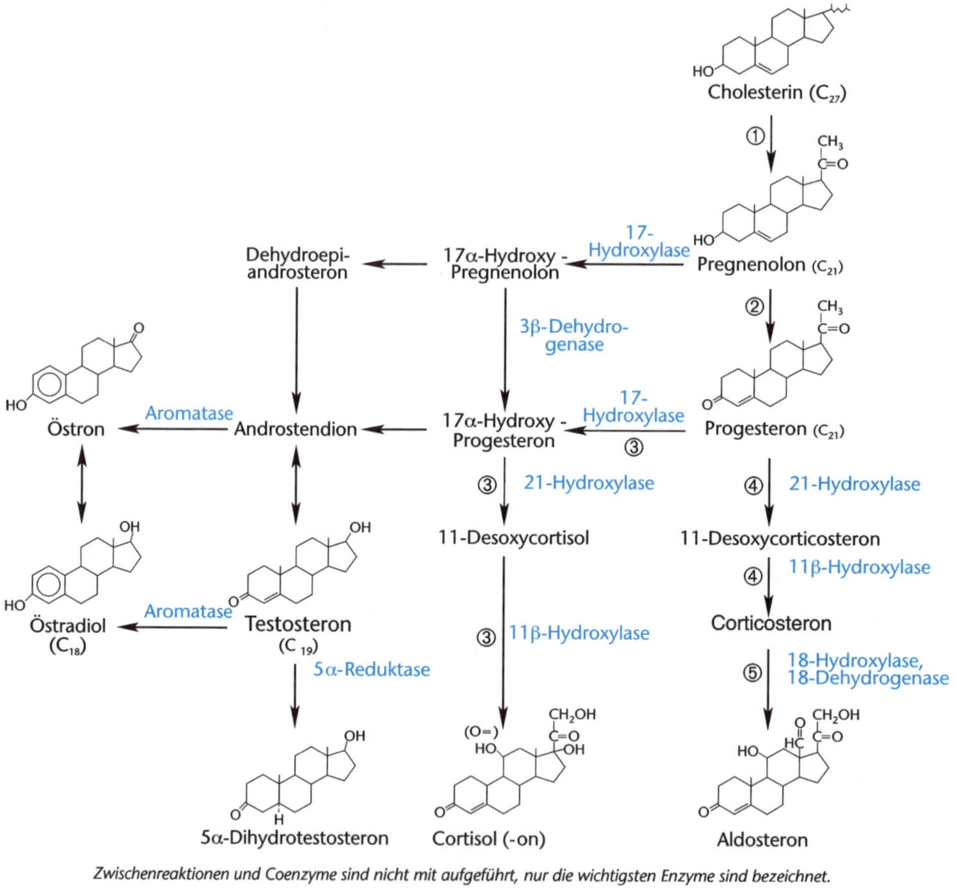

*Zwischenreaktionen und Coenzyme sind nicht mit aufgeführt, nur die wichtigsten Enzyme sind bezeichnet.*

**Abb. 11.13:** Übersicht über die Synthese der Steroide.

① ▶ Eine Abspaltung der Seitenkette führt zu *Pregnenolon*, das die letzte gemeinsame Vorstufe der Steroide darstellt.

② Wird die Hydroxylgruppe an $C_3$ des Pregnenolons zur Ketogruppe oxidiert, erhält man das *Progesteron*, das einerseits ein wichtiges Zwischenprodukt für die Synthese verschiedener NNR-Hormone, andererseits selbst das wichtigste Gestagen ist (☞ Kap. 11.5.5).

③ Durch dreifache Hydroxylierung an $C_{11}$, $C_{17}$ und $C_{21}$ wird aus Progesteron *Cortisol* (Hydrocortison). Cortisol wird im Blut zum größten Teil an ein besonderes Protein, das Transcortin, gebunden.
Cortisol wird durch Oxidation der OH-Gruppe an $C_{11}$ zu *Cortison*. ◀

④ Durch Hydroxylierung des Progesteron an $C_{11}$ und $C_{21}$ entsteht *Corticosteron*.

⑤ Hydroxyliert man Corticosteron an $C_{18}$ und oxidiert anschließend, so erhält man *Aldosteron*.

3. **Harnstoff** ↑: Im Zuge der übermäßig gesteigerten Gluconeogenese kommt es zu einem hohen Harnstoffspiegel und damit zu negativer Stickstoffbilanz.
4. ▶ **Fettsäuren** ↑: Im Fettgewebe steigern Glucocorticoide die Lipolyse, so dass sich vermehrt freie Fettsäuren im Blut finden.

> **☞ Klinik!**
>
> Eine besondere Wirkung ist die **Immunsuppression und Entzündungshemmung** durch hohe Glucocorticoid-Dosierungen: ◄
> - Hemmung der Proteinsynthese (inkl. Hemmung der Antikörperproduktion)
> - Hemmung der Fibroblastenbildung und Kollagensynthese
> - ▶ Hemmung der Arachidonsäurekaskade (Prostaglandine, Leukotriene, Thromboxane)
> - Hemmung der Zytokinbildung in Makrophagen (Il 1) und T-Zellen (Il 2) ◄
> - Hemmung der Leukozytodiapedese
> Die entzündungshemmenden und immunsuppressiven Wirkungen nutzt man bei Cortison-Therapien von Rheumapatienten und Allergikern oder nach Organtransplantationen (Abstoßungsgefahr).

In hoher Konzentration haben Glucocorticoide auch eine **geringe mineralocorticoide Wirkung**.

Die Wirkungen der Glucocorticoide verlaufen langsam (im Stundenbereich). Der Organismus stellt sich damit auf Stress ein:
- ▶ Durch die Proteolyse in der Muskulatur und die Gluconeogenese in der Leber wird das ZNS mit Glucose versorgt. ◄
- Durch die Steigerung der Lipolyse im Fettgewebe werden andere Organe mit Fettsäuren versorgt.
- Glucose wird durch Transporthemmung im Muskel- und Fettgewebe eingespart.
- In der Nebenniere ist die Adrenalinsynthese erhöht.

**Wirkungsmechanismen der Glucocorticoide**
▶ Nach Aufnahme in die Zellen bilden Glucocorticoide wie alle Steroidhormone mit einem zytoplasmatischen Protein einen Steroid-Rezeptor-Komplex, der an der DNA die **Transkription** bestimmter Enzyme aktiviert. ◄

Andere Wirkungen der Glucocorticoide erklärt man sich durch ihre **permissive Wirkung**:

Die Glucocorticoide sorgen in bestimmten Organen für einen funktionsgerechten Zustand von Hormonrezeptorproteinen und ermöglichen so die Wirkung anderer Hormone (Permission ≅ Erlaubnis). In Leber und Fettgewebe wirken sie z.B. permissiv für Glucagon, Katecholamine und Insulin.

**Wirkungen der Mineralocorticoide (Aldosteron)**
**Aldosteron** ist das Mineralocorticoid mit der stärksten Wirkung auf den Mineralstoffwechsel. Seine wichtigsten Angriffspunkte sind der proximale und distale Tubulus der Niere.

▶ Aldosteron fördert die Resorption von $Na^+$, $Cl^-$ und Wasser, während es die $Na^+$-Sekretion erschwert. Die $K^+$-Sekretion wird dagegen begünstigt (Wirkung entgegen der $Na^+$/$K^+$-Pumpe).

→ verstärkte NaCl- und Wasserrückresorption

→ erhöhte $K^+$- ($H^+$-, $NH_4^+$-) Ausscheidung. ◄

> **☞ Merke!**
>
> Aldosteron = salz- und wassersparendes Hormon

> **☞ Klinik!**
>
> Unter Aldosteroneinwirkung kann es zu einem sog. „Kochsalzödem" kommen, das mit synthetischen Aldosteronantagonisten, wie z.B. *Spironolacton*, therapiert wird. Der infolge der verstärkten $K^+$-Ausscheidung erniedrigte Blutkaliumspiegel birgt die Gefahr von Herzrhythmusstörungen.

## Über- und Unterfunktion der Nebennierenrinde

> **☞ Klinik!**
>
> Eine Über- bzw. Unterfunktion der NNR geht je nach Schweregrad mit unterschiedlich stark ausgeprägten Symptomen einher. Der völlige Verlust der NNR ist mit dem Leben nicht vereinbar.

**11**

Typische Krankheitsbilder sind:

## Morbus Cushing

▶ Überproduktion von Glucocorticoiden, vermutlich durch gesteigerte ACTH-Produktion der Hypophyse. Diese Symptome treten auch als Nebenwirkungen bei längerdauernder Therapie mit Glucocorticoiden auf (Cushing-Syndrom).

- Osteoporose
- Hyperglykämie (Steroiddiabetes)
- Hypertonus (vermehrte NaCl- u. Wasserretention → Ödeme)
- Stammfettsucht, Vollmondgesicht
- Muskelschwund. ◀

## Conn-Syndrom (primärer Aldosteronismus)

Erhöhte Produktion und Ausschüttung von Aldosteron.

- Hypokaliämie
- Hypernatriämie
- Hypertonie
- Alkalose
- Muskelschwäche.

## Androgenitales Syndrom

Angeborenes Fehlen des Enzyms $C_{21}$-Hydroxylase und in der Folge mangelnde Ausschüttung von Cortisol und Cortison. Da hierdurch die Hemmung auf die ACTH-Ausschüttung der Hypophyse herabgesetzt ist, werden verstärkt auch Androgene aus der NNR ausgeschüttet.

- Sehr frühe Ausbildung aller männlichen Geschlechtsmerkmale (Pseudopubertas praecox)
- Bei der Frau bilden sich sekundär männliche Geschlechtsmerkmale aus, während sich die sekundär weiblichen zurückbilden.

## Morbus Addison

▶ Allgemeine Unterfunktion oder sogar Fehlen der NNR:

- $Na^+$-Spiegel sinkt wegen der fehlenden Wirkung des Aldosterons
- $K^+$-Spiegel steigt wegen der fehlenden Wirkung des Aldosterons
- metabolische Azidose (verminderter $H^+$-$Na^+$-Austausch im distalen Tubulus)
- Volumenverlust (Exsikkose)
- Gewichtsverlust (Kachexie)
- Braunpigmentierung der Haut (wegen der chemischen Ähnlichkeit des bei Morbus Addison

vermehrt ausgeschütteten ACTH und melanotropen Hormons → sehr typisch)
- Bei entsprechender Ausprägung und fehlender Substitution der NNR-Hormone führen die Störungen zum Tod.

## Hormonelle Kontrolle der Corticosteroide durch ACTH

Produktion und Ausschüttung der Nebennierenrindenhormone unterliegen der Kontrolle von **ACTH** (Adrenocorticotropes Hormon, Corticotropin). ◀

## Biosynthese des ACTH

Das ACTH wird in den basophilen Zellen der Adenohypophyse (= Hypophysenvorderlappen) gebildet und ist ein Proteohormon aus 39 Aminosäuren. Das ACTH ist eine Teilsequenz des aus 265 AS bestehenden **Proopiomelanocortins (POMC)**. Von Proopiomelanocortin leiten sich neben den β-Endorphinen und dem β-Lipotropin auch das α-MSH und das Methionin-Enkephalin ab. Die Hypophyse speichert das ACTH in Form von Sekretgranula.

## Kontrolle der ACTH-Sekretion

Die Sekretion von ACTH steht unter Kontrolle des im Hypothalamus produzierten CRF/CRH (Corticotropin releasing factor/-hormon) bzw. ACTH-RF. CRF wird auf verschiedene Noxen hin, z.B. Stress, emotionale Reize, niedriger Spiegel an Corticosteroiden, verstärkt ausgeschüttet (Abb. 11.14).

▶ Sowohl die Sekretion des ACTH, als auch die des CRF wird durch hohe Corticosteroidkonzentrationen, vor allem freies Cortisol, gehemmt (negatives Feedback). ◀

---

### 👓 Klinik!

**Metopiron®-Test**

Der *Metopiron*®-Test wird zur Prüfung des Hypothalamus-Hypophysen-Nebennierensystems eingesetzt. *Metopiron*® ist ein Hemmstoff der 11β-Hydroxylase und verhindert somit die Synthese aller Steroide, die eine 11-OH-Gruppe tragen (Cortisol, Corticosteron, Aldosteron). Bei normal funktionierendem Regelkreis kommt es nach *Metopiron*®-Gabe zu einem Anstieg der ACTH-Konzentration.

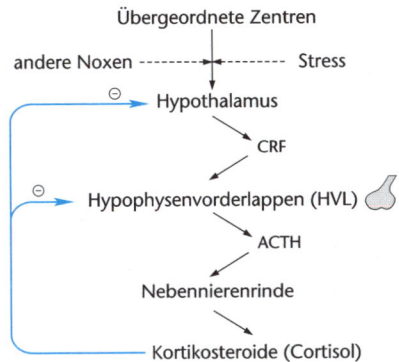

**Abb. 11.14:** Regelkreis der Corticosteroide.

## Wirkungen des ACTH

**ACTH**

- stimuliert die Adenylatzyklase und steigert dadurch sehr schnell die cAMP-Konzentration in der Nebennierenrinde → Hormonsekretion.
- aktiviert die Cholesterinesterase → vermehrte Bereitstellung von Cholesterin für die Steroidbiosynthese.
- steigert gleichzeitig den Durchsatz im Pentosephosphatweg → NADPH+$H^+$-Bereitstellung für die nötigen Hydroxylierungen bei der Steroidsynthese.

### Hinweis

Bei anderen Spezies (Ratte, Maus) können auch extraadrenale Wirkungen von ACTH, d.h. ausgeprägte Lipolyse durch Stimulierung der Triacylglycerinlipase durch cAMP, nachgewiesen werden.

## Das Renin-Angiotensin-II-System zur Aldosteronregulation

▶ Die Sekretion des Aldosterons wird nur zu einem geringen Teil über die Hypophyse und ACTH reguliert. In erster Linie erfolgt die Regulation über das **Renin-Angiotensin-System**, wobei Baro- und Osmorezeptoren eine wichtige Rolle spielen (Abb. 11.15). ◀

### 🖑 Klinik!

Ein erhöhter $K^+$-Gehalt (z.B. Hyperkaliämie bei Azidose) des Blutes kann die Aldosteronbildung auch direkt unter Umgehung des Renin-Angiotensin-Systems begünstigen. Das Angiotensin-Converting-Enzym (ACE) kann durch spezifische Hemmstoffe blockiert werden, z.B. durch *Captopril* und *Enalapril*. Diese ACE-Hemmer finden bei der Therapie der Hypertonie Verwendung.

### 💡 Merke!

Das Renin-Angiotensin-II- System kontrolliert Gefäßtonus und Aldosteronausschüttung. Damit dient es der Aufrechterhaltung eines ausreichenden Filtrationsdruckes in der Niere und somit der Osmoregulation.

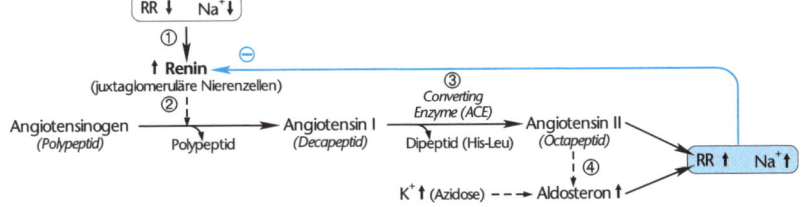

**Abb. 11.15:** Regulation der Aldosteronsekretion über das Renin-Angiotensin II-System.

① Sinkt die Natriumkonzentration im Blut oder wird der Blutdruck (RR) vermindert, so wird am juxtaglomerulären Apparat der Niere die Bildung des *Renins* angeregt.

② Renin ist eine Protease und setzt aus dem im Plasma vorhandenen *Angiotensinogen* durch Abspaltung eines Polypeptids *Angiotensin I* frei. Angiotensinogen wird in der Leber synthetisiert und gehört zur $\alpha_2$-Globulinfraktion der Serumproteine.

③ Ein nicht hormonell gesteuertes „Converting-Enzym" bildet aus Angiotensin I durch Abspaltung eines Dipeptids das wirksame *Angiotensin II.*

④ ▶ **Angiotensin II** ist der stärkste Reiz für die **Aldosteron-Sekretion** aus der NNR. Es wirkt hier über das Phosphoinositolsystem. ◀

Zudem wirkt Angiotensin II **stark vasokonstriktorisch** (RR ↑). Angiotensin II ist 40-mal stärker vasokonstriktorisch wirksam als Noradrenalin.

**11**

**Antagonismus zum Renin-Angiotensin-System**
▶ Im Herz wird ein Hormon gebildet, das als Antagonist des Renin-Angiotensin-Systems betrachtet werden kann. Es handelt sich um das **A**triale **n**atriuretische **P**eptid (**ANP**; atrialer natriuretischer Faktor (ANF); Atriopeptin).

In der Niere verursacht ANP eine vermehrte Natriurese und Wasserdiurese (Second messenger cGMP). Auch in anderen Geweben aktiviert es die Guanylatzyklase und erhöht den cGMP-Spiegel. ◀

Es wirkt relaxierend auf die glatte Muskulatur und somit blutdrucksenkend. Als Reiz für die Ausschüttung von ANP wirkt eine vermehrte Vorhofdehnung.

> **Merke!**
> „Vorhof voll; Blase voll"

Ein weiterer Antagonismus zum Renin-Angiotensin-System besteht über NO (Stickstoffmonoxid), das ebenfalls über cGMP zur Gefäßrelaxation führt.

# 11.5 Sexualhormone und Gonadotropine

## 11.5.1 Struktur und Biosynthese der Sexualhormone

▶ Die Sexualhormone leiten sich wie alle Steroidhormone vom Cholesterin ab und werden über die Zwischenformen Progesteron und Androstendion gebildet (☞ Abb. 14.11). Sie entstehen in den Keimdrüsen (Testes, Ovar), der Plazenta und auch in der NNR (ontogenetische Verwandtschaft zu den Gonaden). ◀

 Beachten Sie, dass die verschiedenen Sexualhormone, Androgene und Östrogene von **beiden Geschlechtern** synthetisiert werden. Lediglich die Mengenverhältnisse sind verschieden.

## 11.5.2 Abbau der Sexualhormone

Wie die NNR-Steroide werden auch die Sexualhormone durch Reduktion inaktiviert und mit Glucuronsäure oder Sulfat konjugiert. Ausscheidungsprodukte:
- Progesteron → Pregnandiol
- Androgene → 17-Keto-Steroide.

## 11.5.3 Androgene

Als Androgene werden alle Hormone bezeichnet, die die Entstehung männlicher Geschlechtsmerkmale fördern. In die Klasse der Androgene gehören beispielsweise Testosteron und Androsteron.

### Struktur und Biosynthese

Androgene sind Steroide mit 19 C-Atomen. ▶ Sie werden in den Leydig-Zwischenzellen des Hodens nach Stimulation durch LH und in der NNR (Zona reticularis) nach Stimulation durch ACTH gebildet. ◀

Der wichtigste Vertreter der Androgene ist das Testosteron (Plasmaspiegel: ♂ 0,6 g/100 ml; ♀ 0,1g/100 ml).

### Biosynthese des 5α-Dihydrotestosterons
▶ Die zelluläre Wirkform des Testosterons ist das 5α-Dihydrotestosteron, dessen Syntheseweg die Abbildung 11.16 zeigt. ◀

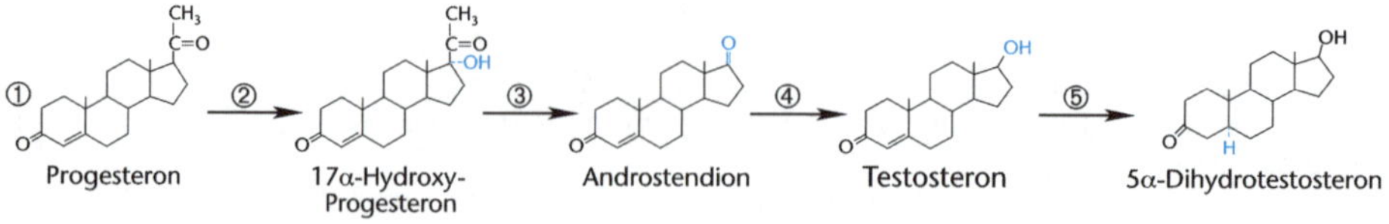

① Progesteron → ② 17α-Hydroxy-Progesteron → ③ Androstendion → ④ Testosteron → ⑤ 5α-Dihydrotestosteron

**Abb. 11.16:** Synthese des 5α-Dihydrotestosterons.
① Die Vorstufe der Androgene (und Östrogene) ist das Progesteron.
② Die erste Veränderung des Progesterons führt zu 17α-Hydroxyprogesteron.
③ Die Abspaltung von Acetat ($C_{20}$ und $C_{21}$) ergibt Androstendion.
④ Durch Reduktion gelangt man zum Testosteron
⑤ ▶ Durch die 5α-Reduktase entsteht die Wirkform 5α-Dihydrotestosteron. ◀

## Charakteristika des Testosterons

Charakteristika des Testosterons sind:
- ▶ Doppelbindung im Ring A zwischen $C_4$ und $C_5$
- Ketogruppe an $C_3$
- Hydroxylgruppe an $C_{17}$. ◀

Beim Abbau von Testosteron oder NNR-Steroiden entsteht u.a. das **Androsteron**.

Es besitzt im Unterschied zu Testosteron:
- eine Ketogruppe an $C_{17}$
- eine Hydroxylgruppe an $C_3$
- einen hydrierten Ring A.

Die androgene Wirkung des Androsterons ist vergleichsweise schwach.

## Wirkungen

Testosteron stimuliert
- beim männlichen Fetus den Descensus testis und die Bildung der Geschlechtsorgane aus den Wolff-Gängen.
- das Wachstum der männlichen Fortpflanzungsorgane (Ductus deferens, Prostata, Vesiculardrüsen (Fructose ↑), Penis) sowie die Ausbildung sekundärer Geschlechtsmerkmale (Bartwuchs, virile Behaarung, Kehlkopfwachstum).
- die Spermatogenese
- die Eiweißsynthese (anabole Wirkung) → positive Stickstoffbilanz
- ▶ bei beiden Geschlechtern die Libido und die Erythropoese. ◀

> **Klinik!**
>
> Auch die größere **Muskelmasse** des Mannes ist testosteronbedingt. Synthetische Hormone, die anabole Wirkung auf die Muskulatur, nicht jedoch virilisierende Effekte haben, finden im Sport als Anabolika Verwendung (→ Doping).
> Testosteron fördert außerdem die **Calcifizierung des Knochens** und den Schluss der Epiphysenfuge. Fehlt der Einfluss, z.B. bei jugendlichen Kastraten, kommt es zu eunuchoidem Riesenwuchs.

## Inaktivierung

Androgene werden nach Konjugation mit Glucuronsäure in der Leber inaktiviert.

Testosteron wird zunächst zu Androsteron reduziert und anschließend mit Glucuronat oder Sulfat konjugiert.

> **Klinik!**
>
> Therapeutisch eingesetzte Antiandrogene, v.a. bei der Behandlung des Prostatakarzinoms, können Testosteron von seinem zytoplasmatischen Rezeptor verdrängen und so seine Wirkung kompetitiv hemmen (z.B. Flutamid).

## 11.5.4 Östrogene

### Struktur und Biosynthese

Auch die Östrogene sind Steroide. Sie werden vor allem im Ovar und in den Thekazellen des Graaf-Follikels, in geringer Menge auch von Testes und NNR produziert. Während der Schwangerschaft ist auch die Plazenta an der Östrogenproduktion beteiligt. ▶ Reguliert wird die Östrogenproduktion über die hypophysären Hormone LH und FSH (☞ Kap. 11.5.8).

Die Biosynthese der Östrogene verläuft über die Zwischenstufen der Androgene (Testosteron, Androsteron). Von den Androgenen unterscheiden sich die Östrogene durch
- Fehlen der $C_{19}$-Methylgruppe
- Besitz einer Hydroxylgruppe an $C_3$
- Aromatisierung des Ringes A (durch Dehydrierung).

Die wichtigsten Vertreter der Östrogene sind Östron und das wirksamere Östradiol (Abb. 11.17). ◀

**11**

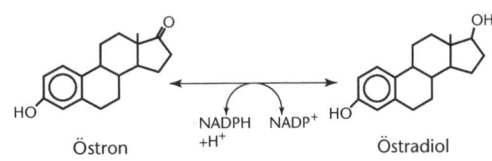

**Abb. 11.17:** Östron und Östradiol.

## Wirkungen

Östrogene fördern das Wachstum der weiblichen Fortpflanzungsorgane (Vagina, Uterus, Ovar und Tube) sowie die Ausbildung sekundär weiblicher Geschlechtsmerkmale (Verteilung des subkutanen Fettgewebes, Mamma etc.).

### 🕮 Klinik!

Beim Mann wird das Wachstum des Prostatamittellappens (= den Glandulae urethrales der Frau) gefördert → Hypertrophie der Prostata beim alten Mann.

Die Wirkungen auf den Uterus im Speziellen sind:
- Das Endometrium proliferiert; die Muskelfasern nehmen an Zahl und Größe zu.
- Es kommt zu einer vermehrten Durchblutung.
- Der Cervixschleim wird spinnbar.

Auch auf das Vaginalepithel konnte ein zyklischer Einfluss der Östrogene festgestellt werden.

### 🕮 Klinik!

▶ Während der Schwangerschaft steigen Östrogen- und Progesteronspiegel um das 10- bis 100-fache an. Die Ursache hierfür liegt darin, dass die Plazenta ab dem 8. Tag nach der Befruchtung Choriongonadotropin (HCG) produziert, das die Umwandlung des Corpus luteum in das Corpus luteum graviditatis bewirkt. Corpus luteum graviditatis und Plazenta sorgen während der Schwangerschaft für hohe Spiegel an Östrogenen und Gestagenen. Viele Schwangerschaftstests beruhen auf dem Nachweis von Choriongonadotropin (HCG). ◀

## 11.5.5 Progesteron

### Struktur und Biosynthese

Progesteron ist Zwischenstufe bei der Synthese aller Steroidhormone und zudem das wichtigste Gestagen (Schwangerschaftshormon). Die Biosynthese der Gestagene steht unter dem Einfluss des LH (☞ Kap. 11.5.8).

## Wirkungen

▶ Als Gestagene werden die Hormone von Corpus luteum und Ovar bezeichnet, die die Besonderheiten der 2. Zyklusphase (Lutealphase) bestimmen: → Erhöhung der Körpertemperatur um 0,5–0,7/

C und Erhaltung der Schwangerschaft bzw. bei plötzlicher Verminderung der Progesteronkonzentration die Auslösung der Menstruation. ◀ Führt man Progesteron in ausreichenden Mengen zu (hormonelle Kontrazeption), wird die Ovulation unterdrückt.

Am Uterus bewirkt Progesteron die Umwandlung vom Proliferations- zum Sekretionsstadium und bereitet so die Einnistung des befruchteten Eies vor. Außerdem wirkt Progesteron tokolytisch (wehenhemmend) auf den Uterus.

In den Mammae kommt es zur Ausbildung eines sekretionsfähigen Milchgangsystems.

## 11.5.6 Relaxin

### Struktur und Biosynthese

Relaxin ist ein weibliches Sexualhormon (Polypeptid), das in der Schwangerschaft von Plazenta und Corpus luteum unter dem stimulierenden Einfluss von Progesteron gebildet wird.

## Wirkungen

Die Wirkung des Relaxins besteht in einer Auflockerung der Symphyse und der Iliosakralgelenke durch Auflösung und Quellung kollagener Fasern sowie in zunehmender Vaskularisierung (Geburtserleichterung). Für die Wirksamkeit ist das Vorhandensein von Östrogenen Vorbedingung.

## 11.5.7 Prolaktin

### Struktur und Biosynthese

Im Unterschied zu den anderen hier vorgestellten Sexualhormonen ist Prolaktin ein Peptidhormon, das nicht von den Gonaden, sondern von der Hypophyse gebildet wird.

Prolaktin fördert die Milchsekretion. Kontrolliert wird die Prolaktinausschüttung über PRH, PRIH und Dopamin.

Weitere Angaben zu Prolaktin sind im Zusammenhang mit den hypophysären Hormonen dargestellt (☞ Kap. 11.2.2).

## 11.5.8 Gonadotrope Hormone als Regulationselemente

Die Synthese und Sekretion der Sexualhormone steht unter der Kontrolle von gonadotropen Hormonen (Gonadotropine). Diese werden in den **basophilen Zellen** des Hypophysenvorderlappens gebildet. Das übergeordnete Zentrum der Hormonregulation ist der Hypothalamus, der durch Releasing-Hormone die Sekretion der gonadotropen Hormone steuert. Der Hypothalamus selbst ist z. B. über das Großhirn, Zwischenhirn und das Limbische System beeinflussbar.

Die gonadotropen Hormone wirken bei Mann und Frau gleichermaßen, die Erfolgsorgane sind jedoch unterschiedlich.

### Follikelstimulierendes Hormon (FSH)

▶ FSH ist ein Glykoprotein, dessen Bildung durch FSHRH (**F**ollikel-**S**timulierendes-**H**ormon-**R**eleasing-**H**ormon) des Hypothalamus gesteuert wird. Es beeinflusst bei der Frau die Follikelreifung im Ovar, beim Mann die Spermatogenese. ◀

### Luteinisierendes Hormon (LH)

Die Bildung des LH wird durch LHRH (**L**uteinisierendes-**H**ormon-**R**eleasing-**H**ormon) des Hypothalamus gesteuert. Es löst bei der Frau wahrscheinlich die Ovulation aus und dient der Bildung und Erhaltung des Corpus luteum. Beim Mann wird es auch als ICSH (**I**nterstitial **C**ell **S**timulating **H**ormon) bezeichnet, da es die Leydig-Zwischenzellen zur erhöhten Testosteronsynthese (Androgene) stimuliert.

> **Merke!**
> ▶ Die Östrogensynthese wird durch FSH und LH gemeinsam beeinflusst. ◀

> **Klinik!**
> **Hormonelle Kontrazeption**
> Die hormonelle Empfängnisverhütung durch orale Gabe von Östrogenen und Gestagenen verhindert über Rückkopplungshemmung die Freisetzung der gonadotropen Hormone des Hypophysenvorderlappens (künstliche Scheinschwangerschaft) → Unterdrückung des Eisprungs durch fehlendes FSH.

# 11.6 Hormone der Bauchspeicheldrüse

## 11.6.1 Insulin

### Struktur und Biosynthese

▶ Das menschliche Insulin ist ein Polypeptid, das aus einer kurzen A-Kette (21 AS) und einer längeren B-Kette (30 AS) besteht. Die beiden Ketten sind über zwei Disulfidbrücken miteinander verknüpft. Bildungsort des Insulins sind die B-Zellen der Langerhans-Inseln im Pankreas.

### Synthese und Speicherung

Das Insulinmolekül wird beim Menschen zunächst in Form einer einzigen, 103 AS enthaltenden, Kette hergestellt: **Präproinsulin.** Nach Passage durch die Membran des endoplasmatischen Retikulums wird von diesem Molekül eine am Aminoende sitzende hydrophobe Signalsequenz aus 19 Aminosäuren abgespalten: Präproinsulin → **Proinsulin.**

**A- und B-Kette** sind im Proinsulinmolekül die Endstücke der Peptidkette. Durch enzymatische Proteolyse wird das Zwischenpeptid (**C-Peptid = c**onnecting peptide) abgespalten. Das fertige Insulinmolekül besteht aus zwei Peptidketten, die durch zwei Disulfidbrücken zusammengehalten werden (Abb. 11.18). ◀

> **Merke!**
> Die Konzentration des C-Peptids im Serum ist äquimolar der Insulinsekretion. Das C-Peptid dient deswegen in der Klinik als Maß für die Insulinproduktion der B-Zellen. Diese Messung kann auch bei insulinpflichtigen Diabetikern noch angewandt werden, da das synthetische Insulin dieses C-Peptid nicht besitzt. So können Rückschlüsse gezogen werden, wieviel Insulin der Körper noch selbst produziert.

Die B-Zellen können das Insulin wahrscheinlich in Form eines wasserunlöslichen Zinkkomplexes speichern.

### Sekretion und Abbau

Insbesondere eine erhöhte Blutglucosekonzentration stimuliert die Insulinsekretion der B-Zellen (Abb. 11.19).

**11**

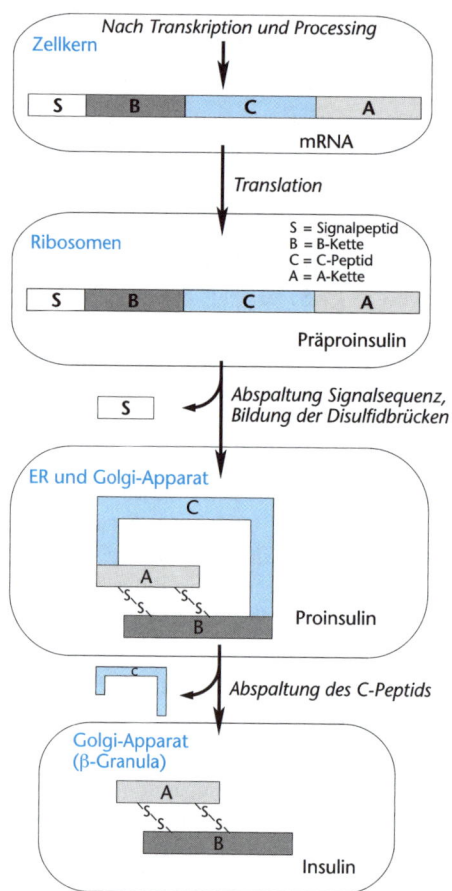

**Abb. 11.18:** Synthese des Insulins.

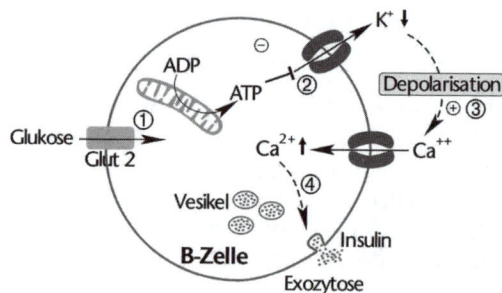

**Abb. 11.19:** Insulinsekretion.
① ▶ Aufnahme der Glucose in die B-Zelle (über den Carrier Glut 2). Die Glucose-Aufnahme führt zu einer erhöhten ATP-Produktion.
② ATP-hemmbare $K^+$-Kanäle werden geschlossen und die Zellmembran wird depolarisiert.
③ Aufgrund der Depolarisation öffnen sich spannungsabhängige $Ca^{2+}$-Kanäle und es strömt vermehrt $Ca^{2+}$ in die Zelle.
④ Das einströmende $Ca^{2+}$ fördert die Exozytose der Insulingranula (endokrine Sekretion). ◀

### 💊 Klinik!

Der menschliche Tagesbedarf liegt bei etwa 35 Insulineinheiten (IE). Dies entspricht 1,5 mg.

## Wirkungen

### 💡 Merke!

Insulin übt seine Wirkung nur auf sog. *insulinabhängige* Organe aus, vor allem auf Muskel und Fettgewebe (membranständige Rezeptoren).
Andere Organe besitzen einen *insulinunabhängigen* Stoffwechsel wie z. B. Gehirn, Erythrozyten, lymphatisches Gewebe.

### 💡 Merke!

▶ **Sekretionsreize:**
Der wichtigste Sekretionsreiz für die Insulinausschüttung ist die **Glucose**.
Weitere Sekretionsreize sind: sympathische $\beta_2$-Agonisten, parasympathisches ACh, ACTH, STH, Glucagon, GIP, CCK, verschiedene AS sowie Ketonkörper u.v.a. ◀
**Sekretionshemmer:**
sympathische $\alpha_2$-Agonisten und Somatostatin.

Das Insulin wird durch Spaltung der Disulfidbrücken in Leber, Niere und Muskel inaktiviert und weiter proteolytisch abgebaut. Die biologische Halbwertszeit des Insulins beträgt ca. 40 min.

Die Rolle der Leber als Erfolgsorgan des Insulins ist noch nicht vollständig geklärt. Insulin verursacht in der Leber eine Umschaltung von katabolem auf anabolen Stoffwechsel. Im Gegensatz zu den anderen Zellen des Organismus wirkt Insulin hier nicht über einen Membranrezeptor, sondern wahrscheinlich als Enzyminduktor.

Die Hepatozyten sind zwar für Glucose frei permeabel, nehmen sie aber nur bei hohem Blutglucosespiegel auf. Bei Hypoglykämie gibt die Leber Glucose dagegen ab (trotz hohem Seruminsulinspiegel).

Die wesentliche Wirkung des Insulins auf den Gesamtorganismus ist die **Senkung eines normalen oder erhöhten Blutglucosespiegels**, die bei entsprechender Insulindosierung bis zum völligen Verschwinden von Glucose aus dem Blut führt (hypoglykämischer Schock). Der Blutglucosespiegel sinkt durch
- erhöhte Aufnahme von Glucose in die Zelle,
- erhöhte Verwertung von Glucose in der Zelle (☞ unten).

## Insulinwirkung auf die Membranpermeabilität

▶ In insulinabhängigen Organen wird die Aufnahme von Monosacchariden erhöht. Das gilt insbesondere für Glucose, aber auch für andere Monosaccharide mit gleicher Konfiguration an $C_1$-$C_3$ – nicht jedoch für Fructose.

Die Bindung von Insulin an seinen Rezeptor bewirkt einen vermehrten Einbau von Glucose-Carriern (Glut 4) in die Membran. Die intrazellulären Wirkungen des Insulins werden über den Tyrosinkinaserezeptor und eine Kette sich anschließender Phosphorylierungen vermittelt.

Darüber hinaus findet unter Insulinwirkung eine verstärkte Aufnahme von Aminosäuren und Fettsäuren in die Zelle statt. ◀

 An dieser Stelle ein kleiner Einschub zum Thema Glucose-Transporter (kurz Glut). Es handelt sich dabei um Carrierproteine in der Plasmamembran. Sie ermöglichen es den Zellen, durch erleichterte Diffusion (☞ Kap. 15.8.2) Glucose aufzunehmen, da diese ansonsten nicht die Lipiddoppelschicht passieren kann. Es gibt Glucose-Transporter die permanent tätig sind und solche, die nur in Anwesenheit von Insulin tätig sind. Von den verschiedenen Glucose-Transportern sollten sie die folgenden Vier kennen und unterscheiden können

- ▶ **Glut 4** ist ein **insulinabhängiger** Glucose-Carrier. Er kommt auf Fett- und Muskelzellen vor und hat die Aufgabe nach Nahrungszufuhr den Blutglucose-Spiegel schnell zu senken. ◀
- **Glut 1 und 3** sind **insulinunabhängige** Transporter, die eine hohe Affinität für Glucose aufweisen. Sie sind für die Grundversorgung der Gewebe zuständig.

- ▶ **Glut 2** ist ein **insulinunabhängiger** Transporter mit niedrigerder Affinität für Glucose. Er ist auf Hepatozyten und β-Zellen des Pankreas zu finden. Seine Aufgabe besteht darin, dass diese beiden Organe auf wechselnde Blutglucose-Spiegel angemessen reagieren können. ◀

Gleichzeitig mit der Glucose wird auch $K^+$ vermehrt in die Zelle aufgenommen. Dies macht man sich bei der Therapie von Hyperkaliämien zunutze (Glucose-Insulin-Infusion).

## Insulinwirkung auf den Kohlenhydratstoffwechsel

▶ Insulin verstärkt besonders die Verwertung von Glucose durch:
- Aktivierung und Neubildung von Schlüsselenzymen der Glykolyse (Glucokinase, Phosphofruktokinase, Pyruvatkinase; ☞ Kap. 6.2.6)
- verstärkten Durchsatz von Glucose im Pentosephosphatweg (vermehrte Bildung von $NADPH+H^+$, ☞ Kap. 6.6.5)
- Steigerung der Glykogensynthese durch den erhöhten Spiegel an Glucose-6-Ⓟ und Aktivierung der Glykogensynthetase (UDP-Glykogen-Glykosyltransferase, ☞ Kap. 6.5.2). Gleichzeitig hemmt Insulin die Glykogenphosphorylase in Leber und Muskel.
- Hemmung der Schlüsselenzyme der Gluconeogenese (Pyruvatcarboxylase, Phosphoenolpyruvatcarboxykinase (in Mitochondrien), Fructosebisphosphatase, Glucose-6-Phosphatase; ☞ Kap. 6.4.2, 6.4.3). ◀

## Insulinwirkung auf den Proteinstoffwechsel

Die Proteinsynthese ist unter Insulineinfluss gesteigert:
- erhöhter Spiegel an AS in der Zelle (☞ oben)
- vermehrte Bildung von mRNA.

## Insulinwirkung auf den Lipidstoffwechsel

▶ Insulin steigert die Fettsynthese (Aktivitätserhöhung der Acetyl-CoA-Carboxylase und anderer Enzyme der FS-Synthese; hohe $NADPH+H^+$-Konzentration, ☞ Kap. 7.2.8) → Senkung des Fettsäurespiegels im Blut. Gleichzeitig hemmt es die Lipolyse (über die Hemmung der cAMP-Bildung

**11**

wird die Synthese der Lipase gehemmt) und hält dadurch als einziges Hormon die Fette in den Depots. Triacylglycerine werden somit unter Insulinwirkung vermehrt gespeichert → antilipolytische Wirkung des Insulins. ◄

Auch die Ketogenese ist unter Insulineinfluss gehemmt. Wahrscheinlich hemmt vorhandenes Insulin direkt die Enzyme der Ketogenese.

---

### 💡 Merke!

Wirkungen des Insulins:
1. Senkung des Blutzuckerspiegels durch:
   - Verstärkte Glucoseaufnahme (Glut 4)
   - Aktivierung der Glykolyse
   - Verstärkung des Pentosephosphatweges
   - Steigerung der Glykogensynthese
   - Hemmung der Gluconeogenese
2. Steigerung der Proteinbiosynthese
3. Senkung des Fettsäurespiegels im Blut.

---

## Insulinmangel – Diabetes mellitus

### 🩺 Klinik!

Unzureichende oder fehlende Produktion von Insulin führt zum Krankheitsbild des Diabetes mellitus. Die Symptome des Diabetes mellitus sind Ausdruck eines unvollständigen bzw. fehlenden Ablaufs aller physiologischerweise von Insulin gesteuerten Stoffwechselwege (☞ Kap. 11.6.1).

Man unterscheidet die Typen I und II:

Bei **Diabetes mellitus Typ I** handelt es sich um einen absoluten **Insulin-Mangel**, der auf eine Zerstörung der $\beta$-Zellen des Pankreas zurückzuführen ist. Es werden hier zwei Gruppen unterschieden:

- Diabetes mellitus **Typ I-A**: Die Schädigung der $\beta$-Zellen kann auf einem genetischen Defekt beruhen (die HLA-DQ8- und HLA-DR4-Gene können mit Diabetes mellitus Typ I-A in Verbindung gebracht werden). Weitaus häufigere Ursachen sind aber Autoimmunreaktionen oder Virusinfektionen (u. a. Mumps, Masern, Röteln).
- Diabetes mellitus **Typ I-B**: Die „Zerstörung" der $\beta$-Zellen wurde idiopathisch herbeigeführt (z. B. durch Pankreatektomie).

**Diabetes mellitus Typ II** beruht auf einer verminderten Expression von **Insulinrezeptoren**. Dies hat zur Folge, dass insulinabhängige Gewebe (besonders Muskel- und Fettgewebe) unempfindlich gegenüber Insulin sind. Dadurch kann von diesen Zellen keine Glucose aufgenommen werden und der Blutzuckerspiegel steigt. Dieser Zu-

stand wird als *Insulinresistenz* bezeichnet. Die Krankheit kann bei genetischer Prädisposition durch hyperkalorische Ernährung, Adipositas und Bewegungsmangel hervorgerufen werden. Aufgrund der Zunahme dieser Umstände in der westlichen Welt, tritt Diabetes mellitus Typ II bereits häufig bei jungen Patienten auf und kann schon längst nicht mehr als „Altersdiabetes" bezeichnet werden.

---

Die Zellen der insulinabhängigen Organe können keine Glucose mehr aufnehmen.

Es kommt zu einer Erhöhung des Nüchtern-Blutzuckerspiegels von 70–90 mg/ dl auf über 126 mg/dl (oder ein zufällig gemessener Wert über 200 mg/ dl).

Folgen des Insulinmangels und hohen Blutglucosespiegels sind:

- Die Rückresorptionsschwelle der Niere für Glucose wird überschritten und es kommt zu einer Glucoseausscheidung im Urin; **Glucosurie.**
- Aus osmotischen Gründen folgt eine Diurese; **Polyurie.**
- Mit dem Harn gehen dabei verstärkt Elektrolyte verloren → großer Durst; **Polydipsie.**
- Trotz des erhöhten Blutglucosespiegels können insulinabhängige Zellen keine Glucose aufnehmen und leiden unter Glucosemangel. Der Glucosebedarf muss also durch die gesteigerte Gluconeogenese aus AS gedeckt werden → **erhöhter Harnstoffspiegel**.
- Zur Deckung des Energiebedarfs werden vermehrt Fette abgebaut (gesteigerte Lipolyse). Die Verwertung des daraus entstehenden Acetyl- CoA, z. B. im Citratzyklus, ist aber wegen des gehemmten Glucosestoffwechsels, z. B. Mangel an Oxalacetat, nicht bzw. nur sehr eingeschränkt möglich. Es kommt zu einem Ausweichen auf die Bildung von Ketonkörpern aus Acetyl-CoA (Abb. 11.20).
- ▶ Ist die Ketonämie sehr ausgeprägt, kann es zu einer Überbeanspruchung der Alkalireserven und in der Folge zur **metabolischen Azidose** und zum **diabetischen Koma** kommen (Patient riecht nach Aceton). ◄
- Die Fettsäuresynthese ist vermindert (niedriger NADPH+H⁺-Spiegel, niedrige Enzymaktivität, ☞ Kap. 7.6.3).

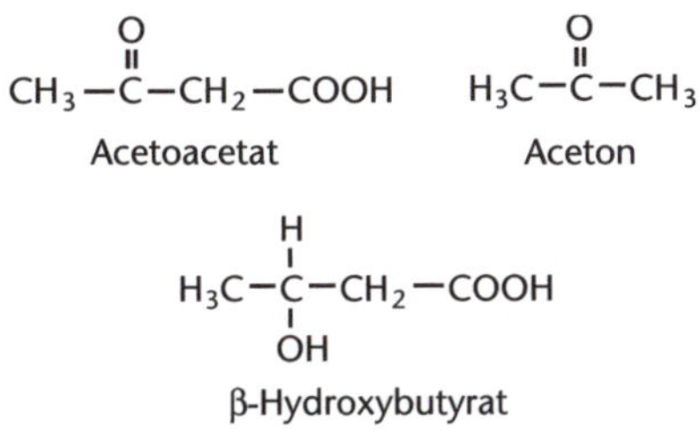

CH₃—C—CH₂—COOH (O double bond)
**Acetoacetat**

H₃C—C—CH₃ (O double bond)
**Aceton**

H₃C—C—CH₂—COOH (H above, OH below)
**β-Hydroxybutyrat**

**Abb. 11.20:** Ketonkörper.

## Diagnose

Diabetes mellitus wird diagnostiziert durch:
- Bestimmung des Insulinspiegels mit RIA (Radioimmunoassay)
- Bestimmung des Glucosespiegels in Blut und Urin
- Glucosetoleranztest (Abb. 11.21).

Beim Glucosetoleranztest erhält der Proband eine definierte Glucosemenge. Anschließend wird in bestimmten Zeitabständen der Blutzucker gemessen und die Abnahme der Glucosekonzentration im Blut beobachtet.

## Therapie

### Insulinsubstitution

Sie ist die Standard-Therapie bei Typ-I-Diabetes. Sie kann aber auch bei Typ-II-Diabetikern angewendet werden, wenn der Stoffwechsel mit oralen Antidiabetika nicht befriedigend eingestellt werden kann.

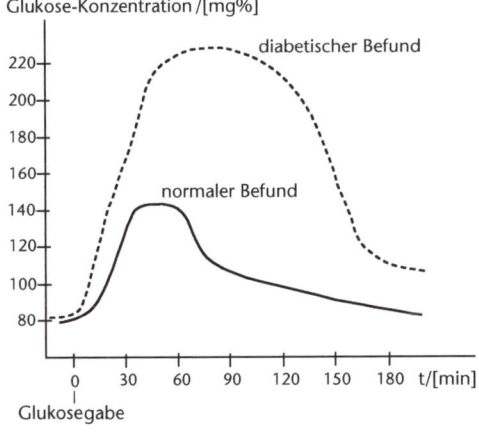

**Abb. 11.21:** Glucosetoleranztest.

### Orale Antidiabetika

Sie werden bei Typ-II-Diabetikern in Verbindung mit Ernährungs- und Bewegungstherapie angewendet. Zwei wichtige Stoffe kommen heute zur Anwendung:

Metformin ist das Mittel der ersten Wahl. Es hat eine *direkte insulinsekretionssteigernde Wirkung* und *vermindert die Insulinresistenz* der Rezeptoren. Außerdem *senkt es die Glucoseabgabe* der Leber durch Hemmung der Gluconeogenese.

Sulfonylharnstoffe werden Patienten gegeben, wenn Metformin keine zufriedenstellende Wirkung zeigt oder nicht vertragen wird. Sie haben den Nachteil, dass sie *nur die Insulinsekretion fördern*. Sie blockieren die Kaliumkanäle der B-Zellen. Es kommt zu einer Depolarisation der Zelle und einem $Ca^{2+}$-Einstrom. Daraufhin wird Insulin in die Blutbahn abgegeben.

## 11.6.2 Glucagon

### Struktur und Biosynthese

Glucagon ist ein unverzweigtes Proteohormon (29 AS) und wird in den A-Zellen der Langerhans-Inseln des Pankreas aus höhermolekularen Vorstufen (Präproglucagon/Proglucagon) gebildet.

### Wirkungen

Der Reiz für die Ausschüttung von Glucagon ist der Abfall der Blutglucosekonzentration. Auch eine proteinreiche Mahlzeit führt zu einer verstärkten Glucagonausschüttung.

▶ Glucagon ist in seiner Wirkung auf Glucose-, Protein- und Fettsäurestoffwechsel Antagonist des Insulins: ◀
- Es steigert den Blutzuckerspiegel durch:
  - Hemmung der Glykolyse
  - erhöhten Glykogenabbau (Aktivitätserhöhung der Phosphorylase a in der Leber)
  - ▶ Förderung der Gluconeogenese in der Leber (→ AS werden vermehrt umgesetzt, der Harnstoffspiegel steigt ≙ proteinkatabole Wirkung des Glucagons).
- Es aktiviert die Lipasen des Fettgewebes über cAMP → FS-Spiegel im Blut ↑. ◀

Die Inaktivierung des Glucagons erfolgt in der Leber durch Abspaltung des N-terminalen Dipeptids (His-Ser).

> **⚙ Merke!**
>
> Außer Glucagon wirken noch folgende Hormone blutzuckersteigernd:
> - Adrenalin (☞ Kap. 11.4.1)
> - STH (☞ Kap. 11.2.2)
> - Glucocorticoid: Cortisol (☞ Kap. 11.4.2).

# 11.7 Hormone des Gastrointestinaltraktes

Die vielfältigen, sekretorischen Leistungen der Drüsen des Gastrointestinaltraktes werden durch verschiedene Systeme gemeinsam geregelt:

lokale Stimulierung – zentrale Steuerung – hormonelle Steuerung durch sog. Enterohormone.

## 11.7.1 Gastrin

### Struktur und Sekretion

Gastrin ist ein Polypeptid (17 AS), das in den G-Zellen des Magenantrums und im proximalen Duodenum gebildet wird.

Stimuliert wird die Gastrinsekretion durch:
- Dehnung des Antrum pyloricum
- Vagusreizung
- Magensaft pH > 2,5.

Gehemmt wird die Gastrinsekretion durch
- sauren Magensaft
- Sekretin
- Sekretin-homologes GIP (gastric inhibitory polypeptid), das im Duodenum und Jejunum produziert wird.

### Wirkungen

Gastrin stimuliert die HCl-Produktion und Sekretion der Belegzelle.

## 11.7.2 Sekretin

### Struktur und Sekretion

Sekretin ist ein Polypeptid (27 AS), das in der Schleimhaut des Dünndarms (Duodenum, Jejunum) produziert wird.

Die Ausschüttung von Sekretin wird stimuliert durch:
- sauren Darminhalt
- Polypeptide der Nahrung im Duodenum.

### Wirkungen

Sekretin stimuliert den Pankreas zur Sekretion eines enzymarmen, bicarbonatreichen Pankreassaftes. Es hemmt die Gastrinsekretion.

## 11.7.3 Cholezystokinin

### Struktur und Sekretion

Cholezystokinin (CCK, Pankreozymin, PKZ) ist ein Polypeptid (33 AS), das in der Dünndarmschleimhaut (Duodenum, Jejunum) gebildet wird.

Die Ausschüttung von Cholezystokinin wird durch Fette und Peptide im Duodenum stimuliert.

### Wirkungen

Cholezystokinin stimuliert den Pankreas zur Sekretion eines enzymreichen Sekretes. Es regt auch die Kontraktion der Gallenblase an.

## 11.7.4 Leptin

 Leptin ist ein Hormon, das von Fettzellen hergestellt wird. Es kann deshalb nur im weiteren Sinne zu den Hormonen des Gastrointestinaltrakts gerechnet werden. Es handelt sich aber wieder um ein beliebtes Thema für Prüfungsfragen und soll Ihnen daher in diesem Zusammenhang kurz vorgestellt werden. Weitere Erklärungen finden Sie unter dem Punkt 19.1.1 Energiereserve.

### Struktur und Sekretion

▶ Leptin ist ein Polypeptid (aus 146 AS), das von den Fettzellen unseres Körpers gebildet wird. Auslöser für die Leptidsekretion ist eine gesteigerte Lipogenese.

## Wirkungen

Leptin signalisiert dem Gehirn, dass die Fettspeicher ausreichend gefüllt sind. Dies geschieht über spezielle Leptinrezeptoren im Hypothalamus, der daraufhin die Ausschüttung von Neuropepid Y hemmt (Neuropeptid Y hat die Aufgabe die Nahrungsaufnahme zu stimulieren). ◄

# 11.8 Gewebshormone

## 11.8.1 Serotonin

### Struktur und Biosynthese

▶ Serotonin ist ein Gewebshormon. Es ist das biogene Amin von 5-Hydroxytryptophan (5-HAT, Abb. 11.22).

Tryptophan wird zunächst durch eine $NAD^+$- und Tetrahydrofolsäure-abhängige Oxigenase hydroxyliert und anschließend durch eine Pyridoxalphosphat-abhängige Decarboxylase in das biogene Amin (5-Hydroxytryptamin) überführt.

Serotonin kommt in hohen Konzentrationen in enterochromaffinen Zellen des Darms, Thrombozyten, ZNS (Hypothalamus, Area postrema) und in der Retina vor. Im ZNS liegt es zum Teil in einer inaktiven Speicherform vor. ◄

### Wirkungen

▶ Serotonin hat eine dosisabhängige kontraktile Wirkung auf die glatte Muskulatur von Gefäßen, Verdauungstrakt (Steigerung der Darmmotilität) und Respirationstrakt.

Es spielt auch eine Rolle bei der Blutgerinnung, bei der es aus den Thrombozyten in das Serum übertritt und die Aggregation fördert. Zudem dient Serotonin im Gehirn als synaptischer Transmitter, besonders in stammesgeschichtlich älteren Hirnteilen. ◄

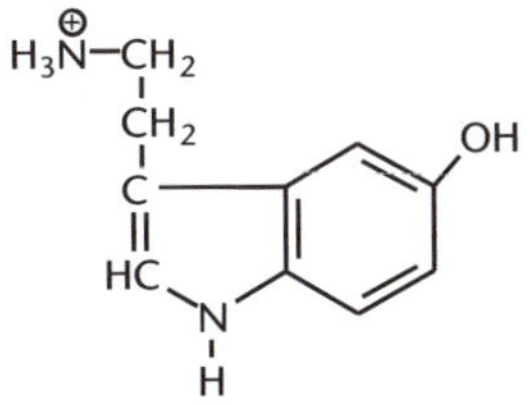

## Abbau

▶ Die Monoaminoxidase (MAO) baut Serotonin über 5-Hydroxyindolacetaldehyd ab, das zum Ausscheidungsprodukt 5-Hydroxyindolessigsäure (5-Hydroxyindolacetat) oxidiert wird. ◄

## 11.8.2 Histamin

Histamin ist ein Gewebshormon (Mediatorstoff), das in den meisten tierischen Geweben vorkommt (0,01 mg/g Frischgewebe).

### Struktur, Biosynthese und Sekretion

▶ Histamin ist das **biogene Amin des Histidins**. Aus Histidin wird es unter der Wirkung einer Pyridoxalphosphat-abhängigen Decarboxylase synthetisiert (Abb. 11.23).

Histamin wird vor allem von den Gewebsmastzellen und basophilen Leukozyten produziert und dort an Heparin gebunden gespeichert.

Sekretiert wird Histamin im Rahmen von Verletzungen und Allergien, v.a. beim Kontakt von IgE-Antikörpern mit Mastzellen → Allergie Typ I (☞ Kap. 12.7.3). ◄

### Wirkungen

▶ Histamin wirkt an zwei zellulären Rezeptoren, dem $H_1$- und $H_2$-Rezeptor:
- Über den $H_2$-Rezeptor erhöht es im Magen die Salzsäureproduktion.
- $H_1$-Rezeptor-vermittelt führt es zur Kontraktion der glatten Muskulatur des Intestinal- und Respirationstraktes (→ allergische Komponente des Asthma bronchiale).

Auch Darm und Uterus werden kontrahiert.

Die Blutgefäße weiten sich dagegen, wodurch sich auch die Gefäßpermeabilität erhöht (→ Rötung, Quaddelbildung, Blutdruckabfall). ◄

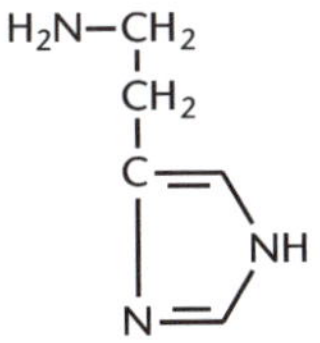

**11**

**Abb. 11.22:** Serotonin (5-Hydroxytryptamin).

**Abb. 11.23:** Histamin.

**🕮 Klinik!**

Antagonisten der Histaminrezeptoren ($H_1$- und $H_2$-Rezeptorblocker) werden häufig als Medikamente eingesetzt. Während die „$H_1$-Blocker" sich vor allem bei der Behandlung allergischer Reaktionen bewährt haben, werden „$H_2$-Blocker" insbesondere zur Prophylaxe und Therapie von Magengeschwüren (verminderte HCl-Produktion) angewendet.

### Abbau

Histamin wird wie das Serotonin durch Oxidation abgebaut. Das Abbauprodukt ist Imidazolacetat.

## 11.8.3 Kinine

### Struktur, Biosynthese und Vorkommen

Kinine sind hochaktive Polypeptide. Sie werden durch das Enzym Kallikrein aus der $\alpha_2$-Globulinfraktion des Plasmas freigesetzt.

Die Kinine kommen in Blutplasma, Pankreas, Speicheldrüsen, Darmwand und Zunge vor. Aus dem Plasma konnten die Kinine Kallidin (10 AS) und Bradykinin (9 AS) isoliert werden.

### Wirkungen

Die Kinine wirken dilatierend auf die Gefäße und erhöhen außerdem die Gefäßpermeabilität.

Die glatte Muskulatur von Uterus, Darm und Bronchien wird kontrahiert.

▶ Auch an der Schmerzentstehung sollen Kinine beteiligt sein. ◀

### Abbau

Kininasen bauen die Kinine bereits *wenige Minuten nach ihrer Freisetzung* proteolytisch ab.

## 11.8.4 Prostaglandine

Prostaglandine gehören zur Gruppe der Eicosanoide. Eicosanoide (eikosi; gr. = zwanzig) kommen in allen Geweben und Gewebsflüssigkeiten vor, wo sie auch freigesetzt und abgebaut werden. Neben den Prostaglandinen zählen auch die Prostazykline, Thromboxane und Leukotriene zu den Eicosanoiden.

### Struktur und Biosynthese

Die Prostaglandine sind eine Gruppe von Gewebshormonen, die vielfältige physiologische Wirkungen besitzen. Chemisch gehören sie, wie alle Eicosanoide, zu den Lipiden.

▶ Für die Synthese der Prostaglandine spaltet die Phospholipase $A_2$ Arachidonsäure aus Membranphospholipiden, wahrscheinlich vorwiegend aus Phosphatidylinositol. ◀

Die mehrfach ungesättigte *Arachidonsäure* ($C_{20}$; 4DB) ist die Muttersubstanz der Prostaglandine, wie auch der Prostazykline, Thromboxane und Leukotriene (☞ unten). In die Prostaglandine wird sie durch eine (sauerstoffabhängige) Zyklooxigenase umgewandelt (Abb. 11.24). (Zur Synthese ☞ Kap. 7.2.10)

### Wirkungen

● Prostaglandine können schon in geringer Konzentration zur Kontraktion der glatten Muskulatur führen.

**🕮 Klinik!**

Wegen der Wirkung auf die glatten Muskelfasern des Uterus werden Prostaglandine als Abortiva in der Gynäkologie und Geburtshilfe eingesetzt.

● Da sie die Wirkung der Katecholamine hemmen, hat die Gabe von Prostaglandinen antilipolytische Wirkungen.

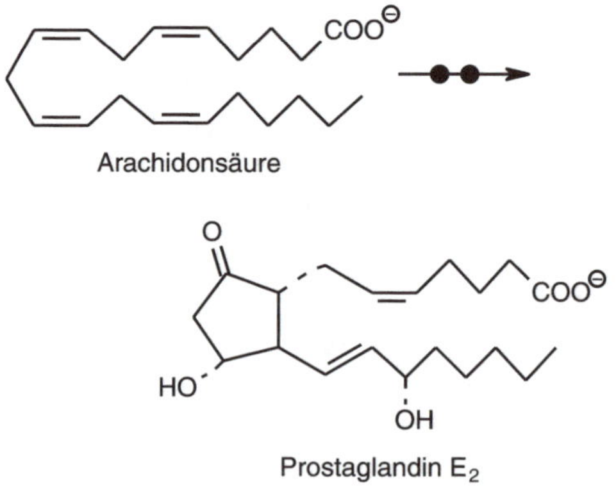

Arachidonsäure

Prostaglandin $E_2$

**Abb. 11.24:** Umwandlung der Arachidonsäure in Prostaglandin $E_2$.

- Prostaglandine lösen eine Sensibilisierung der Schmerzrezeptoren aus.
- In entzündeten Geweben lässt sich eine vermehrte Prostaglandinbildung nachweisen.

### 🔎 Klinik!

**Acetyl-Salicylsäure (Aspirin)** hemmt irreversibel die Zyklooxygenase und damit die Prostaglandinsynthase. Auch nichtsteroidale Antiphlogistika (z. B. Ibuprofen, Indometacin) hemmen die Zyklooxygenase.

Der **entzündungshemmende (antiphlogistische) Effekt der Corticoide** kann zumindest teilweise auch mit einer Hemmung der Prostaglandinsynthese erklärt werden. Corticoide induzieren das Protein Lipocortin und hemmen so die Phospholipase $A_2$. Dadurch hemmen sie nicht nur die Prostaglandinsynthese, sondern die Synthese aller Substanzen, deren Muttersubstanz die Arachidonsäure ist (Prostaglandine, Prostazykline, Thromboxane, Leukotriene).

▶ Viele Prostaglandinwirkungen werden über das Adenylatzyklase- und Guanylatzyklasesystem vermittelt, wobei verschiedene Prostaglandine auch gegensinnige Effekte haben können. ◀

### Abbau

Prostaglandine haben eine kurze Halbwertszeit von wenigen Minuten. Sie werden hauptsächlich in der Lunge abgebaut.

### Verwandte Verbindungen der Prostaglandine

Drei weitere Verbindungen sind eng mit den Prostaglandinen verwandt (Gruppe der Eicosanoide):

1. **Prostazykline**
   hemmen die Hämostase und Thrombosen und verringern die Adhäsionsfähigkeit von Thrombozyten an der Gefäßwand. Bildungsort ist das Kapillarendothel.
2. **Thromboxane**
   werden aus geschädigten Thrombozyten freigesetzt und kommen auch in Milz und Lunge vor.

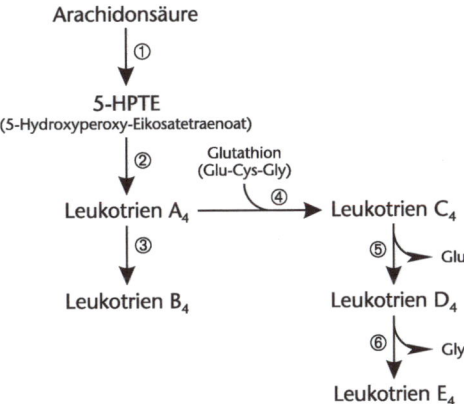

**Abb. 11.25:** Übersicht über die Biosynthese der Leukotriene aus Arachidonsäure.

① die Lipoxygenase bewirkt die Umwandlung von Arachidonsäure in 5-Hydroxyperoxyeikosatetraenot (5-HPTE).

② Aus 5-HPTE entsteht durch Umlagerung Leukotrin A4.

③ Die Leukotrien-A4-Epoxidhydrolase wandelt Leukotrien A4 in Leukotrien B4 um.

④ Die Anlagerung von Glutathion an Leukotrien A4 führt zu Leukotrien C4.
Enzym: 4-Glutathion-5-Transferase

⑤ Aus C4 wird unter Abspaltung von Glutamat Leukotrien D4.
Enzym: $\gamma$-Glutamyl-Transferase

⑥ Aus D4 entsteht durch Abspaltung von Glycin E4.
Enzym: Cysteinyl-lycin.Dipeptidase

Sie bewirken die Aggregation weiterer Thrombozyten.

3. ▶ **Leukotriene (LT)**
   entstehen aus Arachidonsäure unter Mitwirkung der *5-Lipoxygenase* v.a. in Leukozyten (Abb. 11.25). ◀ Schon geringe Mengen der Substanz wirken als Vermittlerstoff (Mediator) bei allergischen Reaktionen und Entzündungen, z. B.
   - $LTB_4$ (Leukotaxin):
     chemotaktische Wirkung auf Leukozyten
   - $LTC_4$, $LTD_4$, $LTE_4$:
     „slow reacting substances of anaphylaxia", v.a. Broncho-, Muskel- und Gefäßkontraktion sowie Beeinflussung der Gefäßpermeabilität.

**11**

# 12 Immunchemie

## 12.1 Grundlagen

### Definition

Höhere Organismen haben die Fähigkeit, zwischen körpereigenen und körperfremden Stoffen zu unterscheiden.

Das **Immunsystem** schützt den Organismus vor Bakterien, Viren, Tumorzellen und diversen anderen von außen eindringenden Fremdsubstanzen (Antigene).

Das Immunsystem setzt sich aus einer *zellulären Abwehr* (spezialisierte Immunzellen) und einer *humoralen Abwehr* (Proteine) zusammen.

Man unterscheidet *angeborene (unspezifische)* von *erworbenen (spezifischen)* Immunmechanismen.

 Das Immunsystem ist sehr komplex und kann auf verschiedene Weisen untergliedert werden. Ihnen werden jetzt einige Einteilungen näher gebracht. Die Tabelle 12.1 am Ende dieses Abschnitts soll Ihnen verdeutlichen, dass diese Einteilungen ineinander übergreifend sind.

### 12.1.1 Zelluläre Abwehr

Zellen, die den Organismus vor schädlichen Substanzen schützen, werden unter dem Oberbegriff **Leukozyten** zusammengefasst. Diese Zellen stammen alle von einer pluripotenten Stammzelle des Knochenmarks ab, entwickeln sich aber unterschiedlich (☞ Kap. 12.2.1). Zu den Leukozyten zählen:

- Granulozyten
- Monozyten
- Makrophagen
- Dendritische Zellen
- B-/T-Lymphozyten
- Natürliche Killerzellen
- Mastzellen.

### 12.1.2 Humorale Abwehr

Die humorale Abwehr besteht aus verschiedenen Proteinen. Diese sind einerseits an der Abwehr beteiligt, dienen andererseits aber auch der Kommunikation zwischen den Leukozyten. Zu der humoralen Abwehr zählen:

- Lysozym
- Antikörper
- Akute-Phase-Proteine
- Interferone
- Komplementsystem.

### 12.1.3 Angeborene unspezifische Immunmechanismen

Von Geburt an besitzt ein gesunder Organismus Abwehrmechanismen, die sich zunächst unspezifisch gegen alle als körperfremd erkannten Substanzen richten. Zu diesen *angeborenen unspezifischen* Immunmechanismen gehören:

- physikalische und chemische Hindernisse, wie z. B. Haut, Säureschutzmantel, Magensäure
- die Fähigkeit zur Phagozytose, wie sie z. B. die Zellen des Retikuloendothelialen Systems (RES) aufweisen: Blutmakrophagen (Monozy-

ten), Gewebsmakrophagen (Histiozyten), Alveolarmakrophagen, v. Kupffer-Sternzellen der Leber, Retikulumzellen von Milz, Lymphknoten und Knochenmark;
- Fieber
- verschiedene chemisch wirksame Substanzen, wie z. B. das Komplementsystem, Interferone, Lysozym und β-Lysin.

### 12.1.4 Erworbene spezifische Immunmechanismen

Bei der *erworbenen spezifischen* Immunität besteht ein Schutz gegen das auslösende Agens (Antigen) erst dann, wenn sich der Organismus mit ihm auseinander gesetzt hat. Bei der erworbenen Immunität besteht Spezifität nur gegen dieses eine auslösende Agens.

Die spezifische Immunität wird durch B- und T-Lymphozyten und ihre Unterklassen sowie verschiedene Hilfszellen vermittelt (☞ unten). Sie zeichnet sich aus durch:
- Diversität (Vielfältigkeit)
- Spezifität
- Gedächtnis.

> **⌾ Merke!**
>
> Die *humorale (lösliche), antikörpervermittelte* Immunität wird vor allem durch die B-Lymphozyten geleistet, während die *zelluläre* Immunität durch die T-Lymphozyten vermittelt wird.

Es gibt zahlreiche Verbindungen zwischen diesen beiden Systemen, so dass die Trennung mehr aus didaktischen Gesichtspunkten erfolgt (Tab. 12.1).

## 12.2 Zellen des Immunsystems

### 12.2.1 Prinzip der Immunzellbildung

Das menschliche Immunsystem besteht aus ca. 1 Billion ($10^{12}$) Lymphozyten, von denen jedoch nur ca. 1 % im Blut zirkulieren. Der Rest ist in Knochenmark, Lymphknoten, Milz und Thymus zu finden. Alle Lymphozyten entstehen aus pluripotenten, hämatopoetischen Knochenmarksstammzellen, die sich in zwei Hauptlinien differenzieren, die *lymphatische* (→ Lymphozyten-Vorläufer; prä-Zellen) und die *myeloische* Reihe (→ Erythrozyten-Vorläufer u. a.).

Die im Knochenmark gebildeten Lymphozyten-Vorläuferzellen entwickeln sich dann in einem der primären lymphatischen Organe weiter zu reifen B- oder T-Lymphozyten.

*Primäre lymphatische Organe* sind:
- der **Thymus** für die **T**-Lymphozyten
- das **Knochenmark** (engl. **b**one marrow) bzw. **Bursa**-Äquivalent für die **B**-Lymphozyten.

#### Hinweis

B-Lymphozyten werden bei Vögeln in einem speziellen Organ, der Bursa fabricii gebildet, welches Säuger nicht besitzen. Beim Menschen werden neben dem Knochenmark Milz und Leber als „Bursa-Äquivalent" diskutiert.
B- und T-Lymphozyten sind im Licht- und Elektronenmikroskop nicht unterscheidbar. Lediglich im Rasterelektronenmikroskop kann man bei B-Lymphozyten zahlreiche „Ausläufer" erkennen, die T-Lymphozyten nicht besitzen. Eine Unterscheidung

**Tab. 12.1: Bestandteile des Immunsystems.**

| | Zelluläre Abwehr | Humorale Abwehr |
|---|---|---|
| Unspezifische Abwehr | Monozyten Granulozyten Natürliche Killerzellen Makrophagen Mastzellen Dendritische Zellen | Lysozym Akute-Phase-Proteine Interferone Komplementsystem |
| Spezifische Abwehr | B-Lymphozyten T-Lymphozyten | Antikörper |

**12**

ist vor allem durch Oberflächenmarker möglich (☞ unten).

Gereifte Lymphozyten wandern in die sekundären lymphatischen Organe ein, wo sie sich nach Antigenkontakt differenzieren und proliferieren.

*Sekundäre lymphatische Organe* sind v.a.:
- Lymphknoten
- Milz
- Peyer-Plaques
- Tonsillen
- Appendix.

Eine weitere Lymphozytenpopulation wird als **„Nullzellen"** (dritte Population-Zellen bzw. Non-T-Non-B-Zellen) bezeichnet. Es handelt sich dabei wahrscheinlich größtenteils um **natürliche Killerzellen (NK-Zellen)**, die unspezifisch virusinfizier-

te Zellen und Tumorzellen abtöten. Ferner produzieren sie Interferon-γ und spielen eine Rolle bei der Regulation der Immunantwort. Vermutlich stammen sie direkt aus dem Knochenmark und werden selbst in der frühen Abwehrphase durch virale Interferone (α und β) stimuliert.

Prägen Sie sich die Abbildung 12.1 gut ein. Sie werden Sie in Ihrer Laufbahn noch oft brauchen. Sehr häufig werden Zellen der myeloischen und lymphatischen Reihe miteinander verwechselt. Dabei ist es eigentlich gar nicht schwer. Merken Sie sich einfach:

Nur **Lymph**ozyten entstammen der **lymph**atischen Reihe.

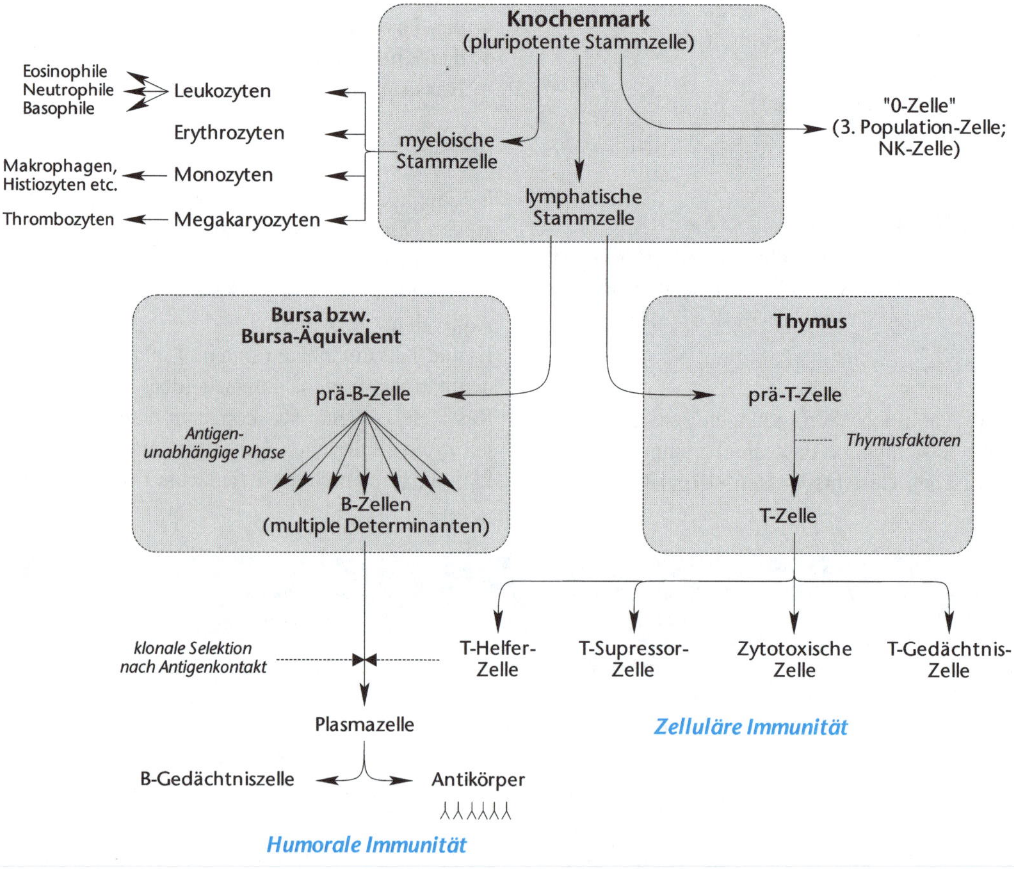

**Abb. 12.1:** Entwicklung der immunkompetenten Zellen aus pluripotenten Vorläuferzellen.

## 12.2.2 Granulozyten

Granulozyten sind runde Zellen, die im Knochenmark gebildet werden. Die noch unreifen Granulozyten haben einen stabförmigen Kern (*stabkernige Granulozyten*). Ausgereifte Formen weisen bis zu drei Einschnürungen im Kern auf (*segmentkernige Granulozyten*). Durch ihre amöboide Beweglichkeit können sie aus der Blutbahn ins Gewebe wandern. Im Zytoplasma liegen Granula, die sich unterschiedlich anfärben lassen. Daher unterscheidet man:

- Neutrophile Garnulozyten
- Eosinophile Granulozyten
- Basophile Granulozyten.

### Neutrophile Granulozyten

▶ Granula von Neutrophilen sind klein und lassen sich mit saurem und basischem Farbstoff anfärben (rosa bis violett).

Neutrophile Granulozyten sind bei akuten Entzündungsreaktionen wichtig. Sie werden chemotaktisch durch Gewebsschäden angelockt. Ihre Hauptfunktion ist es, Bakterien zu *phagozytieren*. ◀

### Eosinophile Granulozyten

Eosinophile haben mittelgroße Granula und lassen sich mit dem sauren Farbstoff Eosin rot anfärben.

Eosinophile Granulozyten zirkulieren im Blut und *phagozytieren* Antikörper, die mit Antigenen beladen sind.

> **Klinik!**
>
> Die häufigste Ursache für eine Erhöhung der Eosinophilenzahl ist eine allergische Reaktion.

### Basophile Granulozyten

Sie besitzen die größten Granula, die sich mit einem basischen Farbstoff blau anfärben lassen.

Basophile Granulozyten sind selten, ihre Funktionen noch weitgehend ungeklärt. Sicher ist, dass sie an ihrer Oberfläche IgE-Rezeptoren besitzen. Kommt es zu einem Kontakt mit antigen-beladenem IgE, so schütten sie Histamin aus. Treten basophile Granulozyten ins Gewebe über, werden sie **Mastzellen** genannt. Das macht sie zum *Auslöser einer allergischen Reaktion*. Phagozytose scheint bei basophilen Granulozyten selten zu sein.

## 12.2.3 Monozyten/Makrophagen

Monozyten sind die größten Leukozyten. Sie werden im Knochenmark gebildet und dann in die Blutbahn abgegeben. Erst wenn sie durch die Kapillarwände ins Gewebe eindringen, werden sie aktiviert. Dann nennt man sie Gewebsmakrophagen. Sie phagozytieren Reste abgestorbener Zellen, antikörpermarkierte Stoffe, Tumorzellen etc. und besitzen einen MHC-II-Rezeptor, mit dem sie T-Zellen Antigene präsentieren können (☞ Kap. 12.4.3).

## 12.2.4 B-Lymphozyten

Die Reifung der Prä-B-Zelle zu einer antikörperproduzierenden Plasmazelle kann in verschiedene Phasen unterteilt werden.

### 1. Antigen-unabhängige Phase

In der Antigen-unabhängigen Phase reifen die Stammzellen des Knochenmarks zu B-Lymphozyten. Durch Neugruppierung von Genen (V-, D-, J-, C- Gene, ☞ Kap. 12.3.3) entsteht eine enorme Vielfalt von B-Lymphozyten, die spezifisch mit verschiedenen Antigenen reagieren können. Die Antigenspezifität der Lymphozyten beruht auf den unterschiedlichen Rezeptoren ihrer Zellmembran.

> **Merke!**
>
> Bereits in der Entwicklung wird ein großes Repertoire an verschiedenen spezifischen Zellen geschaffen. Lymphozyten sind also bereits spezifisch für ein bestimmtes Antigen, bevor sie mit diesem in Kontakt getreten sind!

### 2. Antigen-abhängige Phase

▶ Die Antigen-abhängige Phase, findet in den sekundären lymphatischen Organen statt. Hier differenzieren die reifen B-Zellen zu Antikörper-produzierenden Plasmazellen und Gedächtniszellen:

**12**

- Trifft ein B-Lymphozyt auf „sein" Antigen, differenziert er zu einer **Plasmazelle**, die sich anschließend vermehrt (*klonale Selektion*; *Burnet 1959*). Plasmazellen synthetisieren Antikörper genau der Spezifität, die den Rezeptoren auf der Vorläuferzelle entsprechen. ◄
- Gleichzeitig bilden sich eine Anzahl von ruhenden reifen B-Zellen, die als **B-Gedächtniszellen** (Immungedächtnis/schnellere Zweitreaktion) fungieren.

An der Differenzierung der B-Zellen zu Plasma- und Gedächtniszellen sind neben dem auslösenden Antigen, T-Helferzellen sowie verschiedene humorale Faktoren (Lymphokinine ($IL_2$, $IL_4$) und Wachstumsfaktoren) beteiligt.

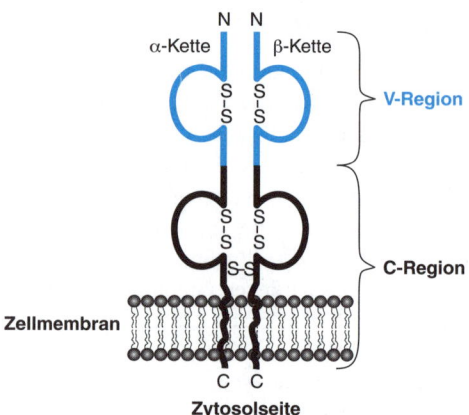

**Abb. 12.2:** T-Zell-Rezeptor.

## 12.2.5  T-Lymphozyten

T-Lymphozyten dienen der Abwehr von virusinfizierten Zellen, Tumorzellen, Transplantaten und Fremdgewebe. Sie vermitteln somit die zelluläre Immunität, sind aber auch an der humoralen Immunität in Form der T-Helferzellen beteiligt (☞ unten).

Während der Fetalzeit bzw. kurz nach der Geburt wandern Vorläuferzellen aus dem Knochenmark in den Thymus ein. Unter Stimulation humoraler Faktoren vermehren sie sich dort explosionsartig und differenzieren sich. Dabei werden wie bei den B-Zellen, durch Rekombination von V-, D-, J- und C-Genen verschiedene Rezeptoren gebildet, die für die Zellspezifität verantwortlich sind. Diese T-Zell-Rezeptoren (TCR) sind fest in der Zellmembran verankerte, aus einer α- und einer β-Kette bestehende Proteine. Sie besitzen eine antikörperähnliche Struktur, werden, im Gegensatz zu diesen, aber nicht sezerniert (Abb. 12.2). Die T-Zell-Rezeptoren sind in ihrer Funktion von MHC-Antigenen abhängig (☞ Kap. 12.4.3.).

Während der Reifung im Thymus entstehen verschiedene T-Zell-Subpopulationen, die sehr unterschiedliche Aufgaben wahrnehmen:

### Zytotoxische Zellen

Zytotoxische T-Zellen ($T_8$-Zellen, $T_C$-Zellen) reagieren auf Zellen, die Fremdantigene enthalten und töten diese durch Ausscheidung zytotoxischer Substanzen (Perforin). Sie können Antigen nur erkennen, wenn es von MHC-Proteinen der Klasse I (☞ Kap. 12.4.3) präsentiert wird.

Zytotoxische T-Zellen können sich zu **T-Memory-Zellen** (Immungedächtniszellen) und **T-Suppressorzellen** (Regulation) entwickeln.

### T-Helferzellen

T-Helferzellen ($T_4$-; $T_H$-Zellen) sind an der humoralen Immunantwort mitbeteiligt. Die meisten Antigene können die Weiterentwicklung von B-Zellen zu Plasmazellen nicht alleine induzieren. Das von der B-Zelle an MHC-Proteinen der Klasse II präsentierte Antigen muss zunächst von den T-Helferzellen erkannt werden. Die auf diese Weise aktivierten T-Helferzellen sezernieren Zytokine, welche die Differenzierung der B-Zelle zur Plasmazelle induzieren (☞ oben).

> **Klinik!**
>
> Das HIV-Virus schädigt spezifisch T-Helferzellen, wodurch die Immunabwehr stark beeinträchtigt wird.

### T-Suppressorzellen

T-Suppressorzellen ($T_S$-Zellen) unterdrücken spezifisch eine Immunantwort und übernehmen so eine wichtige regulatorische Aufgabe im Immunsystem. Sie wirken auf T-Helfer- oder B-Zellen. Der genaue Wirkungsmechanismus ist ebenso wenig geklärt wie die Frage, ob es sich wirklich um eine völlig eigenständige Zellpopulation handelt. Möglicherweise stellen diese Zellen keine eigene Zelllinie dar, sondern sind eine andere Differenzierungsstufe der $T_C$-Zellen. Sie tragen den gleichen Oberflächenmarker wie die $T_C$-Zellen.

> **Klinik!**
> Defekte der T-Suppressorzellen sind vermutlich an der Entstehung von Autoimmunerkrankungen beteiligt.

Nach Abschluss der Reifung verlassen die T-Zellen den Thymus und werden zum Hauptbestandteil des zirkulierenden Lymphozytenpools. T-Zellen sind ausgesprochen mobile Zellen. Es werden jedoch viel mehr Zellen im Thymus produziert, als ihn tatsächlich verlassen. Man nimmt an, dass ca. 90 % der Thymozyten auf irgendeine Weise zerstört werden, bevor sie den Thymus verlassen (Mangelnde Rezeptorbildung? Vernichtung von Zellen, die spezifisch für eigene Antigene sind?).

# 12.3 Antikörper

## 12.3.1 Struktur und Funktion der Antikörper !!!

### Definition

▶ **Antikörper** sind globuläre Proteine, die Antigene binden. Aufgrund ihrer Eigenschaft, bei Elektrophoresen in der γ-Fraktion zu wandern, wurden Antikörper zunächst als γ-Globuline bezeichnet; heute ist die Bezeichnung **Immunglobuline (Ig)** üblich.

Antikörper erkennen Antigene spezifisch. Jeder Antikörper besitzt einen Molekülbereich, mit dem das Antigen gebunden wird. Ein zweiter Bereich ist für die sonstigen biologischen Funktionen verantwortlich, z.B.: Komplement-Bindung, Durchdringen der Plazentaschranke, Bindung an bestimmte Zellen. ◀

Da jeder einzelne Antikörper nur mit einer einzigen antigenen Determinante *(Epitop)* reagiert, ist die Struktur des Antigen-bindenden Antikörperteils *(Paratop; $F_{ab}$ ☞ unten)* sehr variabel (großes Molekülrepertoire). ▶ Der Teil des Antikörpers, der die eher kleine Zahl der biologischen Aktivitäten

vermittelt *($F_c$)*, muss hingegen bei vielen Antikörpern gleich sein. ◀

## Grundstruktur der Antikörper

Grundstruktur jedes Antikörpers ist ein aus vier Proteinketten zusammengesetztes Molekül. Es besteht aus zwei identischen schweren (heavy) H-Ketten und zwei identischen leichten (light) L-Ketten. Sowohl L- als auch H-Ketten bestehen aus konstanten und variablen Abschnitten. Die biologischen Funktionen werden durch die konstanten Regionen vermittelt. Die variablen Abschnitte beider Ketten bilden die Antigenbindungsstellen (Paratope) mit der spezifischen Funktion der Antigenerkennung.

### L-Ketten

Es gibt zwei verschiedene L-Ketten: κ-(kappa) und λ-(lambda) L-Ketten. Der L-Kettentyp ist innerhalb eines Immunglobulinmoleküls immer der gleiche, also entweder κ- oder λ-L-Ketten.

### H-Ketten

▶ Bei den H-Ketten werden fünf verschiedene Typen unterschieden, die die Zugehörigkeit des Immunglobulins zu seiner Klasse (Isotyp) festlegen (☞ Tab. 12.2). ◀

Die H-Ketten bestimmen die biologischen Eigenschaften, z.B. Halbwertszeit, Fähigkeit, Rezeptoren zu binden oder Enzyme zu aktivieren. Jedes Individuum bildet alle H-Ketten-Klassen in einem für die Spezies charakteristischen Verhältnis. Innerhalb eines einzelnen Immunglobulinmoleküls sind die H-Ketten identisch.

### Beispiel

Ein Antikörper der Klasse IgG kann sich also aus 2κ- und 2γ- oder 2λ- 2γ-Ketten zusammensetzen, während ein IgM-Antikörper aus 2κ- und 2μ- oder 2λ- 2μ-Ketten bestehen kann.

▶ **Tab. 12.2: Klassifizierung der Immunglobuline nach dem H-Kettentyp.**

| Immunglobulin-Klasse (Isotyp) | IgM | IgG | IgA | IgD | IgE |
|---|---|---|---|---|---|
| Typ der H-Kette | μ | γ | α | δ | ε ◀ |

▶ Die Antikörperklassen werden aufgrund der unterschiedlichen Zahl und Anordnung der Disulfidbrücken sowie weiterer Strukturunterschiede in weitere Unterklassen unterteilt (☞ Kap. 12.3.2).

## Struktur eines IgG

IgG ist ein Y-förmiges Immunglobulinmolekül mit einem Molekulargewicht von ca. 150.000 Dalton. Die zwei $F_{ab}$-Fragmente (*antigen binding*) besitzen die Fähigkeit zur Antigenbindung und sind univalent. Ein IgG besitzt also zwei Antigenbindungsstellen.

Das $F_c$-Fragment (*crystallyzable*) lässt sich leicht aus der Lösung auskristallisieren. Es kann kein Antigen binden, sondern vermittelt die biologische Aktivität des Antikörpermoleküls (Komplementaktivierung, Bindung an Makrophagen etc.). ◀

Die Gelenkregion auf der H-Kette besteht hauptsächlich aus Cystein- und Prolinresten und erlaubt eine Beweglichkeit der $F_{ab}$-Arme des Moleküls. Dadurch wird die Bindung an antigene Determinanten in unterschiedlichem Abstand ermöglicht (Abb. 12.3).

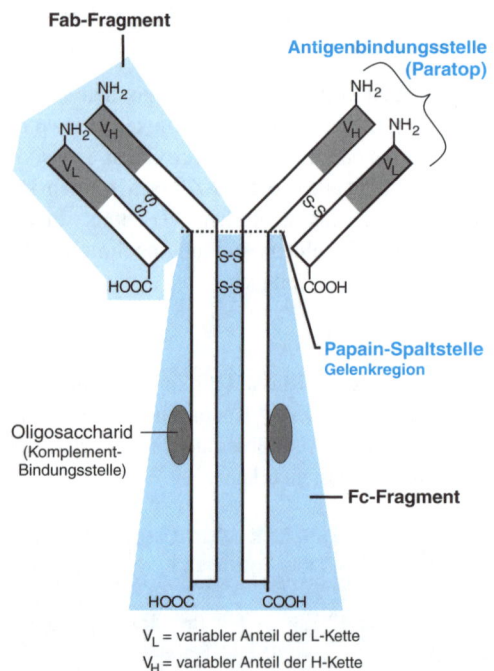

**Fab-Fragment**

**Antigenbindungsstelle (Paratop)**

NH₂, V_H, V_L, S-S, HOOC, COOH

**Papain-Spaltstelle Gelenkregion**

Oligosaccharid (Komplement-Bindungsstelle)

**Fc-Fragment**

HOOC   COOH

$V_L$ = variabler Anteil der L-Kette
$V_H$ = variabler Anteil der H-Kette

**Abb. 12.3:** Struktur des IgG.

Gelegentlich wird im Physikum auch nach Enzymen gefragt, die Immunglobuline spalten können. Sie sollten die zwei Folgenden kennen. Wichtig ist, dass Sie sich die Unterschiede in der Art der Spaltung merken.
Das Enzym **Papain** (Protease) spaltet ein IgG-Molekül an seiner Gelenkregion. Dabei entstehen drei etwa gleich große Fragmente. Es handelt sich um *zwei* identische $F_{ab}$-Fragmente und *ein* $F_c$-Fragment.
Die Protease **Pepsin** beginnt ihren Abbau am C-terminalen Ende der $F_c$-Region und baut das Peptid kontinuierlich bis zur Gelenkregion hin ab. Es entsteht *ein* großes zusammenhängendes $F_{ab}$-Fragment ($F_{(ab)2}$) und *kein* $F_c$-Fragment.

## 12.3.2 Antikörperklassen

Das Immunsystem kann auf die gleiche antigene Determinante mit sehr unterschiedlichen Antworten reagieren. Diese unterschiedlichen Mechanismen sind Folge der Entwicklung verschiedener Immunglobulinklassen (Isotypen). Arbeiten Sie vor allem die Unterschiede in Aufbau, Vorkommen und Funktionen der Antikörperklassen heraus.

### Immunglobulin M (IgM)

▶ IgM ist das erste Immunglobulin, das nach einem Antigenkontakt gebildet wird. Es ist der Antikörper der Frühphase einer Immunantwort.

Fünf IgG-ähnliche Strukturen sind im IgM zu einem *Pentamer* verbunden, wobei die Verknüpfung durch eine Polypeptidkette (J-Kette) sowie zusätzliche Disulfidbrücken erfolgt (Abb. 12.4). Das Molekulargesamtgewicht beträgt 900.000 Dalton. Obwohl bezüglich der Antigenbindung eine Wertigkeit von 10 zu erwarten wäre, besitzt das IgM-Molekül nur eine Wertigkeit von 5, was wahrscheinlich Konformationsgründe hat.

Aufgrund der pentameren Struktur ist IgM ein sehr gut agglutinierender und komplementaktivierender Antikörper. Die Serumkonzentration des IgM beträgt ca. 1 mg/ml, die Halbwertszeit ist fünf Tage. Die natürlichen Isohämagglutinine sind IgM-Antikörper (☞ Kap. 12.4.4). IgM ist *nicht* plazentagängig, jedoch die einzige Immunglobulinklasse, die der Fetus synthetisieren kann (etwa ab 5. Schwangerschaftsmonat). ◀

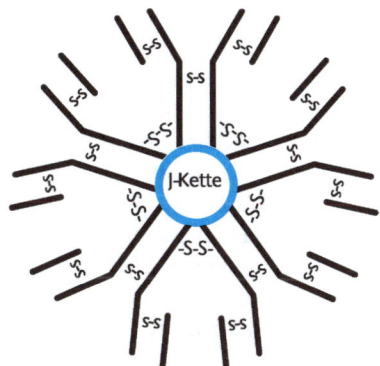

**Abb. 12.4:** IgM-Pentamer

> **Klinik!**
>
> Ein erhöhter IgM-Spiegel beim Fetus ist daher Hinweis für eine abgelaufene kongenitale oder perinatale Infektion.

## Immunglobulin G (IgG)

► Die Struktur des Immunglobulins G, dessen Molekulargewicht bei 150.000 Dalton liegt, wurde schon in Kap. 12.3.1 (Abb. 12.3) gezeigt. Es gibt fünf Unterklassen (IgG$_1$, IgG$_2$, IgG$_3$, IgG$_4$ und IgG$_5$), die sich in ihren biologischen Eigenschaften unterscheiden.

IgG ist das Immunglobulin mit der höchsten Serumkonzentration und im intra- und extravasalen Raum gleich verteilt. Die Serumkonzentration des IgG beträgt ca. 12 mg/ml (ca. 15 % des Gesamtproteins). ◄ Es besitzt eine lange Halbwertszeit (ca. 23 Tage) und ist daher besonders gut zur passiven Immunisierung geeignet. Außerdem können Toxine neutralisiert werden (Antiseren).

► Mit unlöslichen (partikulären) Antigenen erfolgt eine gute **Agglutination,** mit löslichen Antigenen werden **Präzipitate** gebildet. Diese Eigenschaft macht das IgG auch zu einem *opsonierenden Antikörper.* ◄

Durch Anheftung an antigene Determinanten auf Hüllproteinen von Viren ist das IgG ein gut *virusneutralisierender Antikörper* (Hemmung der Virusanheftung an Wirtszellen).

► Ein opsonierender Antikörper (*opsonin* (gr.) = zum Essen vorbereiten; Leckerbissen) kann über seine Fab-Teile mit Epitopen auf Mikroorganismen reagieren, an die Fc-Teile können dann phagozytierende Zellen binden. Dadurch wird die Phagozytose erleichtert.

Außerdem kann IgG auch Komplement aktivieren.

IgG ist der einzige Immunglobulintyp, der die Plazenta durchdringen kann und so eine „Leihimmunität" der Mutter auf den Fetus überträgt. Die Plazentapassage wird hierbei durch den Fc-Teil des IgG vermittelt. Der Fetus beginnt erst im 5. Monat IgM zu produzieren. Die Produktion eigener IgG-Antikörper erfolgt erst 3–4 Monate nach der Geburt. ◄

> **Klinik!**
>
> Auch der Morbus haemolyticus neonatorum wird durch IgG verursacht (☞ Kap. 12.7.1). ◄

## Immunglobulin A (IgA)

Das monomere IgA-Molekül besteht entweder aus zwei κ- oder zwei λ-L-Ketten sowie aus zwei α-H-Ketten. Das Molekulargewicht des monomeren IgA beträgt 150.000 Dalton, die Serumkonzentration 1,8 mg/ml. Eine biologische Funktion des monomeren Serum-IgA ist nicht bekannt.

► Das biologisch aktive IgA ist ein **Dimer,** das aus zwei Einheiten von je vier Ketten besteht, die über eine J- und eine S-Kette verbunden sind. ◄

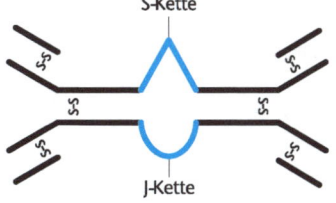

**Abb. 12.5:** ► Struktur des IgA-Dimers. ◄

Das Dimer wird einschließlich der J-Kette von Plasmazellen synthetisiert und freigesetzt. Anschließend bindet es an einen Rezeptor auf der Oberfläche von Epithelzellen. Nach Endozytose und Transport durch die Epithelzelle wird das Dimer in die extrazelluläre Flüssigkeit ausgeschieden, wobei der Rezeptor der Epithelzelle in Form des *S-Stückes* (Sekretions-Stück) mit dem Di-

**12**

mer verbunden bleibt, ☞ Abb. 12.5. Das Molekulargewicht des vollständigen Dimers beträgt ca. 400.000 Dalton.

▶ In der dimeren Form ist IgA das Hauptimmunglobulin der externen Sekretion. Man findet es in Schleim, Speichel, Tränenflüssigkeit und Darmsekret. Es ist außerdem in hoher Konzentration in der Muttermilch vorhanden und dient so dem intestinalen Schutz des Neugeborenen vor Pathogenen. ◀

IgA kann *kein* Komplement aktivieren und führt daher nicht zur bakteriellen Lyse. In Anwesenheit von Lysozym besitzt es jedoch eine bakterizide Aktivität gegen gramnegative Bakterien. IgA ist ein wirksamer agglutinierender und auch antiviraler Antikörper.

## Immunglobulin E (IgE)

▶ Das IgE-Molekül (**Reagin-Antikörper**) besteht aus zwei κ- oder zwei λ-L-Ketten und zwei ε-H-Ketten. Das Molekulargesamtgewicht beträgt ca. 200.000 Dalton. ◀ IgE ist das Immunglobulin mit der kürzesten Halbwertszeit (zwei Tage) und der geringsten Serumkonzentration (20–250 ng/ml).

Trotz seiner geringen Serumkonzentration sind die biologischen Wirkungen des IgE beträchtlich. ▶ Der Fc-Teil des IgE bindet mit hoher Affinität an Mastzellen und basophile Granulozyten. Dort kann das IgE dann über Wochen und Monate verbleiben. ◀ Bei einem Zweitkontakt mit dem Antigen vernetzen sich diese IgE-Moleküle, was eine Entleerung der Mastzellgranula zur Folge hat. Die Inhaltsstoffe der Granula (Histamin, Leukotriene, Heparin u. a.) rufen schließlich die Symptome einer **Überempfindlichkeitsreaktion** hervor (Allergie/Anaphylaxie).

IgE ist ein agglutinierender Antikörper und hat wahrscheinlich eine Funktion bei der Abwehr von Parasiten. Nach Wurminfektionen finden sich erhöhte IgE- Spiegel. Im aggregierten Zustand ist auch Komplementaktivierung möglich.

## Immunglobulin D (IgD)

IgD besteht aus zwei κ- oder zwei λ-L-Ketten und zwei δ-H-Ketten. Die Serumkonzentration ist gering (0–0,04 mg/ml); die Halbwertszeit beträgt 2,7 Tage.

**Tab. 12.3: Die wichtigen Eigenschaften der verschiedenen Immunglobulinklassen.**

|  | IgM | IgG | IgA | IgE | IgD |
|---|---|---|---|---|---|
| Molekulargewicht | 900.000 | 150.000 | 150.000 Dimer: 400.000 | 200.000 | 180.000 |
| Serumkonzentration [mg/ml] | 1 | 12 | 1,8 | 0,00025 | 0,04 |
| Halbwertszeit [Tage] | 5 | 23 | 5,5 | 2 | 2,7 |
| Kompartimentverteilung | Überwiegend intravaskulär | intra- und extravaskulär | intravaskulär/ Sekrete | auf Mastzellen und Basophilen | auf B-Zellen |
| Vorkommen in Sekret/Milch | –/– | –/++ | ++/(+) | –/– | –/– |
| Plazentagängigkeit | – | +++ | – | – | – |
| Komplementaktivierung | +++ | + | – | (+) | – |
| Agglutinationsfähigkeit | +++ | + | ++ | – | – |
| Antibakterielle Aktivität | +++ mit Komplement | +++ | ++ mit Lysozym | – | – |
| Antivirale Aktivität | – | +++ | +++ | – | – |
| Antitoxinwirkung | – | +++ | – | – | – |

▶ Über die biologische Funktion des IgD ist wenig bekannt. Gemeinsam mit IgM ist es als Oberflächenrezeptor auf B-Lymphozyten an deren Differenzierung beteiligt. ◀ Die Empfindlichkeit des IgD gegenüber proteolytischen Enzymen ist größer als die anderer Immunglobulinklassen.

### 12.3.3 Genetische Grundlagen der Antikörpervielfalt

Es ist inzwischen erwiesen, dass Antikörper nicht erst in ihrer Spezifität geformt werden, wenn der Organismus Kontakt mit einem Antigen hat *(alte Instruktionshypothese)*. Tatsächlich sind die verschiedenen Spezifitäten bereits in Form vieler verschiedener B-Zellen vorhanden, bevor der Organismus jemals mit einem Antigen konfrontiert wurde. Der Kontakt mit einem Antigen löst dann die Proliferation und Differenzierung derjenigen B-Zelle aus, die die für dieses Antigen spezifischen Rezeptoren trägt und diese entsprechend als Antikörper sezernieren kann *(klonale Selektion; Burnet; 1973)*.

Mindestens eine Million verschiedene Antikörperspezifitäten sind im Organismus vorhanden.

Die genetische Information für eine vollständige Immunglobulinkette ist zunächst auf mehrere, teilweise weit auseinander liegende Genabschnitte verteilt. Für die C-Region codiert nur ein C-Gensegment; das Gensegment der V-Region setzt sich aus mehreren Abschnitten zusammen (*V, J* und bei der H-Kette zusätzlich *D* ☞ unten). Da jeder der Genabschnitte für den variablen Kettenanteil in mehreren Varianten vorliegt, gibt es vielfältige Kombinationsmöglichkeiten der Varianten zu einem Gesamtgen für die Immunglobulinkette. Der entscheidende Rekombinationsmechanismus ist hier, neben Keimbahnmutationen und -rekombinationen, die **somatische Rekombination (Transposition; Rearrangement)** von V, D und J.

#### Definition

Transposition bezeichnet die Umlagerung von Genen auf *DNA*-Ebene bei der B-Zell-Reifung im Knochenmark.

Für den Begriff der Transposition wird oft Spleißen als Synonym verwendet. Verwechseln Sie diese Art des Spleißens nicht mit dem „üblichen" mRNA-Spleißing (☞ Kap. 10.8.2). Hier findet der Vorgang bereits auf DNA-Ebene statt!

### Switch der Ig-Klassen

Eine Antikörper-produzierende Zelle synthetisiert zunächst IgM und anschließend IgG, IgA oder IgE mit der gleichen Spezifität. Bei dieser Umschaltung (switching) wird nur der die Ig-Klasse bestimmende konstante Teil der H-Kette ausgetauscht, wodurch sich Klasse und biologische Eigenschaften des Antikörpers ändern. Der variable Teil der H-Kette sowie die gesamte L-Kette bleiben dagegen konstant, so dass die Antigenbindungsstelle und damit die Spezifität erhalten bleiben. Der Austausch des konstanten Teils geschieht hauptsächlich über Transposition auf DNA-Ebene, jedoch auch über Spleiß-Effekte. Regulatorische Bedeutung für das Switching besitzen das Antigen selbst und T-Helferzellen (über CD 40 und Il4).

Die Gene der konstanten Regionen für alle Arten schwerer Ketten (Cμ, Cδ, Cγ, Cα, Cε) liegen nebeneinander. Zunächst wird das VDJ-Segment der H-Kette mit dem Cμ-Gen gepaart. Es resultiert ein IgM. Beim Switching wird das gleiche VDJ-Segment z. B. mit dem Cα-Gensegment kombiniert (IgA), wobei die dazwischenliegenden C-Gene (Cμ, Cδ, Cγ) herausgetrennt werden und verloren gehen. Hat also ein Austausch auf DNA-Ebene stattgefunden, ist die Synthese eines „früheren", weiter „aufwärts" gelegenen Antikörpertyps dieser Zelle nicht mehr möglich.

Es sei noch erwähnt, dass ein Ig-Switch nur möglich ist, wenn das Antigen ein Peptid ist. An dieser Stelle ein kleiner Vorgriff auf Punkt 12.4.5 Blutgruppenantigene, weil es sich um eine kniffligere Prüfungsfrage handelt. Frage: Warum sind Blutgruppenantikörper des ABO-Systems immer vom IgM-Typ? Antwort: Die Antigene sind Zuckermoleküle → kein Switch möglich!

**12**

## Leichte Ketten (κ/λ)

Ein V-Gensegment synthetisiert nur ca. 95 der 108 Aminosäuren des variablen Teiles der L-Kette. Die restlichen Aminosäuren werden von einem der fünf verschiedenen J-Gene (J = joining) codiert, die zwischen den V- und C-Genen der L-Ketten liegen.

Aus der Kombination von V, J und C ergibt sich eine unglaubliche Vielfalt möglicher L-Ketten. Darüber hinaus entstehen durch Ungenauigkeiten bei der Verknüpfung der V- und J-Gene zusätzliche Variationen in der Aminosäuresequenz, was die Antikörperdiversität nochmals erhöht. Die Vorgänge sind prinzipiell für κ- und λ-Kette gleich (Abb. 12.6).

## Schwere Ketten

Die Mechanismen bei der Synthese der schweren Ketten sind denen der Synthese der L-Ketten sehr ähnlich, jedoch komplexer. Der variable Kettenanteil wird hier nicht nur durch V- und J-, sondern zusätzlich durch die sog. D-Gensegmente *(Diversity)* codiert.

Die mehreren hundert V-Gensegmente liegen neben ca. 4 J-Gensegmenten. Zusätzlich existieren 12 kleine D-Gensegmente, die jeweils für eine kurze Aminosäuren-Sequenz zwischen der V- und der J-Region der H-Kette codieren (Abb. 12.7).

Geht man davon aus, dass in dem Gen-Komplex der H-Kette ca. 150 V-, 4 J- und 12 D-Gensegmente vorhanden sind, sind bei zufälliger Verknüpfung $150 \times 4 \times 12 = 7200$ verschiedene variable H-Kettenregionen möglich. Bei Kombination mit ca. 1100 möglichen L-Kettenteilen (150 V × 4 J) ergäbe sich die Möglichkeit, **7,92 × 10⁶ verschiedene Antikörper** zu bilden. Zu berücksichtigen ist, dass bei diesen Berechnungen Spontanmutationen nicht berücksichtigt sind → die tatsächliche Antikörpervielfalt ist größer als das errechnete Ergebnis.

> ### ⌇☼⌇ Merke!
>
> Eine begrenzte DNA-Menge kann eine große Zahl verschiedener Proteine bilden.
> Die Antikörperdiversität (Vielfalt) kommt zustande durch:
> - Variationen der V-, D- und J-Gensegmente
> - Mutationen und Rekombinationen auf der Ebene der Keimbahn-DNA

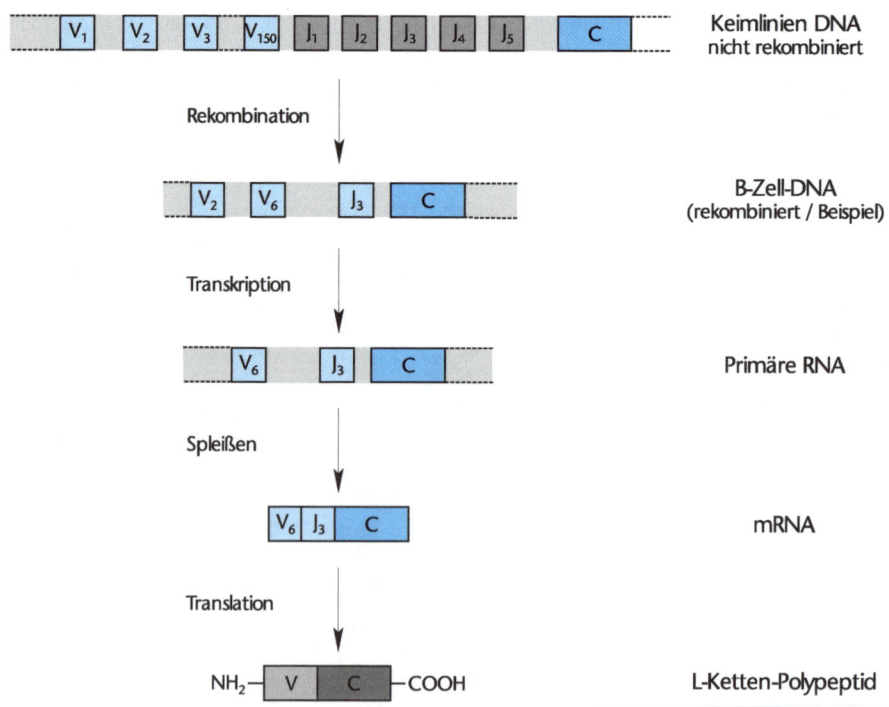

**Abb. 12.6:** Synthese der L-Kette.

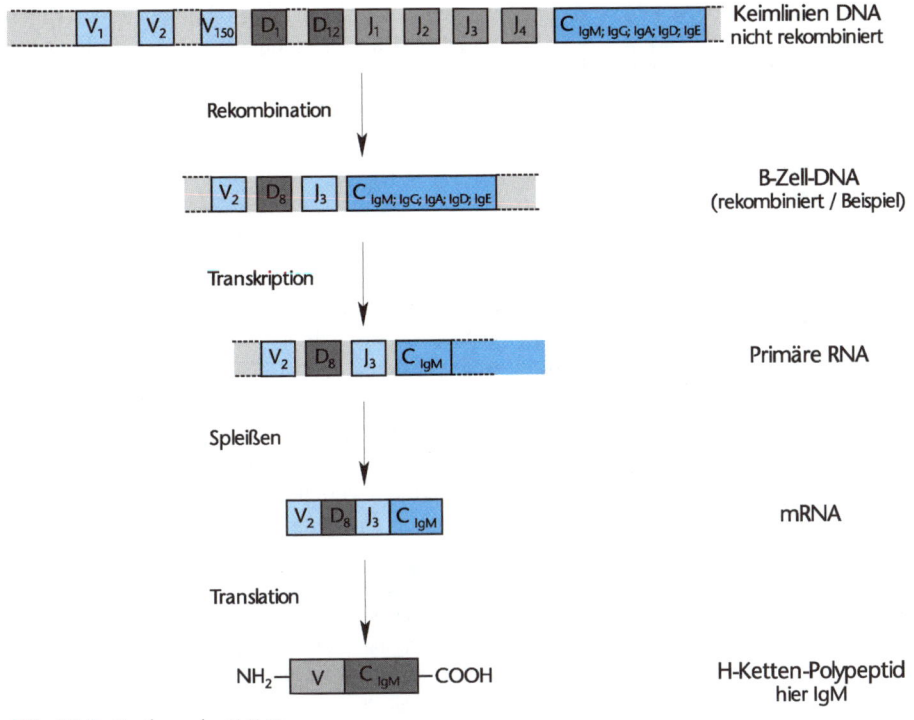

Abb. 12.7: Synthese der H-Kette.

- Somatische V-J- bzw. V-D-J-Rekombination (Transposition; Rearrangement)
- Kombination der Gene der H- und L-Ketten
- Ungenauigkeiten bei den Rekombinationen und beim Spleißen
- Somatische Punktmutationen.

Bei einer sekundären Antigen-Stimulation bilden die Plasmazellen Antikörper mit höherer Spezifität und etwas veränderter Aminosäuresequenz. Dies wird auf positiv selektionierte Punktmutationen zurückgeführt.

### 12.3.4 Monoklonale Antikörper

Die Strukturaufklärung der Antikörper wurde erheblich durch **Myelomproteine** erleichtert. Myelomproteine sind Immunglobuline gleicher Spezifität und Affinität (homogene Ig), die von Abkömmlingen einer einzigen maligne entarteten Plasmazelle (Tumorzelle) gebildet werden. Diese Myelomzellen eignen sich aufgrund ihrer guten Wachstumseigenschaften – im Gegensatz zu normalen Plasmazellen – auch für Zellkulturen.

Eine Myelomzelle, die selbst keine Antikörper mehr sezerniert, kann mit einem B-Lymphozyten eines spezifisch immunisierten Organismus zu einer Hybridomzelle fusioniert werden. Nach Proliferation entsteht ein Lymphozytenklon, der Antikörper mit einer bestimmten Spezifität und Affinität sezerniert, sog. **monoklonale Antikörper** (*Köhler/Milstein; 1975*). Mit Hilfe von **Hybridomzellen** lassen sich Antikörper nahezu jeder gewünschten Spezifität erzeugen.

## 12.4 Antigene

### 12.4.1 Charakterisierung und Einteilung der Antigene

**Definition**

Ein **Antigen** ist jede Substanz, an die Stukturen des Immunsystems (Lymphozyten oder Antikörper) binden. Ein Antigen ist ein **Immunogen**, wenn es darüber hinaus in der Lage ist, eine Immunantwort auszulösen.

**12**

:☼: **Merke!**

Alle Immunogene sind Antigene, aber nicht alle Antigene
sind Immunogene.

Die antigene Determinante (Epitop) ist die als
fremd erkannte Struktur eines Antigens, an die Antikörper mit ihrer spezifischen Bindungsstruktur
(Paratop) binden. Meist ist das Epitop nur eine kleine Molekülgruppe (Aminosäuren oder Zucker) innerhalb des gesamten Antigenmoleküls.

Antigene werden nach Form und Anzahl der antigenen Determinanten (Epitope) eingeteilt (Abb.
12.8):
- *Unideterminante, univalente* Antigene besitzen
  ein einziges Epitop.
- *Unideterminante, multivalente* Antigene besitzen eine einzige Epitopart, davon aber sehr
  viele.
- *Multideterminante, univalente* Antigene haben
  viele verschiedene Epitope, aber nur eines jeder
  Art.
- *Multideterminante, multivalente* Anigene besitzen viele verschiedene Epitope, die mehrfach
  vorhanden sind.

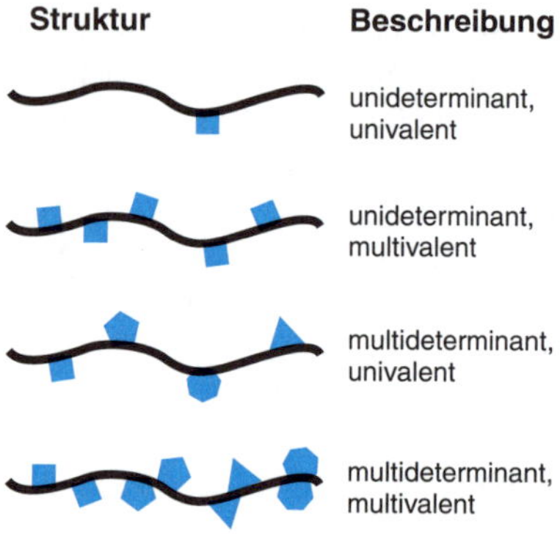

| Struktur | Beschreibung |
|---|---|

unideterminant,
univalent

unideterminant,
multivalent

multideterminant,
univalent

multideterminant,
multivalent

**Abb. 12.8:** Schematische Darstellung potenzieller Antigenstrukturen.

## Haptene

### Definition

▶ Als Haptene werden Verbindungen bezeichnet,
die aufgrund ihres niedrigen Molekulargewichtes
allein nicht immunogen sind, aber immunogen

werden, wenn sie an ein großmolekulares **Trägermolekül (Carrier)** gebunden werden. Daher nennt
man sie oft *„Halbantigene"*. Als Carrier können
wirtseigene Strukturen, wie z.B. Proteine (Albumin), dienen. ◀

## Bedingungen für Immunogenität

Die Immunogenität, d.h. die Fähigkeit eine Immunreaktion auszulösen, ist verknüpft mit den folgenden Eigenschaften:
- **Fremdheit**
  Normalerweise ist der Organismus selbsttole-
  rant. Nur in Ausnahmefällen (Autoimmunreaktion) wird eine Immunantwort gegen eigene
  Strukturen gerichtet. Fremde Strukturen lösen
  dagegen eine gute Immunantwort aus.

🖐 **Klinik!**

Eine erhöhte Immuntoleranz (Immunsuppression), die vor
allem nach Transplantationen wichtig ist, lässt sich durch
Kortikoide, Zytostatika, Bestrahlung und Antilymphozyten-
serum erreichen.

- **Hohes Molekulargewicht**
  Stoffe mit einem Molekulargewicht < 6000
  Dalton sind meist keine guten Immunogene.
- **Komplexe chemische Struktur**
  Es müssen verschiedene Molekülanteile vor-
  handen sein. Homopolymere sind keine guten
  Immunogene, obwohl sie ein hohes Molekular-
  gewicht haben können.

## Hauptantigenklassen

Sehr viele verschiedene Substanzen können als Antigene wirken. Die Immunogenität ist jedoch bei
den verschiedenen Stoffklassen sehr unterschiedlich.
- **Kohlenhydrate (Polysaccharide)** sind potentiell, aber nicht immer, immunogen.
- **Lipide** sind normalerweise nicht oder sehr
  schlecht immunogen.
- **Proteine** sind sehr gute Immunogene. Meist
  sind Proteine multideterminante Antigene. Je
  komplexer ein Protein ist, desto kräftiger fällt
  die Immunreaktion aus.
- **Nukleinsäuren** sind schwache Immunogene.

## Thymusabhängige und thymusunabhängige Antigene

- **Thymusabhängige Antigene**
  Die meisten Antigene können die B-Lymphozyten nicht direkt stimulieren, sondern benötigen vor allem die Mithilfe der im Thymus gebildeten T-Helferzellen. Deshalb werden diese Antigene als Thymus-abhängige Antigene bezeichnet.
- **Thymusunabhängige Antigene**
  Eine kleine Zahl von Antigenen kann B-Zellen direkt stimulieren. Solche Antigene werden als Thymus-unabhängige Antigene bezeichnet. Es sind meist Substanzen mit hohem Molekulargewicht, wie z. B. bakterielle Polysaccharide. Auf Thymus-unabhängige Antigene werden ausschließlich Antikörper der IgM- Klasse gebildet. Ein immunologisches Gedächtnis wird nicht erzeugt, entsprechend ist die Sekundärantwort nur schwach ausgeprägt.

## 12.4.2 Reaktion zwischen Antigen und Antikörper

### Antigen-Antikörper-Bindung

Zwischen Antigen und Antikörper bilden sich in der Regel keine kovalenten Bindungen aus. Vielmehr entsteht eine Vielzahl elektrostatischer Wechselwirkungen, hydrophober Interaktionen, Van-der-Waals-Kräfte und Wasserstoffbrückenbindungen. Für die Summierung dieser Kräfte ist optimales Passen unabdingbar (→ **hohe Spezifität**).

Manche Antikörper können neben dem Antigen, gegen das sie eigentlich gerichtet sind, noch andere Antigene binden. Dieses Phänomen wird als **Kreuzreaktivität** bezeichnet. Man erklärt es sich durch die Existenz gleicher Antigen-Epitope auf komplexen Antigenen oder eine ähnliche Struktur antigener Epitope.

## Schicksal der Antigene nach dem Eindringen in den Organismus

Als fremd erkannte Antigene werden vom retikuloendothelialen System abgefangen und phagozytiert. Außerdem können sie mit Lymphozyten zusammentreffen, die sich ständig durch den Organismus bewegen. In den sekundären lymphatischen Organen können Antigene auf sehr engem Raum mit den Zellen des Immunsystems interagieren.

Drei Hauptwege sind für das Antigen nach Eindringen in den Organismus möglich:

1. **Blutstrom** → Milz → Immunantwort durch Makrophagen, T- und B-Zellen
2. **Haut** → lokale Lymphknoten → Immunantwort durch Makrophagen, T- und B-Zellen
3. **Gastrointestinaltrakt/Atemwege** → Peyer-Plaques/Tonsillen/lokale Lymphknoten → Immunantwort durch Makrophagen, T- und B-Zellen.

Die nun stattfindende Interaktion zwischen Immunzellen und Antigen lässt sich in drei Phasen gliedern:

1. ▶ **Erkennungsphase:**
   Bindung des Antigens an einen T-Lymphozyten. Der T-Lymphozyt schüttet ein Gewebshormon aus, das die B-Lymphozyten zur Teilung und zur Bildung antikörperbildender Plasmazellen anregt. B-Lymphozyten binden zuvor das Antigen und präsentieren es einer T-Helferzelle (thymusabhängige Antigene). ◀
2. **Differenzierungsphase:**
   B-Lymphozyten entwickeln sich nicht nur zu Plasmazellen, sondern auch zu Gedächtniszellen.
   T-Lymphozyten differenzieren zu zytotoxischen Zellen, Suppressorzellen und Helferzellen.

**12**

**3. Phase der Reaktion zwischen Antigen und Antikörper:**
– Agglutination
– Präzipitation
– Neutralisierung.

## Reaktionsmöglichkeiten zwischen Antigen und Antikörper

In Abhängigkeit von der Art des Antigens kann die Bindung des spezifischen Antikörpers unterschiedliche Folgen haben:
- **Agglutination** – Verklumpung korpuskulärer Antigene
- **Präzipitation** – Verklumpung und anschließende Ausfällung löslicher Antigene
- **Neutralisierung** – Ausschaltung toxischer Substanzen.

## 12.4.3 MHC-Antigene !!!

MHC-Antigene sind Zelloberflächenproteine des Organismus, die auf nahezu allen Zellen vorhanden sind. Sie sind an der Regulation der Immunantwort sowie der Transplantatabstoßung beteiligt. Da die MHC-Moleküle über Abstoßungsreaktionen entdeckt wurden, nannte man sie *„Transplantationsantigene"* bzw. *„Gewebsverträglichkeitskomplexe"* (**m**ajor **h**isto**c**ompatibility *complex;* **MHC**). Ein weiterer Name ist **„HLA"** *(***h**umane **l**ymphozyte **a***ntigene)*; er weist auf das Vorkommen der MHC-Moleküle auf Lymphozytenoberflächen hin, wo sie große Bedeutung haben (☞ unten).

MHC-Antigene sind meist Glykoproteine, die in der Zelloberfläche verankert sind und aus zwei Polypeptidketten bestehen. Ihrer Funktion nach können sie drei verschiedenen Klassen zugeordnet werden: MHC I, II, III. Alle drei Klassen binden Peptidfragmente, die sie den Zellen des Immunsystems präsentieren.

▶ Die MHC-Antigene werden durch Gene des **HLA-Genkomplexes** codiert, der beim Menschen auf Chromosom 6 liegt. Diese Gene zeichnen sich durch einen sehr ausgeprägten Polymorphismus (Vielfalt) aus. Exakt gleiche Genstrukturen findet man praktisch nur bei eineiigen Zwillingen.

## Merkmale der MHC-Klassen

### MHC-Klasse-I-Antigene
- MHC I-Antigene lassen sich auf allen kernhaltigen Zellen nachweisen.
- Struktur: $\alpha$-Kette (mit drei Ig-artigen Domänen) + $\beta 2$-Mikroglobulin (eindomänig; nicht membranständig).
- MHC-I-Antigene sind Präsentationsmoleküle, die Peptidfragmente an sich binden und auf der Zelloberfläche präsentieren. Die Peptidfragmente müssen dabei nicht pathogenen Ursprungs sein. Vielmehr präsentieren Zellen über ihr MHC-I-Antigen die von ihnen produzierten Proteine. Ein Teil dieser synthetisierten Proteine wird an Proteosomen gleich wieder in kleine Fragmente zerlegt und über ein Transportsystem in das Lumen des rER eingeschleust. Dort befindet sich eine Antigenbindungsstelle des MHC-I-Moleküls, an die das Peptidfragment bindet und an die Zelloberfläche transportiert wird.
- Handelt es sich bei dem präsentierten Peptidfragment um ein körperfremdes Molekül interagieren die MHC-I-Moleküle mit den Zelloberflächenproteinen (CD8) der zytotoxischen T$_8$-Zellen und sind dadurch sowohl an der Bekämpfung von Virusinfektionen, als auch an späteren Resistenzen gegen das Virus beteiligt. ◀

> **💡 Merke!**
>
> Bei den CD-Molekülen handelt es sich um Oberflächenproteine der Leukozyten, wobei jede Art ihr eigenes spezifisches CD-Molekül besitzt. Heute sind schon über 150 Typen an CD-Molekülen bekannt. Sie tragen im hohen Maße dazu bei, die Bindung zwischen MHC-tragenden Zellen und T-Lymphozyten zu stabilisieren.

- ▶ Durch Stimulation zytotoxischer T-Zellen ist eine Transplantatabstoßung auslösbar. ◀
- Für MHC I codierende Gene sind HLA-A, -B, -C.

> **💡 Merke!**
>
> Die zytotoxischen T-Zellen können Fremdantigene, z. B. Viruspartikel, auf der Zelloberfläche organismuseigener Zellen nur dann erkennen, wenn diese gemeinsam mit den zelleigenen MHC-I-Rezeptoren präsentiert werden ($\rightarrow$ Restriktion der Immunantwort!).

## MHC-Klasse-II-Antigen

- ▶ MHC-II-Antigene finden sich speziell auf Zellen, die an Immunreaktionen beteiligt sind (Makrophagen und B-Zellen).
- Struktur: α- + β-Transmembrankette (jeweils zweidomänig).
- Sie präsentieren exogene Antigene (bakterielle Toxine u. Ä.), nachdem diese in Phagolysosomen gespalten wurden. Im Gegensatz zu den MHC-I-Antigenen (Lumen des rER) werden MHC-II-Antigene in Endosomen eingeschleust, damit sie an der Zelloberfläche präsentiert werden können.
- interagieren mit den Zelloberflächenproteinen (CD4) der $T_4$-Zellen (= T-Helferzellen).
- Gene für MHC II sind beim Menschen HLA-DP, -DQ und -DR. Sie werden auch als Ir-Gene (immune response) bezeichnet.

### 💡 Merke!

Die Signalvermittlung zwischen antigenpräsentierenden Zellen (APZ) und T-Helferzellen ist nur bei Anwesenheit von MHC II auf der APZ möglich. ◀

Es ist wichtig die Interaktionen der MHC-Antigene mit den CD-Molekülen zu kennen. Eine kleine Eselsbrücke:
MHC-I-Antigene reagieren mit CD8-Molekülen
$1 \times 8 = 8$
MHC-II-Antigene reagieren mit CD4-Molekülen
$2 \times 4 = 8$

### 🩺 Klinik!

Als Superantigene werden Produkte von Bakterien und Viren bezeichnet, die an den konstanten Teil des T-Zellrezeptors (TCR Vb) und MHC II binden. Durch sie werden relativ unspezifisch große Mengen der TCR-V$\beta$-tragenden T-Helferzellen (CD4) aktiviert. Es gibt exogene Superantigene, Bakterientoxine wie *Toxic Shock Syndrom Toxin* oder *Staphylokokken-Enterotoxine (SE a-E)* und endogene Superantigene, die meist retroviralen Ursprungs sind *(Beispiel: MMTV = Mouse Mammary Tumor Virus)*.

## MHC-Klasse-III-Antigene

Die MHC-III-Moleküle unterscheiden sich in ihrer Funktion deutlich von den Molekülen der beiden anderen MHC-Klassen. Beispiele für MHC-III-Moleküle sind:

- Komplementfaktoren (C4; C2)
- Interleukine (Il; TNF)
- Hitzeschockproteine (Hsp70).

### Hinweis

Einige Autoren bevorzugen die Einteilung in zwei Klassen und führen z. B. die Proteine des Komplementsystems nicht unter den MHC-Antigenen auf. Von der Gen-Lokalisation (HLA) her gehören sie jedoch hierher.

## MHC und Krankheiten

Es bestehen Beziehungen zwischen dem Auftreten bestimmter Erkrankungen und dem Vorhandensein bestimmter HLA-Antigene. Der Zusammenhang ist nicht eindeutig geklärt.

### 🩺 Klinik!

Bei mehr als 90 % der Patienten, die an Morbus Bechterew (Spondylitis ankylosans) erkrankt sind, kann HLA-B27 nachgewiesen werden. Da nicht alle Träger des HLA-B27 diese Erkrankung bekommen, sind wahrscheinlich weitere Faktoren beteiligt. Weitere Beispiele für „HLA-assoziierte Erkrankungen" sind der Morbus Reiter (B27), die Primär Chronische Arthritis (PCP) (DR4) und die Dermatitis herpetiformis (DR3).

### 🩺 Klinik!

Vor Transplantationen versucht man, in der Auswahl des Organempfängers ein möglichst großes Maß der Übereinstimmung der MHC- Antigene mit dem Organspender zu erreichen, um das Risiko der Transplantatabstoßung möglichst klein zu halten.

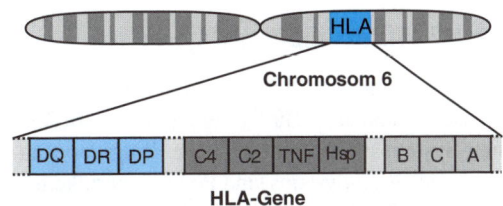

**Abb. 12.9:** HLA-System auf Chromosom 6.

**Tab. 12.4: Vorkommen und Funktion der verschiedenen MHC-Klassen.**

| MHC | Namen der Gene (Mensch) | Funktion | Vorhanden auf |
|---|---|---|---|
| Klasse I | HLA-A, -B, -C | • Präsentation endogener Antigene<br>• Regulation der Immunantwort (über $T_C$)<br>• Erkennung von „selbst" und „fremd" (Transplantatabwehr) | • allen kernhaltigen Zellen<br>• Thrombozyten |
| Klasse II | HLA-D (DQ;DR;DP) | • Präsentation exogener Antigene<br>• Regulation der Immunantwort (über $T_H$) | • Makrophagen<br>• dendritischen Zellen<br>• B-Zellen |
| Klasse III | C4, C2, TNF, Hsp | • Komplementfaktoren<br>• Interleukine<br>• Hitzeschockprotein Hsp 70 | ? |

## 12.4.4 Interaktionen der T-Helfer-zellen, Makrophagen und B-Zellen

Denken Sie daran, dass die Voraussetzung jeder Aktivierung von Lymphozyten folgende ist:
Das Antigen von Antigen-präsentierenden Zellen muss gemeinsam mit einem MHC-Molekül dargeboten werden.
Der Typ der Antigen-präsentierenden Zelle (APZ) hängt dabei vom Typ des Antigens ab. Die wichtigsten Antigen-präsentierenden Zellen in den Lymphknoten sind:
• B-Lymphozyten
• Makrophagen
• dendritische Zellen.

## 12.4.5 Blutgruppenantigene

Unter den mindestens 15 Blutgruppensystemen des Menschen sind das **AB0-System** und das **Rh(Rhe-sus)-System** am bekanntesten. Die Blutgruppenantigene des AB0-Systems sind Polysaccharidketten, die auf der Erythrozytenoberfläche verankert sind. Als Grundsubstanz dient die sog. H-Substanz, deren Ende ein Galaktose- und ein Fucosemolekül bilden *(-Gal- Fuc)*. Normalerweise verfügen alle Individuen über diese nur sehr schwach antigen wirkende H-Substanz.

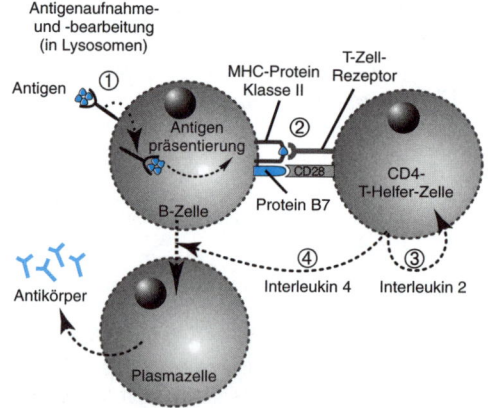

▶ **Abb. 12.10:** Die Interaktion von B-Zellen und T-Helferzellen bei der humoralen Immunantwort auf „Thymus-abhängige"-Antigene.

① B-Lymphozyten erkennen mit ihrem B-Zell-Rezeptor (strukturell ein monomeres IgM-Molekül) ein Antigen. Das Antigen wird mit dem Rezeptor in die Zelle aufgenommen und in den Lysosomen gespalten.

② Die Antigenpeptide werden dann auf der Zelloberfläche gemeinsam mit einem MHC-Molekül der Klasse 2 angeboten. ◀ Hier erkennt eine CD4 T-Helferzelle mit dem T-Zell-Rezeptor das angebotene Antigen. Dies führt beim B-Lymphozyt zu einer vermehrten Expression des Proteins B7, das wiederum mit dem CD28 der T-Zelle in Kontakt tritt. Letzteres ist der Reiz zur Ausschüttung der Interleukine 2+4.

③ IL2 aktiviert die T-Zellen (autokrine Stimulation).

④ IL4 bewirkt die Differenzierung der B-Zellen zu Antikörper-produzierenden Plasmazellen und B-Gedächtniszellen.

Ein an die H-Substanz angeknüpftes N-Acetyl-Galaktosamin *(NAGA)* repräsentiert die Blutgruppe A, ein Galaktoserest *(Gal)* die Blutgruppe B. Sind sowohl NAGA als auch Gal vorhanden, liegt die Blutgruppe AB vor.

Jeder Mensch verfügt über sog. **Isohämagglutinine.** Dies sind Antikörper gegen fremde Blutgruppenantigene. Sie sind auch dann vorhanden, wenn niemals Kontakt mit fremden Erythrozyten bestand. Dieses Phänomen erklärt man sich als Folge von Kontakten mit kreuzreagierenden Mikroorganismen (Darmkeime).

---

**Merke!**

Antigene (Endstücke) des AB0-Systems
- Blutgruppe 0:-Gal-Fuc
- Blutgruppe A: -Gal-Fuc-NAGA

---

- Blutgruppe B: -Gal-Fuc-Gal
- Blutgruppe AB: -Antigene von A und B.

---

# 12.5 Komplementsystem

## 12.5.1 Aufbau des Komplementsystems

### Definition

▶ Das **Komplementsystem** (komplement = ergänzen) ist ein komplexes, aus ca. 20 Glykoproteinen bestehendes Enzymsystem (9 Hauptkomponenten: C1-C9). Ähnlich dem Blutgerinnungssystem wird es über eine kaskadenartige Reaktion aktiviert. Es dient der unspezifischen Abwehr und löst eine Zerstörung der Zellmembran (Lyse) der Zielzelle aus. Einige bei der Aktivierung entstehende Faktoren können zudem eine entzündliche Gewebsreaktion auslösen und bestimmte Zellen aktivieren.

Die Einzelkomponenten werden von der Leber, den Epithelzellen des Magen-Darm-Traktes und von Phagozyten gebildet. ◀ Die an der Aktivierung beteiligten Komponenten werden mit den Nummern C1 bis C9 bezeichnet. Die Nummern geben die Reihenfolge der Entdeckung wieder, zeigen jedoch auch die Reaktionsreihenfolge an (mit Ausnahme von C4: es reagiert nach C1 und vor C2).

## 12.5.2 Komplementaktivierung !!!

▶ Das Komplementsystem kann über zwei Wege aktiviert werden. Beide münden bei der Spaltung der Komponente C3 in C3a und C3b. Danach ist der Ablauf bei beiden Aktivierungssystemen identisch und endet in einem Komplex aus C5b, C6, C7, C8, C9, der als **Membranangriffskomplex** oder **lytischer Komplex** bezeichnet wird. Dieser Komplex bildet „Löcher" (Ø 10 nm) in der Membran der angegriffenen Zelle, wodurch Wasser, Ionen und Enzyme einströmen können, was die Lyse der Zelle verursacht. ◀

Die Komplementaktivität ist ein örtlich und zeitlich begrenzter Prozess. Verschiedene Inhibitoren und Inaktivatoren sorgen für eine strenge Kontrolle dieses Systems.

### Klassischer Weg der Komplementaktivierung

▶ Beim klassischen Weg wird das Komplementsystem durch **Antigen-Antikörper-Komplexe komplementbindender Immunglobuline (IgM, IgG)** aktiviert. Die Bindung des Antigens löst eine Konformationsänderung des Immunglobulinmoleküls aus. Dadurch wird die auf dem Fc-Teil des Antikörpers liegende Komplementbindungsstelle aktiviert. Für die Aktivierung reicht ein einziges IgM-Molekül. Bei IgG sind zwei benachbarte Moleküle erforderlich.

Ausgehend von C1 (genauer: Fragment C1q, an das sich C1r und C1s anlagern) werden die Einzelkomponenten in folgender Reihenfolge aktiviert:

C1 > C4 > C2 > C3 > C5 > C6 > C7 > C8 > C9 (☞ Abb. 12.11). ◀

### Alternativer Weg der Komplementaktivierung

Beim alternativen Weg wird C3 direkt aktiviert. Die Komponenten C1, C4, C2 werden umgangen. Die Aktivierung kann durch komplexe Polysaccharide oder Lipopolysaccharide aus den Zellwänden Gram-negativer Bakterien (Endotoxine) ausgelöst werden. Dabei spielen verschiedene Plasmafaktoren (Faktor B und D) sowie das Plasmaprotein **Pro-**

**12**

12 Immunchemie

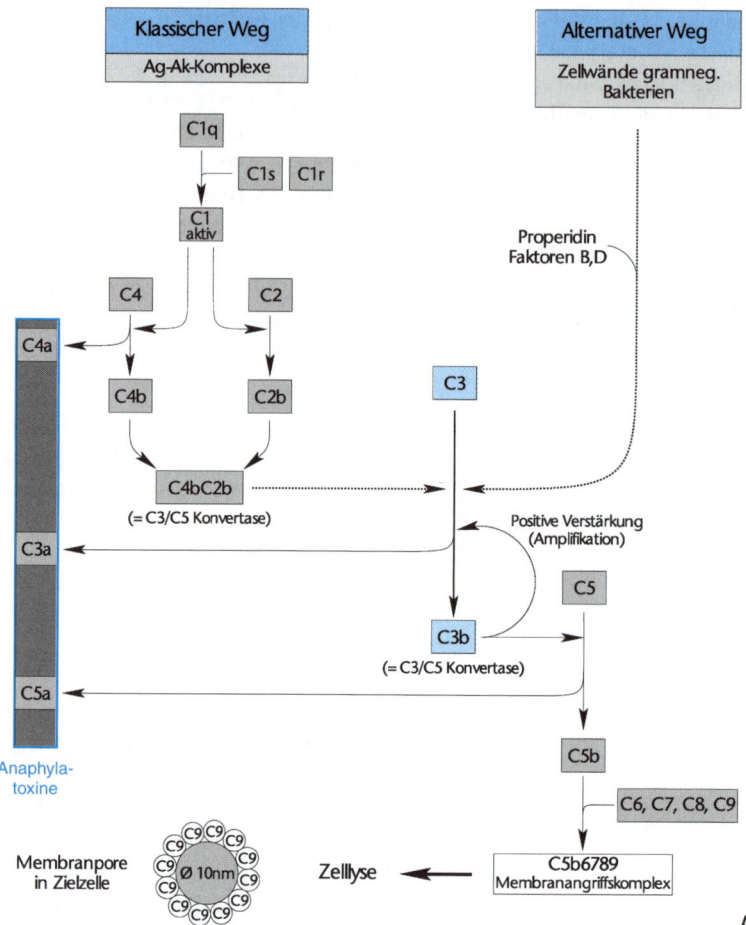

**Abb. 12.11:** Komplementsystem.

peridin eine Rolle. Das alternative System (Properidinsystem) ist besonders in der Frühphase von Infektionen, vor Ausbildung einer spezifischen Immunreaktion, wichtig. Vom C3 an entspricht die Reaktionsfolge der des klassischen Aktivierungsweges.

## 12.5.3 Biologische Aktivitäten von Einzelkomponenten des Komplementsystems    !!!

- **C4b + C2b bilden zusammen die C3/C5-Konvertase.** Diese spaltet C3 in C3a und C3b und C5 in C5a und C5b.

- **C3a, C4a** und **C5a** sind **Anaphylatoxine**, die verschiedene entzündungsauslösende Effekte haben:
  - Konstriktion der glatten Muskulatur:
    - an postkapillären Venolen → Erythem und Ödem
    - an Bronchien → Bronchiospasmus
  - Erhöhung der Gefäßpermeabilität
  - Degranulierung von Mastzellen
  - Aktivierung und chemotaktische Anlockung von Neutrophilen.

- **C3b** bewirkt eine **Immunadhärenz** und wirkt verstärkend als C3/C5-Konvertase:
  - Phagozytose durch Zellen, die Rezeptoren für C3b besitzen: Neutrophile, Eosinophile, Monozyten und Makrophagen.

– Als C3-Konvertase spaltet es C3 in weitere C3a+b, wodurch eine Verstärkung der Komplementwirkung erreicht wird.
– Als C5-Konvertase kann es C5 in C5a+b spalten und fördert die Bildung von MAC.
● **C5b und C6–9** bilden gemeinsam den **MAC („membrane attack complex")**. Dabei ist C5b das erste Molekül, das sich auf der Oberfläche der zu zerstörenden Zielzelle anlagert. Zusammen mit den weiteren Faktoren kommt es schließlich zur Einlagerung der Pore C9 und zur Lyse der Membran.

> **ᘓ Klinik!**
>
> Ein Mangel an C3 erhöht deutlich die Gefahr einer schwerwiegenden Lungen- oder Hirnhautentzündung, wenn der Organismus pyogenen (eitererregenden) Bakterien, wie z.B. Pneumokokken oder Meningokokken ausgesetzt ist. Die Opsonierung mit C3 scheint einer der wichtigsten Abwehrmechanismen gegen diese pyogenen Bakterien zu sein.

# 12.6 Immunologische Testmethoden

In diesem Abschnitt sollen an Hand einiger Beispiele verschiedene immunologische Tests und Nachweismethoden erläutert werden. Die Verfahren werden gerne, zumindest in Grundzügen, in mündlichen Prüfungen abgefragt.

## 12.6.1 Agglutinationsmethoden

Agglutinate entstehen beim Zusammentreffen von Antikörpern mit Antigenen, die an Zelloberflächen (z.B. von Erythrozyten) gebunden sind. Ein Agglutinat ist definiert als Verklumpung einer größeren Anzahl von Zellen.

In der Immunologie nutzt man im sog. **Coombs-Test** Agglutinierungsreaktionen zum Nachweis spezieller Immunglobuline. Der Coombs-Test basiert auf Antikörpern gegen Immunglobuline, weshalb er auch *Anti-Immunglobulin-Test* genannt wird. Antikörper gegen humanes IgG können nach Immunisierung z.B. von Kaninchen gewonnen werden. Es gibt zwei Testformen:

### Direkter Coombs-Test

Dieser Test dient dem **Nachweis gebundener Antikörper**. Hier werden Partikeln (z.B. Rh-Erythrozyten), bei denen man vermutet, dass sie mit Antikörpern beladen sind, Anti-Immunglobuline (sog. Coombs-Serum) zugefügt. Sind die gesuchten Antikörper vorhanden, so bewirkt die Zugabe von Coombs-Serum eine Agglutination (Abb. 12.12).

> **ᘓ Klinik!**
>
> Nachweis mütterlicher Rh-IgG-Antikörper auf der kindlichen Erythrozytenoberfläche bei Morbus haemolyticus neonatorum.

**12**

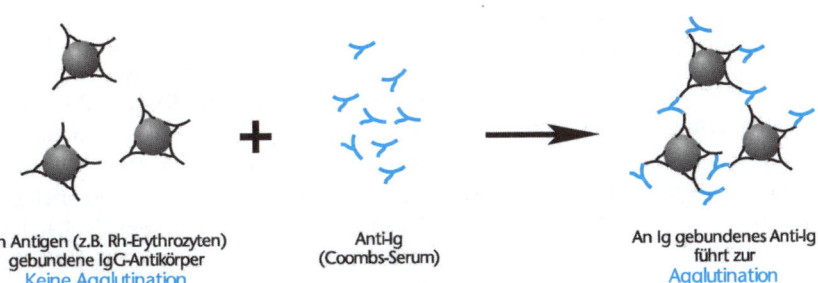

An Antigen (z.B. Rh-Erythrozyten) gebundene IgG-Antikörper
Keine Agglutination

Anti-Ig (Coombs-Serum)

An Ig gebundenes Anti-Ig führt zur Agglutination

**Abb. 12.12:** Direkter Coombs-Test.

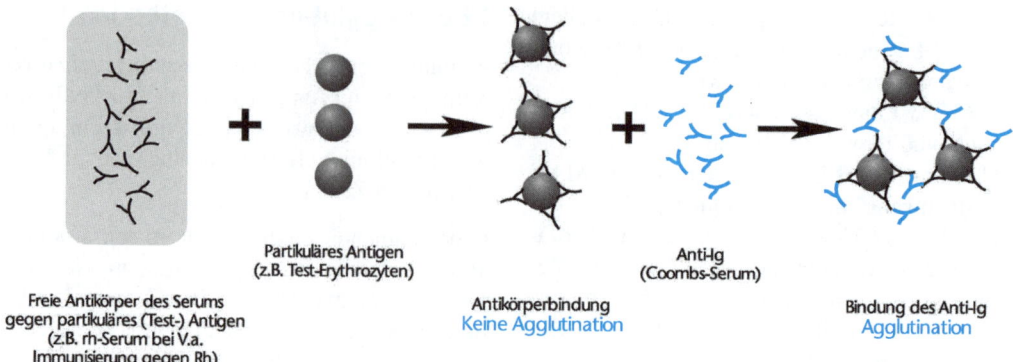

**Abb. 12.13:** Indirekter Coombs-Test.

## Indirekter Coombs-Test

Dieser Test dient dem **Nachweis von freien Antikörpern** im Serum. Dazu wird Patientenserum mit Testerythrozyten inkubiert, die definierte, bekannte Eigenschaften haben. Sind im Patientenserum Antikörper gegen eine der Eigenschaften der Testerythrozyten vorhanden, werden sie sich an die Erythrozyten binden. Die Zugabe von Coombs-Serum bewirkt dann eine Agglutination (Abb. 12.13).

> **Klinik!**
>
> Nachweis von Rh-Antikörpern im Serum von Rh⁻-Frauen: Es werden dem Serum Rh⁺-Erythrozyten zugesetzt, an die sich, falls vorhanden, Rh-Antikörper binden. Eine Agglutination wird dadurch allerdings noch nicht verursacht. Erst die Zugabe von Coombs-Serum bewirkt, wie beim direkten Coombs-Test, eine Agglutination.

## 12.6.2 Immunpräzipitation

Die Bildung von Präzipitaten, unlöslichen Komplexen, beim Aufeinandertreffen von Antigenen und Antikörpern wird in immunologischen Testverfahren zum quantitativen und qualitativen Antikörpernachweis genutzt.

Eine maximale Präzipitation erfolgt nur bei annähernd gleicher Konzentration von Antigen und Antikörper. Bei Antigen- oder Antikörperüberschuss bilden sich kaum Präzipitate.

## Immundiffusion nach Ouchterlony

In einem Trägermaterial (z. B. Agar) lässt man Antigen und Antikörper gegeneinander diffundieren. Dort, wo einander entsprechende Konzentrationen von Antigen und Antikörpern aufeinander treffen, bilden sich Antigen-Antikörper-Komplexe, die in Form von Präzipitationslinien sichtbar werden.

## Immunelektrophorese

Hier wird Immunpräzipitation mit einer Elektrophorese kombiniert. Das zu untersuchende Eiweißgemisch (z. B. Humanplasma) wird zunächst elektrophoretisch aufgetrennt. Nachfolgend wird parallel zur elektrophoretischen Laufrichtung eine Rille mit Antiserum (z. B. Antihumanserum) gefüllt, das dann gegen die Antigene diffundiert und Präzipitatlinien bildet. Diese können quantitativ ausgewertet werden.

## 12.6.3 Enzymologische und radioimmunologische Tests

Diese sog. **Absorbent Tests** weisen ein gemeinsames Prinzip auf: Antigene liegen fest an eine Oberfläche gebunden vor (z. B. auf Kunststoffen, Zellulose oder Polystyrol). Bei diesen Tests wird das Serum auf das Vorhandensein von passenden Antikörpern getestet. Die im Folgenden beschriebenen Tests RIA und ELISA dienen derzeit als Standardverfahren der HIV-Bestimmung, der Hepatitis-Serologie sowie zum Nachweis von spezifischen Antikörpern, Zytokinen, Lymphokinen u. a.

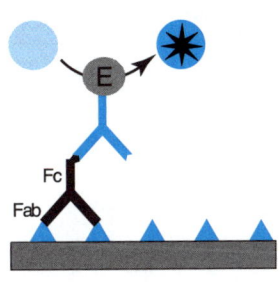

④ Substrat zur
   Farbreaktion

③ Enzymmarkierte
   Anti-Antikörper

② Serum-Antikörper
   an Antigen

① Trägerplatte und
   Antigen

**Abb. 12.14:** ELISA.
① Das Antigen, gegen das man spezifische Antikörper sucht, wird fest an eine Trägerplatte gebunden.
② Nach Inkubation mit einer Serumprobe bilden sich Ag-AK-Immunkomplexe.
③ Nach Zugabe enzymmarkierter „Anti-Antikörper" lagern sich diese an die konstante $F_c$-Region der Serum-Antikörper.
④ Das Zufügen eines Substrates, welches sich an das Enzym bindet, ruft eine Farbreaktion hervor, die eine sehr genaue photometrische Messung ermöglicht.
Zwischen den einzelnen Schritten muss die Trägerplatte gespült werden, so dass nur über den zuerst gebundenen Antigenen die gewünschten Komplexe bis hin zur Farbreaktion entstehen.

## Enzymimmunoassay (EIA bzw. ELISA)

**ELISA** ist die Abkürzung für **enzyme linked immuno sorbent assay.** Dieser Test dient in erster Linie dem Nachweis spezifischer Antikörper im Patientenserum (Prinzip ☞ Abb. 12.14).

## Radioimmunoassay (RIA)

Der Reaktionsablauf gleicht dem ELISA. Durch Verwendung **radioaktiv**-markierter Antikörper (③) ist der Nachweis selbst kleinster Mengen von Antigen, Antikörpern oder Ag-AK-Komplexen möglich. Die Verwendung einer definierten Menge an Radioaktivität erlaubt eine gegenüber chemischen Analysen um mehrere Größenordnungen höhere Sensitivität.

**Tab. 12.5: Die verschiedenen Typen der Überempfindlichkeitsreaktionen.**

| Typ | verursacht bzw. vermittelt durch | Antigen | Reaktionszeit | Beispiele |
|---|---|---|---|---|
| I anaphylaktischer Typ | Mastzell-gebundene IgE-Antikörper (Histamin-freisetzung) | z. B. Pollen oder Hausstaub | ≤ 30 min | Asthma, Heuschnupfen |
| II zytotoxischer Typ | Humorale Antikörper (IgM, IgG) und Komplement | Zelloberflächen | Minuten bis Stunden | Transfusionsreaktionen, Rhesusunverträglichkeit |
| III Immunkomplextyp | Humorale Antikörper (IgM, IgG) und Komplement | Extrazelluläre Substanzen (Folge: Gewebsschädigung durch Ablagerung von Antigen-Antikörperkomplexen) | 3–8 h | Immunkomplex-Glomerulonephritis |
| IV verzögerter Typ | T-Zellen | Zelloberflächen | 24–48 h | Tuberkulinreaktion, Transplantatabstoßung |

**12**

**Tab. 12.6: Immundefekte.**

| Defekt | Folge/Beispiele |
|---|---|
| Antikörper-/B-Lymphozyten-Mangel | Erhöhte Anfälligkeit gegen bakterielle Infektionen<br>z. B. Schweizer Agammaglobulinämie (X-chromosomale oder autosomal rezessiv vererbte Störung der B- und T-Zellen) |
| Mangel an T-Lymphozyten | Erhöhte Anfälligkeit gegen Viren-, Pilz- und Protozoeninfektionen<br>z. B. kongenitale Thymusaplasie (di George)<br>erworben: HIV-Infektion (AIDS) |
| Mangel an Komplement-Faktoren | Infektanfälligkeit, Entstehung von Autoimmunerkrankungen<br>z. B. bei Lupus erythematodes, angioneurotischem Ödem, verschiedenen Glomerulo-nephritisformen |
| Überschuss von B-Lympho-zyten | Gammopathien, Multiples Myelom |

## 12.7 Beispiele und Immunpathologie

### 12.7.1 Morbus haemolyticus neonatorum

Bekommt eine Rh⁻-Mutter ein Rh⁺-Kind, so kann, durch vom Fetus übergetretenes Blut, bei der Mutter eine Immunisierung gegen das Rh⁺-Antigen verursacht werden. Im Rahmen einer zweiten Schwangerschaft mit einem Rh⁺-Kind können dann IgG-Antikörper gegen Rh⁺ von der Mutter über die Plazenta in den fetalen Kreislauf gelangen und dort eine Hämolyse (fetale Erythroblastose) auslösen (☞ Coombs-Test).

### 12.7.2 Blutgruppeneigenschaften und Transplantatabwehr (☞ Kap. 12.4.3)

### 12.7.3 Hypersensitivität (Allergie)

Nach Immunisierung eines Organismus gegen ein bestimmtes Antigen kommt es bei einem Zweit-kontakt mit dem gleichen Antigen zu einer schnelleren und stärkeren Immunantwort. Bei disponierten Personen können Überempfindlichkeitsreaktionen auftreten (Allergien), die sich schädlich für den Organismus auswirken. Diese Hypersensitivität wird in vier Typen eingeteilt.

- B-Zell-vermittelt (Soforttyp: Typ I, II, III)
- T-Zell-vermittelt (verzögerter Typ: Typ IV).

### 12.7.4 Immundefekte

Es gibt eine Vielzahl von angeborenen oder erworbenen Immundefekten. Je nach Lokalisation und Schwere des Defektes sind die Folgen sehr unterschiedlich ausgeprägt. Eine Übersicht gibt Tab. 12.6.

### 12.7.5 Autoimmunerkrankungen

Bei Autoimmunerkrankungen richtet sich die Immunantwort nicht gegen fremde Antigene, sondern *gegen körpereigene Substanzen* (**Autoantigene**). Es kommt dauerhaft zu Gewebsschädigungen. Man unterscheidet zwischen *organspezifischen* und *systemischen* Autoimmunerkrankungen.

Einige Beispiele für Autoimmunerkrankungen (Tab. 12.7, 12.8):

## Tab. 12.7: organspezifische Autoimmunerkrankungen.

| Erkrankung | Immunreaktion |
|---|---|
| Diabetes mellitus Typ I | Autoantikörper gegen β-Zellen des Pankreas |
| Morbus Basedow | Autoantikörper gegen den TSH-Rezeptor |
| Myasthenia gravis | Autoantikörper gegen den Acetylcholin-rezeptor der motorischen Endplatte |

## Tab. 12.8: systemische Autoimmunerkrankungen.

| Erkrankung | Immunreaktion |
|---|---|
| Lupus erythematodes | Autoantikörper gegen DNA-Fragmente |
| Rheumatoide Arthritis | IgG-Antikörper gegen den $F_c$-Teil von IgM-Antikörpern |
| Sklerodermie | Autoantikörper gegen Kollagen Typ IV |

12

# 13 Vitamine

## 13.1 Grundlagen

### 13.1.1 Definition und Klassifikation der Vitamine

**Definition**

**Vitamine** sind für Wachstum, Erhaltung und Fortpflanzung nötige organische Verbindungen. Sie sind essenzielle Bestandteile der Nahrung, d. h. der Körper kann sie mit Ausnahme des Vitamin D *nicht* selbst synthetisieren. Die Vitamine besitzen katalytische Funktion und werden deshalb nur in sehr *geringen* Mengen benötigt (Tagesbedarf: 0,005 – 60 mg). Man unterscheidet *wasserlösliche* und *fettlösliche* Vitamine. Fast alle wasserlöslichen Vitamine sind wichtige **Coenzyme** bzw. deren Vorstufen oder **Cofaktoren** biochemischer Reaktionen. Wasserlösliche Vitamine führen auch bei hoher Dosierung nicht zu Vergiftungserscheinungen, da sie über die Niere ausgeschieden werden können.

Die früher geläufige Bezeichnung der Vitamine mit einem Großbuchstaben wird mittlerweile häufig durch die chemischen Trivialnamen ersetzt (Tab. 13.1).

> **Merke!**
>
> **Wasserlösliche Vitamine** -B$_1$ -B$_2$ -B$_6$ -B$_{12}$ -C
> **Fettlösliche Vitamine** -E -D -K -A (*E De K A !!*)

Alle wasserlöslichen Vitamine sowie das Vitamin K sind wegen ihrer Funktion als Coenzyme in jeder lebenden Zelle unentbehrlich.

Die Vitamine A, D, E sowie Vitamin C sind für spezifische Leistungen des Organismus bedeutsam.

### 13.1.2 Avitaminose, Hypovitaminose, Hypervitaminose und Vitaminanaloga (Antivitamine)

**Definition**

Eine **Avitaminose** ist die schwerste Form einer mangelnden Vitaminversorgung. Sie zeigt spezifische Symptome (☞ Tab. 13.1) und kann zum Tode des Organismus führen. Ursache: absolut einseitige Ernährung, Resorptionsstörungen.

Eine **Hypovitaminose** ist eine unzureichende Versorgung des Organismus mit den betreffenden Vitaminen. Die Symptome einer Hypovitaminose sind meist unspezifisch, z. B. Müdigkeit, Schwindel, Konzentrationsschwäche. Die Ursachen entsprechen denen der Avitaminose.

Eine **Hypervitaminose**, d. h. eine schädigende Wirkung durch erhöhte Zufuhr, tritt lediglich bei den speicherbaren fettlöslichen Vitaminen auf, da wasserlösliche Vitamine bei überhöhter Zufuhr über die Niere ausgeschieden werden können.

Als **Vitaminanaloga** (Antivitamine) werden Stoffe bezeichnet, die sich aufgrund ihrer strukturellen Verwandtschaft zwar am Wirkungsort des echten Vitamins anlagern, seine Funktion jedoch nicht erfüllen können. Antivitamine besitzen also keine biologische Aktivität.

Die Beziehung zwischen Antivitamin und Wirkort ist meist die einer kompetitiven Hemmung, so dass

**▶ Tab. 13.1: Klassifikation der Vitamine.**

| Abk. Name | wirksame Form | Funktion | Mangelerkrankung | Bedarf/d |
|---|---|---|---|---|
| **Fettlösliche Vitamine** | | | | |
| **A** Retinol | Retinol/Retinal | Photorezeption, Epithelstabilisierung | Nachtblindheit, Xerophthalmie | 1,5 – 2 mg |
| **D** Calciferol | 25-Hydroxycalciferol 1,25-Dihydroxycalciferol | $Ca^{2+}$-Stoffwechsel | Rachitis | 0,02 mg |
| **E** Tocopherol (?) | Topochinon | schützt Lipide vor Oxidation | Muskelschwäche | 20 mg |
| **K** Phyllochinon | Dipharnesylnaphtochinon | Hämorrhagische Diathese | Carboxylierung von Glutamylresten in Proteinen (Biosynthese von Blutgerinnungsfaktoren in der Leber) | 1 – 2 mg |
| **Wasserlösliche Vitamine** | | | | |
| **C** Ascorbinsäure | Ascorbinsäure | Redoxsystem (Coenzym) t | Skorbut | 60 – 100 mg |
| **B1** Thiamin | Thiaminpyrophosphat | Decarboxylierung (KH-Stoffwechsel) | Beri-Beri, Polyneuritis | 1,5 – 2 mg |
| **B6** Pyridoxin | Pyridoxalphosphat | Decarboxylierung, Transaminierung | Neuritis, Krämpfe | 2 – 4 mg |
| **B12** Cobalamin | Methylcobalamin, Desoxyadenosylcobalamin | $C_1$-Übertragung, C-C-Umlagerung | Perniziöse Anämie | 0,003 mg |
| **Vitamin-B2**-Komplex: | | | | |
| • Riboflavin | FAD, FMN | Wasserstoffüberträger | Dermatitis, Schleimhautentzündung | 1,5 – 2 mg |
| • Nikotinamid, -säure | $NAD^+$, $NADP^+$ | Wasserstoffüberträger | Pellagra | 10 – 20 mg |
| • Pantothensäure | Coenzym A | Bildung von aktiven Verbindungen | „Burning feet"-Syndrom, graue Haare | 10 mg |
| • Folsäure | Formyl-Tetrahydrofolsäure | $C_1$-Überträger, Erythropoese | Anämie | 0,3 – 1 mg |
| • Biotin (Vitamin H) | Biotin | Carboxylierung | Dermatitis | 0,15 – 0,3 mg ◀ |

prinzipiell ein Überschuss an Vitaminen die Antivitamine wieder verdrängen kann. Eine weitere Angriffsmöglichkeit von Antivitaminen besteht in der Hemmung der Umwandlung von Provitamin zur wirksamen Form des Vitamins.

**🕮 Klinik!**

**Vitaminanaloga (Antivitamine) in der Klinik:**
• Folsäureantagonisten
  Folsäureantagonisten hemmen die Umwandlung von Folsäure zur Tetrahydrofolsäure. Es kommt zu einer Abnahme der Mitoserate. Anwendung als Zytostatikum, z. B. bei der Therapie bei Leukämie.

**13**

- Vitamin-K-Antagonisten
  Cumarinderivate, z. B. Marcumar®, verdrängen kompetitiv das Vitamin K, das für die Biosynthese der Gerinnungsfaktoren II, VII, IX und X in der Leber nötig ist.
  Daraus folgt eine herabgesetzte Gerinnungsfähigkeit
  des Blutes. Einsatz zur Langzeittherapie z. B. nach Herzinfarkt → Vermeidung eines Reinfarktes oder zur Re-
  zidivprophylaxe bei Thrombosen.

Empfindlich gegen Licht und $O_2$ sind:
- alle fettlöslichen Vitamine
- Vitamin $B_1$, $B_2$, $B_6$, $B_{12}$
- Vitamin C.

In Tabelle 13.2 sind die Nahrungsbestandteile aufgeführt, die dem Menschen als Vitaminquelle dienen.

### 13.1.3 Vorkommen und Stabilität von Vitaminen

Vitamine werden zum größten Teil von Pflanzen
oder Mikroorganismen synthetisiert.

**☼ Merke!**

Wasserlösliche Vitamine befinden sich bevorzugt in pflanz-
lichen Nahrungsmitteln, fettlösliche Vitamine in tierischen
Nahrungsmitteln.
Bei der Berechnung des Vitamingehaltes eines Lebensmit-
tels muss man Verluste berücksichtigen. Diese entstehen
durch Transport, Lagerung, Verarbeitung und Zubereitung
(Kochen!).
Den höchsten Vitamingehalt hat immer **frische Rohkost**.

### 13.1.4 Funktion der Vitamine

**☼ Merke!**

Vitamine sind entweder essentielle Bestandteile von Coenzymen oder werden selbst in Coenzyme umgewandelt. Die meisten Vitamine dienen also als **Co-Katalysa-
toren** (Hilfskatalysatoren).

## 13.2 Wasserlösliche Vitamine

### 13.2.1 Thiamin (Vitamin $B_1$)

**Struktur**

Thiamin besteht aus zwei Ringen, einem Pyrimi-
din- und einem Thiazolring (Abb. 13.1).

**Tab. 13.2: Vitaminquellen.**

| Vitamin | Vorkommen z. B. in |
|---|---|
| (A) Retinol | Karotten, Tomaten, grünen Pflanzen, Aprikosen, Fischölen, Milchfett, Eigelb, Leber |
| (D) Calciferol | Fischlebertran, Leber, Tierfett, Milch, Milchprodukten |
| (E) Tocopherol | Getreide, Sojabohnen, Ölen, Nüssen |
| (K) Phyllochinon | grünen Pflanzenteilen, Nüssen, Leber |
| (C) Ascorbinsäure | Obst, Paprika, Hagebutten, Salat, Leber, Niere |
| (B₁) Thiamin | Hefe, Getreide, Nüssen, Leber, Niere, Eigelb |
| Riboflavin | Speisepilzen, Salat, Tomaten, Leber, Niere |
| Nikotinamid | Hefe, Pilzen, Getreide, Nüssen, Leber, Niere |
| Pantothensäure | Hefe, Getreide, Eiern, Nüssen, Leber, Niere |
| Folsäure | Gemüse, Sojabohnen, Leber, Niere |
| Biotin | Hefe, Eiern, Nüssen, Fleisch, Leber, Niere |
| (B₆) Pyridoxin | Hefe, Getreide, Sojabohnen, Obst, Nüssen, Leber, Niere |
| (B₁₂) Cobalamin | Eiern, Fleisch |

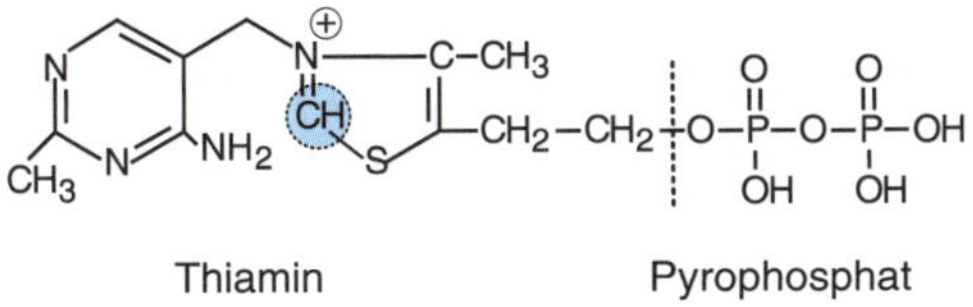

**Abb. 13.1:** Thiamin.

In Nahrungsmitteln liegt Thiamin in freier Form vor. Es wird im Darm resorbiert und vor allem von der Leber unter ATP-Verbrauch in das wirksame **Thiaminpyrophosphat (TPP)** überführt.

### Funktion

Thiaminpyrophosphat-abhängige Enzyme:
- Dehydrierende Decarboxylasen von α-Ketosäuren
  - Pyruvat-Dehydrogenase (☞ Kap. 6.3)
  - ▶ α-Ketoglutarat-Dehydrogenase (☞ Kap. 8.1.2). ◀
- Transketolase des Pentosephosphatweges
  - Xylulose-5-Ⓟ + Ribose-5-Ⓟ ↔ Sedoheptulose-7-Ⓟ + Glycerinaldehyd-3-Ⓟ.

Die für die Coenzymfunktion des Thiamins wichtige Gruppe ist die in Abbildung 13.1 markierte CH-Gruppe des Thiazolringes, auf die reversibel Substrate (Aldehydgruppen) übertragen werden können (Genauer Mechanismus ☞ Kap. 6.3 Pyruvatdehydrogenasereaktion).

### Mangel

▶ Thiaminmangelkrankheit: **Beri-Beri**

Es treten neurologische Störungen, Herzinsuffizienz und Ödeme auf. ◀

---

**☞ Klinik!**

Man unterscheidet eine „**feuchte Beri-Beri**" mit überwiegend kardiovaskulärer Symptomatik und eine „**trockene Beri-Beri**" mit Überwiegen der neurologischen Symptomatik. Der Mangel an Thiamin wurde zuerst bei Menschen entdeckt, die sich überwiegend von poliertem Reis ernährten. Latenter Thiaminmangel ist bei Alkoholikern häufig (gestörte Resorption im Darm und mangelnde Speicherung in der Leber).

---

Eine Vitamin-$B_1$-Hypovitaminose kann über Enzymtests nachgewiesen werden. Als Maß dient die Transketolaseaktivität in den Erythrozyten.
- Messung der Syntheserate von Sedoheptulose-7-Ⓟ ohne Thiamin-Zusatz
- Messung der Syntheserate von Sedoheptulose-7-Ⓟ mit Thiamin-Zusatz.

Ist die Konzentration von Sedoheptulose-7-Ⓟ in der zweiten Messung deutlich höher, so liegt eine Hypovitaminose vor.

Auch der Citratzyklus ist bei Thiaminmangel gestört, das anfallende α-Ketoglutarat kann nicht mehr decarboxyliert werden.

### Vorkommen

Thiamin kommt in tierischer und pflanzlicher Nahrung ausreichend vor. Im Getreide ist Thiamin überwiegend im Keim enthalten, der beim Schälen/Polieren entfernt wird.

## 13.2.2 Riboflavin (Vitamin-$B_2$-Komplex)    !!!

▶ Riboflavin ist ein wichtiger Bestandteil von Flavinocoenzymen. ◀ Die Vertreter dieser Gruppe, FAD und FMN, gehören zu den wichtigsten biologischen Redoxsystemen.

### Struktur

- Riboflavin + Phosphat → **FMN**
- Riboflavin + Ⓟ-Ⓟ-Rib-Adenin → **FAD.**

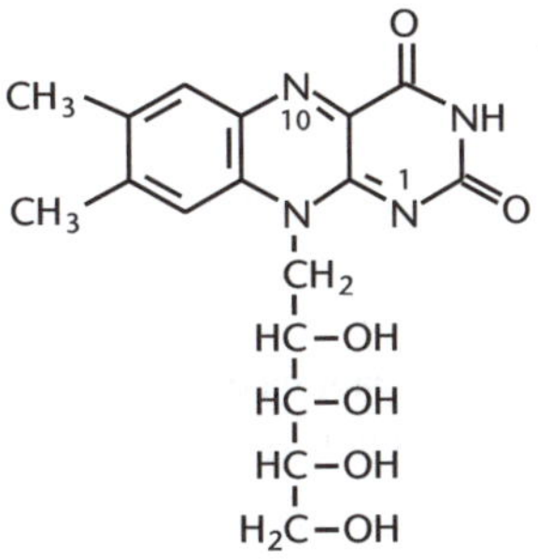

**Abb. 13.2:** Riboflavin.

**13**

Das freie Nahrungsriboflavin wird in der Darmwand phosphoryliert und als FMN (Flavinmononukleotid) resorbiert. Durch Verknüpfung von Riboflavinphosphat mit Adenosinmonophosphat entsteht FAD (Flavinadenindinukleotid).

### Funktion

FMN und FAD sind wichtige Coenzyme vieler Enzyme (Flavoproteine).

An der Eigenschaft als Wasserstoffüberträger sind die beiden N-Atome 1 und 10 beteiligt.

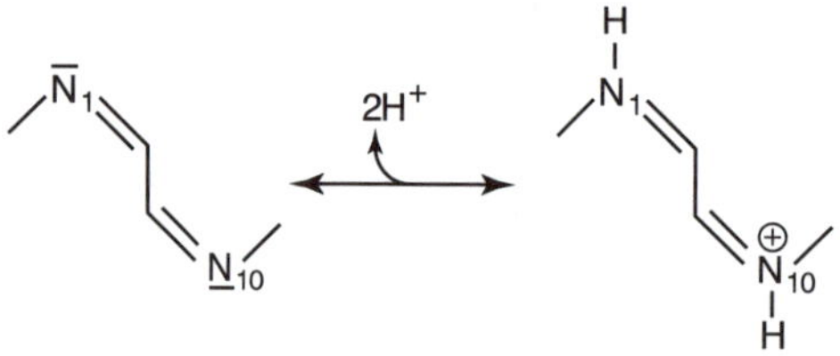

**Abb. 13.3:** An der Wasserstoffübertragung beteiligte N-Atome des Riboflavins.

- FMN-abhängige Reaktion
  - L-Aminosäure-Oxidase
  - NAD(P)H+H$^+$-Dehydrogenase.
- FAD-abhängige Reaktionen
  - Acyl-CoA-Dehydrogenase (☞ Kap. 7.2.4: β-Oxidation)
  - Xanthin-Oxidase (☞ Kap. 5.1.4: Purinbasenabbau)
  - Lipoat-Dehydrogenase (☞ Kap. 6.3: Pyruvatdehydrogenasereaktion)
  - Succinat-Dehydrogenase (☞ Kap. 8.1: Citratzyklus).

### Mangel

Riboflavinmangelerkrankungen sind schwer erkennbar, da sie oft mit anderen Fehlernährungen einhergehen. Es treten vor allem
- Dermatitis (entzündliche Hautreaktion) und
- Schleimhautentzündungen auf.

### Vorkommen

Riboflavin wird ausschließlich von Pflanzen und Mikroorganismen gebildet. Die Bildung der aktiven Formen (FMN/FAD) aus Riboflavin ist auch dem menschlichen und tierischen Organismus möglich. Hohe Mengen kommen in Pilzen, Weizenkeimlingen, Käse und Milch vor.

## 13.2.3 Nikotin(säure)amid (Vitamin-B$_2$-Komplex)

▶ Die Nomenklatur des Nikotinamids ist in der Literatur noch etwas uneinheitlich. Es wird oft mit Nikotinsäure sowie den biologischen Wirkformen NAD$^+$ und NADP$^+$ unter dem **Oberbegriff Niacin** zusammengefasst. Außerdem kann man in der Literatur auf synonyme Bezeichnungen wie Vitamin B$_3$ und VitaminPP stoßen. Die Sammelbezeichnung Niacin setzt sich aber immer mehr durch. ◀

### Struktur

Das Nikotinamid ist ein Pyridinderivat.

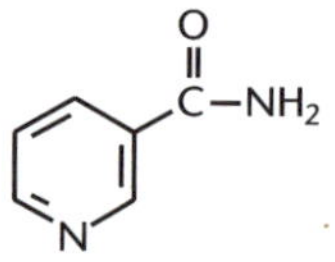

**Abb. 13.4:** Nikotinamid.

### Funktion

▶ Nikotinamid ist nötig für die Synthese der beiden wasserstoffübertragenden Coenzyme **NAD$^+$** und **NADP$^+$**. ◀

Bei der Synthese werden Reste an das in Abbildung 13.4 markierte Stickstoffatom geknüpft.
- NAD$^+$: Ribose-Ⓟ-Ⓟ-Ribose-Adenin
- NADP$^+$: Ribose-Ⓟ-Ⓟ-Rib-Ⓟ-Adenin

Durch Anknüpfung des entsprechenden Restes erhält das Stickstoffatom eine positive Ladung (Abb. 13.5).

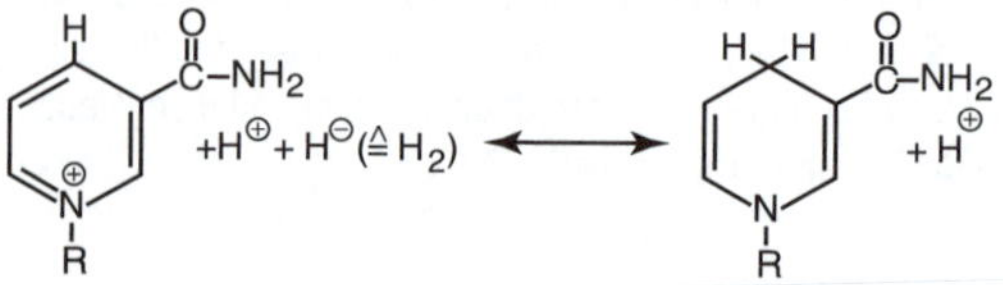

**Abb. 13.5:** Wasserstoffanlagerung an die Nikotinamidgruppe.

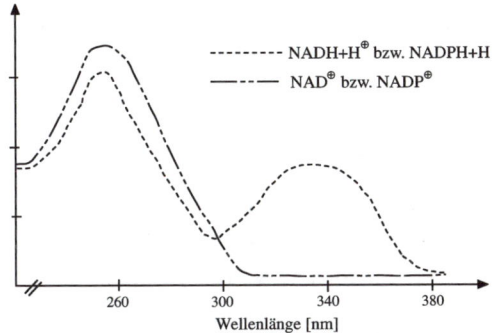

**Abb. 13.6:** Extinktionskurven von NAD⁺/NADP⁺ und NADH+H⁺/NADPH+H⁺.

> 🔆 **Merke!**
>
> Nimmt NAD⁺ bzw. NADP⁺ Wasserstoff auf, so erhält es ein zusätzliches Absorptionsmaximum bei 340 nm, das das nicht wasserstoffbeladene NAD⁺ bzw. NADP⁺ nicht aufweist (Abb. 13.6). Diese Eigenschaft kann man für viele Enzymtests und Nachweismethoden ausnutzen (enzymatisch optischer Test).

## Synthese der Coenzyme NAD⁺/NADP⁺

▶ Der wichtige Nikotinamidanteil der Coenzyme NAD⁺/NADP⁺ kann vom Menschen aus Tryptophan (Trp = Provitamin der NAD⁺-Synthese) synthetisiert werden (Abb. 13.7). ◀

## Mangel

▶ Die Nikotinamid-Mangelerkrankung **Pellagra** ist Ausdruck eines kombinierten Protein- (Tryptophan-) und Vitamin- (Nikotinamid-) Mangels.

### Symptome
- Pigmentierungserscheinungen
- Dermatitis der unbedeckten Haut
- Demenz
- Gastrointestinale Störung mit chronischer Schleimhautentzündung und teils massiven Durchfällen.

> 🔆 **Merke!**
>
> **DDD = D**emenz, **D**ermatitis, **D**iarrhoe ◀

## Vorkommen

NAD⁺ und NADP⁺ sind die Hauptquellen für Nikotinamid, das aus ihnen im Gastrointestinaltrakt

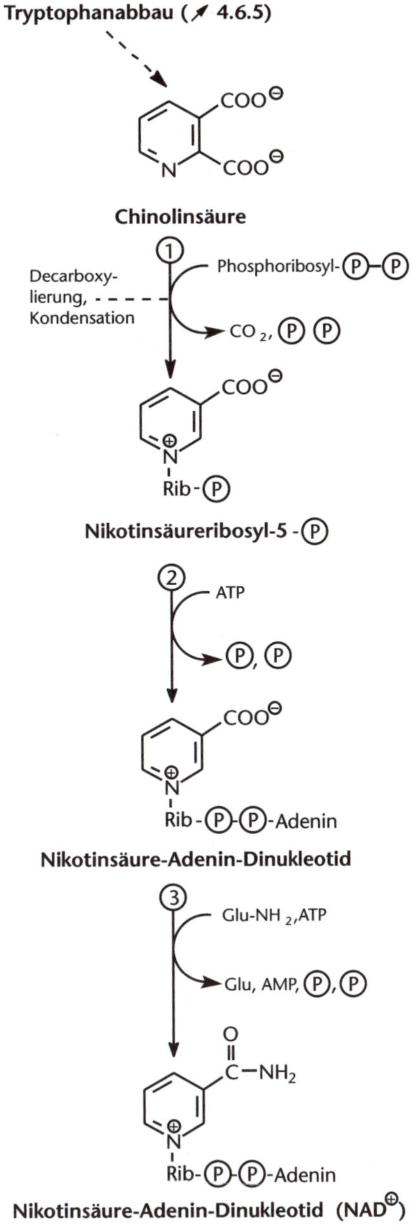

**Tryptophanabbau (↗ 4.6.5)**

Chinolinsäure

Decarboxylierung, Kondensation ①

Phosphoribosyl-Ⓟ–Ⓟ

CO₂, Ⓟ Ⓟ

Rib-Ⓟ

**Nikotinsäureribosyl-5-Ⓟ**

② ATP

Ⓟ, Ⓟ

Rib-Ⓟ-Ⓟ-Adenin

**Nikotinsäure-Adenin-Dinukleotid**

③ Glu-NH₂, ATP

Glu, AMP, Ⓟ Ⓟ

Rib-Ⓟ-Ⓟ-Adenin

**Nikotinsäure-Adenin-Dinukleotid (NAD⊕)**

**Abb. 13.7:** NAD-Synthese.
① ▶ Das Tryptophan-Abbauprodukt Chinolinsäure wird zunächst decarboxyliert und mit Phosphoribosyl-Ⓟ-Ⓟ zum Nikotinsäuremononukleotid umgewandelt.
② Anknüpfung eines AMP-Restes, der aus einem ATP-Molekül stammt
③ Bildung des fertigen NAD⁺, wobei die Amidgruppe aus Glutamin stammt.
NAD⁺ kann durch eine Kinase in NADP⁺ umgewandelt und durch eine Phosphorylase wieder in NAD⁺ zurückverwandelt werden. ◀

**13**

freigesetzt werden kann. Reich an $NAD^+$ und $NADP^+$ sind tierisches Eiweiß und bestimmte Hefen, während pflanzliche Nahrungsmittel nur einen geringen Gehalt aufweisen.

### 13.2.4 Biotin (Vitamin-B₂-Komplex) [!|!]

**Struktur**

▶ Biotin (Synonym: Vitamin H) wird durch eine Säureamidbindung an den Apoproteinanteil von Carboxylasen gebunden. Die Bindung erfolgt zwischen der Carboxylgruppe des Biotins und einer ε-$NH_2$-Gruppe eines Lysinrestes in der Apoproteinkette (Abb. 13.8).

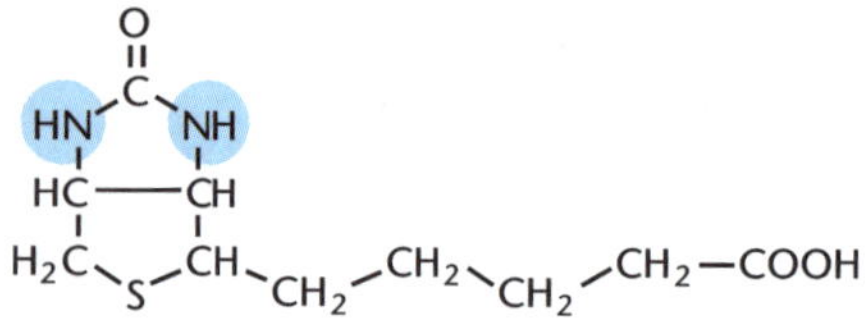

**Abb. 13.8:** Biotin.

**Funktion**

Biotin ist Coenzym aller Carboxylierungsreaktionen. $CO_2$ kann unter ATP-Spaltung an eine Iminogruppe (☞ Markierung in Abb. 13.8) von Biotin gebunden werden → „Carboxybiotin". ◀

Das auf diese Weise aktivierte Kohlendioxyd kann dann als Carboxylgruppe auf das jeweilige Substrat übertragen werden.

Biotin-abhängige Enzyme
- ▶ Acetyl-CoA-Carboxylase (Acetyl-CoA + $CO_2$ ↔ Malonyl-CoA) ◀
- Propionyl-CoA-Carboxylase (Propionyl-CoA + $CO_2$ ↔ Methylmalonyl-CoA)
- Pyruvat-Carboxylase (Pyruvat + $CO_2$ ↔ Oxalacetat).

**Hemmstoff**

💡 **Merke!**

Avidin, ein Glykoprotein, das in rohem Eiweiß vorkommt, kann Biotin spezifisch binden und somit Biotin-abhängige Reaktionen blockieren. Ein Biotinmangel kann daher durch übermäßigen Genuss von rohem Eiweiß (10 Eier/Tag) hervorgerufen werden.

Auch eine Abtötung der Biotin-produzierenden Darmbakterien, z.B. durch Antibiotikatherapie, kann zu einem Biotinmangel führen.

**Mangel**

Eine Biotinmangelerkrankung ist extrem selten. Es treten verschiedene Symptome auf (v.a. Dermatitis, neurologische Symptome, Haarausfall).

**Vorkommen**

Biotin ist in praktisch allen Nahrungsbestandteilen enthalten, so dass ein Mangel nur bei sehr außergewöhnlichen Ernährungsweisen vorkommt.

### 13.2.5 Pantothensäure (Vitamin-B₂-Komplex)

**Struktur**

Pantothensäure ist ein Dipeptid aus β-Alanin und 2,4-Dihydroxy-3,3-Dimethyl-Buttersäure. ▶ Sie ist **Baustein des Coenzym A** (☞ Kap. 7.2.1) und von **Acylcarrierproteinen**. CoA-SH ist die biologisch aktive Form der Pantothensäure.

**Funktion**

Mit Cysteamin zusammen bildet die Pantothensäure das Pantethein, das als Pantetheinphosphat im Multienzymkomplex der Fettsäuresynthese („de novo") sowie als Bestandteil des Coenzym A eine wichtige Funktion besitzt. Die SH-Gruppe des Coenzym A bildet mit den zu aktivierenden Stoffen eine energiereiche **Thioesterbindung**, z.B. Acyl- bzw. Acetyl-CoA.

Die Bedeutung dieser energiereichen Thioesterbindung liegt darin, dass sowohl das unmittelbar an der Thioesterbindung beteiligte C-Atom (C1) als auch das benachbarte C2-Atom (α-C-Atom) aktiviert werden. Dadurch werden folgende Reaktionen ermöglicht:
- Kondensationsreaktionen am C1-Atom (z.B. Fettsäurekettenverlängerung ☞ Kap. 7.2.7)
- Oxidation (am C3-Atom) (z.B. β-Oxidation ☞ Kap. 7.2.4)
- Carboxylierung (z.B. Bildung von Malonyl-CoA aus Acetyl-CoA ☞ Kap. 7.2.8). ◀

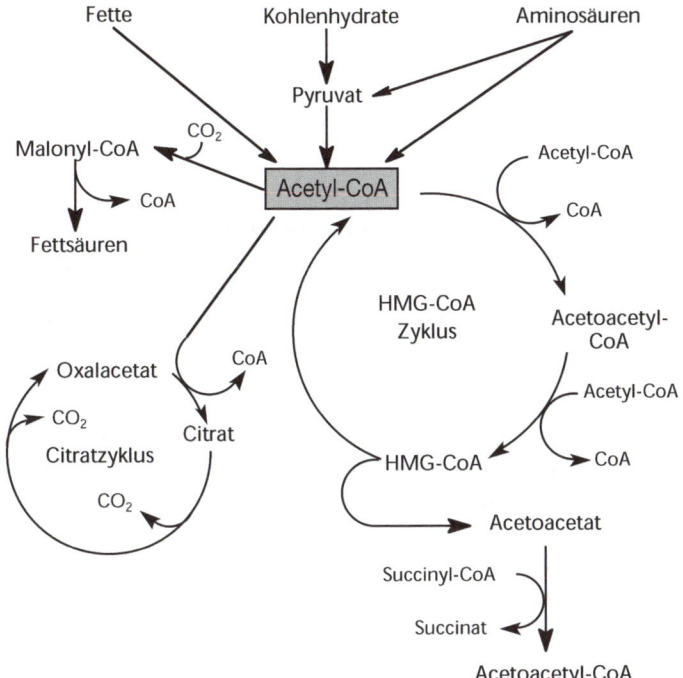

**Abb. 13.9:** Stoffwechsel des Acetyl-CoA.

### Mangel

Ein Pantothensäuremangel kommt beim Menschen praktisch nicht vor, da in fast allen Nahrungsmitteln Pantothensäure enthalten ist.

Bei Pantothensäuremangel durch Malabsorption oder experimentelle Erzeugung beobachtet man eine Hemmung der Pyruvatdehydrogenasereaktion (☞ Kap. 6.3). Der Grund dafür ist der hohe CoA-SH-Bedarf dieser Reaktion, der bei Mangel an Pantothensäure nicht gedeckt werden kann.

Symptome sind
- Wachstumsstillstand
- „Burning feet"-Syndrom
- Ergrauung der Haare.

## 13.2.6 Folsäure (Vitamin-B$_2$-Komplex)

### Struktur

▶ Folsäure besteht aus einem Pteridinrest, einem p-Aminobenzoesäurerest und einem Glutaminrest (Abb. 13.10).

Die Tetrahydrofolsäure (TH$_4$) ist die biologisch aktive Form der Folsäure. Folsäure wird durch eine 2-stufige, NADP$^+$-abhängige Reaktion in Tetrahy-

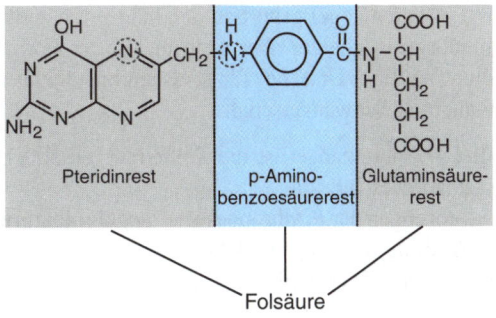

**Abb. 13.10:** Folsäure.

**13**

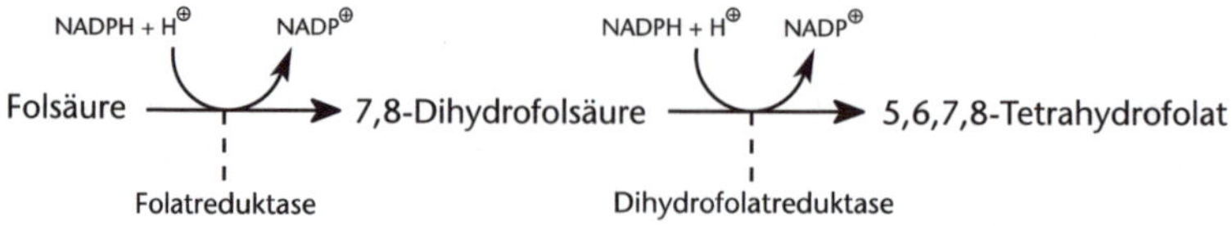

**Abb. 13.11:** Reaktion der Folsäure zu Tetrahydrofolat.

drofolat umgewandelt. An dieser Reaktion ist auch Vitamin C beteiligt (Abb. 13.11).

## Funktion

Die Tetrahydrofolsäure ist das Coenzym der C1-Übertragungen (☞ Kap. 4.5). Sie überträgt Methyl-, Hydroxyl-, Formyl- und Formiatreste.

Die C1-Reste werden an den N-Atomen 5 und 10 des Pteridin- bzw. p-Aminobenzoesäurerestes gebunden und können durch Isomerisierung bzw. Dehydrogenasereaktionen ineinander überführt werden. Die C1-Gruppen stammen oft aus: Serin -Methionin -Histidin. (Beispiele für C1-Übertragungen ☞ Kap. 4.5) ◀

### Hemmstoffe im Folsäurestoffwechsel

> **💡 Merke!**
>
> **Trimetoprim, Aminopterin** und **Amethopterin** sind Antivitamine, die das Enzym Dihydrofolsäurereduktase hemmen und so die Bildung der biologisch aktiven Form ($TH_4$) verhindern.
> Bei Bakterien, die Folsäure selbst produzieren können, kann die Folsäuresynthese durch Sulfonamide kompetitiv gehemmt werden. Die Sulfonamide besitzen große Strukturverwandtschaft mit p-Aminobenzoesäure und können Enzyme, die den Aufbau von Folsäure katalysieren, blockieren.

### Mangel

▶ Folsäuremangel gehört zu den häufigsten Avitaminosen in latenter aber auch manifester Form. Eine häufige Ursache für Folsäuremangel bei Frauen ist Schwangerschaft.

Bei Folsäuremangel ist die Zellteilung erheblich gestört. Dies führt zu:
- Störungen der Erythropoese → **megaloblastäre Anämie** (☞ Kap. 16.4.1)
- Gastritis, Dermatitis u.v.a. ◀

**Nachweis des Folsäuremangels:** Histidinbelastungstest. Es erscheint Formino-Glutaminsäure im Harn, deren Abbau zu Glutamat und Formiat (☞ Kap. 4.6.6) gestört ist.

### Vorkommen

Besonders hohe Konzentrationen in grünem Gemüse (Brokkoli, Spinat, Kohl), aber auch in Innereien wie Leber und Niere. Wenig Gehalt haben Fleisch, Fisch und Obst.

## 13.2.7 Pyridoxin (Vitamin $B_6$)    !!!!

### Struktur

▶ Pyridoxin (Pyridoxol) ist ein synthetisches Produkt. In der Natur kommen vor allem der Aldehyd (Pyridoxal) und das Amin (Pyridoxamin) vor (Abb. 13.12). ◀ Alle drei Substanzen können ineinander überführt werden und haben den entsprechenden Vitamincharakter.

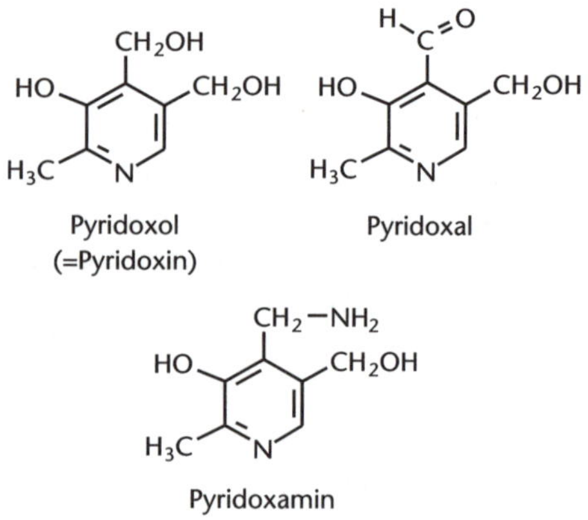

**Abb. 13.12:** Pyridoxol/Pyridoxal/Pyridoxamin (Vitamin $B_6$).

## Funktion

▶ Pyridoxal wird im Gewebe durch die ATP-abhängige Pyridoxalkinase zum aktiven Vitamin Pyridoxalphosphat (PALP) phosphoryliert. Pyridoxalphosphat ist das Coenzym des Aminosäurestoffwechsels (☞ Kap. 4.1.2).

Pyridoxal-P-abhängige Enzyme:
- Decarboxylase (☞ Kap. 4.4.2) → Bildung z. B. der wichtigen biogenen Amine
- Transaminasen (☞ Kap. 4.1.2) → Bildung der korrespondierenden $\alpha$-Ketosäure aus einer AS
- AS-Aldolasen → Spaltung der AS zwischen $\alpha$- und $\beta$-C-Atom in Glycin und (nur bei Bakterien) das entsprechende Aldehyd
- AS-Hydratasen → Wasserabspaltung aus einer AS mit $\beta$-OH-Gruppe
- Sphingosin-Synthetase (☞ Kap. 7.5.2)
- $\delta$-Aminolävulinsäure-Synthetase (☞ Kap. 16.2.4) ◀

Die gruppenübertragende Funktion des Pyridoxal-℗ ist in Kap. 4.1.2 beschrieben.

## Mangel

▶ Tritt bei gemischter Ernährung praktisch nicht auf. Meist besteht ein kombinierter Vitamin-B-Komplex-Mangel. Die klinischen Symptome sind vor allem: Dermatitis, neurologische Symptome und Anämie.

### 🩺 Klinik!

Bei der durch Vitamin $B_6$-Mangel hervorgerufenen Anämie handelt es sich um eine **hypochrome Anämie**. Das bedeutet, dass die Erythrozyten zu wenig Hämoglobin enthalten. Dieser Zustand beruht darauf, dass die Bildung von $\delta$-Aminolävulinsäure Pyridoxalphosphat-abhängig ist. (Schritt aus der Häm-Synthese ☞ Kap. 16.2.4) ◀

Bei Leber und Nierenerkrankungen zeigen sich oft erniedrigte Vitamin $B_6$-Spiegel, so dass hier eine gezielte Substitution sinnvoll sein kann.

## Vorkommen

Die $B_6$-Vitamine kommen in fast allen pflanzlichen und tierischen Nahrungsmitteln vor. Besonders hoher Gehalt in Innereien, Milch, Getreide und grünem Gemüse.

## 13.2.8 Cobalamin (Vitamin $B_{12}$) !!!!

### Struktur

Das Corrinringsystem des Cobalamins ist eng mit den Porphyrinen verwandt. Vier teilweise hydrierte Pyrrolringe sind um ein zentrales $Co^+$-Ion gelagert (Abb. 13.13).

R = CN ≙ Cyanocobalamin
R = $H_2O$ ≙ Aquocobalamin
R = OH ≙ Hydroxycobalamin.

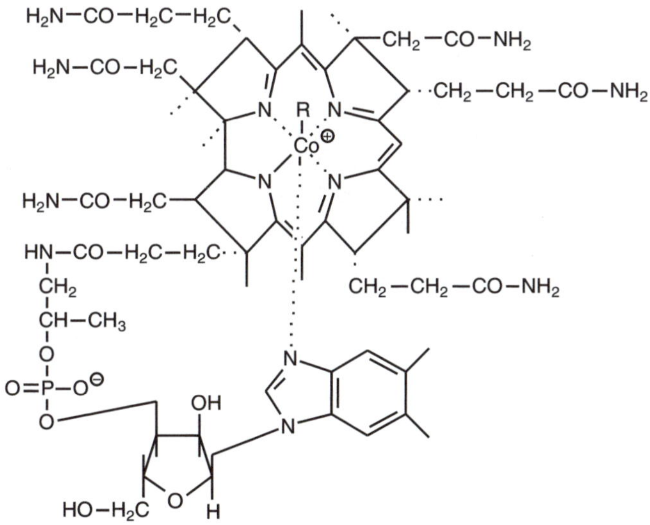

**Abb. 13.13:** Cobalamin (Vitamin $B_{12}$).

13

**Merke!**

▶ Für die Resorption des als „Extrinsic factor" bezeichneten Vitamin B$_{12}$ ist der sog. „Intrinsic factor" nötig, der Cobalamin spezifisch bindet und es so vor Zerstörung durch Enzyme und Darmbakterien schützt. Der Intrinsic factor ist ein spezies-spezifisches Glykoprotein (MG ca. 50.000), das in den Belegzellen des Magens (Fundus) produziert wird. Es bildet mit dem Cobalamin einen wasserlöslichen Komplex, der im unteren Ileum durch Pinozytose resorbiert wird.

## Funktion

Die Coenzymformen des Cobalamins sind Adenosyl-Cobalamin und Methyl-Cobalamin. ◀

Die Vitamin-B$_{12}$-Coenzyme sind an Reaktionen beteiligt, bei denen Wasserstoff und organische Gruppen umgelagert werden.

Cobalamin-abhängige Reaktionen
- ▶ Methyl-Malonyl-CoA → Succinyl-CoA (☞ Kap. 7.2.5)
- Homocystein → Methionin (☞ Kap. 4.6.7). Bei dieser Reaktion ist Tetrahydrofolsäure Methylgruppendonator. Man nimmt an, dass durch diese Reaktion die Tetrahydrofolsäure als Methylgruppenspeicher entlastet wird.
- Ribonukleotide → Desoxyribonukleotide (bei manchen Mikroorganismen). ◀

## Mangel

Der Cobalaminmangel kann folgende **Ursachen** haben:

1. **Vitaminmangelernährung**
   Kommt sehr selten vor, da Vitamin B$_{12}$ in vielen Nährstoffen enthalten ist.
2. ▶ **Resorptionsstörungen** (Malabsorption)
   - fehlende bzw. mangelnde Bildung des Intrinsic factors als Folge von
     - Schleimhautatrophie des Magens
     - Magenresektion (besonders im Fundusbereich).
   - Störungen bei der Resorption selbst als Folge von
     - Entzündungen des unteren Ileums
     - Ileumresektion (Verlust des Resorptionsortes).

Die **Folgen** eines Cobalaminmangels sind:
- **perniziöse Anämie** (megaloblastäre Anämie bei erniedrigtem Cobalaminspiegel)
- Störungen der Erythropoese
- gastrointestinale und neurologische Störungen.

Für das Physikum ist es wichtig, die drei verschiedenen Anämieformen durch Vitaminmangel auseinander zu halten:
- Folsäuremangel → megaloblastäre Anämie
- Pyridoxalphosphatmangel → hypochrome Anämie
- Cobalaminmangel → perniziöse Anämie. ◀

**Klinik!**

Es gibt zwei Möglichkeiten der Therapie eines Cobalaminmangels:
- Bei hoher oraler Zufuhr kann Cobalamin auch ohne Intrinsic factor resorbiert werden.
- Auch eine parenterale Zufuhr von Cobalamin ist wegen dessen Wasserlöslichkeit möglich.

**Merke!**

Der Organismus besitzt in der Leber eine sehr hohe Speicherfähigkeit für Cobalamin (Halbwertszeit: 400 Tage!), so dass wegen des geringen Bedarfs Mangelerscheinungen erst nach Monaten bis Jahren (!) nach einem Schaden, z. B. Ausfall des Intrinsic systems, auftreten.

## Vorkommen

Cobalamin wird ausschließlich von Bakterien synthetisiert. Für höhere Pflanzen und Tiere ist es essentiell. Von den Mikroorganismen gelangt es in die Pflanzen.

Der Mensch nimmt Cobalamin durch Verzehr von pflanzlicher und tierischer Nahrung auf. Fleisch, Leber, Niere und Milch sind gute Cobalamin-Lieferanten. Höhere Pflanzen enthalten dagegen nur wenig Cobalamin.

**Klinik!**

Bei Vegetariern ist ein Cobalaminmangel nicht selten.

## 13.2.9 Ascorbinsäure (Vitamin C)

### Struktur

▶ Die Ascorbinsäure ist das En-diol-Lacton der Keto-L-Gulonsäure (Abb. 13.14). Nur für Primaten (Mensch, Menschenaffe), Meerschweinchen, Regenbogenforelle und zwei Vogelarten ist Ascorbinsäure essentiell (Fehlen des Enzyms L-Gulonolacton-Oxidase), alle anderen Tiere können sie aus Glucuronsäure über Gulonsäure synthetisieren (☞ Kap. 6.7.5). ◀

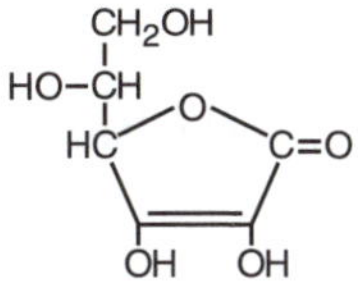

**Abb. 13.14:** Ascorbinsäure (Vitamin C).

Ascorbinsäure kommt in hoher Konzentration in der Nebenniere vor. Eine Speicherung von Ascorbinsäure ist nur in sehr geringem Ausmaß möglich. Überschüssiges Vitamin C wird über die Niere ausgeschieden.

### Funktion

▶ Ascorbinsäure besitzt eine *stark reduzierende* Wirkung und wird bei der Reaktion zu Dehydroascorbinsäure oxidiert. Ascorbinsäure und Dehydroascorbinsäure bilden ein Redoxsystem (Abb. 13.15). ◀

Die Funktionen der Ascorbinsäure beruhen auf ihren Eigenschaften als Redoxpartner.

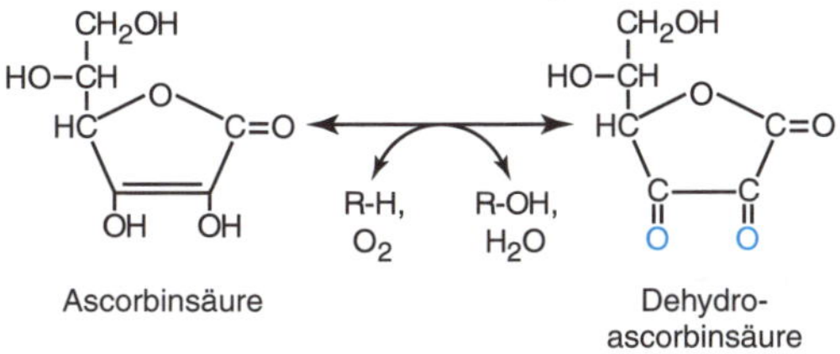

Ascorbinsäure                                    Dehydroascorbinsäure

**Abb. 13.15:** Ascorbinsäure-Redoxsystem.

Reaktionen der Ascorbinsäure:
- Hydroxylierungen
  - von Lysin und Prolin zum Aufbau von Bindegewebe (☞ Kap. 22)
  - ▶ Dopamin → Noradrenalin (☞ Kap. 11.4.1) ◀
  - von NNR-Steroiden (☞ Kap. 11.4.1)
  - Tryptophan → 5-Hydroxytryptophan (☞ Kap. 4.6.5)
- Beteiligung bei der Bildung von Tetrahydrofolsäure (☞ Kap. 13.2.6)
- Reduktion: Met-Hämoglobin → Hämoglobin
- Schutz von verschiedenen Enzymen und Coenzymen.

### 🕮 Klinik!

Wegen der stark reduzierenden Eigenschaften ist Ascorbinsäure bei vielen Nachweisreaktionen ein Störfaktor. Besonders den Nachweis von Kohlenhydraten kann Ascorbinsäure durch Reduktion Fehling'scher Lösung oder des bei verschiedenen Nachweismethoden entstehenden $H_2O_2$ stark verfälschen.

### Mangel

▶ Die Ascorbinsäureavitaminose (**Skorbut**) ist vor allem durch fehlende Ausbildung des mesenchymalen Gewebes gekennzeichnet. ◀ Daraus folgen:
- Zahnfleischbluten
- Zahnausfall
- Beeinträchtigung der Festigkeit von Bindegewebe und Knochen
- punktförmige Hautblutungen (petechiale Blutungen).

Skorbut war früher eine vor allem bei Seefahrern (einseitige, vitaminarme Ernährung) gefürchtete Krankheit.

Ein latenter Ascorbinsäuremangel äußert sich dagegen durch unspezifische Erscheinungen:
- Abgeschlagenheit
- Müdigkeit
- Infektanfälligkeit
- Appetitlosigkeit
- Neigung zu Spontanblutungen, z. B. Nasenblutungen.

Bei psychischer Belastung und Stress ist der Vitamin-C-Bedarf durch vermehrten Abbau des Vitamins erhöht. Auch Raucher haben einen erhöhten

**13**

Vitamin-C-Bedarf (Risiko eines latenten Vitamin-C-Mangels um den Faktor 3 – 4 erhöht).

> **🕮 Klinik!**
>
> Häufig ist ein Mangel an Vitamin C mit einem Eisenmangel verbunden, da Vitamin C auch für die Eisenresorption wichtig ist (☞ Kap. 9.2.2).

### Vorkommen

Vorkommen in fast allen lebenden Geweben. Wichtige Quellen sind frische Früchte und Gemüse.

## 13.3 Fettlösliche Vitamine

### 13.3.1 Tocopherol (Vitamin E)   

#### Struktur

Tocopherole bestehen aus einem Chromanring sowie einer isoprenoiden Seitenkette (Abb. 13.16).

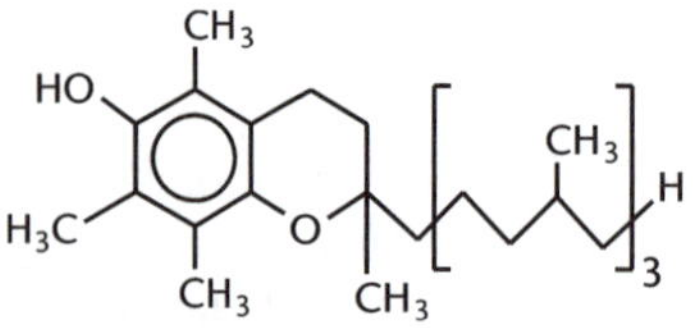

**Abb. 13.16:** Tocopherol (Vitamin E).

Die verschiedenen Tocopherole unterscheiden sich durch Zahl und Stellung der Substituenten am Chromanring.

#### Funktion

▶ Das ausschließlich in Pflanzen synthetisierte Vitamin E wirkt als Redoxsystem. Es ist ein Antioxidans und schützt empfindliche Stoffe (Vitamin A, mehrfach ungesättigte FS, Thiolgruppen) vor Oxidation. Tocopherol wird dabei selbst oxidiert (Abb. 13.17). ◀

### Mangel

Die Symptome eines Vitamin-E-Mangels sind eher unspezifisch. Störungen der neuromuskulären Übertragung können bei ausgeprägtem Mangel vorkommen.

### Überschuss

Wenngleich Vitamin E zu den fettlöslichen Vitaminen gehört, bei denen die Gefahr einer Überdosierung möglich ist, sind Überdosierungssymptome nicht bekannt.

### Vorkommen

Die besten Vitamin-E-Lieferanten sind pflanzliche Öle.

### 13.3.2 Calciferol (Vitamin D)   

#### Struktur und Biosynthese

Die beiden wichtigsten Vertreter der Gruppe der Calciferole (D-Vitamine) sind:
- **Vitamin $D_2$** (Ergocalciferol):
  leitet sich vom Provitamin Ergosterol ab, das nur in Pflanzen synthetisiert werden kann.
- ▶ **Vitamin $D_3$** (Cholecalciferol):
  leitet sich vom Provitamin 7-Dehydrocholesterin ab, das von Tieren und Menschen aus Cholesterin synthetisiert werden kann. Aus diesem Grund hat Vitamin $D_3$ für den Menschen eine wesentlich größere Bedeutung als Vitamin $D_2$ (Abb. 13.19). ◀

Vitamin $D_2$ und Vitamin $D_3$ entstehen durch Spaltung des Ringes B im Sterangerüst der Provitamine Ergosterol bzw. 7-Dehydrocholesterol. Aufgrund der Abstammung und der Funktion steht das Vitamin D den Steroidhormonen nahe (Abb. 13.18).

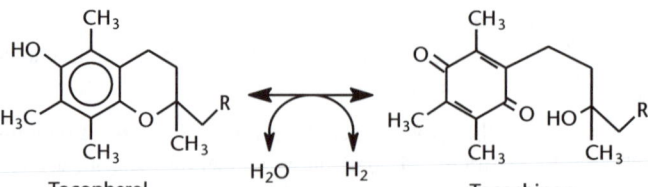

Tocopherol    Tocochinon

**Abb. 13.17:** Tocopherol/Tocochinon.

## Biosynthese des Cholecalciferols (Vitamin D₃)

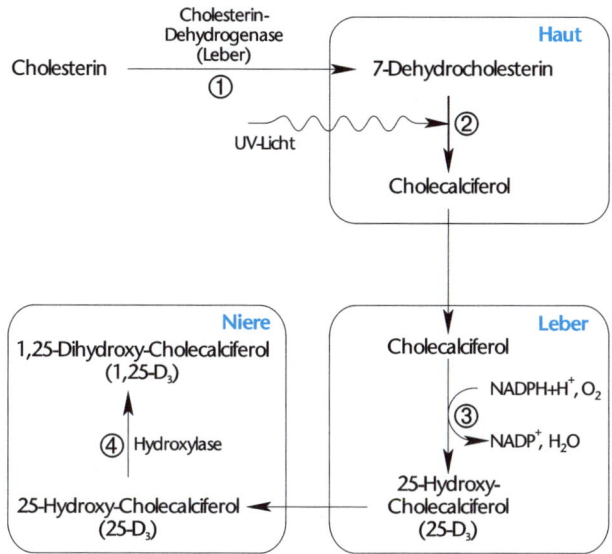

**Abb. 13.18:** Biosynthese des Vitamin D₃.
① ▶ Cholesterin wird in der Leber in 7-Dehydrocholesterin umgewandelt.
Enzym: *Cholesterindehydrogenase*
② Das in die Haut aufgenommene 7-Dehydrocholesterin (Provitamin von D₃) wird in einer UV-Licht-abhängigen Reaktion in Cholecalciferol umgewandelt (Spaltung des Ringes B). Cholecalciferol ist zwar das fertige Vitamin, jedoch nur schwach aktiv. Deshalb wird es in Leber und Niere durch Hydroxylierungen in die biologisch aktive Form überführt:
③ Cholecalciferol wird nach Transport in die Leber zu 25-Hydroxycholecalciferol (25-D₃) hydroxyliert. Hierfür sind NADPH+H⁺ und O₂ nötig.
Enzym: *Hydroxylase*
④ 25-Hydroxycholecalciferol wird in der Niere erneut hydroxyliert, wobei 1,25-Dihydroxycholecalciferol (1,25-D₃, Calcitriol) entsteht.
Enzym: *Hydroxylase* (Hemmung durch Ca²⁺ und PO₄³⁻-Ionen) ◀

### Biosynthese des Ergocalciferols (Vitamin D₂)

Vitamin D₂ (Ergocalciferol) wird nach dem gleichen Prinzip wie das Vitamin D₃ synthetisiert. Es wird unter Einwirkung von UV-Licht in der Haut aus Ergosterin gebildet, das aus pflanzlicher Nahrung stammt.

Auch beim Vitamin D₂ ist die biologisch aktive Form hydroxyliert (1,25-Dihydroxyergocalciferol).

Limitierend für die Biosynthese der biologisch wirksamen Vitamine aus den Provitaminen ist nicht die Verfügbarkeit des Provitamins, sondern die photochemische Hautreaktion (Sonnenmangel = Vitaminmangel). Eine endogene Überproduktion von Vitamin D₃ wird durch Rückkopplungsmechanismen verhindert, die die Synthese des Provitamins aus Cholesterin hemmen.

### Funktion des Calciferols

Vitamin D₂ und D₃ haben prinzipiell die gleichen physiologischen Wirkungen. Im Folgenden werden vor allem die Stoffwechselwirkungen des Vitamin D₃ in seinen zwei Wirkformen besprochen.

Die beiden Wirkformen des Vitamin D₃ (25-D₃, 1,25-D₃) unterscheiden sich sowohl in ihrer Aktivität als auch hinsichtlich ihrer Erfolgsorgane.

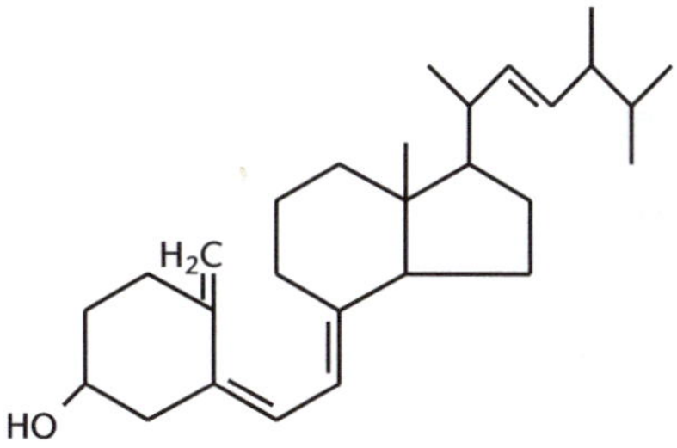

Vit. D₂ (Ergocalciferol)

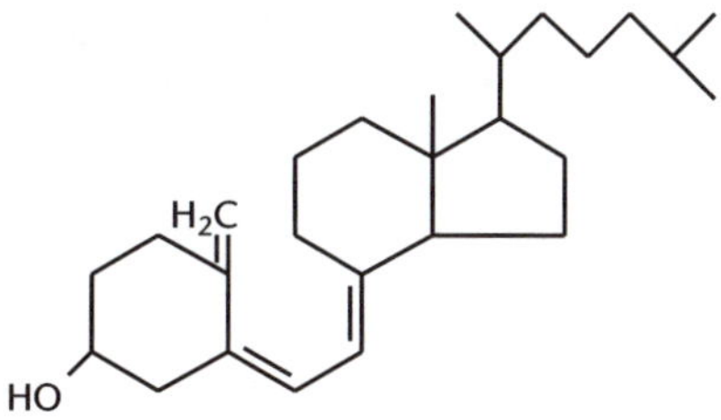

Vit. D₃ (Cholecalciferol)

**Abb. 13.19:** Vitamin D₂ und Vitamin D₃.

**13**

- **25-Hydroxycholecalciferol**
  - wird in der Leber gebildet
  - geringere Aktivität als 1,25-$D_3$
  - am Knochen: Förderung des Einbaus von Calcium und Phosphat (Mineralisierung).
- **1,25-Dihydroxycholecalciferol (Calcitriol)**
  - wird in der Niere gebildet
  - höhere Aktivität als 25-$D_3$
  - am Knochen: Förderung des Einbaus von Calcium und Phosphat (Mineralisierung)
  - am Darm: Förderung der Resorption von Calcium und Phosphat ($Ca^{2+}$- und $PO_4^{3-}$-Spiegel ↑). Anregung zur vermehrten Bildung von $Ca^{2+}$-bindendem Protein in der Mukosazelle. Dieses Protein ist zusammen mit einer $Ca^{2+}$-abhängigen ATPase für die Calciumresorption verantwortlich.

**Zusammenwirken von Calciferol mit Hormonen**

Vitamin D reguliert gemeinsam mit Parathormon und Thyreocalcitonin (☞ Kap. 11.3.2) den Calciumstoffwechsel (Tab. 13.3).

- **Parathormon**
  - Darm: Förderung der $Ca^{2+}$-Resorption → $Ca^{2+}$ ↑
  - Knochen: Förderung der $Ca^{2+}$- und Phosphatmobilisation aus dem Knochen → $Ca^{2+}$ ↑
- **Calcitonin**
  Knochen: verstärkter Einbau von $Ca^{2+}$ in den Knochen → $Ca^{2+}$ ↓

**💡 Merke!**

Aus dem oben Gesagten ist zu ersehen, dass Vitamin D weder ein reiner Synergist noch ein reiner Antagonist zu Parathormon oder Calcitonin ist.

**🕮 Klinik!**

Die Gabe von unphysiologisch hohen, „pharmakologischen" Dosen an Vitamin D verändert dessen Wirkung. In diesem Fall bewirkt es eine Freisetzung von $Ca^{2+}$ aus dem Knochen → $Ca^{2+}$-Spiegel ↑ (Parathormonwirkung). Ein Parathormonmangel kann daher mit billigen Calciferolderivaten substituiert werden.

**Mangel**

▶ Ein Calciferolmangel führt zur Hemmung der $Ca^{2+}$-Resorption im Darm sowie zu unzureichender

**Tab. 13.3: Vitamin D-Wirkungen.**

|  | Knochen | Darm |
|---|---|---|
| **Synergist** | Calcitonin | Parathormon |
| **Antagonist** | Parathormon | Calcitonin |

Kalkeinlagerung in den Knochen. Ist das Skelettsystem noch im Wachstum, entsteht das Krankheitsbild der **Rachitis** (Ausbleiben der Mineralisierung des neugebildeten Knochens). Beim Erwachsenen entsteht das Krankheitsbild der **Osteomalazie** (Knochenerweichung). ◀

**Überschuss**

Eine Hypervitaminose kann durch zu hohe Gaben von Vitamin D entstehen, z. B. hohe Konzentration in Fischlebertran. Es kommt zu einer starken Mobilisierung von Calcium aus dem Knochen:

- $Ca^{2+}$-Spiegel ↑, $PO_4^{3-}$-Spiegel ↑
- Ablagerungen von Calcium in Blutgefäßen und Haut
- Ablagerungen von Calcium in der Niere (Nierensteine!)
- Ausscheidung von $Ca^{2+}$ und $PO_4^{3-}$ im Harn ↑.

**Vorkommen**

Die normale Nahrung ist relativ arm an Vitamin D. Fischleberöl enthält jedoch größere Mengen. Da ein großer Teil des Vitamin D unter Lichteinwirkung in der Haut gebildet werden kann, sind Mangelerscheinungen bei normaler Sonneneinstrahlung (Arme und Gesicht täglich 10 Minuten) selten.

## 13.3.3 Phyllochinon (Vitamin K) │!!│

**Struktur**

▶ Die Phyllochinone leiten sich alle von 2-Methyl-1,4-Naphtochinon ab. Man unterscheidet nach unterschiedlichen Substituenten am C3-Atom zwei natürliche Vitamin-K-Formen:

- Vitamin-$K_1$ trägt am C3-Atom eine Phytylseitenkette (20 C-Atome = 4 Isopreneinheiten, Abb. 13.20)
- Vitamin-$K_2$ trägt am C3-Atom eine Difarnesylseitenkette (35 C-Atome = 7 Isopreneinheiten)

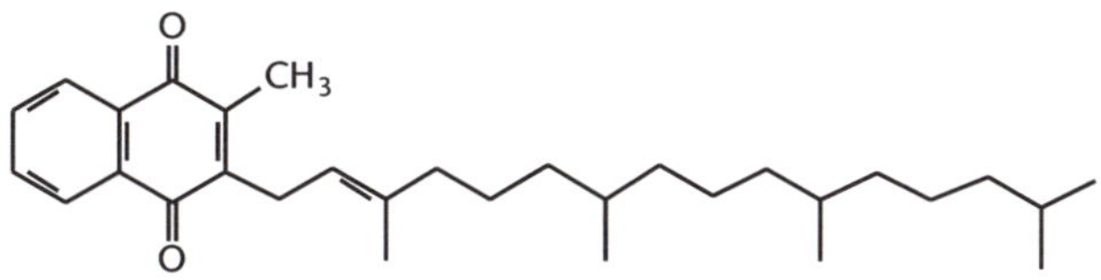

**Abb. 13.20:** Vitamin $K_1$.

Die Biosynthese der natürlichen K-Vitamine ist ausschließlich Pflanzen und Bakterien möglich.
- Pflanzen: Vitamin $K_1$ und $K_2$
- Bakterien: nur Vitamin $K_2$.

Säugetiere, die nicht in der Lage sind, den Naphtochinonring zu synthetisieren, müssen Vitamin K aufnehmen durch
- Verzehr grüner Pflanzen
- Resorption von durch Darmbakterien gebildetem Vitamin $K_2$.

Da Vitamin K ein fettlösliches Vitamin ist, sind zur Resorption Gallensäuren erforderlich. ◄

### 🔵 Klinik!

Mit dem synthetischen 2-Methyl-1,4-Naphtochinon (Menadion) ist eine therapeutische Vitamin-K-Substitution möglich. Menadion besitzt am C3-Atom keine Seitengruppe. Der Organismus ist jedoch in der Lage, unter Verwendung von Isopentenylpyrophosphat an Menadion eine Phytylseitenkette (4 Isoprenreste) anzuknüpfen und so Vitamin $K_1$ zu synthetisieren. Menadion wird deshalb auch als Vitamin $K_3$ bezeichnet (Abb. 13.21).

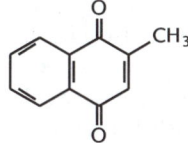

**Abb. 13.21:** Menadion.

### Funktion

▶ Vitamin K ist zur Synthese der Blutgerinnungsfaktoren II (Prothrombin), VII (Proconvertin), IX (Christmas Factor) und X (Stuart Factor) notwendig. Es wirkt dabei als Cofaktor einer Carboxylase, die nach Beendigung der Translation die Glutamylreste der Gerinnungsfaktoren carboxyliert (posttranslationale Carboxylierung). Erst durch diese Carboxylierung wird die für die Gerinnung notwendige Bindung von $Ca^{2+}$-Ionen und Phospholipiden ermöglicht.

### Mangel

Bei Vitamin-K-Mangel ist die Gerinnungsfähigkeit des Blutes herabgesetzt (Verlängerung der Blutgerinnungszeit).

### 🔵 Klinik!

Zu therapeutischen Zwecken (Thromboseprophylaxe) werden Vitamin-K-Antagonisten wie z. B. Dicumarol (Marcumar®) eingesetzt. ◄

### Überschuss

Auch bei massiver Überdosierung sind bisher keine toxischen Wirkungen bekannt geworden.

### Vorkommen

Vitamin K kommt vor allem in grünen Pflanzen und Gemüsen vor.

## 13.3.4 Retinol (Vitamin A)   !  !

### Struktur und Biosynthese

▶ Das Retinol gehört chemisch zu den Isoprenoidlipiden. Der Organismus nimmt es teils direkt, teils in Form der Provitamine (Carotinoide) mit der Nahrung auf (Abb. 13.22).

### Bildung von Retinol aus Carotin

Die Provitamine des Retinols sind die Carotinoide α-, β-, γ-Carotin. Die Carotinoide werden ausschließlich von Pflanzen durch Kondensation aktiver Isopreneinheiten synthetisiert und enthalten wenigstens eine β-Iononringstruktur (Ringdoppelbindung mit Kettendoppelbindung konjugiert).

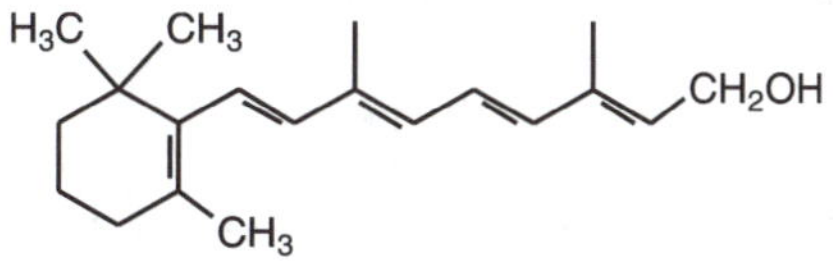

**Abb. 13.22:** Retinol.

**13**

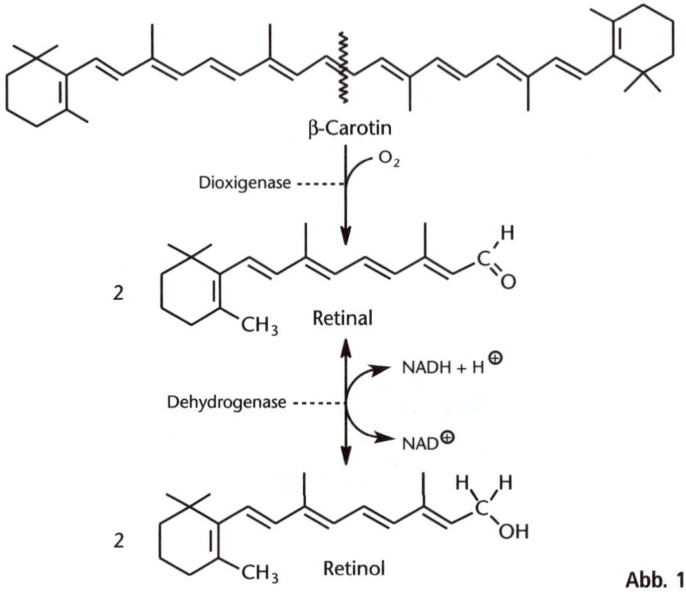

β-Carotin

Dioxigenase ----- $O_2$

2    Retinal

$CH_3$

Dehydrogenase ----- $NADH + H^{\oplus}$

$NAD^{\oplus}$

2    Retinol

$CH_3$

**Abb. 13.23:** Bildung von Retinol aus β-Carotin.

β-Carotin liefert bei Spaltung durch eine in der Leber und Dünndarm lokalisierte Dioxigenase zwei Moleküle Retinal. ◀ α-Carotin liefert dagegen nur ein Molekül Retinal, da es nur eine β-Iononringstruktur besitzt, die für die Vitaminsynthese nötig ist. Das Retinal kann durch eine $NAD^+$-abhängige Dehydrogenase in Retinol umgewandelt werden (Abb. 13.23).

Die Leber kann Vitamin A in Form von Retinolestern speichen, was den Bedarf für mehrere Monate deckt.

**Umwandlung Retinol – Retinal**
Retinol kann durch eine Alkoholdehydrogenase reversibel in Retinal umgewandelt werden. Die Alkoholdehydrogenase ist in der Lage, das Substrat so-

wohl in der 11-cis- als auch in der all-trans-Konfiguration umzusetzen.

Eine Isomerase kann außerdem 11-cis- und all-trans-Konfiguration ineinander umwandeln (Abb. 13.24).

### Funktionen
**Beteiligung am Sehvorgang**
▶ Die wichtigste Funktion des Vitamins A ist der Sehvorgang. Für diesen Vorgang liegt Vitamin A als Aldehyd – also als Retinal – vor. 11-cis-Retinal bildet zusammen mit dem Proteinmolekül Opsin den Sehpurpur Rhodopsin. ◀ Rhodopsin ist der lichtempfindliche Stoff in den Stäbchen der Netzhaut und als Membranprotein in die Stäbchen eingelagert (Abb. 13.25).

Opsin kann nur mit cis-Retinal zum funktionstüchtigen Sehpurpur zusammentreten.

### 🐍 Klinik!
Normalerweise sind die Geschwindigkeiten der Rhodopsinspaltung und -regeneration gleich groß. Bei Retinolmangel kommt es jedoch zu einer verlangsamten Rhodopsinregeneration. Die Anpassung an Dunkelheit benötigt eine gewisse Zeit, da in der Netzhaut erst die nötige Rhodopsinmenge zur Verfügung stehen muss → Nachtblindheit bei Vitamin-A-Mangel.

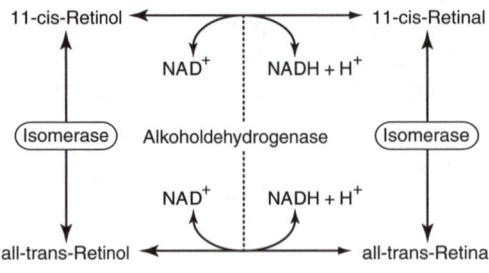

11-cis-Retinol ⟷ 11-cis-Retinal

$NAD^+$    $NADH + H^+$

(Isomerase)    Alkoholdehydrogenase    (Isomerase)

$NAD^+$    $NADH + H^+$

all-trans-Retinol ⟷ all-trans-Retinal

**Abb. 13.24:** Umwandlung von Retinol in Retinal.

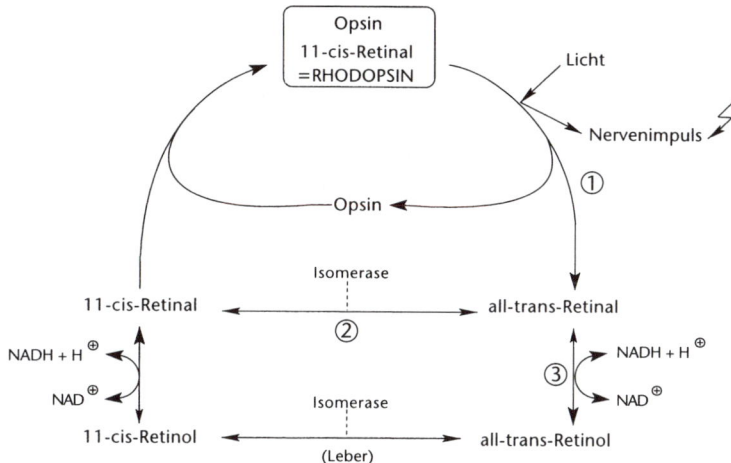

**Abb. 13.25:** Rhodopsinspaltung und -regeneration.

① Wird das Rhodopsin von einem Lichtquant getroffen, wandelt sich 11-cis-Retinal in all-trans-Retinal um. Dabei wird unter Konformationsänderung des Opsins die Bindung der beiden Partner gelöst, d. h. Rhodopsin zerfällt in Opsin und all-trans-Retinal. Durch diesen Zerfall wird gleichzeitig ein elektrischer Nervenimpuls ausgelöst, der im N. opticus weitergeleitet wird.
② Ein Teil des Rhodopsins regeneriert in der Netzhaut durch Rückbildung von all-trans-Retinal zu 11-cis-Retinal.
③ Der größte Teil des all-trans-Retinals wird jedoch durch die Alkoholdehydrogenase zu all-trans-Retinol reduziert und in die Blutbahn abgegeben. In der Leber wird es zu 11-cis-Retinol isomerisiert und zu 11-cis-Retinal oxidiert, das in der Netzhaut wieder der Rhodopsinbildung dient.

Bei den Zapfen, die vor allem für das Farbsehen verantwortlich sind, konnten drei verschiedene Typen mit unterschiedlichen Sehpigmenten isoliert werden. Diese Sehpigmente funktionieren prinzipiell gleich, sind jedoch weniger lichtempfindlich als das Pigmentsystem der Stäbchen, so dass bei Dämmerung nur monochromatisches Sehen möglich ist („Nachts sind alle Katzen grau").

## Weitere Funktionen

Mit Ausnahme der Sehfunktion ist die biologisch aktive Form des Vitamin A bei allen organischen Funktionen die Vitamin-A-Säure. Diese Säure entsteht im Organismus durch irreversible Oxidation des Retinols.

Vitamin-A-Säure fördert:
- die Ausbildung und Stabilisierung von biologischen Membranen. Besonders ausgeprägt ist diese Wirkung auf Epithelzellen, weshalb Vitamin A auch schon als „Epithelschutzvitamin" bezeichnet wurde.
- das Knochen- und Bindegewebswachstum. Vermutlich ist die Vitamin-A-Säure an der Synthese der Mucopolysaccharide beteiligt.
- das allgemeine Wachstum durch Förderung von Proteinsynthese und Mitoserate der Zellen.
- die Ausbildung schleimbildender Zellen.

## Mangel

▶ Tritt bei Mangelernährung oder der Unfähigkeit zur Spaltung der β-Carotinoide und deren Speicherung auf, z. B. Enzymdefekt, Leberzirrhose.

Die Folgen sind
- Nachtblindheit (**Hemeralopie**)
  tritt auf, da die Lichtempfindlichkeit der Stäbchen vermindert ist und somit eine Adaptation an Dunkelheit nur nach längerer Zeit oder nicht mehr möglich ist
- Epithelstörungen
  Kornea und Konjunktiven des Auges wandeln sich bei Fehlen von Vitamin A in ein verhorntes trockenes Epithel um (Xerophthalmie).

Auch alle anderen Epithelgewebe, mit Ausnahme des Gastrointestinaltraktes, bilden eine verstärkte Hornschicht aus (Hyperkeratose). ◀

**13**

## Überschuss

Die Hypervitaminose kann bei der Therapie mit Vitamin-A-Präparaten auftreten. Eine ernährungsbedingte Hypervitaminose ist sehr selten.

Symptome:
- Haut-, Schleimhautverödung
- Haarausfall
- Gelenkschmerz
- Periostverdickung
- Leberzirrhose
- gelegentlich Hemmung des Knochenwachstums mit vorzeitigem Schluss der Epiphysenfuge
- Während der Schwangerschaft kann die Frucht geschädigt werden.

## Vorkommen

30–50 % des Vitamin-A-Bedarfs werden durch die Provitamine (Carotinoide) gedeckt, die ausreichend in verschiedenen Pflanzen vorkommen (z.B. Karotten, Aprikosen). Ausgesprochen viel Vitamin A ist in Eisbären-, Hai- und Robbenleber enthalten.

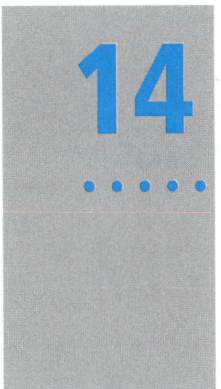

# 14 Ernährung und Verdauung

## 14.1 Allgemeine Grundlagen

Essenziell sind alle jene Nahrungsbestandteile, die vom Körper nicht selbst synthetisiert werden können, zur Aufrechterhaltung der Körperfunktionen jedoch dringend erforderlich sind, z.B. NaCl, Vitamine, essenzielle Aminosäuren, verschiedene Lipide usw.

▶ Die eigentlichen Nährstoffe (Brennstoffe) dienen vor allem der Deckung des Energiebedarfs:
- Kohlenhydrate
- Fette
- Proteine. ◀

 Im folgenden Abschnitt werden einige Zahlenwerte aufgeführt. Alle brauchen Sie sich natürlich nicht zu merken, aber Sie sollten eine Vorstellung davon haben, in welchen Bereichen sich die Werte bewegen.
Ausgenommen hiervon sind die physiologischen Brennwerte der Nahrungsmittel. Diese Werte sollten Sie auf jeden Fall wissen.

### 14.1.1 Brennwerte der Nahrungsstoffe

Die einzelnen Nährstoffe (KH, Fette, Proteine) sind entsprechend der Isodynamieregel im Energiestoffwechsel grundsätzlich austauschbar.

Aus allen Nährstoffen entstehen beim Abbau **Kohlendioxid** und **Wasser** sowie **Wärme** und freie Energie in Form von **ATP**. Beim Abbau der Proteine wird zusätzlich **Ammoniak** frei, das im Harnstoffzyklus entgiftet werden muss.

## Physiologische Brennwerte der Nahrungsstoffe

▶ Die physiologischen Brennwerte der Nährstoffe sind:
- Kohlenhydrate: 4,1 kcal/g = 17 kJ/g
- Fette: 9,3 kcal/g = 39 kJ/g
- Proteine: 4,1 kcal/g = 17 kJ/g. ◀

 **Merke!**
Umrechnung: 1 kcal = 4,184 kJ

## Physikalische Brennwerte der Nahrungsstoffe

Die physikalischen Brennwerte (Kalorimeterbombe) von Kohlenhydraten und Fetten entsprechen in etwa den physiologischen.

Bei Proteinen ist jedoch der physikalische Brennwert (5,6 kcal/g = 23 kJ/g) deutlich höher als der physiologische, da die Endprodukte des Proteinabbaus, die mit dem Urin ausgeschieden werden (Harnstoff, Kreatinin, Harnsäure), noch Energie enthalten, die der menschliche Organismus nicht verwerten kann.

 Achten Sie darauf, die beiden folgenden Begriffe nicht zu verwechseln.
- **Physikalischer Brennwert** ≙ Energie, die bei vollständigen experimentellen Verbrennung frei wird.
- **Physiologischer Brennwert** ≙ Energie, die bei der Verbrennung im Organismus frei wird.

## Der respiratorische Quotient

Der respiratorische Quotient gibt Aufschluss über die Art der verstoffwechselten Substanzen. Um diesen zu ermitteln wird das ausgeatmete $CO_2$ und der eingeatmete $O_2$ gemessen. Das Verhältnis aus $CO_2$ zu $O_2$ ergibt dann den respiratorischen Quotienten.

### Merke!
$RQ = pCO_2/pO_2$

### Merke!
Respiratorischer Quotient bei reiner Ernährung mit:
- Kohlenhydraten = 1,0
- Fette = 0,7
- Proteine $\cong$ 0,8 (je nach enthaltenen Aminosäuren).

Über den respiratorischen Quotienten kann somit das Verhältnis von Kohlenhydrat- und Fettanteilen am Gesamtenergieumsatz ermittelt werden.

 Dieses Thema wird für Sie in der Physiologie nochmal sehr wichtig werden. Für genauere Erklärungen über den Aufbau und die Durchführung der Messung, sowie deren Auswertung, nehmen Sie sich ein Physiologielehrbuch zur Hand.

## Energieumsatz des Menschen

Der ungefähre Energieumsatz des Menschen beträgt pro Tag:
- bei Ruhe 1.900 kcal (Grundumsatz) = 8.000 kJ
- bei leichter Arbeit 2.200 kcal = 9.200 kJ
- bei schwerer Arbeit 4.000 kcal = 16.800 kJ.

### Merke!
Gesamtumsatz = Grundumsatz + Leistungsumsatz

Zusätzlich ist der Energieumsatz noch von Alter, Geschlecht, Körpergröße und -gewicht abhängig (Tab. 14.1).

### Merke!
Die Anteile der einzelnen Nährstoffe an der Gesamtnahrung sollten folgendermaßen verteilt sein:
- Kohlenhydrate: 55 %
- Proteine: 15 %
- Fette: 30 %.

**Tab. 14.1: Richtwerte für die tägliche Nahrungsenergie in Abhängigkeit von Alter, Arbeit und individueller Stoffwechsellage in kcal/d (Deutsche Gesellschaft für Ernährung 1991).**

|                    | Mann          | Frau          |
|--------------------|---------------|---------------|
| Ruhe               | 1.800 – 2.000 | 1.600 – 2.000 |
| leichte Arbeit     | 2.400         | 2.000         |
| mittelschwere Arbeit | + 600       | + 600         |
| schwere Arbeit     | + 1.200       | + 1.200       |
| schwerste Arbeit   | + 1.600       | + 1.600       |
| Schwangere         | -             | + 300 ab 4. Monat |
| Stillende          | -             | + 650         |

### Hinweis

In Deutschland ist in den letzten Jahren der Fettanteil auf Kosten des Kohlenhydratanteils beständig angestiegen ($\rightarrow$ verstärkter Fleischkonsum!).
Auch der Alkohol spielt bei der Deckung des Energiebedarfs eine nicht unerhebliche Rolle. In Deutschland werden zur Zeit ca. 8 – 10 % des Energiebedarfs durch Alkohol gedeckt (1 g Äthanol = 7,1 kcal!). Bei medizinischen Problemen wie Fettsucht u.Ä. sollte der Alkohol als Energieträger also mit berücksichtigt werden.

## 14.1.2 Energiebilanz

Eine durchschnittliche Ernährung besitzt einen Energiegehalt von ca. 2700 kcal.
- 300 g Kohlenhydrate = 1230 kcal = 5146 kJ
- 80 g Proteine = 328 kcal = 1372 kJ
- 120 g Fett = 1130 kcal = 4727 kJ.

Während der Metabolisierung der Nährstoffe entstehen nicht unwesentliche Mengen an **Oxidationswasser.**
- 1 mol Glucose (180 g) liefert 6 mol $H_2O$ = 108 g
- 1 mol Tripalmitat (806 g) liefert 40 mol $H_2O$ = 882 g.

Bei Proteinen ist die Bestimmung aufgrund ihres sehr heterogenen Charakters schlechter möglich. Als Überschlagsrechnung kann man jedoch davon ausgehen, dass 100 g Protein ca. 50 g Oxidationswasser bilden.

**14**

| Speichersubstanz | Speicherorgan | Speichervolumen (g und kcal) | Abbauprodukt | Entleerungsdauer |
|---|---|---|---|---|
| Triacylglycerine | Fettgewebe | 12.000 g = 112.800 kcal | Fettsäuren, Glycerin | mehrere Monate |
| Glykogen | Leber | 400 g = 1.640 kcal | Glucose | 12–24 h |
| Proteine | Muskulatur sowie alle Organe | 4.000 g = 16.400 kcal | AS | Wochen bis mehrere Monate |

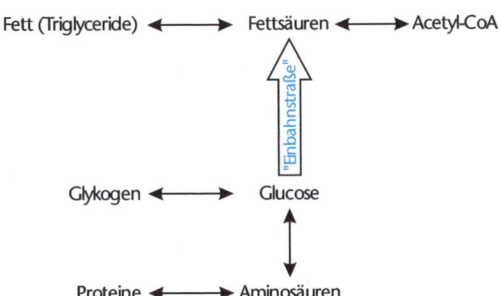

**Abb. 14.1:** Umwandlung der Speicherformen ineinander.

Bei der Metabolisierung der oben genannten Nährstoffe entstehen somit endogen ca. 350 g Wasser.

> **Merke!**
> Bei der Berechnung der Wasserbilanz muss das Oxidationswasser mit einbezogen werden.

## 14.1.3 Speicherung der Nährstoffe

Das Fett stellt die ideale Speichersubstanz im menschlichen Organismus dar. Es erlaubt eine maximale Konzentrierung der Energie auf kleinstem Raum, da es hydrophob ist und nahezu *wasserfrei* gelagert werden kann.

Bei der Speicherung der hydrophilen Kohlenhydrate und Proteine muss dagegen fast das Doppelte des Speichergewichtes an Hydratationswasser mitgespeichert werden (Tab. 14.2).

Proteine sind keine echten Speichersubstanzen. Bei mangelnder Nahrungsversorgung werden jedoch zunächst die „labilen" Proteine, oft Enzyme, später auch die Strukturproteine (Muskulatur) abgebaut.

Die Fettsynthese stellt eine „Sackgasse des Stoffwechsels" dar. Fett kann zwar unbegrenzt aus Koh-

lenhydraten oder AS synthetisiert werden, aber nicht mehr in diese zurückverwandelt werden, da die Pyruvatdehydrogenasereaktion irreversibel ist. Fett kann nur über die Fettsäuren abgebaut werden (Abb. 14.1).

## 14.1.4 Essenzielle Nahrungsfaktoren

**Definition**

▶ Als **essenzielle Nahrungsfaktoren** werden all die Stoffe bezeichnet, die zum Ablauf eines normalen Stoffwechsels nötig sind, aber nicht vom menschlichen Organismus synthetisiert werden können.
- **Aminosäuren:** Thr, Val, Leu, Ile, Lys, Met, Phe, Trp (auch Arg, His sowie Cys sind unter Wachstumsbedingungen essenziell)
- **Fettsäuren:** Linolsäure, Linolensäure
- **Elektrolyte:** $Na^+$, $K^+$, $Ca^{2+}$, $Cl^-$, $HCO_3^-$, $PO_4^{3-}$, $SO_4^{2-}$
- **Spurenelemente:** Cu, Zn, Mg, Mn, Co, Mb, J.

Elektrolyte und Spurenelemente zählen jedoch nicht zu den Nährstoffen. ◀

Im Vergleich zu den Vitaminen werden essenzielle Nahrungsfaktoren in viel größerer Menge benötigt. Außerdem haben sie keine eindeutig festgelegten Funktionen im Stoffwechsel wie die Vitamine.

## 14.2 Proteine

### 14.2.1 Nahrungsproteine und Eiweißzufuhr

Nach mehrwöchigem Fasten kommt es im Organismus zu einer Umstellung des Proteinumsatzes auf ein Minimum. Dieser minimale, tägliche Proteinbedarf (**Erhaltungsminimum**) beträgt für einen Erwachsenen durchschnittlichen Gewichtes 0,2–0,5 g Protein/kg Körpergewicht, also 15–35 g Protein pro Tag.

Die **wünschenswerte Proteinzufuhr** sollte deutlich oberhalb des Erhaltungsminimums liegen, da der Proteinumsatz z. B. bei Arbeit, psychischem Stress, Infektionen oder Verletzungen erhöht ist und die Proteine eine verschiedene Wertigkeit besitzen. Die WHO und die Deutsche Gesellschaft für Ernährung geben die wünschenswerte Proteinzufuhr mit **0,7–1 g/kg Körpergewicht** an.

Bei Zufuhr von proteinreicher Nahrung kann eine Grundumsatzsteigerung von 15–20 % (Wärmebildung!) beobachtet werden. Dieser Effekt wird als **spezifisch dynamische Wirkung** bezeichnet. Da bei proteinreicher Nahrung außerdem der Fettumsatz geringer ist, wird diese Kostform bei gleichzeitiger Kältebelastung als zweckmäßig betrachtet.

## 14.2.2 Biologische Wertigkeit von Proteinen

Für die **biologische Wertigkeit** eines Proteins ist dessen Gehalt an essenziellen AS sowie die Gesamtrelation aller AS verantwortlich. Je höher die Wertigkeit desto höher der Gehalt an essenziellen AS.

Ein Protein, dem eine der essenziellen AS vollständig fehlt, hat die Wertigkeit 0. Je besser die AS-Zusammensetzung eines Proteins mit der AS-Zusammensetzung des menschlichen Organismus übereinstimmt, desto höher ist seine biologische Wertigkeit.

Für den Ersatz von Körperprotein werden bei hochwertigen Proteinen entsprechend geringere Mengen benötigt.

Tierisches Protein ist höherwertiger als pflanzliches. Da das Eierprotein das hochwertigste natürliche Protein ist, wird ihm die Wertigkeit 1 zugeordnet. Der Brennwert eines Proteins ist unabhängig von der biologischen Wertigkeit.

## 14.2.3 Stickstoffbilanz

### Definition

Als **Stickstoffbilanz** bezeichnet man die Differenz zwischen aufgenommenem Proteinstickstoff und abgegebenem Harnstoffstickstoff.

Die Stickstoffbilanz wird folgendermaßen bestimmt:

**Zufuhr:** Man bestimmt den Gesamtstickstoff der Nahrung nach Kjeldahl. Bei bekannter Proteinmenge kann man auch von einem mittleren N-Gehalt der Proteine von 16 % ausgehen.

**Ausscheidung:** Bestimmung des Stickstoffs in Urin und Stuhl unter Berücksichtigung der Verluste über Haut und Haare.

> 💡 **Merke!**
> Die Stickstoffbilanz ist normalerweise ausgeglichen, d. h. Stickstoffzufuhr und -ausscheidung halten sich die Waage.

### Positive Stickstoffbilanz

Der Organismus nimmt mehr Stickstoff auf, als er abgibt (protein-anabol).

Eine positive Stickstoffbilanz ist vorhanden bei:
- Wachstum (Kinder)
- Schwangerschaft
- sportlichem Training mit Muskelzuwachs.

### Negative Stickstoffbilanz

Die Ausscheidung von Stickstoff ist größer als die Aufnahme (protein-katabol).

Folgen einer negativen Stickstoffbilanz:
- In den Zellen fehlen AS zur Proteinsynthese.
- Besonders schnell werden die Proteine von Leber und Darm abgebaut. In der Folge kommt es wegen der fehlenden Enzyme zu Resorptionsstörungen mit Diarrhöen und Elektrolytverlusten.
- Bei den Plasmaproteinen wird besonders Albumin abgebaut, das vor allem für den onkotischen Druck verantwortlich ist. Es resultieren Wasseransammlungen im Gewebe (Hungerödem).

**Klinik!**

In den Entwicklungsländern ist der Proteinmangel ein großes Problem. Durch einseitige Ernährung (Reis, Hirse, Mais) kommt es zu der Proteinmangelerkrankung **Kwashiorkor**.

**Merke!**

Das **absolute Proteinminimum** ist diejenige Proteinmenge, die bei kalorisch ausreichender, proteinfreier Ernährung pro Tag abgebaut wird. Diese Proteinmenge *muss* also mindestens täglich aufgenommen werden **(15 g/d).**
**Das Bilanzminimum** (physiologisches Stickstoffminimum) ist diejenige Proteinmenge, die zur Aufrechterhaltung einer ausgeglichenen Stickstoffbilanz notwendig ist **(30–50 g/d)**.

# 14.3 Kohlenhydrate

## 14.3.1 Nahrungskohlenhydrate !

Das wichtigste in der Nahrung enthaltene Kohlenhydrat ist die **Stärke** (pflanzliches Reservekohlenhydrat). Neben der Stärke gibt es noch weitere verdauliche Kohlenhydrate:

- Disaccharide
  - Lactose
  - Saccharose
- Monosaccharide
  - Glucose
  - Fructose
  - Sorbit.

**Merke!**

Ernährungsphysiologisch wünschenswert wäre es, den KH-Bedarf vorwiegend durch Stärke zu decken.

Kohlenhydrate können von den Darmzellen nur als Monosaccharide resorbiert werden. Deshalb müssen Stärke und Disaccharide zuvor im Darm gespalten werden (☞ Kap. 14.6).

▶ Unverdaulich für den Menschen sind alle β-glykosidisch-verknüpften Kohlenhydrate. Diese Kohlenhydrate dienen den Pflanzen als Stütz- und Strukturelemente (z. B. Cellulose). Da der Mensch sie aufgrund fehlender Enzyme nicht abbauen kann, werden sie auch als **Ballaststoffe** bezeichnet.

Beachten Sie, dass die Lactose hier eine Ausnahme darstellt. Die *β*-glykosidische Bindung zwischen Galaktose und Glucose kann durch das Enzym Lactase gespalten werden. ◀

## 14.3.2 Kohlenhydratzufuhr

Der Anteil der Kohlenhydrate an der Gesamtnahrung sollte bei 55 % liegen. Ist die Kohlenhydratzufuhr unzureichend, kommt es zu einer ungenügenden Insulinsekretion und insgesamt zu einer Umstellung auf Fettumsatz (Abbau der Triacylglycerine). Die dadurch bedingte Ketonkörperbildung führt zu einer Keto-Azidose.

Da einige Organe (ZNS, Erythrozyten) nur Glucose als Energiequelle verwenden können, werden bei unzureichender KH-Zufuhr verstärkt Proteine abgebaut und die glucoplastischen AS der Gluconeogenese zugeführt. Deshalb kann es bei einseitiger Kohlenhydraternährung zur Ausbildung einer Proteinmangelerkrankung kommen (☞ Kap. 14.2.3)

## 14.3.3 Störungen der Kohlenhydratverdauung !!

**Klinik!**

▶ **Lactoseintoleranz**

Bei der Lactoseintoleranz (Milchzuckerunverträglichkeit) besteht ein Mangel an Lactase in der Mukosazelle des Darmes. Lactase spaltet normalerweise die glykosidische Bindung der Lactose, wodurch Glucose und Galaktose entstehen.
Bei einem Lactasemangel kann Lactose nicht resorbiert werden und wird deshalb durch Darmbakterien im Dickdarm in kurzkettige Fettsäuren (Essigsäure), Milchsäure, Kohlendioxid, Methan und Wasserstoff zersetzt. Die Gase werden zum Teil über die Lunge ausgeschieden. Aber auch der osmotische Druck im Dickdarm wird vergrößert, woraufhin Wasser einströmt. Der Wassereinstrom und die verstärkte Darmperistaltik lösen eine Diarrhö aus. Eine orale Lactosebelastung führt bei Lactoseintoleranz nur zu einem geringen Anstieg der Glucose- bzw. Galaktosekonzentration im Blut. ◀

# 14.4 Lipide

## 14.4.1 Nahrungslipide und Organlipide

Im ernährungsphysiologischen Sinn werden unter dem Begriff „Fett" die Triacylglycerine verstanden.

- Triacylglycerine müssen vor ihrer Resorption in Glycerin (teilweise β-Monoacylglycerine) und freie Fettsäuren gespalten werden.
- ▶ β-Monoacylglycerine, freie Fettsäuren, Cholesterin und andere fettlösliche Substanzen, z. B. fettlösliche Vitamine, bilden unter der Einwirkung von Gallensäuren intestinale Mizellen (Größe 1–10 nm), da sie nur in dieser Form durch die Darmmukosazelle aufgenommen werden können. ◀
- In den Mukosazellen werden die Triacylglycerine resynthetisiert und an die Lymphe abgegeben, von wo aus sie über den Ductus thoracicus ins Blut gelangen.
- Bevor die Triacylglycerine von den Geweben aufgenommen werden können, müssen sie erneut in Glycerin und Fettsäuren gespalten werden.
- Zur endgültigen Speicherung müssen die Komponenten dann wiederum verestert werden. Kurzkettige Fettsäuren ($C_4$-$C_6$) werden nicht wieder verestert, sondern direkt in der Leber abgebaut.

Die Fettsäurekomponente wird während der verschiedenen Spaltungen und Reveresterungen nicht verändert, ein Austausch verschiedener Fettsäuren ist jedoch möglich.

> ⚙ **Merke!**
>
> Die Organlipide sind ähnlich wie die Nahrungsfette zusammengesetzt. Die Zusammensetzung ist jedoch nicht identisch. Auf die Zusammensetzung des Nahrungsfettes lässt sich nicht aus dem Organfett rückschließen, da auch Kohlenhydrate als Fettsäuren gespeichert werden können.

## 14.4.2 Essenzielle Fettsäuren

Essenzielle Fettsäuren sind mehrfach ungesättigte Carbonsäuren, die vom Körper nicht selbst synthetisiert werden können. Die wesentlichen essenziellen Fettsäuren sind:

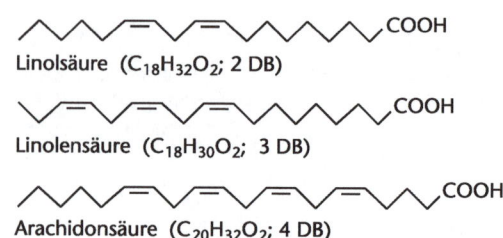

Linolsäure ($C_{18}H_{32}O_2$; 2 DB)

Linolensäure ($C_{18}H_{30}O_2$; 3 DB)

Arachidonsäure ($C_{20}H_{32}O_2$; 4 DB)

**Abb. 14.2:** Strukturformeln der Linol-, Linolen- und Arachidonsäure.

- Linolsäure ($C_{18}H_{32}O_2$; 2 DB)
- Linolensäure ($C_{18}H_{30}O_2$; 3 DB)
- Arachidonsäure ($C_{20}H_{32}O_2$; 4 DB).

Die essenziellen Fettsäuren tragen die Doppelbindungen immer im sog. Divinylmethanrhythmus, d. h. zwischen zwei Doppelbindungen liegen immer zwei Einfachbindungen (Abb. 14.2).

Arachidonsäure kann im Organismus durch die mikrosomale Desaturase aus Linolsäure synthetisiert werden (Einführung von zwei Doppelbindungen und Kettenverlängerung) und ist somit nur bedingt essenziell.

Die einfach ungesättigte Ölsäure ist nicht essenziell, da sie im Organismus aus der Stearinsäure synthetisiert werden kann (☞ Kap. 7.2.8).

Essenzielle Fettsäuren spielen z. B. als Bausteine von Membranlipiden (Lecithin) sowie als Vorstufen der Prostaglandine eine Rolle.

> ⚙ **Merke!**
>
> Alle flüssigen Fette besitzen einen hohen Gehalt an essenziellen Fettsäuren, so z. B. alle Pflanzenöle (Olivenöl, Sojaöl, Maisöl usw.).

## 14.4.3 Nahrungscholesterin

Cholesterin, das nur in Nahrungsmitteln tierischen Ursprungs enthalten ist, kann auch vom Menschen selbst synthetisiert werden. Normalerweise ist das Verhältnis von selbst produziertem (endogenem) zu zugeführtem (exogenem) Cholesterin ca. 3:1.

In beschränktem Maße kann der Organismus eine höhere exogene Cholesterinzufuhr durch Hemmung der Synthese kompensieren (☞ Kap.

7.7.2). Bei andauernder, überhöhter Cholesterinzufuhr sind diese Regelmechanismen jedoch überfordert und es kommt so zu einem ständig erhöhten Cholesterinspiegel.

> **🕮 Klinik!**
>
> Ein zu hoher Cholesterinspiegel ist ein eindeutiger Risikofaktor für arteriosklerotische Gefäßveränderungen mit all ihren Folgen (Ablagerungen von Cholesterinestern in der Gefäßintima).

## 14.5 Hunger und Überernährung

### 14.5.1 Hungerstoffwechsel

Bei totalem Fasten werden zunächst innerhalb von 24 Stunden die **Glykogenvorräte der Leber aufgebraucht**. Spätestens nach dieser Zeit muss der Stoffwechsel auf den Verbrauch von Fett und Protein umgestellt werden. Der „Respiratorische Quotient" sinkt unter 0,8 (☞ Kap. 14.1.1).

Durch **Gluconeogenese** muss der Minimalbedarf an Glucose im Organismus sichergestellt werden. Als Ausgangssubstanzen dienen die glucoplastischen AS sowie das Glycerin der Triacylglycerine. Auch Lactat wird über den Cori-Zyklus zur Glucosebildung herangezogen. Der Blutzuckerspiegel bleibt daher konstant.

Die **gesteigerte Lipolyse** führt zu einer verstärkten Bildung von Ketonkörpern und zur Ausbildung einer Azidose (Hungerazidose). Die Ketoazidose sowie der erhöhte Acetyl-CoA-Spiegel bewirken eine gesteigerte Gluconeogenese. Der hohe Blutfettsäurespiegel hemmt gleichzeitig den Glucoseumsatz (Enzym- und Transporthemmung). Die Ketonkörperkonzentration kann bis auf das 100fache des Normalwertes ansteigen.

Unter solchen Bedingungen ist auch das ZNS in der Lage, Ketonkörper zu verstoffwechseln. Dazu wird Acetoacetat mit CoA aus Succinyl-CoA aktiviert. Dies ist zur Einsparung von Glucose und damit indirekt auch von Protein während des Hungerzustandes sehr wichtig. Das ZNS würde sonst 100 g Glucose pro Tag benötigen.

Die Mechanismen zur Proteineinsparung treten erst nach einer längeren Hungerperiode in Kraft. Man kann deshalb eine Früh- und eine Spätphase des Fastens unterscheiden:

- Die Frühphase des Fastens ist durch einen *hohen* Proteinumsatz (bis 150 g/d) und relativ *geringe* Ketonkörperkonzentration gekennzeichnet.
- Die Spätphase zeichnet sich durch einen *geringen* Proteinumsatz (20–40 g/d) bei *sehr hoher* Ketonkörperkonzentration (→ Azidose!) aus.

Bei totalem Fasten ist die Harnstoffsynthese stark eingeschränkt. Gleichzeitig steigt die Ammoniakausscheidung, was zu einer Teilkompensation der Azidose beiträgt. Die Ausscheidung von Harnsäure und Kreatinin bleibt unverändert.

### 14.5.2 Nährstoffbedarf von Organen

> **💡 Merke!**
>
> Nährstoffbedarf der Organe:
> - Glucose – kann im Prinzip von allen Organen verwertet werden
> - Fettsäuren – können von Erythrozyten und ZNS nicht umgesetzt werden
> - Aminosäuren – werden vor allem von Leber, Muskel und Niere verstoffwechselt.

### 14.5.3 Überernährung

Überernährung bedeutet die Zufuhr eines relativen Überschusses an Nährstoffen, der zwangsläufig zu deren Speicherung führt.

> **💡 Merke!**
>
> Ein Nahrungsüberschuss von 8–9 kcal (33–37 kJ) führt zur Speicherung von 1 g Fett.

**Kohlenhydrate** werden in geringer Menge als Glykogen gespeichert, bei größeren Mengen in Fett umgewandelt.

**Fett** kann praktisch in unbegrenzten Mengen gespeichert werden.

**Protein** kann nur in Aufbauphasen gespeichert werden (Muskelzuwachs). Ansonsten wird es zu Glucose und Fett umgebaut.

Durch diese Umbauprozesse kann bereits während der Nahrungsaufnahme eine Steigerung des Grundumsatzes beobachtet werden (spezifisch dynamische Wirkung). Da die Umbauvorgänge bei Proteinen am komplexesten sind, ist bei Zufuhr proteinreicher Kost die spezifisch dynamische Wirkung am größten.

- Kohlenhydrate 2–4 %
- Fette 4–6 % Grundumsatzsteigerung bei Nahrungsaufnahme
- Proteine 15–30 %

## 14.5.4 Parenterale Ernährung

> **Klinik!**
>
> ▶ **Parenterale Ernährung**
>
> Unter parenteraler Ernährung versteht man die Nährstoffversorgung des Organismus unter Umgehung des Gastrointestinaltraktes auf intravenösem Wege.
>
> Die Nährlösung besteht v.a. aus *Kohlenhydraten* (Monosacchariden), da sie schnell verwertbar und außerdem besonders gut wasserlöslich sind.
>
> *Aminosäuren* müssen erst bei längerfristiger parenteraler Ernährung zugeführt werden. Dabei sollten alle essenziellen AS in günstiger Relation vorliegen. Der Bedarf an essenziellen AS ist insbesondere nach Operationen und bei Mangelzuständen erhöht. Die Zufuhr von Proteinen ist nicht möglich, da sie die Bildung von Antikörpern hervorrufen würden.
>
> *Lipide* müssen nur dann zugeführt werden, wenn der Energiebedarf nicht mehr durch Kohlenhydrate gedeckt werden kann. Man benutzt dazu wasserlösliche Fettemulsionen.
>
> Den Infusionen werden außerdem Vitamine, Mineralien und Spurenelemente zugesetzt. ◄

# 14.6 Verdauung

## 14.6.1 Verdauungssekrete

 In der folgenden Auflistung werden für Sie die für die Verdauung notwendigen Enzyme zusammengefasst. Auch wenn es viel erscheint, versuchen Sie, sich diese Liste intensiv einzuprägen. Denken Sie dabei auch an die pH-Änderungen, die die einzelnen Verdauungssekrete verursachen. Sie werden diese Auflistung in späteren Semestern immer wieder benötigen.

## Speichel

**Tab. 14.3: Charakteristika des Speichels.**

| | |
|---|---|
| Bildungsort | Glandula parotis, Glandula submandibularis, Glandula sublingualis, Mundspeicheldrüsen |
| Menge | 1,5 l/d (hypoton gegenüber Blutplasma) |
| Inhaltsstoffe | • **Ptyalin:** eine α-Amylase (pH-Optimum 6,7), die Stärke bis zum Disaccharid Maltose abbauen kann und unter pH = 4 inaktiviert ist.<br>• **Mucin:** macht die Nahrung gleitfähig und enthält neuraminsäurehaltige Proteoglykane. |

## Magensaft

**Tab. 14.4: Charakteristika des Magensaftes.**

| | |
|---|---|
| Bildungsort | Alle Zellen der Magenschleimhaut |
| Menge | 2,5–3 l/d |
| Inhaltsstoffe | • ▶ **Salzsäure** (Belegzellen): denaturiert die Proteine und ist an der Hydrolyse der Zucker beteiligt. Außerdem aktiviert sie Pepsinogen zu Pepsin ◄<br>• **Pepsin** (Hauptzellen): eine Endopeptidase, die Proteine unspezifisch spaltet (Wirkungsoptimum bei pH = 1–2)<br>• ▶ **Glykoproteine** (Nebenzellen): schützen die Magenschleimhaut vor Selbstandauung. Auch der in den Belegzellen produzierte „Intrinsic faktor" ist ein Glykoprotein. ◄ |

## Pankreassaft

**▶ Tab. 14.5: Charakteristika des Pankreassaftes.**

| | |
|---|---|
| Bildungsort | exkretorisches Pankreas |
| Menge | 2 l/d |
| Inhaltsstoffe | • **Bicarbonat** zur Neutralisierung der Magensalzsäure<br>• **Proteolytische Enzyme:**<br>  – **Trypsin** → Spaltung von Proteinen in Oligopeptide<br>  – **Chymotrypsin** → Spaltung von Proteinen in Oligopeptide<br>  – **Carboxypeptidase A und B** → Abspaltung C-terminaler AS aus Proteinen |

| Inhaltsstoffe | • **Elastase** → Spaltung von Elastin und Kollagen |
| --- | --- |
| | • **Lipase** → Spaltung von Triacylglycerinen (einziges Triacylglycerin-spaltendes Enzym des Verdauungstraktes) |
| | • **Cholesterinesterase** → Spaltung von Cholesterinestern in Cholesterin und Fettsäuren |
| | • **Ribonuklease** → Spaltung von DNA und RNA in Nukleotide |
| | • **Pankreas-α-Amylase** → Spaltung von Stärke und Glykogen in Maltose → physiologischerweise im Serum vorhanden. |
| | Alle Enzyme des Pankreassaftes haben ein Wirkungsoptimum bei pH = 7–8. Sie werden teilweise in Form inaktiver Vorstufen sezerniert und erst im Darm in die aktive Form überführt. ◄ |

## Dünndarmsekret

**Tab. 14.6: Charakteristika des Dünndarmsekretes.**

| | |
| --- | --- |
| Bildungsort | exkretorische Darmepithelien |
| Menge | 3–4 l/d |
| Inhaltsstoffe | verschiedene weitere Verdauungsenzyme wie:<br>• **Aminopeptidasen**<br>• **Dipeptidasen**<br>• **Enteropeptidasen**<br>• **Phosphodiesterasen**<br>• **Disaccharasen** |

## Gallenflüssigkeit

**Tab. 14.7: Charakteristika der Gallenflüssigkeit.**

| | |
| --- | --- |
| Bildungsort | Hepatozyten |
| Menge | ca. 0,5 l/d |
| Inhaltsstoffe | **90% Wasser**<br>• ► **Gallensäuren:** Wirken als wichtige Emulgatoren durch Mizellenbildung im Darm. ◄<br>• **Gallenfarbstoffe:** Abbauprodukte des Hämoglobins, wichtigste Sekretionsprodukte<br>• **Cholesterin**<br>• **Phospholipide** |

### ⚕ Klinik!

Die Gallensekretion ist der Hauptweg zur Ausscheidung fettlöslicher Substanzen aus dem Körper. Sinkt die Gallensäurenkonzentration unter einen kritischen Wert, z. B. bei Gallenblasenentzündung, kann Cholesterin nicht mehr emulgiert werden und fällt aus (Cholesterinsteine!).

## Verlust von Verdauungssekreten

### ⚕ Klinik!

Die Gesamtmenge der täglich gebildeten Verdauungssekrete beträgt 7–9 l. Im Verhältnis zur gesamten Flüssigkeitsmenge des Extrazellulärraumes ist dies außerordentlich viel.

Es ist leicht einsehbar, dass Verluste an Verdauungssekreten z. B. durch Erbrechen oder Durchfall zu einem massiven Verlust von Wasser und Elektrolyten führen.

● **Erbrechen:**
Vorwiegend Verlust von $H_2O$, $Na^+$, $Cl^-$ sowie $H^+$. Es resultiert eine Alkalose.

● **Durchfall**
Je nach Art des Durchfalls kommt es zur Alkalose oder Azidose. Bei erheblich beschleunigter Darmpassage können auch die Proteine der täglich ca. 200 g abgeschilferten Darmepithelien nicht mehr resorbiert werden. Durchfall führt daher auch zu erheblichen Proteinverlusten.

## 14.6.2 Proenzyme

Der Organismus hat verschiedene Möglichkeiten, sich vor Selbstverdauung zu schützen:
● Bei Speicherung in der Zelle und bei Sekretion liegen die Verdauungsenzyme zunächst noch als inaktive Vorstufen (**Proenzyme**) vor.
● Ein weiterer Schutzmechanismus stellt das Vorhandensein von spezifischen und unspezifischen Protease-Inhibitoren dar (☞ unten).
● In der Magenschleimhaut bilden Glykoproteine der luminalen Membran von Mukosazellen ein Diffusionshindernis für proteolytische Enzyme.

Proenzyme werden erst nach ihrer Sekretion in die aktiven Formen überführt (aktiviert). Dies geschieht oft autokatalytisch durch hydrolytische Spaltung eines Peptidanteils. Dabei kann das Molgewicht bis auf 60% verringert werden. Das Proenzym wird durch die Spaltung in seiner Tertiärstruktur so verändert, dass das aktive Zentrum des Enzyms wirksam wird.

## Beispiele

### Aktivierung des Pepsins

Aus Pepsinogen (MG = 42.600), das in den Hauptzellen produziert wird, werden bei saurem Magen-pH von Pepsin (Autokatalyse!) verschiedene Peptide abgespalten, so dass das aktive Pepsin (MG = 34.500) entsteht.

### ▶ Aktivierung von Chymotrypsin

Chymotrypsinogen wird durch Trypsin, das mehrere Abspaltungen bewirkt, in das aktive Chymotrypsin überführt (Inhibitor: $\alpha_1$-Antitrypsin).

### Aktivierung von Trypsin

Trypsinogen wird durch die Enteropeptidase in das aktive Trypsin umgewandelt (Inhibitor: $\alpha_1$-Antitrypsin). ◀

## 14.6.3 Abbau von Nährstoffen   !!!!

Die Nahrung besteht im Wesentlichen aus Kohlenhydraten, Fetten und Proteinen sowie Nukleinsäuren.

Die Verdauungsenzyme des Gastrointestinaltraktes spalten die meist makromolekular vorliegenden Nährstoffe in resorptionsfähige, wasserlösliche Untereinheiten. Dabei geht auch der antigene Charakter hochmolekularer Stoffe verloren, so dass es dem Organismus erleichtert wird, aus den Nährstoffen körpereigene Strukturen zu bilden.

▶ Der größte Teil der Nahrung wird im Duodenum und Jejunum resorbiert. Im Ileum findet keine wesentliche Nahrungsaufnahme mehr statt. Es ist jedoch zur Resorption von Cobalamin mit Hilfe des Intrinsic factor ausgesprochen wichtig. Der Dickdarm entzieht dem Stuhl im Wesentlichen Wasser und Elektrolyte. ◀

Die unverdaulichen Nahrungsbestandteile, z. B. Cellulose, werden zur Auflockerung des Stuhles benötigt. Außerdem dienen sie den verschiedenen Darmbakterien als Nahrung.

## Pathobiochemie der Verdauung

> **🔍 Klinik!**
>
> Die Verdauung kann grundsätzlich in zweierlei Weise gestört sein:

> **▶ Maldigestion:** Verminderte enzymatische Spaltung von Fett, Kohlenhydraten und Proteinen (intraluminale Phase der Verdauung), z. B. Magenresektion, Pankreasinsuffizienz. ◀
> **Malabsorption:** Folge eines gestörten Transportes von Nahrungsmittelbestandteilen aus dem Darmlumen in das Blut- oder Lymphsystem (intestinale Phase und Transportphase), z. B. Colitis ulcerosa, Morbus Crohn, Sprue.

## Proteinverdauung

▶ Die mit der Nahrung aufgenommenen Proteine werden durch das Zusammenwirken verschiedener Proteasen und Peptidasen des Magens, Pankreas und Dünndarms bis zu den Aminosäuren aufgespalten. Anschließend werden die Oligopeptide und Aminosäuren von den Mukosazellen des Darmes über ein aktives, energieabhängiges Transportsystem aufgenommen (Abb. 14.3). ◀

Eine Denaturierung der Nahrungsproteine erfolgt bereits durch die Magensalzsäure, wodurch auch der Angriff der Proteasen erleichtert wird.

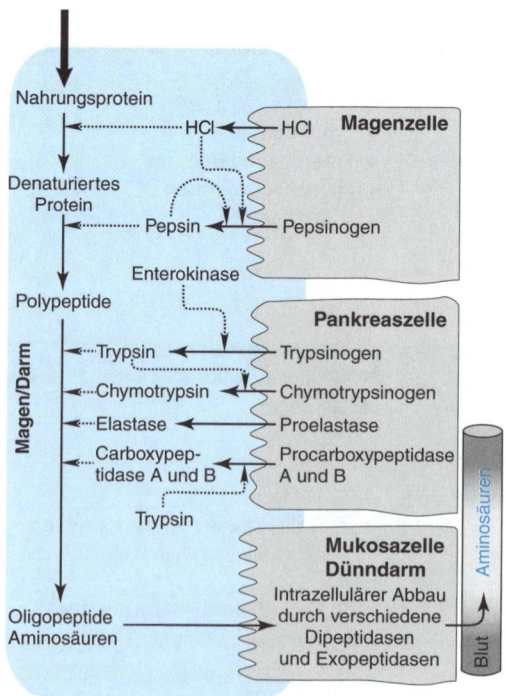

**Abb. 14.3:** Übersicht über die Proteinverdauung.

**14**

## Tab. 14.8: Spezifität einiger Peptidasen.

| Endopeptidase | Substrat bzw. Spezifität |
|---|---|
| • Pepsin | -Glu $\downarrow$ Tyr- ; -Glu $\downarrow$ Phe- -Cys $\downarrow$ Tyr- ; -Tyr $\downarrow$ Cys- |
| • Trypsin | -Arg $\downarrow$ R; -Lys $\downarrow$ R; |
| • Chymotrypsin | -Tyr $\downarrow$ R; -Trp $\downarrow$ R; -Phe $\downarrow$ R; -Met $\downarrow$ R |
| **Exopeptidase** | |
| • Carboxypeptidase A (Zinkproteid) | R $\downarrow$ Phe; R $\downarrow$ Tyr; R $\downarrow$ Trp; R $\downarrow$ Leu; |
| • Carboxypeptidase B (Zinkproteid) | R $\downarrow$ Lys; R $\downarrow$ Arg. |

Man unterscheidet bei den Peptidasen (Tab. 14.8):
- ► **Endopeptidasen:** spalten an bestimmten Stellen innerhalb einer Peptidkette, greifen das Kettenende nicht an
- **Exopeptidasen:** spalten AS vom Kettenende her ab
  - Carboxypeptidasen: spalten vom C-terminalen Ende her ab
  - Aminopeptidasen: spalten vom N-terminalen Ende her. ◄

### Lipidverdauung

Mit der Nahrung werden tierische und pflanzliche Triacylglycerine aufgenommen.
- Die Magenlipase erreicht eine Vorverdauung der Triacylglycerine (Verflüssigung).
- Die Triacylglycerinlipase des Pankreas, eine Hydrolase mit Wirkungsoptimum bei pH = 8, spaltet aus Triacylglycerinen die Fettsäurereste in 1'- und 3'-Stellung ab, so dass vor allem β-Monoacylglycerine sowie freie Fettsäuren entstehen. ► Die Pankreaslipase wird durch Gallensäuren und Proteine aktiviert. ◄
- Die β-Monoacylglycerine können durch Diffusion in die Mukosazelle aufgenommen werden. Längerkettige Fettsäuren werden unter Mitwirkung der Gallensäuren resorbiert. Freies Nahrungscholesterin kann nur unter Mithilfe der Gallensäuren resorbiert werden. Cholesterinester werden nach Spaltung resorbiert.

- In der Mukosazelle werden aus β-Monoacylglycerinen und freien Fettsäuren wieder Triacylglycerine synthetisiert, die dann gemeinsam mit Cholesterin, Cholesterinestern und Phospholipiden zu Chylomikronen verpackt werden. Diese werden an die Lymphe abgegeben.
  Kurzkettige Fettsäuren (bis 10 C-Atome) können nach Resorption auch in freier Form über die V. porta die Leber erreichen (Abb. 14.4).

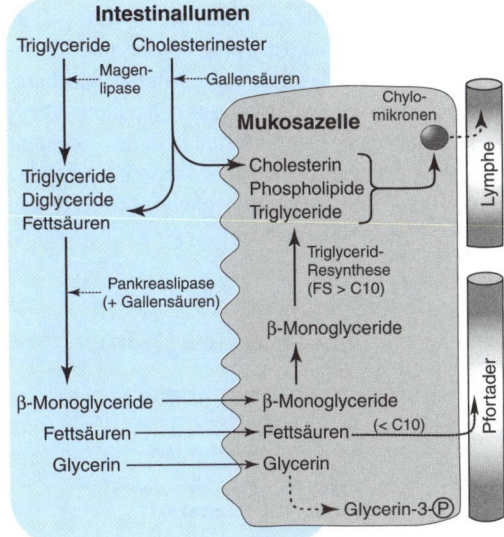

**Abb. 14.4:** Übersicht über die Lipidverdauung.

### ⚡ Merke!

► Gallensäuren besitzen aufgrund ihrer Struktur einen amphiphilen Charakter (Detergentien). Sie sind in der Lage, Fetttröpfchen zu emulgieren. Aus diesem Grund sind sie als Aktivatoren der Pankreaslipase unentbehrlich und werden auch als Cofaktoren der Fettverdauung bezeichnet. Der größte Teil der Gallensäuren (90 %) wird rückresorbiert und über den enterohepatischen Kreislauf zur Leber zurückgeleitet. ◄

### Kohlenhydratverdauung

► Glykogen und Stärke sind die wichtigsten in der Nahrung vertretenen Polysaccharide. Um von der Darmmukosa resorbiert zu werden, müssen sie hydrolytisch zu Monosaccharideinheiten gespalten werden.

- Im Speichel (Ptyalin) und im Pankreassaft (α-Amylase) enthaltene Amylasen (identische Enzyme!) spalten die Polysaccharide zunächst zu höhermolekularen Polysaccharidbruchstücken (Dextrinen) und schließlich zu Oligosacchariden (4–10 Glucoseeinheiten) und Disacchariden (Maltose, Isomaltose).
- α-1–6-glykosidische Bindungen können von der α-Amylase und Ptyalin nicht gespalten werden. Für diese Bindungen konnte im Darm eine γ-Amylase nachgewiesen werden.
- Die Disaccharide Saccharose (α-Glc-1–2-β-Fructose), Lactose (β-Gal-1–4-Glc) und Maltose (α-Glc-(1–4)-Glc) werden durch Saccharasen, Lactasen und Maltasen gespalten. Diese Enzyme sind fester Bestandteil des Bürstensaums der Darmmukosa, so dass enzymatische Spaltung und Resorption gleichzeitig erfolgen (Tab. 14.9, Abb. 14.5).

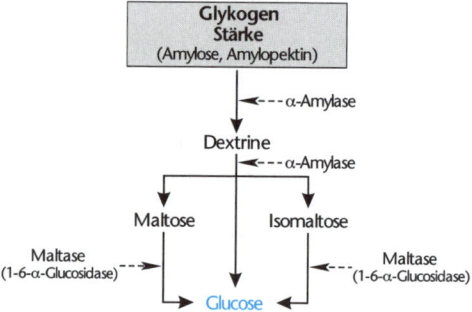

**Abb. 14.5:** Abbau der Stärke bei der Verdauung.

## Klinik!

Bei angeborener Milchzuckerunverträglichkeit ist die Aktivität des Lactose-spaltenden Enzyms Lactase eingeschränkt.

Als Endprodukte des Kohlenhydratabbaus entstehen immer die drei Monosaccharide:
- Glucose
- Galaktose
- Fructose.

Glucose und Galaktose werden vom Darm aktiv aufgenommen, jedoch mit unterschiedlicher Geschwindigkeit. Fructose diffundiert in die Mukosazellen („erleichterte Diffusion"). ◀

## Ausscheidung von Zuckern mit dem Urin

### Klinik!

Die Ausscheidung von Zuckern mit dem Harn nennt man **Melliturie.** Unter physiologischen Bedingungen und bei normaler Ernährung ist der Harn zuckerfrei, da die Zucker von der Niere aktiv rückresorbiert werden. Unter pathologischen Bedingungen kann es jedoch zu Melliturien kommen:

- **D-Glucose**
  Die Ausscheidung von Glucose im Harn (Glukosurie) ist bei weitem die häufigste Form der Melliturie und tritt im Wesentlichen aus zwei verschiedenen Gründen auf:
  – *Diabetes mellitus*
  Beim Diabetes mellitus ist die Insulinkonzentration zu gering. Dadurch kann Glucose nicht in die Zellen aufgenommen werden und die Blutglucosekonzentration steigt stark an. Als Folge hiervon wird die Nierenschwelle (max. Rückresorptionsrate: 180 mg/100 ml) überschritten und es kommt zur Ausscheidung der Glucose mit dem Harn.
  – *Renaler Diabetes*
  Beim renalen Diabetes kommt es trotz normaler Blutzuckerwerte zu einer Glucoseausscheidung im Urin. Es liegt hier ein Defekt der aktiven Rückresorption der Glucose in der Niere vor.
- **D-Galaktose**
  Die Galaktosekonzentration im Urin ist bei heriditärer (angeborener) Galaktosämie als Folge eines Enzymdefektes der Galaktose-1-P-Uridyltransferase (☞ Kap. 6.7.3) erhöht.
- **D-Fructose**
  Die Fructosekonzentration im Urin ist erhöht bei übermäßigem Konsum von Obst, das sehr reich an Fructose ist, oder bei angeborener Fructoseunverträglichkeit (heriditäre Fructoseintoleranz; Aldolase A ↑, B ↓).
- **Lactose**
  Kann im Urin von schwangeren oder stillenden Frauen auftreten, ebenso bei Milchzuckerunverträglichkeit (Mangel an Lactase bzw. Galaktosidase).

**Tab. 14.9: Übersicht über den Abbau der Nahrungskohlenhydrate.**

| Bildungsort des Enzyms | Enzym (Typ) | Substrat | Produkt |
|---|---|---|---|
| Speicheldrüsen | Ptyalin (α-Glucosidase) | Stärke, Glykogen | Maltose, Isomaltose |
| Pankreas | α-Amylase (α-Glucosidase) | Stärke, Glykogen | Maltose, Isomaltose |
| Darmmukosa | Maltase (α-Glucosidase) | Maltose, Isomaltose | Glucose |
| | Saccharase (α-Glucosidase) | Saccharose | Fructose, Glucose |
| | Lactase (β-Galaktosidase) | Lactose | Galaktose, Glucose |

## 14.7 Bakterienflora des Magen-Darm-Traktes

Im Magen ist wegen der bakteriziden Wirkung der Magensalzsäure unter physiologischen Bedingungen kein Bakterienwachstum möglich. Eine ausgeprägte Bakterienbesiedlung ist jedoch im Dickdarm vorhanden (vor allem E. coli).

Alle im Colon noch vorhandenen organischen Substanzen können von den Darmbakterien zersetzt werden, u. a. die für den Menschen unverdauliche Cellulose.

Außerdem produzieren die Darmbakterien verschiedene, wichtige Vitamine (Biotin, Folsäure, Nikotinsäure, Vitamin K).

> **Klinik!**
> Eine längere Antibiotikatherapie mit Zerstörung der Darmflora kann z. B. zu einem Vitamin-K-Mangel führen.

Die Darmbakterien bilden auch eine Reihe toxischer Substanzen, z. B. toxische Amine aus AS. Diese werden bei intakter Leberfunktion jedoch ohne Schwierigkeiten entgiftet und über die Niere ausgeschieden.

Der durch die Funktion der Darmbakterien entstehende Ammoniak wird resorbiert und in Harnstoff umgewandelt.

## 14.8 Resorption und Exkretion

### 14.8.1 Resorptionsmechanismen ![!]!!

Unter Resorption versteht man die Aufnahme der bei der Verdauung entstandenen niedermolekularen Substanzen vom Darmlumen in die Blutbahn. Für die Resorption stehen folgende Mechanismen zur Verfügung:

#### Passiver Transport

**Diffusion**
Durch Diffusion können nur niedermolekulare Substanzen (MG 150–200) den Darm verlassen. Voraussetzung zur Diffusion:
- Konzentrationsgefälle
- Membranpermeabilität der betreffenden Stoffe.

> **Merke!**
> **Resorption durch Diffusion**
> - Glycin
> - Ammoniak
> - Harnstoff
> - Fettsäuren.

**Erleichterte Diffusion**
Die erleichterte Diffusion ist an Transportsysteme gebunden und führt lediglich zu einem Ausgleich eines Konzentrationsgefälles.

#### Aktiver Transport

▶ Der aktive Transport ermöglicht die Aufnahme von Substanzen auch gegen ein Konzentrationsgefälle und benötigt ATP als Energielieferanten.

---

> **☼ Merke!**
>
> **Resorption durch aktiven Transport**
> - Monosaccharide
> - Aminosäuren ☞ Kap. 15.8.2.

Resorbierte Nahrungsstoffe werden von der stoffwechselaktiven Mukosazelle in vielfacher Weise verändert. Die Darmepithelien synthetisieren z.B. Triacylglycerine und Chylomikronen aus den aufgenommenen Bestandteilen. Auch Kohlenhydrate können in verschiedener Weise verändert werden, z.B. Spaltung von Disacchariden, Umwandlung von Fructose in Glucose etc. ◀

## 14.8.2 Transportwege der Nährstoffe

Mit Ausnahme der Lipide werden alle Nährstoffe, die im Darm resorbiert wurden, über die V. portae der Leber zugeführt. Die Leber übernimmt die Speicherung und Weiterverarbeitung der Nahrungsstoffe und gleicht die in der V. portae herrschenden Konzentrationsunterschiede aus (Nahrungsaufnahmen und nahrungsfreie Intervalle), so dass die peripheren Organe mit einem konstanten Nährstoffangebot versorgt werden.

▶ Lipide werden in Form von Chylomikronen und anderen Lipoproteinkomplexen (Triacylglycerintransport) über den Lymphweg abtransportiert. ◀ Die Lymphe gelangt über den Ductus thoracicus in den linken Angulus venosus, mündet also unter Umgehung der Leber in das venöse System ein. Diese Umgehung ist sinnvoll, da Lipide vorwiegend peripher umgesetzt werden. Außerdem wird durch die Verdünnung der schlecht wasserlöslichen Chylomikronen im Gesamtblut eine extreme Konzentration im Pfortaderblut, die zu Mikroembolien im Leberbereich führen könnte, vermieden.

## 14.8.3 Enterohepatischer Kreislauf

Der Mechanismus der Sekretion von Substanzen durch die Galle und ihre anschließende Rückresorption im Darm wird als **enterohepatischer Kreislauf** bezeichnet. Dieser Kreislauf ist z.B. für Gallensäuren von physiologischer Bedeutung.

Durch die Rückresorption von über 90% der Gallensäuren ist die Leber zu einer täglichen Gallensäureausscheidung von 10 g in der Lage, obwohl nur ein Bruchteil davon neu synthetisiert wird. Eine hohe Konzentration von Gallensäuren in der Pfortader führt zu einer gesteigerten Gallensekretion der Leber, wobei gleichzeitig die Synthese der Gallensäuren gehemmt wird.

Für das Bilirubin, dem Abbauprodukt der Porphyrine, das ebenfalls im Ileum rückresorbiert wird, ist der enterohepatische Kreislauf eigentlich „unsinnig", da Bilirubin ein echtes Endprodukt ist und keine Funktion mehr besitzt.

## 14.8.4 Exkretion

Im Wesentlichen dient der Darm der Verdauung und Resorption der aufgenommenen Nahrung.

Substanzen, die den Stoffwechsel durchlaufen haben, werden als Exkrete über die Niere und Haut ausgeschieden. Unverdauliche, vom Organismus nicht verwertbare Stoffe, abgeschilferte Darmzellen, Gallensäuren, Bilirubin, Drüsensekrete und Bakterien werden über den Darm als Exkremente ausgeschieden.

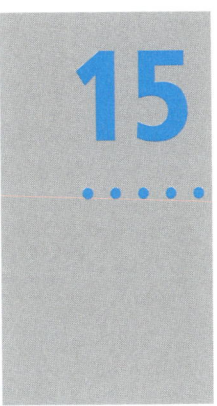

# 15 Topochemie der Zelle

In diesem Kapitel werden die einzelnen Kompartimente der Zelle behandelt. Dieses Kapitel eignet sich außerdem hervorragend zur Wiederholung der verschiedenen Stoffwechselwege. Sie sollten später in der Lage sein, jedem Kompartiment die Stoffwechselwege zuordnen zu können, die darin ablaufen.

## 15.1 Grundlagen des Zellaufbaus

Unter einer Zelle (*lat. Cella: Kammer*) versteht man die kleinste aus sich heraus lebensfähige Bau- und Funktionseinheit eines Organismus (Abb. 15.1). Jede Zelle weist einen eigenen, präzise koordinierten Stoffwechsel auf, der ihr Überleben sichert.

Die Kompartimentierung der Zelle ist von großer Bedeutung für das reibungslose Nebeneinander der verschiedenen Stoffwechselwege.

### 15.1.1 Kompartimentierung

Unter **Kompartimentierung** versteht man die Unterteilung der Zelle in einzelne, voneinander getrennte Reaktionsräume. Die Enzyme „schwimmen" nicht einfach im Zytoplasma herum, sondern sind an ganz bestimmte Strukturen gebunden. Membranen sorgen für eine Abgrenzung gegen den übrigen Zellraum (Kompartimente, Organellen). Durch die Aufteilung in verschiedene Kompartimente, können auch *gegenläufige* Stoffwechselwege gleichzeitig innerhalb einer Zelle ablaufen:

- *Fettsäureabbau* in Mitochondrien ($NAD^+$, FAD) – *Fettsäuresynthese* im Zytosol ($NADPH+H^+$)
- *ATP-Synthese* in Mitochondrien – *ATP-Verbrauch* in den übrigen Organellen.

Gegenläufige Reaktionen können auch innerhalb des gleichen Kompartiments ablaufen, indem sie unabhängig voneinander durch unterschiedliche, spezifische Hormone reguliert werden (Bsp.: Glykolyse und Gluconeogenese).

### 15.1.2 Subzelluläre Partikel/Zellorganellen

Zur Auftrennung einer Zelle in ihre einzelnen subzellulären Partikel (Organellen) muss das Gewebe zunächst **homogenisiert**, d.h. schonend zerkleinert, werden.

Dabei wird die Zellmembran unter Schonung der subzellulären Membranen mechanisch (mit Ultraschall) oder enzymatisch zerstört. Die Auftrennung des erhaltenen Homogenisats erreicht man durch fraktionierende Zentrifugation, z.B. Dichtegradientenzentrifugation in der Ultrazentrifuge.

Nach abnehmendem Gewicht geordnet erhält man folgende Fraktionen:
- Zellkerne und -trümmer
- Mitochondrien
- Lysosomen
- Mikrosomenfraktion (ER, Ribosomen, Golgi-Apparat, Peroxisomen)
- Zytoplasma (Überstand).

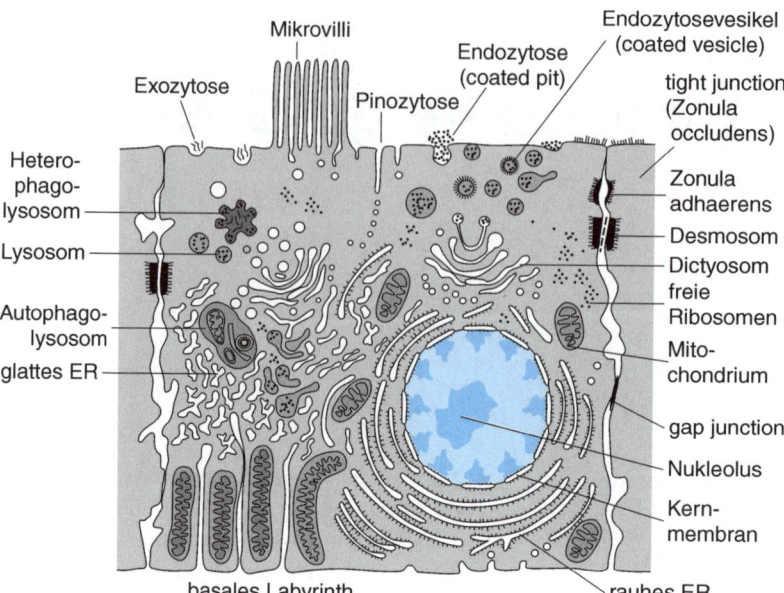

**Abb. 15.1:** Eukaryontische Zelle und ihre Organellen.

Diese einzelnen Zellfraktionen sind natürlich nicht völlig homogen. Man kann ihre Reinheit prüfen, indem man die Aktivität der Leitenzyme bestimmt.

**Leitenzyme** sind Enzyme, die ausschließlich oder hauptsächlich in der betreffenden Fraktion vorhanden sind.

In Tabelle 15.1 sind nur die am einfachsten zu bestimmenden Leitenzyme der einzelnen Fraktionen aufgeführt.

**Tab. 15.1: Zellfraktionen und ihre Leitenzyme.**

| Fraktion | Leitenzym |
|---|---|
| Zellkern | NAD$^+$-Phosphorylase |
| Mitochondrien | Cytochromoxidase<br>Glutamatdehydrogenase<br>Succinatdehydrogenase<br>Pyruvatdehydrogenase |
| Lysosomen | saure Phosphatase<br>β-Glucuronidase |
| Mikrosomen | Glucose-6-Phosphatase<br>Cytochrom $P_{450}$ |
| Zytoplasma | Enzyme der Glykolyse |
| Zellmembran | Na$^+$/K$^+$-ATPase, Adenylatzyklase |

Die spezifischen Funktionen der einzelnen Zellkompartimente und -organellen werden in den folgenden Kapiteln besprochen.

Hier ein kurzer Überblick:

- **Zellkern:** DNA-Replikation, Synthese von mRNA, rRNA und tRNA
- **Mitochondrium:** Energiegewinnung (oxidative Phosphorylierung, Citratzyklus, b-Oxidation), FS-Kettenverlängerung, Teil des Harnstoffzyklus
- **Endoplasmatisches Retikulum (rau):** Synthese von Sekretproteinen
- **Endoplasmatisches Retikulum (glatt):** Syntheseleistungen, z. B. Arzneimittelglucuronidbildung
- **Golgi-Apparat:** Membranspeicher, Modifizierung von Syntheseprodukten, z. B. Umwandlung von Proinsulin in Insulin
- **Lysosomen:** Speichervesikel hydrolytischer Enzyme
- **Zytosol:** Fettsäure-„de novo"-Synthese, Teil des Harnstoffzyklus

## 15.2 Zellkern

### 15.2.1 Struktur des Zellkerns

▶ Der Zellkern ist schon bei lichtmikroskopischer Vergrößerung zu erkennen. Er ist von einer inneren und äußeren Membran umgeben, wobei letztere häufig direkt in die Membran des ER (☞ unten) übergeht. An Verschmelzungsstellen der beiden Kernmembranen finden sich Kernporen. Sie bestehen aus mehreren Proteinen, die eine ca. 9nm große Pore bilden. Durch die Kernpore werden Proteine bis zu 62 kD ATP-abhängig hinein- und heraustransportiert. ◄

Für den Zellkern ist ein hoher Gehalt an Nukleinsäuren charakteristisch. Er enthält 90 % der in der Zelle vorhandenen DNA und 30 % der vorhandenen RNA.

Im Gegensatz zu kernlosen Prokaryontenzellen liegt im Kern der eukaryontischen Zellen die DNA nicht „nackt", sondern als **Chromatin** vor. Chromatin ist ein DNA-Komplex, verbunden mit Histonproteinen, Nicht-Histonproteinen und etwas RNA (☞ Kap. 5.2.1).

> 💡 **Merke!**
>
> Zellkernproteine (z. B. Histone) werden wie alle anderen nicht-zytosolischen-Proteine am rER synthetisiert. Sie tragen eine Signalsequenz aus vielen basischen Aminosäuren, mit der sie an Rezeptoren der Kernporen binden und in den Zellkern transportiert werden.

Es gibt zwei Chromatinarten, die sich in Lokalisation und Funktion unterscheiden:

- **Euchromatin** ist locker gepackt, weswegen es leichter transkribiert werden kann.
- **Heterochromatin** ist dicht gepackt und kommt insbesondere perinukleär (um den Nucleolus herum) vor.

**Nucleoli** sind Kernkörperchen, die hochrepetitive DNA-Sequenzen enthalten und als Hauptentstehungsort der rRNA gelten.

### 15.2.2 Funktion des Zellkerns

Die wesentlichen Funktionen des Zellkerns sind:
- identische Replikation der DNA
- Synthese von mRNA, rRNA und tRNA.

Für die Synthese der Nukleinsäuren liegen die entsprechenden Enzymsysteme im Kern vor; z. B. DNA- und RNA-Polymerase.

## 15.3 Mitochondrien

### 15.3.1 Struktur des Mitochondriums

Die Mitochondrien sind eiförmige Gebilde, die mit 2–4 μm Länge und 1 μm Dicke die größten Organellen in den Zellen darstellen. Sie sind von einer **Doppelmembran** umgeben:
- glatte Außenmembran
- ▶ faltenreiche (**Cristae**) Innenmembran, die Cardiolipin enthält. ◄

Die innere Mitochondrienmembran umschließt den Matrixraum. Zwischen innerer und äußerer Mitochondrienmembran liegt der **Intercristae-Raum**.

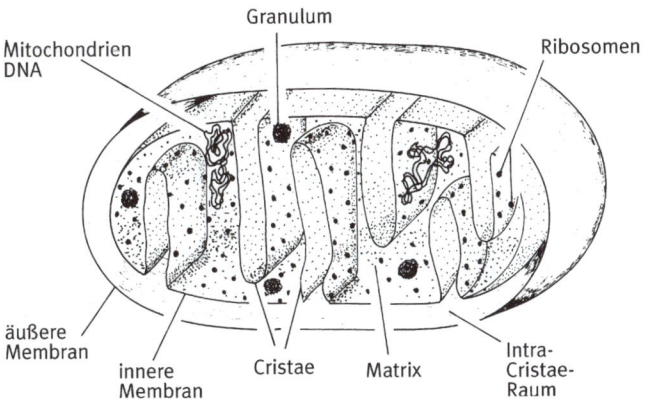

**Abb. 15.2:** Bau eines Mitochondriums (Cristaetyp).
aus: Sperlich, Biologie für Mediziner, Gustav Fischer 1995

Mitochondrien besitzen ein eigenes, ringförmiges DNA-Molekül. Es codiert für 13 Proteine, darunter einige Enzymanteile der Atmungskette, 22 tRNAs und zwei rRNAs. Einige Codons haben in Mitochondrien eine andere Bedeutung. Mitochondrien sind halbautonome Zellkompartimente (Endosymbiontentheorie!).

> **Merke!**
>
> Mitochondrien werden beim Mensch und anderen Säugern maternal vererbt.
> Mitochondrien der Spermatozoen werden bei der Befruchtung der Eizelle nicht von dieser aufgenommen.

## 15.3.2 Mitochondriale Stoffwechselleistungen

Die Hauptaufgabe der Mitochondrien besteht in der Synthese des ATP. Deshalb werden die Mitochondrien auch als „Kraftwerke der Zelle" bezeichnet.

Mitochondriale Stoffwechselleistungen sind:
- Atmungskette und oxidative Phosphorylierung
- Citratzyklus
- Fettsäureabbau (β-Oxidation)
- Teile des Harnstoffzyklus
- Porphyrinsynthese ($\rightarrow$ Häm; Cytochrome)
- Oxidative Decarboxylierungen
- Ketonkörperbildung.

## 15.3.3 Transportsysteme der Mitochondrien

▶ Während die äußere Membran für die meisten niedermolekularen Substanzen permeabel ist – sie entspricht etwa der Zytoplasmamembran – ist die innere Membran für diese meist impermeabel. Es sind daher besondere Transportsysteme für den Stofftransport durch die innere Membran vorhanden. ◀
- **Antiporter** $\rightarrow$ Transport zweier Teilchen in entgegengesetzte Richtung
  - ADP/ATP (Adeninnukleotidtranslokase)
  - Aspertat/Glutamat
  - α-Ketoglutarat/Malat
  - Succinat/Phosphat
  - Citrat/Malat
  - α-Glycerolphosphat/Dihydroxyacetonphosphat

  - Acylcarnitin/Carnitin
- **Symporter** $\rightarrow$ Transport von mind. zwei Teilchen in eine Richtung.
  - anorganisches Phosphat/H$^+$
  - Pyruvat/H$^+$
  - Glutamat/H$^+$
- **Uniporter** $\rightarrow$ Transport von einem Teilchen über ein Trägerprotein
  - Citrullin
  - Ornithin
- **Frei permeabel**
  - NH$_3$, O$_2$, CO$_2$, H$_2$O
  - Monocarbonsäuren
  - β-Hydroxybutyrat
  - Acetatcetat
  - Acetat.

> **Merke!**
>
> Für NADH+H$^+$ gibt es *kein* Transportsystem. Um das in der Glykolyse entstandene NADH+H$^+$ in die Mitochondrien einzuschleusen muss der Malat-Aspertat-Shuttle zu Hilfe gezogen werden (☞ Abb. 8.4).

## 15.3.4 Rolle des Mitochondriums bei der Umwandlung von Kohlenhydraten zu Fettsäuren

Die Kohlenhydrate werden im Zytoplasma zu Pyruvat abgebaut, das problemlos in das Mitochondrium gelangen kann. Im Mitochondrium wird Pyruvat zu Acetyl-CoA oxidativ decarboxyliert.

Für die Fettsäuresynthese muss Acetyl-CoA wieder ins Zytoplasma ausgeschleust werden. Da Acetyl-CoA die Mitochondrienmembran jedoch nicht durchdringen kann, muss es zunächst mit Oxalacetat zu Citrat kondensieren, das das Mitochondrium verlassen kann. Im Zytoplasma wird Citrat wieder in Oxalacetat und Acetyl-CoA (Enzym: ATP-Citrat-Lyase) gespalten. Das Oxalacetat gelangt nach Reduktion zu Malat wieder in das Mitochondrium zurück.

> **Merke!**
>
> Gewebe mit hohem Energiebedarf (z. B. Muskel) besitzen deutlich mehr Mitochondrien als Gewebe mit geringem Energiebedarf.

# 15.4 Mikrosomenfraktion

## 15.4.1 Aufbau und mikrosomale Enzyme

Die Mikrosomenfraktion ist eine sehr heterogene Fraktion. Sie enthält
- Ribosomen
- Endoplasmatisches Retikulum
- Golgi-Apparate
- Peroxisomen.

Das Leitenzym der Mikrosomenfraktion ist die Glucose-6-Phosphatase (Gluconeogenese).

Außerdem sind Oxidasen und Peptidyl-Transferasen, wie z.B. die Uridyl-Glucuronyl-Transferase vorhanden.

## 15.4.2 Ribosomen

Orte der Translation. ☞ Translation

## 15.4.3 Endoplasmatisches Retikulum

Das Endoplasmatische Retikulum (ER) ist eine schlauchartige, verzweigte, membranöse Zellstruktur, die sich teilweise direkt aus der Membran des Zellkerns fortsetzt.

Das ER wird erst unter dem Elektronenmikroskop sichtbar; lichtmikroskopisch erscheinen allenfalls die dicht mit Ribosomen besetzten Bereiche als dunkleres „Ergastoplasma".

Man unterscheidet das sog. raue, mit Ribosomen besetzte ER, vom glatten, „nackten" ER.
- Im *rauen ER* (rER, Ergastoplasma) findet die Synthese von exkretorischen Proteinen statt. Auch die lysosomalen Enzyme (☞ unten) werden hier gebildet.
- Im *glatten ER* werden höher molekulare Stoffwechselprodukte umgesetzt; z.B. Glucuronierungen, Bildung von Lipoproteinen und Glykoproteinen sowie Cholesterin- und Mucopolysaccharidsynthese.

## 15.4.4 Golgi-Apparat

Golgi-Apparate (Dictyosomen) sind elektronenmikroskopisch sichtbare Zellorganellen aus mehreren hintereinander gelagerten konvex-konkaven Doppelmembransäckchen.

An seiner konvexen cis-Seite nimmt der Golgi-Apparat vom ER kommende Vesikel auf; an seiner konkaven trans-Seite gibt er Vesikel ab.

Die Hauptfunktion des Golgi-Apparates liegt in der Umhüllung und Adressierung abzugebender Sekretgranula der Zelle (Vorbereitung für die Exozytose). (☞ Abb. 11.1)

## 15.4.5 Peroxisomen

▶ Peroxisomen stellen unter dem Elektronenmikroskop kleine, vom rER abgeschnürte Membranbläschen dar (Durchmesser ca. 0,5 μm). Sie enthalten Peroxidasen, Katalasen und Uricase und kommen insbesondere in Zellen der Leber und des Nierenepithels vor.

Die enthaltenen Enzyme befähigen die Peroxisomen zu sauerstoffabhängigen Substratoxidationen. Dabei anfallendes Wasserstoffperoxid $H_2O_2$ wird durch die Katalase zu $H_2O$ und $O_2$ abgebaut. Peroxisomen können leicht oxidierbare Zellstrukturen vor Oxidation schützen. ◄

 Merken Sie sich, dass Peroxisomen außerdem an der β-Oxidation beteiligt sind. Es handelt sich hier wieder einmal um eine beliebte Physikumsfrage!

# 15.5 Lysosomen

## 15.5.1 Struktur der Lysosomen

Lysosomen werden vom Golgi-Apparat gebildet und sind kleine Membranvesikel, die eine ganze Reihe hydrolytischer Enzyme enthalten, z.B. saure Phosphatase, saure Ribonuklease, saure Desoxyribonuklease, Cathepsin, Kollagenase, saure Triacylglycerinlipase, α- und β-Glykosidasen, Glucuronidasen u.v.m.

## 15.5.2 Stoffwechselleistungen der Lysosomen

Lysosomen sind die zelluläre „Müllverwertungsanlage". Sie können sowohl zelleigene Substanzen (Autophagolyse) als auch zellfremdes Material (Heterophagolyse) abbauen.

Die aufgenommenen Substanzen werden durch die **Hydrolasen** verdaut, die Spaltstücke freigesetzt und weiter verstoffwechselt.

Man unterscheidet primäre und sekundäre Lysosomen:

- Ein **primäres Lysosom** ist neu gebildet und hat noch keine Substanzen aufgenommen.
- Ein **sekundäres Lysosom** hat bereits Substanzen aufgenommen, die nun hydrolytisch abgebaut werden, bis ein Residualkörper entsteht.

Alle lysosomalen Enzyme besitzen ihr Wirkungsoptimum im sauren Bereich (pH = 3,5–4). Dies garantiert, dass die Enzyme bei physiologischem pH (pH = 6,7–7,0) eine sehr geringe Aktivität haben und daher bei Freisetzung in die Zelle nur wenig Schaden anrichten.

> **Klinik!**
>
> Bei schweren Nekrosen kommt es auch zur Freisetzung lysosomaler Enzyme, mit der Folge eines vermehrten Zelluntergangs.
> Gendefekte können zum Ausfall lysosomaler Enzyme und zur Speicherung der betreffenden, nicht mehr abgebauten Substanz führen, z. B. Mucopolysaccharide, Glykogen, Lipide. Es kommt zu sog. lysosomalen Speicherkrankheiten, wie z. B. den Lipidspeicherkrankheiten (Sphingolipidosen). Die Ablagerung von Sphingolipiden im ZNS und in Zellen des RES bewirkt hierbei neben der körperlichen Symptomatik auch eine geistige Retardierung.

## 15.6 Proteasomen

▶ Proteasomen sind sowohl im Zytoplasma, als auch im Zellkern vorkommende, winzig kleine (ca. 17 × 11 nm) Proteinpartikel mit proteolytischer Aktivität. Sie haben die Aufgabe, Proteine abzubauen, die entweder geschädigt oder falsch gebildet worden sind.

Es gibt ein 20S- und ein größeres 26S-Proteasom (S = Sedimentationskonstante).
- Das 20S-Proteasom enthält die sog. **multikatalytische Proteinase**, die Proteine nach basischen, hydrophoben und sauren Aminosäuren spalten kann.
- Das 26S-Proteasom enthält zusätzlich zur Proteinase eine Art Kappenstruktur am 20S-Proteinkomplex. Der Proteinabbau erfolgt hier

ATP-abhängig und ausschließlich an Proteinen, die vorausgehend mit Ubiquitin markiert wurden (Ubiquitinierung!).

> **Merke!**
>
> Ubiquitin ist ein ubiquitär vorkommendes, kleines Protein aus 75 AS.
> Es bindet an Lysylreste der abzubauenden Proteine. ◀

 Erinnern Sie sich an das Kapitel Immunchemie! Proteosomen sind die Zellkompartimente, die die Peptidfragmente, welche auf MHC I-Molekülen präsentiert werden, liefern. Wenn Sie denken, diese Thematik noch nicht ganz verstanden zu haben, lesen sie bitte nochmals den Abschnitt 12.4.3. Es handelt sich um einen wichtigen Teil der Biochemie.

## 15.7 Zytoplasma

Im Zytoplasma liegen die Enzyme bzw. Enzymkomplexe folgender Stoffwechselwege vor:
- Glykolyse und Gluconeogenese (☞ Kap. 6.2 und 6.4)
- Pentosephosphatweg (☞ Kap. 6.6)
- Fettsäure-„de novo"-Synthese (☞ Kap. 7.2.8)
- Purin- und Pyrimidinsynthese (☞ Kap. 5.1.2)
- Harnstoffzyklus (☞ Kap. 4.2)
- Glykogensynthese (☞ Kap. 6.5.2)
- Aminosäuretransaminierungen (☞ Kap. 4.1.2)
- Triacylglycerinspeicherung (☞ Kap. 7.3).

## 15.8 Zellmembran

### 15.8.1 Membranmodelle

▶ Nach der Entwicklung vieler verschiedener Modelle zur Erklärung des Aufbaus und der komplexen Funktionsweise der Membran, hat sich das **Fluid-Mosaik-Modell nach Singer und Nicolson** durchgesetzt (Abb. 15.3). Ein wichtiges „Vorgängermodell" war das „DDR-Modell" (Davson-Danielli-Robertson ☞ GK Biologie)

Singer und Nicolson konnten mit Hilfe der Rasterelektronenmikroskopie nachweisen, dass die Membranproteine als globuläre Bestandteile vorliegen und in einen flüssigen Phospholipidfilm eingebettet sind.

**15**

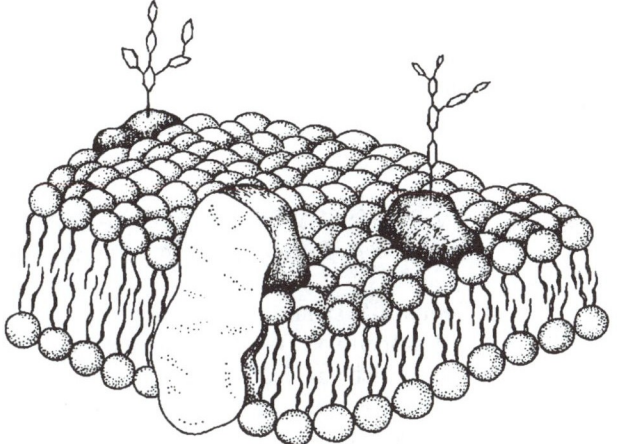

**Abb. 15.3:** Membranmodell nach Singer und Nicolson.

An der Oberfläche der Membran sind Kohlenhydratgruppen (Oligosaccharide) lokalisiert, die der Zelle ihre Spezifität verleihen, z. B. Blutgruppenmerkmale. Außerdem spielen sie bei der Zelladhäsion und Kontakthemmung eine Rolle.

Lipide und Proteine sind auf der Innen- und Außenseite der Membran nicht identisch (*Asymmetrie* der Membran).

Besonders den Proteinen, die die Membran vollständig durchsetzen (Tunnelproteine), werden wichtige Funktionen als Rezeptoren, Transportsysteme oder Enzymträger zugeschrieben. Aufgrund der Flüssigkeit der Membran sind die Proteine in der Membran verschiebbar. Bestimmte Membranproteine können in ihrer Motilität durch Aktinfilamente des Zytoskeletts eingeschränkt sein.

Der Grad der Membranflüssigkeit wird durch die am Membranaufbau beteiligten Fettsäuren beeinflusst (Anzahl, Kettenlänge und Konfiguration der Doppelbindungen). ◀

## 15.8.2 Transport durch die Zellmembran !!!!

 Der Transport durch die Zellmembran kann auf unterschiedliche Arten erfolgen. Prägen Sie sich die einzelnen Möglichkeiten intensiv ein, da Sie sich durch dieses Wissen viele Abläufe des Stofftransports einfach herleiten können. Es wird Ihnen nicht nur in der Biochemie, sondern auch in der Physiologie von großem Nutzen sein.

### Bildung von Membranvesikeln (Endo-, Exozytose)

Die Endo- bzw. Exozytose dient v.a. dem Transport großer Partikel (☞ GK Biologie).

### Passiver Transport

#### Definition

Von passivem Transport spricht man, wenn ein Molekül in Richtung eines Konzentrations- oder elektrochemischen Gradienten transportiert wird.

Man unterscheidet die passive, reine Diffusion durch die Membran von einer sog. „erleichterten Diffusion" über spezielle Transportmoleküle. Beide Wege sind ATP-unabhängig.

● **Passive Diffusion**: nicht spezifisch, bidirektional möglich. Bei biologischen Membranen allerdings nur für Wasser und unpolare Moleküle, z. B. $NH_3$, $O_2$, CO. Die Reaktionsgeschwindigkeit ist abhängig von der Konzentrationsdifferenz zwischen innen und außen (Reaktion 1. Ordnung).

>  **Merke!**
>
> Der passive Transport kann auch an aktive Transportprozesse gekoppelt sein; die Unterscheidung zwischen aktivem und passivem Transport ist also unscharf. Letztlich ist ein vorhandener Konzentrationsgradient immer Ausdruck aktiver Stoffwechselprozesse.

● **Erleichterte Diffusion** erfolgt über sog. Carrier-Transportproteine. Durch die Bindung des Stoffes an Transportmoleküle wird der Transport spezifisch. Seine Sättigungskinetik stimmt formal mit der Enzymkinetik überein (Reaktion 1.–0. Ordnung). In der Regel ist der Carrier-vermittelte Transport unidirektional (Schleusenmechanismus aufgrund von Membranasymmetrien).

## Aktiver Transport

### Definition

Aktiver Transport erfolgt gegen einen Konzentrations- oder elektrochemischen Gradienten und ist energieabhängig (ATP!).

● **Primär-aktiver Transport**
Transport durch *direkte* Kopplung an eine energieliefernde Reaktion, z. B. ATP-Spaltung.

● **Sekundär-aktiver Transport**
Transport, der selbst keine Energie verbraucht, aber an einen primär aktiven Transport gekoppelt ist (z. B. an den Aufbau eines Protonengradienten).

### Verschiedene Arten des Stoffaustausches

Beim aktiven Transport unterscheidet man verschiedene Austauschsysteme:

● **Antiport-Systeme**
 – Transport sowohl in die Zelle als auch aus der Zelle

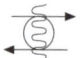 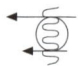 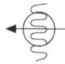

Antiport     Symport     Uniport

**Abb. 15.4:** Austauschsysteme.

 – z. B. Na$^+$/K$^+$-ATPase (☞ unten), ATP-Abgabe und ADP-Aufnahme durch Mitochondrien.

● **Symport-Systeme**
 – Transport von zwei verschiedenen Stoffen in eine Richtung, jedoch aneinander gekoppelt
 – z. B. Glucoseresorption durch intestinale und Tubuluszellen

● **Uniport-Systeme**
 – Der Stofftransport erfolgt nur in eine Richtung.
 – z. B. Ca$^{2+}$-Aufnahme in das sarkoplasmatische Retikulum der Muskelzelle, Glucoseaufnahme durch Leberzellen

### Na$^+$/K$^+$-ATPase

> 🔆 **Merke!**
>
> ▶ Eine Aktivität der Na$^+$/K$^+$-ATPase ist bis auf die Mitochondrienmembran an allen Zellmembranen (inkl. Kernmembran) nachweisbar. Die Na$^+$/K$^+$-ATPase ist ein tetrameres Membranprotein, das aus je zwei $\alpha$- und $\beta$-Einheiten besteht. Die $\beta$-Einheiten sind auf der Membranaußenseite glykosyliert. Die $\alpha$-Einheiten tragen die Bindungsstellen

**Tab. 15.2: Beispiele verschiedener Transportsysteme.**

| Transportsystem | Beispiele | Triebkraft |
|---|---|---|
| passiver Transport | NH$_3$, O$_2$, CO | Konzentrationsgradient |
| sekundär-passiver Uniport (erleichterte Diffusion) | Glucose-Aufnahme aus dem Blut in Leber, Fett, Muskel, Erythrozyten | Konzentrationsgradient Blut/Zelle |
| primär-aktiver Antiport | Na$^+$-Abgabe, K$^+$-Aufnahme (Na$^+$/K$^+$-Pumpe) | ATP-Spaltung |
| primär-aktiver Uniport | ● Ca$^{2+}$-Aufnahme in das SR ● H$^+$-Abgabe aus Magenzellen | ATP-Spaltung |
| sekundär-aktiver Antiport | ● ADP-/ATP- Translokase (innere Mitochondrienmembran) | Elektrochemischer Gradient (Protonenmot. Kraft) |
| sekundär-aktiver Symport | ● Glucose- u. AS-Resorption in Intestinalzellen ● Glucose- u. AS-Rückresorption in Tubuluszellen | Elektrochemischer Gradient (Na$^+$-mot. Kraft) |

für ATP, Na$^+$ und K$^+$. Es sind mittlerweile mehrere Isoenzyme der Na$^+$/K$^+$-ATPase bekannt, da die $\alpha$- und $\beta$-Untereinheiten in je drei Subtypen (Variationen der AS-Sequenz) vorkommen. Die Isoenzyme unterscheiden sich funktionell in ihrer Lokalisation, Ionenaffinität und Regulierbarkeit (Abb. 15.5). ◄

Der aktive, ATP-abhängige Natriumtransport ist die wesentliche Bedingung für die Osmoregulation der Zelle: intrazelluläres K$^+$ ↑; intrazelluläres Na$^+$ ↓.

Eine ruhende Zelle verbraucht je nach Zelltyp für den aktiven Natriumtransport zwischen 17 % (Muskel) und 52 % (Gehirn) der gesamten umgesetzten Energie!

Die natriummotorische Kraft, die durch die Na$^+$/K$^+$-ATPase erzeugt wird, dient auch anderen Transportprozessen (sekundär-aktive!) als Antrieb.

### Sekundär-aktiver Transport durch die natriummotorische Kraft

Im Darm gelangen Na$^+$-Ionen entlang dem Konzentrations- und elektrochemischen Gradienten aus dem Darmlumen über ein Membrancarriermolekül ins Innere der Enterozyten. Dies funktioniert erst dann, wenn gleichzeitig ein Glucosemolekül gebunden und ins Zellinnere transportiert wird. Glucose wird also immer gemeinsam mit Na$^+$ durch die Membran transportiert → Symport von Na$^+$ und Glucose, getrieben von der natriummotorischen Kraft der Na$^+$/K$^+$-ATPase.

**Abb. 15.5:** Na$^+$/K$^+$-ATPase.
Pro verbrauchtem ATP werden drei Na$^+$-Ionen nach außen und zwei K$^+$-Ionen nach innen transportiert. Es entsteht so ein elektrisches Potenzial, die sog. „natriummotorische Kraft":
① Anlagerung von drei Na$^+$-Ionen an die mit ATP besetzten $\alpha$-Untereinheiten auf der Membraninnenseite.
② Konformationsänderung („Kippen") der $\alpha$-Untereinheiten unter Abspaltung von ADP, wobei die $\alpha$-Untereinheit phosphoryliert bleibt.
③ Anlagerung von zwei K$^+$-Ionen an die $\alpha$-Untereinheiten auf der Außenseite der Membran und Abspaltung des Phosphatrestes.
④ Erneute Konformationsänderung („Umstülpen") der $\alpha$-Untereinheiten unter Freisetzung der drei Na$^+$-Ionen in den Extrazellulärraum und der zwei K$^+$-Ionen in den Intrazellulärraum.
⑤ Bindung eines ATP an die $\alpha$-Untereinheit und Beginn eines neuen Zyklus.

### Glucose-Symport

► Wie gerade beschrieben, ist der Glucosetransport aus dem Darmlumen in die Darmzelle ein sekundär ATP-abhängiger Transport. Aus der Darmzelle gelangt Glucose über Carrier entlang dem

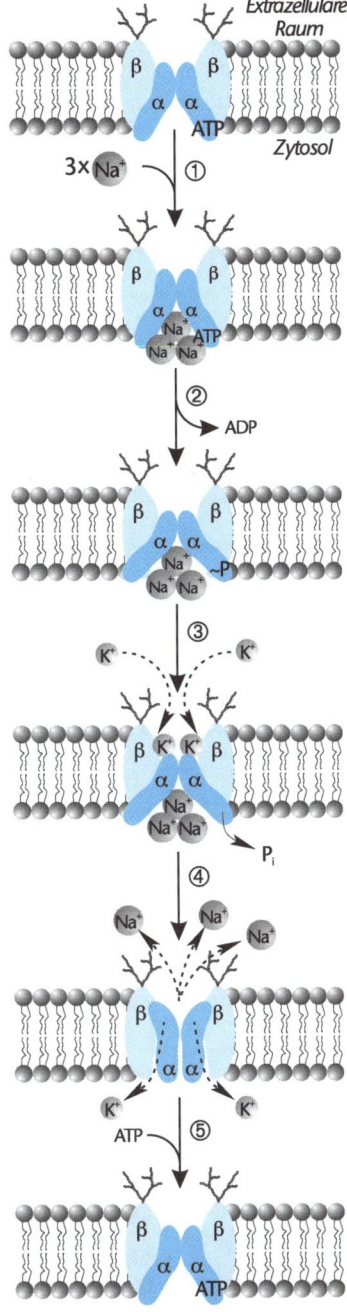

Konzentrationsgradienten in das Blut ($\rightarrow$ erleichterte Diffusion). Dieses Transportsystem wird in Muskel, Herz und Fettgewebe durch Insulin gesteuert, während es in Leber, Gehirn und Erythrozyten insulinunabhängig arbeitet. ◄

 Erinnern Sie sich daran, dass Ihnen im Hormonkapitel unter dem Punkt 11.6.1 Insulin schon einmal die 4 wichtigsten Glucose-Transporter vorgestellt wurden? Schlagen Sie diese im Zweifelsfall nochmal nach. Sie müssen die Unterschiede der 4 verschiedenen Typen unbedigt kennen.

**Klinik!**

Wirkung von Herzglykosiden
Herzglykoside entfalten ihre Wirkung am Herzmuskel über eine Hemmung der $Na^+/K^+$-ATPase. Diese führt sekundär zu einem Anstieg der intrazellulären $Ca^{2+}$-Konzentration, was die Kontraktionskraft der Herzmuskelzelle steigert (☞ Physiologie).

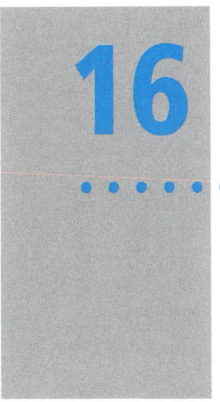

# 16 Blut und Blutbestandteile

## 16.1 Blut

### 16.1.1 Funktionen des Blutes

Das Blut ist ein außergewöhnliches „Gewebe". Es besteht aus verschiedensten zellulären Elementen, die in einer eiweißreichen Flüssigkeit (Plasma) „schwimmen".

Die wichtigsten Funktionen des Blutes sind:
- Transport von $O_2$, $CO_2$, Nahrungsstoffen, Vitaminen und Stoffwechselendprodukten
- Wärmetransport (Fieber, Schwitzen)
- Elektrolyttransport und Osmoregulation
- Hormontransport und Signalübermittlung
- Immunabwehr.

> **Klinik!**
>
> Ein erwachsener Mensch hat in etwa ein Gesamtblutvolumen von 4–6 l, was 7–8 % seines Körpergewichtes ausmacht. Ein **akuter Blutverlust** führt zu einem Blutdruckabfall im arteriellen Gefäßsystem. Bis zu 1 Liter Blutverlust werden von einem gesunden Erwachsenen ohne wesentliche Folgen verkraftet. Ab einem Verlust von ca. 30 % der Gesamtblutmenge kommt es zu Symptomen des Volumenmangelschocks. Ein akuter Blutverlust ab 50 % geht ohne sofortige Therapie tödlich aus.

### 16.1.2 Zelluläre Blutbestandteile

Die zellulären Elemente des Blutes sind:
- Erythrozyten (ca. 5.000.000/µl)
- Leukozyten (ca. 7.000/µl)
- Thrombozyten (ca. 300.000/µl).

Die **Erythrozyten** (rote Blutkörperchen) sind kernlos und enthalten Hämoglobin für den Sauerstofftransport. Intakte Erythrozyten sind für die Lebensfähigkeit unseres Organismus eine Grundvoraussetzung. Hämoglobin und Erythrozyten werden in Kap. 16.3 und 16.4 besprochen.

Die Aufgabe der **Leukozyten** (weiße Blutkörperchen) ist die Immunabwehr. Man unterscheidet Granulozyten-, Monozyten- und Lymphozytenarten. Sie stammen teils von myeloischen, teils von lymphatischen Stammzellen ab (☞ Kap. 12.2.1).

Als **Thrombozyten** werden Zellbruchstücke, sog. Blutplättchen, bezeichnet, die sich im Knochenmark von Megakaryozyten abgeschnürt haben. Sie dienen der Blutgerinnung. (☞ Kap. 16.6)

### 16.1.3 Hämatopoese

Die Hämatopoese (Blutzellbildung) aller Zelltypen beginnt im Knochenmark. Ausgangspunkt ist die noch undifferenzierte (pluripotente), sich selbst reproduzierende Stammzelle. Ihre Tochterzellen differenzieren sich in lymphatische oder myeloische Stammzellen, die auch determinierte Stamm- bzw. Vorläuferzellen genannt werden. Die Entwicklung der T-Lymphozyten aus der lymphatischen Vorläuferzelle setzt sich im Thymus und schließlich in den sekundären lymphatischen Organen fort (☞ Kap. 12.2.1).

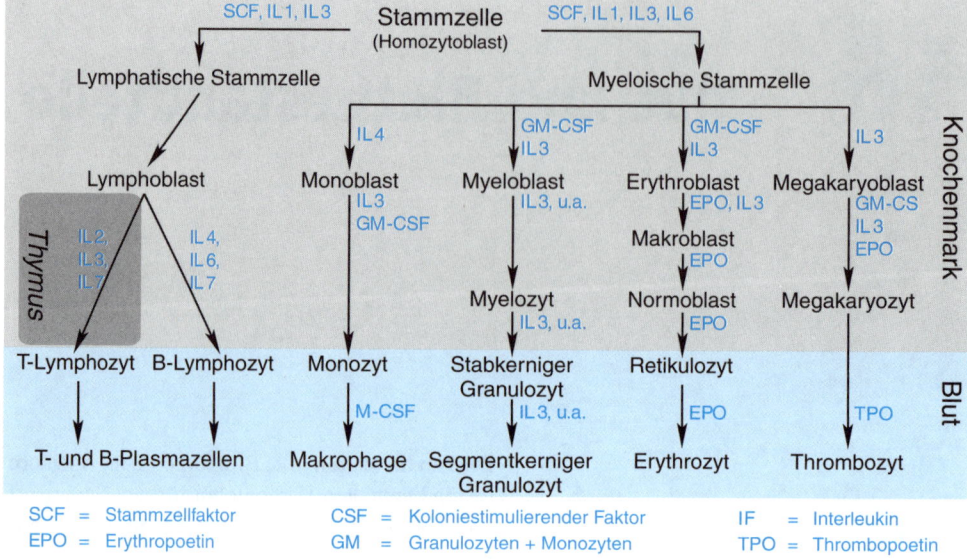

SCF = Stammzellfaktor        CSF = Koloniestimulierender Faktor        IF = Interleukin
EPO = Erythropoetin          GM = Granulozyten + Monozyten            TPO = Thrombopoetin

**Abb. 16.1:** Überblick über die Hämatopoese.

 Die Abbildung 16.1 gibt Ihnen einen Überblick über die verschiedenen, parallel ablaufenden Wege der Hämatopoese. Die regulatorischen Polypeptide (Zytokine, Interleukine, Erythropoetin u. a.) sorgen dabei für eine genaue Abstimmung. Sie sollten die Funktion von IL1 und IL2 kennen, da diese beiden Substanzen besonders oft im Physikum gefragt werden.

## 16.1.4 Blutplasma

Das Blutplasma ist eine wässrige Lösung von Elektrolyten, Proteinen, Enzymen, Nahrungsstoffen, Vitaminen, Spurenelementen, Metaboliten, Stoffwechselendprodukten und Hormonen.

Unter den Plasmaproteinen finden sich auch das Fibrinogen und weitere Gerinnungskomponenten. Wenn diese verbraucht werden, bleibt das sog. *Serum* als flüssige Phase des geronnenen Blutes zurück. Zu Plasmaproteinen und Gerinnungsmechanismen ☞ Kap. 16.5.1 und 16.6.

**Merke!**

Plasma = Serum + Fibrinogen

## 16.2 Häm und Hämoglobine

### 16.2.1 Chemische Struktur von
Häm und Hämoglobin

**Struktur des Häms**

Das **Häm** ist als prosthetische Gruppe des Hämoglobins und verleiht diesem seine rote Farbe. Häm ist vor allem für die Fähigkeit des Hämoglobins zum Sauerstofftransport verantwortlich.

▶ Häm zählt zu den Porphyrinen. Porphyrine bestehen aus vier Pyrrolringen, die über Methinbrücken (=CH-) miteinander verbunden sind (Abb. 16.2). Sie werden in Leber und Knochenmark aus Glycin und Succinyl-CoA synthetisiert (☞ Kap. 16.2.4). Durch Ersatz der H-Atome der Pyr-

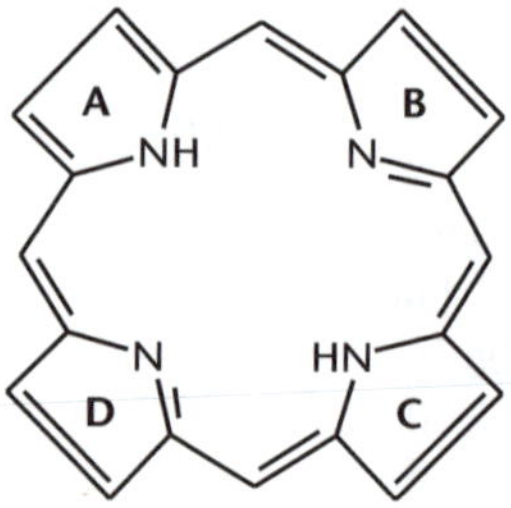

**Abb. 16.2:** Porphyrin.

rolringe entstehen verschiedene Porphyrinderivate, z.B. auch Häm.

Die wichtigste Eigenschaft der Porphyrine ist ihre Komplexbildung mit mehrwertigen Metallionen, insbesondere dem $Fe^{2+}$. Im Hämmolekül ist ein zweiwertiges Eisenatom ($Fe^{2+}$) über zwei Haupt- und zwei Nebenvalenzen an die Stickstoffatome der vier Pyrrolringe gebunden. ◀

## Struktur des Hämoglobins

Verbindet sich Häm mit einem Proteinrest, entstehen **Hämoproteine** wie Hämoglobin und Myoglobin. Hämoglobin wird in den Erythroblasten des Knochenmarks synthetisiert.

▶ Hämoglobin besteht aus vier Peptidketten (Globinanteil), an die jeweils eine Hämgruppe gebunden ist. Dabei bindet das zentrale Eisenatom des Häms (5. Koordinationsstelle) *kovalent* an einen Histidinrest (Imidazolstickstoff) der Proteinkette. Die 6. Koordinationsstelle des Eisenatoms kann

zur Bindung von Sauerstoff verwendet werden (Abb. 16.3).

 Denken Sie daran, dass es auch noch weitere Moleküle gibt, in denen Häm vorkommt, z.B. im Cytochrom c. Dort ist das Häm allerdings über eine sehr stabile Thioetherbindung an das Protein gebunden.

Der Mensch kann vier Proteinketten für den Globinanteil des Hämoglobins synthetisieren:
- α-Kette (141 AS)
- β-Kette (146 AS)
- γ-Kette
- δ-Kette.

▶ Durch Kombination der Globinketten kann der Mensch drei verschiedene Hämoglobintypen bilden:
- **HbA$_1$** besteht aus zwei α- und zwei β-Ketten. Bemerkenswert ist, dass die α- und β-Globinketten auf zwei verschiedenen Chromosomen codiert sind. Das Hämoglobin eines erwachsenen

**16**

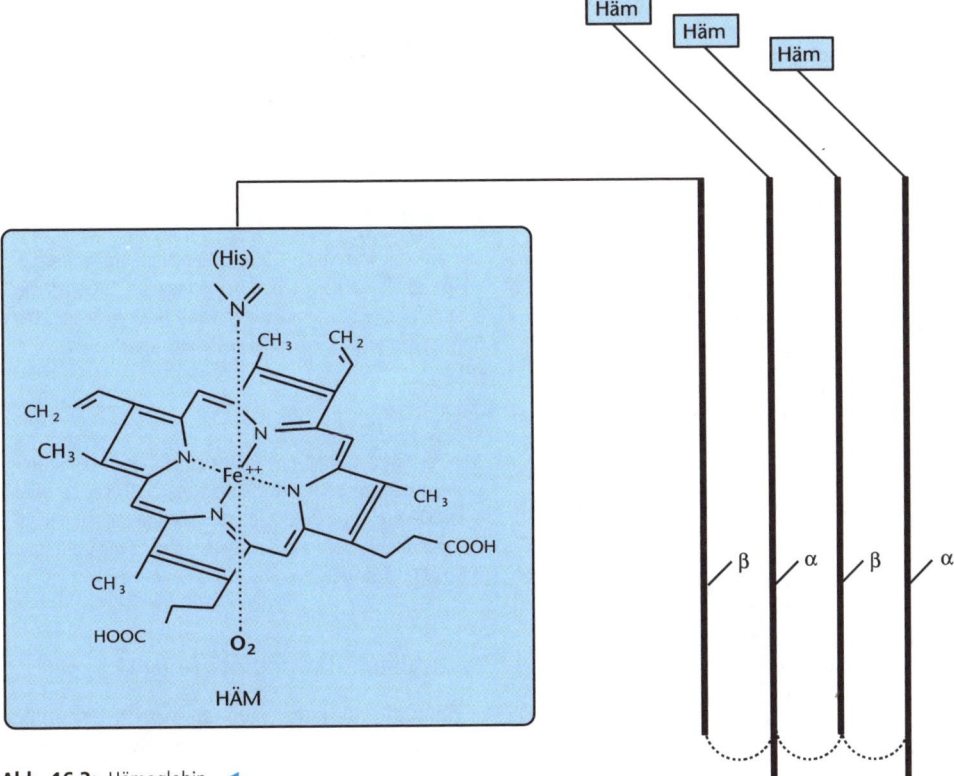

**Abb. 16.3:** Hämoglobin. ◀

(adulten) Menschen besteht zu 97,5 % aus **HbA₁**. ◀

- **HbA₂** besteht aus zwei α- und zwei δ-Ketten und bildet 2,5 % des Gesamt-Hb des Erwachsenen.
- ▶ **HbF** besteht aus zwei α- und zwei γ-Ketten und macht 100 % der fetalen Gesamt-Hb-Menge bis zum 3. Lebensmonat aus.
- Ab dem 4. Entwicklungsmonat wird HbF gegen HbA₁ ausgetauscht und bildet im 5. Monat nur noch 10 % der Gesamt-Hb-Menge. ◀

> **Merke!**
>
> HbA₁ ≙ 2 α-Ketten und 2 β-Ketten
> HbA₂ ≙ 2 α-Ketten und 2 δ-Ketten
> HbF ≙ 2 α-Ketten und 2 γ-Ketten

## 16.2.2 Zustandsformen des Hämoglobins

### Oxigeniertes HbO₂

▶ Die physiologisch wichtigste Funktion des Hämoglobins ist die *reversible* Bindung von Sauerstoff und dessen Transport im Blut: $Hb + O_2 \leftrightarrow HbO_2$. ◀

> **Merke!**
>
> Die Bindung des Sauerstoffmoleküls an das Hämoglobin ist eine *Oxigenierung* (keine Oxidation!). Die Wertigkeit des Eisenatoms ändert sich bei der Oxigenierung nicht.

### MetHb-Bildung

Wird das zweiwertige Eisen ($Fe^{2+}$) zu $Fe^{3+}$ oxidiert, entsteht **Methämoglobin** (MetHb, Hämiglobin), das Sauerstoff nicht mehr transportieren kann. Es wird durch die NADH+H⁺- bzw. NADPH+H⁺-abhängige **Methämoglobin-Reduktase** wieder zu Hb reduziert.

> **Klinik!**
>
> MetHb wird verstärkt bei **Vergiftungen** durch Oxidationsmittel, Nitrite, aromatische Amino- und Nitroverbindungen, KCN, $H_2O_2$ sowie Anilin gebildet. Solche Vergiftungen können durch Gabe von Reduktionsmitteln, z. B. Methylenblau, Ascorbinsäure oder Thionin, therapiert werden. In schweren Fällen ist eine Austauschtransfusion erforderlich (☞ Kap. 16.4.3).

Bei der Bildung von Methämoglobin entsteht ein Superoxidradikal ($O_2^{-\cdot}$), das durch die in Erythrozyten vorhandene, kupferhaltige **Superoxid-Dismutase** inaktiviert wird:

$$O_2^{-\cdot} + O_2^{-\cdot} \rightarrow O_2 + H_2O_2$$

Das entstandene Wasserstoffperoxid wird durch die Katalase bzw. Peroxidase zu $O_2$ und $H_2O$ umgesetzt.

### HbCO₂-Bildung

▶ Es besteht die Möglichkeit, dass auch Kohlendioxid an Hämoglobin gebunden transportiert wird. Wichtig ist zu wissen, dass $CO_2$ nicht dieselbe Bindungsstelle wie $O_2$ besitzt. Kohlendioxid wird in Form einer Carbaminobindung an N-terminale Valylreste gebunden. Das geschieht aber nur bei ca. 15 % des gesamten $CO_2$-Bestandes.

Viel häufiger ist die *chemische Umwandlung* in Hydrogencarbonat, das im Blut gelöst transportiert werden kann. Ein Teil des Kohlendioxids wird auch direkt *physikalisch gelöst*.

### HbCO-Bildung

In gleicher Weise wie mit Sauerstoff kann Hämoglobin auch mit Kohlenmonoxid (CO) reagieren. Es bildet sich HbCO.

> **Merke!**
>
> Die Affinität von Hb zu CO ist 300-mal (!) größer als diejenige zu $O_2$, so dass schon bei geringem CO-Gehalt der Atemluft hohe Konzentrationen von HbCO vorliegen. Der Sauerstofftransport ist somit massiv eingeschränkt. ◀

> **Klinik!**
>
> Je nach HbCO-Gehalt des Blutes kommt es zu den Symptomen der Kohlenmonoxid-Intoxikation. Therapiert wird eine CO-Vergiftung durch Überdruckbeatmung mit reinem $O_2$ oder durch Anregung des Atemzentrums mit Carbogen (95 % $O_2$, 5 % $CO_2$).

### Glykosylierte Hämoglobine (HbA₁c)

▶ Hämoglobin kann sich an der N-terminalen Aminogruppe der β-Ketten des Globulins in nicht enzymatischer Reaktion mit Glucose verbinden. ◀

| Tab. 16.1: Kohlenmonoxidvergiftungen. | |
| --- | --- |
| **HbCO-Anteil am Gesamt-Hb** | **Erscheinungen** |
| 5–10 % (bei Rauchern normal!) | leichte Visuseinschränkung |
| 10–20 % | Kopfschmerz, Mattigkeit, Übelkeit |
| 20–30 % | Schwindel, Bewusstseinseinschränkung |
| 30–40 % | Bewusstseinsschwund |
| 40–60 % | tiefe Bewusstlosigkeit |
| 60–70 % | tödlich in 10 min bis 1 h |
| 70 % | tödlich in einigen Minuten |

▶ Diese Reaktion läuft umso häufiger ab, je höher der Blutzuckerspiegel ist. Es entstehen glykosylierte Hämoglobine ($HbA_{1c}$), die bis zum Abbau des Hämoglobins beständig sind.

> **Klinik!**
>
> $HbA_{1c}$ dient als **Blutzuckergedächtnis** und ermöglicht bei Diabetikern eine retrospektive Beurteilung der Stoffwechsellage der letzten Monate (Erythrozytenlebensdauer = 120 Tage). Bei normalem Blutzucker beträgt der Gehalt an $HbA_{1c}$ 5–8 %. Bei Hyperglykämie können Werte von mehr als 13 % auftreten. ◀

### Blutverlust -Eisenverlust

> **Merke!**
>
> **Berechnung des Eisenverlustes bei gegebenem Blutverlust:**
> Ein einzelner Erythrozyt enthält 28–34 pg Hämoglobin (Färbekoeffizient). Im Hämoglobin (MG 64500) sind ca. 0,3 % Eisen enthalten. Die Hämoglobinkonzentration des Blutes beträgt ca. 15–18 g/100 ml. Bei einem Blutverlust von 1000 ml ergibt sich somit ein Eisenverlust von

0,5 g Eisen ($Fe^{2+}$). Bei einer stärkeren Menstruationsblutung (ca. 60 ml) verliert der Körper etwa 0,03 g Eisen.

## 16.2.3 Transport von $O_2$ und $CO_2$ ☐☐!

### Bindungsverhalten des Hb

▶ Bei der Anlagerung der vier Sauerstoffmoleküle kann man bei Hb ein kooperatives Bindungsverhalten feststellen. Die relativ schwer erfolgende Anlagerung des ersten Sauerstoffmoleküls führt durch allosterische Konformationsänderung des Hb zu einer erleichterten Bindung der weiteren $O_2$-Moleküle (Zwischenbindungshypothese von *Adair*; Abb. 16.4). ◀

 Beachten Sie bitte an dieser Stelle, dass es sich bei der $O_2$-Anlagerung um eine Oxygenierung und nicht um eine Oxidation (☞ MetHb) handelt. Dies ist nämlich ein häufig gemachter Fehler.
▶ Zur Wiederhohlung: Bei einer Oxigenierung ändert sich die Wertigkeit des Eisens ($Fe^{2+}$) nicht. ◀

### Sauerstoffbindungskurve

Das kooperative Bindungsverhalten bedingt die typisch *sigmoidale* Sauerstoffbindungskurve des Hämoglobins. Diese Kurve kann durch verschiedene Parameter verschoben werden:
- *Rechtsverschiebung* bedeutet, dass bei gleichem $P_{O2}$ weniger Sauerstoff an das Hämoglobin gebunden ist (geringere $O_2$-Affinität ≙ erleichterte $O_2$-Abgabe) und wird bewirkt durch:
  - **erhöhte** $H^+$-Konzentration (pH-Erniedrigung, sog. *Bohr-Effekt*)
  - **erhöhte** $CO_2$-Konzentration
  - **erhöhte** 2,3-Bisphosphoglyceratkonzentration (2,3DPG ☞ Kap. 6.2.4)
  - **erhöhte** Temperatur.
- *Linksverschiebung* bedeutet eine höhere $O_2$-Affinität ≙ erschwerte $O_2$-Abgabe.

$$Hb_4 \underset{-O_2}{\overset{+O_2}{\rightleftharpoons}} Hb_4O_2 \underset{-O_2}{\overset{+O_2}{\rightleftharpoons}} Hb_4O_4 \underset{-O_2}{\overset{+O_2}{\rightleftharpoons}} Hb_4O_6 \underset{-O_2}{\overset{+O_2}{\rightleftharpoons}} Hb_4O_8$$

$$K_1 \quad < \quad K_2 \quad < \quad K_3 \quad < \quad K_4$$

**Abb. 16.4:** Sauerstoffbindungsaffinität des Hämoglobins. Die Affinität des Hämoglobins zum Sauerstoff nimmt von links nach rechts zu; $Hb_4O_6$ besitzt also die höchste Sauerstoffaffinität und $K_4$ den höchsten Wert (☞ Kap. 1.1.1).

16

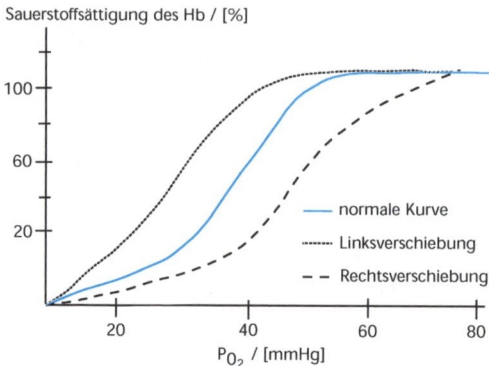

Abb. 16.5: Sauerstoffbindungskurve des Hämoglobins.

 Es ist wichtig, dass Sie die Faktoren, die eine Kurvenverschiebung verursachen, kennen. Bildlich lassen sich diese Veränderungen wie in Abbildung 16.5 darstellen.

**Merke!**

Physiologisch kommt es
- in der Lunge zu einer Linksverschiebung $\cong$ $O_2$-Aufnahme wird begünstigt
- im Gewebe kommt es zu einer Rechtsverschiebung $\cong$ $O_2$-Abgabe wird begünstigt.

### Säure-Base-Charakter von DesoxyHb und HbO$_2$

**Merke!**

Bei der Sauerstoffbeladung ändern sich die Säure-Basen-Eigenschaften des Hämoglobins: Hb ist eine stärkere Base (schwächere Säure) als HbO$_2$.

► Kommt ein HbO$_2$ in ein Gewebe mit hohem $P_{CO_2}$ (niedriger pH), so wird der Sauerstoff erleichtert abgegeben (Rechtsverschiebung, ☞ oben) und es entsteht DesoxyHb. Die Sauerstoffabgabe ist begünstigt, weil das desoxygenierte Hb als Base mit den bei der Reaktion

$$CO_2 + H_2O \leftrightarrow HCO_3^- + H^+$$

entstehenden H$^+$-Ionen reagiert und somit dem Gleichgewicht DesoxyHb $\leftrightarrow$ HbO$_2$ entzogen

wird. Durch die Abpufferung der Protonen reagiert CO$_2$ verstärkt zu Bicarbonat, das dann im Plasma zur Lunge transportiert werden kann (80 %).

Auch die Bildung von Carbaminohämoglobin (R-NH$_2$ + CO$_2$ $\leftrightarrow$ Hb-NH-COO$^-$+ H$^+$ $\cong$ 15 % des CO$_2$-Transports) wird durch die Abpufferung der H$^+$-Ionen passiv begünstigt. ◄

In der Lunge laufen die entgegengesetzten Reaktionen ab:

HCO$_3^-$ nimmt ein H$^+$-Ion auf und wird in CO$_2$ + H$_2$O zurückverwandelt (Carboanhydrase). Die Oxigenierung des Hämoglobins unterstützt diese Reaktion, da die abgepufferten H$^+$-Ionen dabei freigesetzt werden. HbO$_2$ ist eine stärkere Säure als Hb.

### 16.2.4 Hämsynthese   

Die Hämsynthese beginnt und endet im Mitochondrium der Leber- oder Knochenmarkszellen, während die Zwischenschritte im Zytosol stattfinden. Ausgangsstoffe der Hämsynthese (Porphyrinsynthese) sind Succinyl-CoA (Zwischenprodukt des Citratzyklus) und Glycin.

 Die folgenden Einzelschritte der Hämsynthese müssen Sie nicht im Detail auswendig lernen. Die wichtigen Informationen, die Sie mitnehmen müssen, sind:
- Wo findet die Synthese statt?
- Welche Ausgangsstoffe werden benötigt?
- Welche Regulationsmöglichkeiten gibt es?

Es existieren zwei verschieden gebaute Reihen des Uroporphyrinogens: Typ I und Typ III.
Typ I und III unterscheiden sich durch die Stellung der Acetat- bzw. Propionatreste in Ring 4 (D). Typ I ist symmetrisch gebaut (AP-AP-AP-AP), bei **Typ III** sind in Ring D Acetat und Propionat vertauscht (AP-AP-AP-**PA!**), so dass ein asymmetrisches Molekül entsteht. **Nur Typ III besitzt für den Menschen physiologische Bedeutung.**
Durch die Desaminase (Synthetase) entsteht nur Uroporphyrinogen Typ I. Die Isomerase (Cosynthetase) wandelt Typ I anschließend fast vollständig zu Typ III um.

# Einzelschritte der Hämsynthese

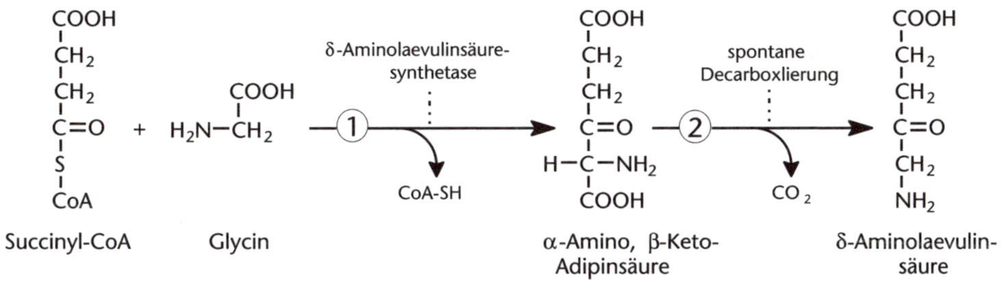

**Abb. 16.6:** Hämbiosynthese-1
① ▶ Succinyl-CoA und Glycin kondensieren *intramitochondrial* zu dem labilen Zwischenprodukt $\alpha$-Amino-, $\beta$-Keto-Adipinsäure. Dabei wird CoA-SH abgespalten.
  Enzym: $\delta$-Aminolaevulinsäure-Synthetase (Schrittmacherenzym!; pyridoxalphosphatabhängig).
② Durch spontane Decarboxylierung entsteht aus $\alpha$-Amino-, $\beta$-Keto-Adipinsäure $\delta$-Aminolaevulinsäure. ◀

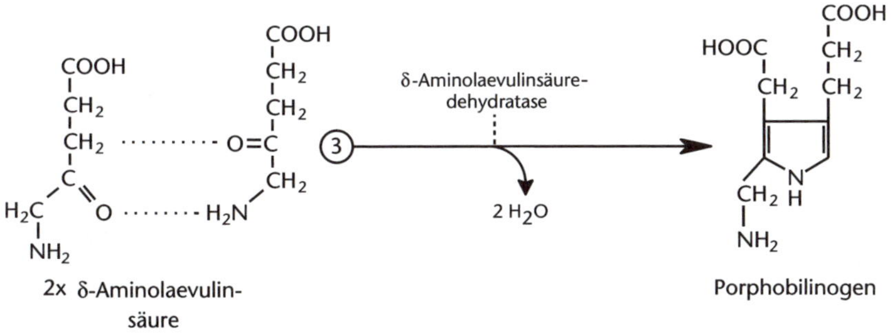

**Abb. 16.7:** Hämbiosynthese-2.
③ ▶ Nach Übertritt ins *Zytosol* kondensieren zwei Moleküle $\delta$-Aminolaevulinsäure zu Porphobilinogen.
  Enzym: $\delta$-Aminolaevulinsäuredehydratase ◀

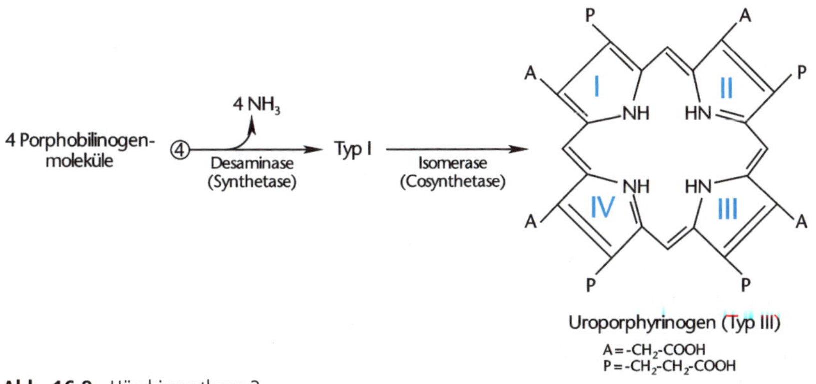

Uroporphyrinogen (Typ III)
$A = -CH_2-COOH$
$P = -CH_2-CH_2-COOH$

**Abb. 16.8:** Hämbiosynthese-3.
④ Vier Porphobilinogenmoleküle lagern sich unter Abspaltung von $4NH_3$ zu Uroporphyrinogen III zusammen.
  Enzym: *Porphobilinogen-Desaminase* (Uroporphyrinogen-Synthetase), *Isomerase* (Cosynthetase)

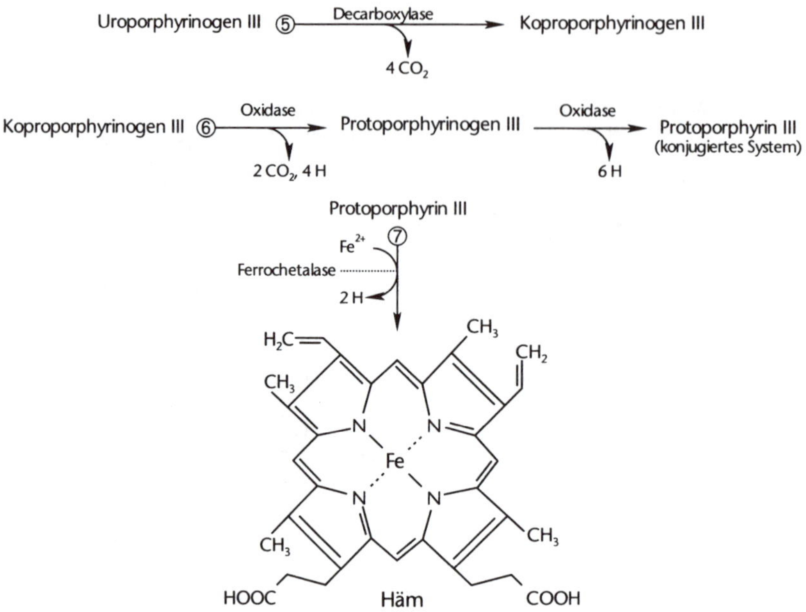

**Abb. 16.9:** Hämbiosynthese-4.

⑤ Alle Acetatgruppen des Uroporphyrinogens III werden nachfolgend zu Methylgruppen decarboxyliert und es entsteht das Koproporphyrinogen III.
Enzym: *Decarboxylase*

⑥ Das Koproporphyrinogen III wird *wieder intramitochondrial* mehrfach oxidiert.
Enzyme: *Oxidasen*

⑦ ▶ Als letzter Schritt auf dem Weg zum Häm wird ein zweiwertiges Eisenatom in das Protoporphyrin eingebaut.
Enzym: *Ferrochelatase* (an der Matrixseite der inneren Mitochondrienmembran) ◀

## Regulation der Hämsynthese

▶ **Schrittmacherenzym** der Hämsynthese ist die δ-**Aminolaevulinatsynthetase**, die nur eine sehr kleine Halbwertszeit hat. Häm hemmt als Genrepressor die Biosynthese der δ-Aminolaevulinatsynthetase und als allosterischer Inhibitor ihre Funktion. Ist die Regulation gestört, so kommt es zur Porphyrie.

### 🕮 Klinik!

### Porphyrie

Als Porphyrie wird das vermehrte Auftreten von Zwischenprodukten der Hämsynthese bezeichnet. Es kommt zu ihrer Ausscheidung in Harn und Stuhl sowie zu Ablagerungen in der Haut. Durch Lichteinwirkung werden Porphyrinogene in der Haut zu Porphyrinen oxidiert, die lichtsensibilisierend wirken und deshalb zu schweren Nekrosen (Gewebsschädigungen) der Haut führen (Photodermatose).

Eine Porphyrie kann z. B. durch mangelnde Kopplung von Desaminase und Isomerase und die dadurch bedingte vermehrte Bildung des biologisch unwirksamen Uroporphyrinogens Typ I entstehen. Als auslösende Faktoren werden Blei und Fungizide diskutiert; auch genetische Defekte sind möglich. ◀

### Hämoglobinmangel

Hb-Mangel aufgrund einer gestörten Häm- oder Erythrozytensynthese kann folgende Ursachen haben:

- $Fe^{2+}$-Mangel (Resorptionsstörung, falsche Ernährung)
- ▶ Mangel an Vitamin $B_{12}$ oder Folsäure (Einschränkung der Purin- bzw. Pyrimidinsynthese) ◀
- genetische Schäden (z. B. Sichelzellanämie).
  Je nach Ursache entstehen typische Anämieformen (🕮 Lehrbücher der Inneren Medizin).

## 16.2.5 Hämoglobinabbau  !!!

Die Lebensdauer eines Erythrozyten beträgt ca. 120 Tage. Danach wird er im retikuloendothelialen System (Leber, Milz, Knochenmark) abgebaut.

 Im Gegensatz zur Synthese, sollten Sie sich den Hämoglobinabbau genauer einprägen. Lesen Sie sich dazu besonders aufmerksam die klinischen Hinweise durch. Sie sollten erklären können, wo es zu Störungen kommen kann.

### Klinik!

▶ Die Bezeichnungen „direktes" und „indirektes Bilirubin" sind durch Nachweismethoden entstanden. Während Bilirubindiglucuronid mit Sulfanilsäure sofort eine Rotfärbung ergibt *(„direkte Azoreaktion")*, muss bei albumingebundenem Bilirubin erst Alkohol zugesetzt werden *(„indirekte Diazoreaktion")*. Eselsbrücke: **direktes Bilirubin** kann **direkt** ausgeschieden werden. ◀

Ist der Bilirubinwert erhöht (☞ Ikterus), so kann die Unterscheidung zwischen direktem und indirektem Bilirubin genaueren Aufschluss darüber geben, an welcher Stelle des Hämoglobinabbaus eine Störung aufgetreten ist.

**16**

## Einzelschritte des Hämoglobinabbaus

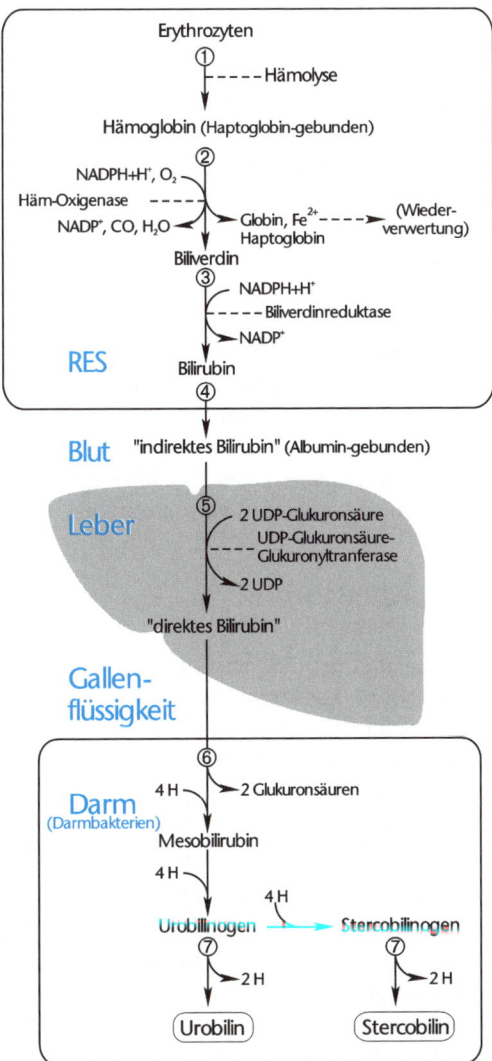

**Abb. 16.10:** Hämoglobinabbau.
① ▶ Das durch Hämolyse freigesetzte Hämoglobin wird zunächst an Haptoglobin, ein in der Leber synthetisiertes Glykoprotein, gebunden.
② Der Globinanteil des Hämoglobins wird bis zu seinen Aminosäurebausteinen hydrolysiert. Das dabei wieder abgespaltene Haptoglobin (☞ oben) und Eisen können wiederverwertet werden.
Das Häm wird durch die *Häm-Oxigenase* zwischen Ring I und II gespalten (Spaltung der α-Methinbindung). Dabei entstehen intermediäres CO (Kohlenmonoxid) und **Biliverdin**. Der Abbau von Häm zu Biliverdin findet im ER statt.
③ Biliverdin wird reduziert, wobei freies (wasserunlösliches) **Bilirubin** entsteht.
④ Das freie Bilirubin muss zum Transport im Blut an Albumin gebunden werden. Es wird in dieser gebundenen Form auch als **indirektes Bilirubin** bezeichnet.
⑤ Das Albumin-gebundene Bilirubin wird zur Leber transportiert und dort mit zwei Molekülen UDP-Glucuronsäure konjugiert (Esterbindung). Es entsteht Bilirubindiglucuronid, **direktes Bilirubin**, das wasserlöslich ist und über die Galle durch aktiven Transport ausgeschieden werden kann (Gallenfarbstoffe).
⑥ Im Darm werden die Gallenfarbstoffe durch die Darmbakterien umgesetzt. Aus Bilirubin entsteht durch Reduktion der Vinyl- zu Ethylgruppen Mesobilirubin, das weiter zu Urobilinogen und Stercobilinogen umgewandelt wird.
⑦ Durch Oxidation entstehen aus Urobilinogen und Stercobilinogen Urobilin und Stercobilin, die die Hauptausscheidungsprodukte der Gallenfarbstoffe sind und die charakteristische Stuhlfarbe bedingen.
Ein Teil der Gallenfarbstoffe wird im Darm rückresorbiert und wieder der Leber zugeführt (**enterohepatischer Kreislauf**). ◀

##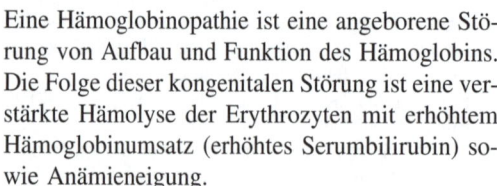

### Klinik!

### Ikterus

▶ Als Ikterus (Gelbsucht) bezeichnet man eine Gelbfärbung der Haut, die durch Einlagerung von Bilirubin verursacht wird. Ein Ikterus kann drei Ursachen haben:

- **Vermehrter Anfall** von Bilirubin durch den gesteigerten Zerfall oder Abbau von Erythrozyten. Die Leber kann das vermehrte Angebot nicht verarbeiten
→ **hämolytischer Ikterus** (prähepatischer Ikterus).
- **Mangelnde Verarbeitung** des Bilirubins durch Leberparenchymschäden, z. B. Hepatitis u. Ä.
→ **hepatozellulärer Ikterus** (intrahepatischer Ikterus).
- **Stauung** von Bilirubin durch Verschluss der ableitenden Gallenwege, z. B. Gallenstein. Das direkte Bilirubin staut sich im Leberparenchym an, tritt in das Blut über und wird über die Nieren ausgeschieden
→ **Verschlussikterus** (posthepatischer Ikterus).
Das menschliche Neugeborene weist ab dem 1. Tag oft einen physiologischen Ikterus auf, der sein Maximum am 3. Tag nach der Geburt hat (Neugeborenenikterus oder Konjugationsikterus). Dem Neugeborenenikterus liegt eine Konjugationsstörung infolge eines noch nicht ausreichend funktionierenden Enzymsystems (UDP-Glucuronsäure-Glucuronyltransferase) zugrunde ("hepatozellulärer Ikterus"). ◀

## 16.2.6 Hämoglobinopathien

Eine Hämoglobinopathie ist eine angeborene Störung von Aufbau und Funktion des Hämoglobins. Die Folge dieser kongenitalen Störung ist eine verstärkte Hämolyse der Erythrozyten mit erhöhtem Hämoglobinumsatz (erhöhtes Serumbilirubin) sowie Anämieneigung.

### Sichelzellanämie

▶ Bei der Sichelzellanämie ist die Glutaminsäure in Position 6 der β-Kette des Hämoglobins durch Valin ersetzt (→HbS). Durch diesen Austausch kommt es zu einer stark verminderten Löslichkeit des sauerstofffreien HbS und infolge der intrazellulären Ausfällung zur Bildung typischer Sichelzellerythrozyten.
Die Folgen der Sichelzellanämie sind multiple kleine Organinfarkte (Sichelzellthromben) sowie eine Anämie (gesteigerte Hämolyse). Die Krankheit liegt in voller Ausprägung nur bei homozygoten Trägern vor, die meist das 30. Lebensjahr nicht er-

reichen. Heterozygote Träger haben eine normale Lebenserwartung. Diese Gruppe von Menschen hat durch bisher ungeklärte Zusammenhänge eine höhere Resistenz gegen Malaria, wodurch man das gesteigerte Vorkommen in tropischen Regionen und bei negroiden Volksstämmen erklären kann (Selektionsvorteil!). ◀

 Die Sichelzellanämie wird sehr gerne im Physikum abgefragt. Deshalb sollte man sich unbedingt merken:

- ▶ es handelt sich um eine Punktmutation in der β-**Kette** (≙ Genmutation)
- Heterozygotenvorteil bei **Malariaerkrankung.** ◀

### Thalassämie (Cooley-Anämie)

Der Thalassämie liegt eine Störung der Polypeptidkettenbildung des Globins zugrunde. Je nach Lokalisation der Störung unterscheidet man α-, β-, δ- und δ, β-Ketten-Thalassämie.
Die häufigste Form ist die β-**Ketten-Thalassämie** (Cooley-Anämie). Es kommt zu einem vorzeitigen Sterben der Erythropoesezellen des Knochenmarks und zu einer verminderten Lebensdauer der peripheren Erythrozyten.
Homozygote Merkmalsträger (Thalassämia major) sterben bereits vor Erreichen des Erwachsenenalters. Heterozygote Merkmalsträger (Thalassämia minor) zeigen meist keine Krankheitssymptome und haben eine normale Lebenserwartung.

## 16.3 Myoglobin

▶ Myoglobin hat die Funktion eines Sauerstoffspeichers und kommt in den Muskelzellen vor. Es besitzt nur ein Häm pro Molekül und kann daher nur ein Sauerstoffmolekül aufnehmen. Im Gegensatz zur sigmoiden $O_2$-Bindungskurve des Hämoglobins besitzt das Myoglobin eine *hyperbelförmige* Sauerstoffbindungskurve (Abb. 16.11).

Myoglobin hat eine sechsfach höhere Affinität zu Sauerstoff als Hämoglobin und kann diesen nur bei extrem niedrigem Sauerstoffpartialdruck, z. B. Sauerstoffschuld des arbeitenden Muskels, abgeben. Bei venösem $P_{O_2}$ von ca. 20–40 mmHg ist Myoglobin noch zu 95 % sauerstoffgesättigt.

Sauerstoffsättigung / [%]

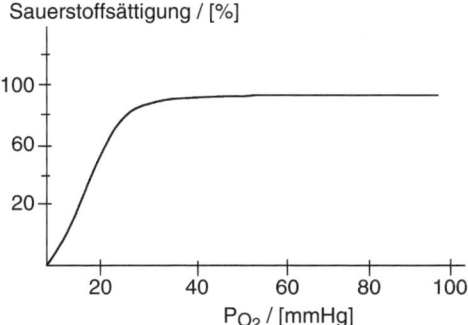

$P_{O_2}$ / [mmHg]

**Abb. 16.11:** Sauerstoffbindungskurve des Myoglobins.

▶ An dieser Stelle sollte noch erwähnt werden, dass nicht nur Myoglobin, sondern auch das fetale Hb (HbF), eine höhere Sauerstoffaffinität als das adulte Hb (HbA) besitzt. ◀

# 16.4 Erythrozyten

## 16.4.1 Erythropoese

Erythrozyten werden vor allem im roten Knochenmark gebildet (Erythropoese oder Erythropoiese). Während der Entwicklung der Stammzellen zu ausdifferenzierten Zellen verlieren die Erythrozyten nach und nach ihre Zellorganellen. Nach Abstoßung des Zellkerns entstehen die Retikulozyten als letzte Vorstufe der Erythrozyten. Die Retikulozyten sind trotz fehlenden Zellkerns in der Lage, Hämoglobin zu bilden, da sie noch über Hb-spezifische mRNA verfügen.

Die Erythrozytenbildung wird hormonell durch **Erythropoetin (EPO),** ein Glykoprotein der Niere, gesteuert. (☞ Abb. 16.1). Erythropoetin stimuliert die Reifung und Differenzierung der Erythrozyten im Knochenmark. Der adäquate Reiz zur Ausschüttung von Erythropoetin ist $O_2$-Mangel (→ Effekt des Höhentrainings).

Für die Erythropoese werden vor allem Folsäure, Pyridoxin und Cobalamin (Vitamin $B_{12}$) benötigt.

> **☞ Klinik!**
>
> Neuerdings steht gentechnologisch hergestelltes Erythropoetin als Therapeutikum bei bestimmten Anämieformen, z. B. renaler Genese, zur Verfügung.

## 16.4.2 Stoffwechsel der Erythrozyten

Erythrozyten unterscheiden sich von anderen Zellen vor allem durch den Verlust von Zellkern und Mitochondrien im Verlauf der Erythropoese. Erythrozyten besitzen daher nur die zytoplasmatischen Stoffwechselwege:
● Glykolyse
● Pentosephosphatweg.

### Glykolyse

▶ Hauptenergiequelle der Erythrozyten ist die Glykolyse. Der glykolytische Abbau der Glucose ist für die Erythrozyten der einzige Stoffwechselweg, mit dem sie ATP gewinnen können (Substratkettenphosphorylierung). Dazu werden von den Erythrozyten täglich 20–30 g Glucose zu Lactat umgewandelt. Das gebildete ATP wird benötigt für: ◀
● Antrieb von Ionenpumpen (z. B. $Na^+/K^+$-Pumpe)
● Glutathion-Synthese
● Strukturerhaltung.

Ausnahme: Der Transport von Sauerstoff verbraucht keine Energie.

Zu den beiden Substanzen 2,3BPG und Glutathion werden gerne Fragen zur Funktion gestellt.

### Die Rolle des 2,3-Bisphosphoglycerats (2,3BPG)

▶ Der Erythrozyt wandelt ca. 20 % des in der Glykolyse entstehenden 1,3-Bisphosphoglycerats in 2,3-Bisphosphoglycerat (auch 2,3-Diphosphoglycerat genannt) um. Dabei geht durch Umlagerung der energiereichen Anhydridbindung in eine Esterbindung eine energiereiche Bindung verloren, was zur Umgehung der Phosphoglyceratkinase-Reaktion und somit der ATP-Gewinnung führt.(☞ Kap. 6.2.2). Das 2,3DPG kann nach hydrolytischer Abspaltung des $C_2$-Phosphatrestes (Bisphosphoglyceratphosphatase) als 3-Phosphoglycerat in die Glykolyse eingeschleust werden und so doch noch einen ATP-Gewinn einbringen (☞ Kap. 6.2.2). ◀

**16**

> **Merke!**
>
> Durch diesen „Umweg" in der Glykolyse entsteht in den Erythrozyten weniger als die möglichen 2 mol ATP pro mol Glucose.

▶ **Funktionen des 2,3DPG:**

- Das 2,3DPG ist ein allosterischer Inhibitor des Desoxyhämoglobins, indem es sich an dessen β-Ketten anlagert.

  Normalerweise herrscht im gesamten Blut immer ein Gleichgewicht zwischen DesoxyHb und $HbO_2$. Wenn nun DesoxyHb durch 2,3DPG blockiert und aus diesem Gleichgewicht entfernt wird, kommt es auf der anderen Seite zu einer erleichterten Freisetzung von Sauerstoff.

  → *2,3DPG senkt die Sauerstoffaffinität des Blutes (☞ Rechtsverschiebung Kap. 16.2.3).*

- Die γ-Kette fetalen Blutes bindet 2,3DPG schwächer als die β-Kette adulten Blutes. Somit sind höhere 2,3DPG-Konzentrationen erforderlich, um eine ausreichende $O_2$-Abgabe in peripheres Gewebe eines Foetus zu erreichen.

  → *Foeten besitzen eine deutlich höhere 2,3DPG-Konzentration.* ◀

## Wozu Glutathion?

Der Erythrozyt produziert in ATP-abhängiger Reaktion *(Glutathionsynthetase)* das Tripeptid **Glutathion.** Es besteht aus Glutamat, Cystein und Glycin (Abb. 16.12).

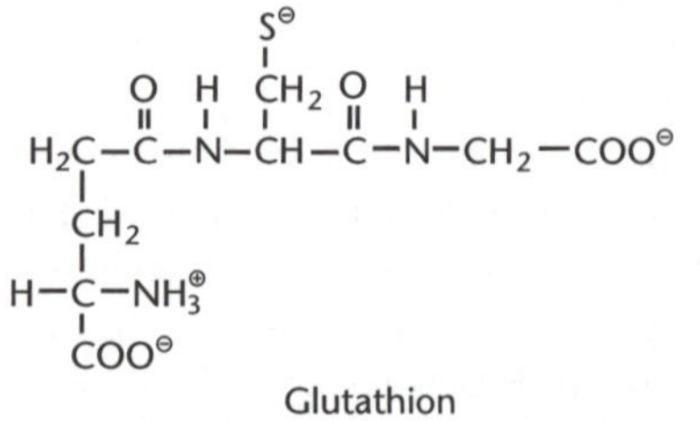

$$H_2C-C-N-CH-C-N-CH_2-COO^{\ominus}$$

Glutathion
(γ-Glutamyl-Cysteinyl-Glycin)

**Abb. 16.12:** Glutathion.

▶ Glutathion stellt ein Redoxsystem dar und schützt im Erythrozyten die Sulfhydrylgruppen von Enzymen (Hexokinase, Glucose-6-Ⓟ-Dehydrogenase) sowie die Membran und das Hb vor Oxidation. Es wird einfach an Stelle dieser Substanzen oxidiert, wobei sich zwischen zwei oxidierten Glutathionmolekülen eine Disulfidbrücke ausbildet.

Die erythrozytäre *Glutathionreduktase* wandelt das oxidierte Glutathion wieder in die reduzierte Form um. Das dafür notwendige $NADPH+H^+$ entstammt dem Pentosephosphatweg (☞ Kap. 6.6). ◀

> **Merke!**
>
> Weitere Funktionen des Glutathions (nicht in Erythrozyten!)
> - Es ist Bestandteil des Leukotriens $C_4$
> - Es kann in der Leber an Konjugationsreaktionen der Phase II beteiligt sein (☞ Kap. 17.2.3).

## 16.4.3 Enzymdefekte der Erythrozyten

### Glucose-6-Ⓟ-Dehydrogenase-Mangel

▶ Der häufigste Defekt im Enzymsystem der Erythrozyten ist ein Mangel an Glucose-6-Phosphatdehydrogenase. Es ist ein Enzym des Pentosephosphatweges und katalysiert die Reaktion:

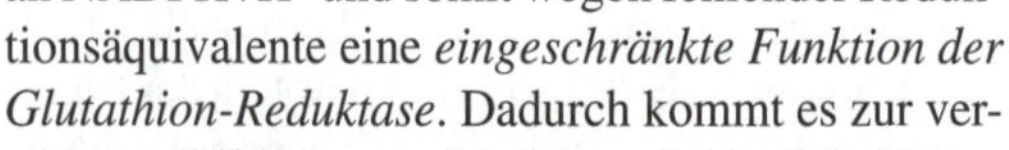

Glucose-6-Ⓟ $\xrightarrow[]{\text{Glucose-6-Ⓟ-Dehydrogenase}}$ 6-Phosphogluconat

**Abb. 16.13:** Reaktion der Glucose-6-Phosphatdehydrogenase.

Die Folge dieses Enzymdefektes ist ein Mangel an $NADPH+H^+$ und somit wegen fehlender Reduktionsäquivalente eine *eingeschränkte Funktion der Glutathion-Reduktase*. Dadurch kommt es zur vermehrten Bildung von Methämoglobin (Methämoglobinämie; ☞ Kap. 16.2.2). Man schätzt die Zahl der Träger eines Enzymdefektes der Glucose-6-Ⓟ-Dehydrogenase auf mehrere Millionen. Es wurden bereits über 100 verschiedene Varianten der Glucose-6-Ⓟ-Dehydrogenase (mutierte Allele) gefunden, die mit sehr unterschiedlicher Symptomatik beschrieben wurden.

Eine besondere Form des Glucose-6-Ⓟ-Dehydrogenase-Mangels ist der im Mittelmeerraum häufige **Favismus** (x-chromosomal rezessiv). Dabei kommt es nach dem Genuss von Favabohnen zu einer teils lebensbedrohlichen hämolytischen Anämie. ◀

### Glutathion-Reduktase-Defekt

Auch Defekte der Glutathion-Reduktase selbst sind beschrieben worden. In diesem Fall steht zwar NADPH+H$^+$ zur Verfügung, es kann jedoch nicht verwendet werden → Methämoglobinämie.

### Familiäre Methämoglobinämie

Die Aktivität der Methämoglobin-Reduktase ist stark erniedrigt. Die Folgen sind:
- Anstieg des Methämoglobinspiegels auf 20–30 %
- mangelhafte Sauerstoffversorgung des Gewebes mit kompensatorischem Anstieg der Erythrozytenzahl (Polyzytämie).

### Pyruvatkinase-Mangel

Dieser Mangel führt zu einer Einschränkung der Glykolyseaktivität im Erythrozyten, die jedoch zur Aufrechterhaltung der zellulären Integrität essenziell notwendig ist. Je nach Ausprägung des Mangels kommt es zu einer mehr oder weniger starken hämolytischen Anämie.

## 16.4.4 Blutgruppeneigenschaften

☞ auch Kap. 12.4.4

Auf der Zelloberfläche der Erythrozyten sind antigene Strukturen vorhanden, die die Blutgruppenzugehörigkeit festlegen. Die bekanntesten Gruppen sind die AB0-Antigene, es gibt jedoch eine Vielzahl weiterer Antigenstrukturen, z.B. Rh-Faktor usw. Außer den Erythrozyten besitzen auch Endothel- und Epithelzellen, Thrombozyten, Leukozyten und Spermien solche Antigenstrukturen.

Chemisch kann man bei einem Blutgruppenantigen ein Trägermolekül (Lipid) sowie die eigentliche determinante Gruppe (meist ein Oligosaccharid) unterscheiden. Es handelt sich also um **Glykolipide**.

Die Oligosaccharide des AB0-Systems unterscheiden sich nur durch den Austausch eines einzigen Zuckerrestes. Als Zucker kommen Galaktose, Galaktosamin, N-Acetyl-Galaktosamin, Fucose und N-Acetyl-D-Glucosamin als Zucker vor:
- Die sog. „H-Substanz", die die Träger der Blutgruppe 0 auszeichnet, besteht aus N-Acetyl-Glucosamin, Galaktose und Fucose.

- Bei Trägern der Blutgruppe A ist an die H-Substanz ein Molekül N-Acetyl-Galaktosamin,
- bei Trägern der Blutgruppe B ein Galaktoserest angeknüpft.

80 % der Bevölkerung (Sekretoren) scheiden in Urin, Speichel, Magensaft, Spermaflüssigkeit und Zervikalschleim wasserlösliche Blutgruppenantigene in Form von Glykoproteinen aus.

## 16.5 Blutplasma

### Definition

Blut lässt sich in Blutzellen und Blutplasma aufteilen. Das proteinreiche Blutplasma kann man wiederum in Serum und Fibrinogen auftrennen. **Serum** ist also Fibrinogen-freies Plasma.

## 16.5.1 Plasmaproteine

Das Blutserum besitzt einen Gesamtproteingehalt von 6–8 g/100 ml. Diese Proteine lassen sich elektrophoretisch in fünf Fraktionen trennen (☞ Kap. 2.3.5).

1. **Albumine** (ca. 55–70 %) ∼ 60 %
2. $\alpha_1$-**Globuline** (ca. 2–5 %) ∼ 4 %
3. $\alpha_2$-**Globuline** (ca. 5–10 %) ∼ 8 %
4. $\beta$-**Globuline** (ca. 10–15 %) ∼ 12 %
5. $\gamma$-**Globuline** (ca. 12–20 %) ∼ 16 %

### Albumine

Die **Albumine** (MG ca. 68.000) bilden mit 55–70 % den mengenmäßig wichtigsten Anteil der Serumproteine. Sie werden in der Leberzelle zunächst als Proalbumine synthetisiert, die durch hydrolytische Abspaltung eines N-terminalen Peptides in Albumine umgewandelt werden.

Der größte Teil des kolloidosmotischen Druckes wird durch Albumine bedingt (☞ Kap. 1.2).

Von großer Bedeutung ist ferner die Transportfunktion der Albumine (Vehikelproteine) für freie Fettsäuren, Vitamin B$_{12}$, Mg$^{2+}$, Cu$^{2+}$, Bilirubin, Cholesterin, verschiedene Hormone (Thyroxin, Cortisol) sowie Pharmaka. Außerdem stellen Albumine eine Eiweißreserve dar.

**16**

## Lipoproteine

Die **Lipoproteine** stellen Komplexe aus einer variablen Kombination von Proteinen und Lipiden dar. Nur durch Bildung von Lipoproteinen ist es möglich, schlecht wasserlösliche Lipide im Blut zu transportieren. Bekannte Lipoproteine sind: Chylomikrone, VLDL, LDL und HDL (☞ Kap. 7.8).

### 16.5.2 Plasmaenzyme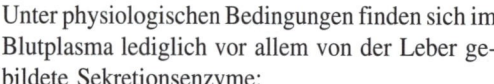

Unter physiologischen Bedingungen finden sich im Blutplasma lediglich vor allem von der Leber gebildete Sekretionsenzyme:
- **Enzyme der Blutgerinnung**
- **Pseudocholinesterase** (besitzt unklare physiologische Funktion)
- **LCAT** (☞ Kap. 7.7.1)
- **Lipoproteinlipase** (aus Pankreas – spaltet Lipoproteine des Plasmas)
- α-**Amylase** (aus Pankreas und Parotis – spaltet Stärke)

> **℧ Klinik!**
>
> Andere im Serum messbare Enzymaktivitäten sind immer Zeichen einer Organschädigung, bei der es zum Austritt von Enzymen in das Blutplasma kommt. Je nach auftretenden Enzymen kann man auf das betroffene Organ

sowie die Schwere der Schädigung schließen. Bei geringen Schäden treten *zytoplasmatische* Enzyme, bei schweren Schäden auch *mitochondriale* Enzyme der betroffenen Organe im Plasma auf (Tab. 16.2).

### 16.5.3 Niedermolekulare Plasmabestandteile

Zu den niedermolekulare Plasmabestandteile gehören:
- Harnstoff, Harnsäure, Kreatinin, freie AS
- Glucose
- Cholesterin, Triacylglycerine
- Natrium, Kalium, Calcium, Eisen

### Stickstoffhaltige Verbindungen

Der Reststickstoffgehalt wird nach Ausfällung der Plasmaproteine im eiweißfreien Serumfiltrat gemessen. Gemessen werden:
- **Harnstoff**
  - Endprodukt des AS-Stoffwechsels
  - $10-50$ mg % (= $1,6-8,2$ mmol/l)
- **Harnsäure**
  - in der Leber gebildetes Endprodukt des Purinabbaus
  - $2,9-6,9$ mg % (= $0,17-0,41$ mmol/l)

**Tab. 16.2: Enzyme als Indikator einer Organschädigung.**

| Enzym | tritt auf bei | Halbwertszeit |
|---|---|---|
| Glutamat-Oxalacetat-Transaminase (GOT) | Leber-, Herz-, Muskelschäden | 12–22 Stunden |
| Glutamat-Pyruvat-Transaminase (GPT) | Leber-, Herzschäden | 37–57 Stunden |
| Kreatinphosphokinase (CK, CPK) | Herz-, Muskelschädigung | ca. 15 Stunden |
| γ-Glutamyl-Transpeptidase (γ-GT) | Leber-, Galle-, Herz-, Pankreas-, Nieren-, Milzschäden | 3–4 Tage |
| alkalische Phosphatase (aP) | Knochen-, Leber-, Dünndarmschäden | 3–7 Tage |
| saure Phosphatase (sP) | bei Erkrankungen der Prostata, vor allem bei Karzinomen | |
| Lactat-Dehydrogenase (LDH) | Herzinfarkt, Leberschäden (Isoenzymbestimmung!) | LDH$_1$ (Herz) 53–173 Stunden LDH$_5$ (Leber) 8–12 Stunden |
| Glutamat-Dehydrogenase (GlDH) | Leberschäden | 17–19 Stunden |
| α-Amylase | Pankreasschäden | – |
| β-Hydroxybutyrat-Dehydrogenase | Leberschäden | – |

- **Kreatinin**
  - Muskelstoffwechsel
  - $0,5-1,5$ mg % (= $0,04-0,13$ mmol/l)
- **Freie AS.**

> **Klinik!**
>
> **Nierenschädigung**
> Die stickstoffhaltigen Verbindungen, insbesondere Kreatinin, werden in der Diagnostik zur Kontrolle der Nierenfunktion eingesetzt. Bei Nierenschädigung ist die Konzentration der harnpflichtigen Substanzen erhöht.

### Einige Normalwerte

- **Blutglucose** $70-100$ mg/dl (= $3,9-5,5$ mmol/l)
- **Gesamtcholesterin** $150-220$ mg/dl (= $3,9-6,2$ mmol/l)
- **Triacylglycerine** bis $172$ mg/dl
- **Natrium** $135-145$ mmol/l
- **Kalium** $3,5-5,5$ mmol/l
- **Calcium** $2,2-2,6$ mmol/l
- **Eisen** $13,4-31,3$ mmol/l (als $Fe^{3+}$ an Transferrin gebunden).

> **Merke!**
>
> In Abhängigkeit von der Nahrungszusammensetzung, Ernährungslage oder Organschäden können erhebliche Konzentrationsschwankungen auftreten.

## 16.6 Blutgerinnung

 Die Blutgerinnung ist ein sehr beliebtes Prüfungsthema, sowohl schriftlich als auch mündlich. Es ist hier nachdrücklich zu empfehlen, den kompletten Abschnitt genauestens zu lernen. Sie sollten die Blutgerinnung optimalerweise im Schlaf beherrschen. Außerdem werden Sie auch in den klinischen Fächern immer wieder mit der Gerinnung zu tun haben.

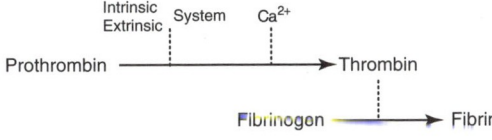

**Abb. 16.14:** Das Prinzip der Blutgerinnung.

### 16.6.1 Prinzip der Blutgerinnung

Defekte im Blutgefäßsystem müssen schnell und zuverlässig abgedichtet werden, um Blutverluste so klein wie möglich zu halten.

Das Prinzip der Blutgerinnung läuft in mehren Schritten ab. ▶ Am Ende steht die Aktivierung des Prothrombins zu Thrombin (Proteolyse), welches dann Fibrinogen zum vernetzenden Fibrin umwandeln kann. Prothrombin lässt sich auf zwei verschiedenen Wegen zu Thrombin aktivieren, dem Intrinsic- oder Extrinsic-System. Dabei sind immer $Ca^{2+}$-Ionen und Phospholipide erforderlich (Abb. 16.14).

**Thrombin** ist eine Endopeptidase, die aus dem wasserlöslichen Fibrinogen kleine Fibrinopeptide freisetzt. Diese Fibrinmonomere können nun durch Seit- zu-Seit- und End-zu-End-Anlagerungen netzartig zu Fibrin polymerisieren. ◀

Der **Faktor XIIIa** (☞ unten) führt schließlich zu einer festen Vernetzung des Fibrins. Diese feste Vernetzung wird durch die Bildung von kovalenten Bindungen zwischen Gln und Lys der einzelnen Fibrinketten erreicht. Das Fibrin zieht sich dabei so zusammen, dass das Blutgerinnsel sich verkleinert und Serum abpresst (**Retraktion**).

In das Gerinnsel wandern nun Fibroblasten ein. Die Fibroblasten tragen auf ihrer Oberfläche ein Fibrin-ähnliches Protein, das Fibronektin. Faktor XIIIa vernetzt nun das Fibronektin mit dem Fibrin, so dass die Fibroblasten am Fibrin fixiert sind. Der Faktor XIIIa ist also für die Wundheilung besonders wichtig.

### 16.6.2 Intrinsic System

Das Intrinsic System (vaskuläres System) dient vorwiegend dazu, kleinere Gefäßverletzungen abzudichten. Man nimmt an, dass Fibrinbildung und Fibrinolyse unter physiologischen Bedingungen parallel stattfinden und dafür sorgen, dass der Strömungswiderstand der Gefäße möglichst klein gehalten wird.

Wird ein Gefäß beschädigt oder liegt eine unphysiologische, raue Oberfläche vor, so kommt es zunächst zu einer ca. eine Minute dauernden Kontraktion der glatten Muskelzellen und in der Folge zur ADP-abhängigen Thrombozytenadhäsion und -aggregation. Die Thrombozyten schütten vasokonstriktorische Stoffe, z. B. Serotonin, Katecholamine sowie den Plättchenfaktor 3 (PF 3) und Blutthrombokinase aus (→ visköse Metamorphose der Thrombozyten). **PF 3** und der direkte Kontakt mit einer **unphysiologischen Oberfläche** setzen dann die „Gerinnungskaskade" in Gang (Abb. 16.15).

Die Aktivierung des Intrinsic Systems dauert länger als die des Extrinsic Systems (Größenordnung: Minuten).

### 16.6.3 Extrinsic System

Das Extrinsic System (extravasorisches System) erfordert weniger Schritte und ist in Sekundenschnelle aktiviert. Durch eine Gewebsverletzung wird im Gewebe vorhandenes **Gewebsthromboplastin (Faktor III, Thrombokinase)** freigesetzt und durch **freiliegende Kollagenfasern** aktiviert (Kontaktaktivierung).

▶ Sowohl das Extrinsic als auch das Intrinsic System „münden" in der Aktivierung des Faktors X und verlaufen anschließend gleichartig. Der Faktor X führt dann gemeinsam mit anderen Faktoren zu einer Aktivierung des Prothrombins zu Thrombin. ◀

> **Merke!**
>
> **Die Abdichtungsgeschwindigkeit einer Gewebsläsion liegt**
> - beim extrinsischen System im Sekundenbereich
> - beim intrinsischen System im Minutenbereich.

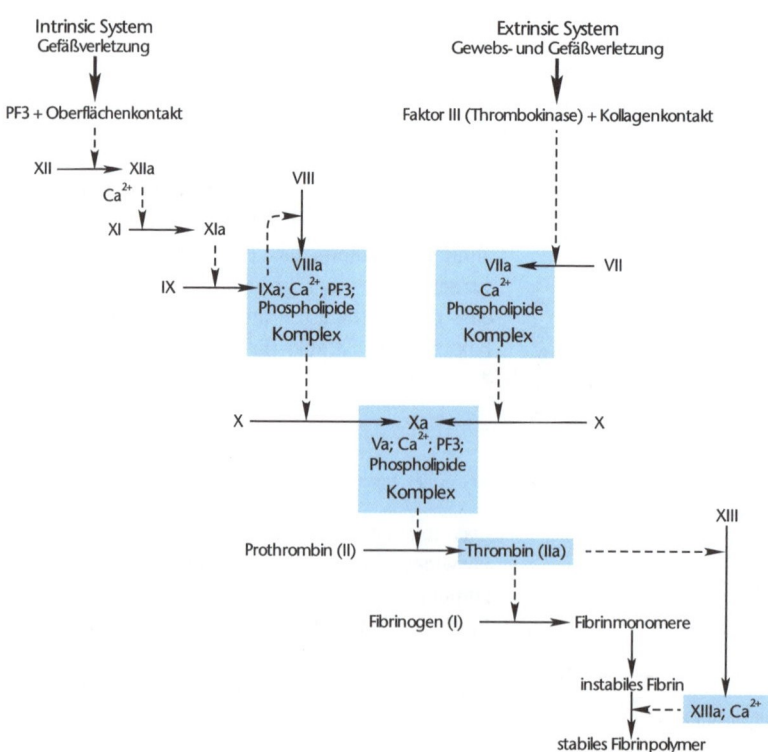

**Abb. 16.15:** Übersicht über die Blutgerinnung.

# 16.6.4 Blutgerinnungsfaktoren

Die Nomenklatur der Gerinnungsfaktoren führt leicht zu Verwirrungen. Sie tragen alle verschiedene Eigennamen, die helfen können, sich ihre Funktion zu merken, doch wichtig sind vor allem die römischen Ziffern. Sobald ein Gerinnungsfaktor aktiviert wurde, wird der Ziffer ein „a" hinzugefügt. Die meisten Faktoren sind übrigens Proteinasen, die im Beisein von $Ca^{2+}$ und Phospholipiden ihrerseits einen weiteren Faktor aktivieren, so dass es zur Gerinnungskaskade kommt.

- Faktor I = Fibrinogen
- Faktor II = Prothrombin
- Faktor III = Gewebsthromboplastin (Thrombokinase)
- Faktor IV = Calcium ($Ca^{2+}$)
- Faktor V = Proaccelerin
- Faktor VII = Prokonvertin
- Faktor VIII = Antihämophiles Globulin A
- Faktor IX = Christmas Factor
- Faktor X = Stuart Prower Factor
- Faktor XI = Plasmathromboplastin
- Faktor XII = Hageman Factor
- Faktor XIII = Fibrinstabilisierender Factor

# 16.6.5 Regulation der Blutgerinnung

Die Aktivität der Gerinnungsfaktoren wird durch eine ganze Reihe von im Blutplasma vorhandenen Inhibitoren reguliert. Es handelt sich bei diesen meist um Stoffe, die die Aktivierung von proteolytischen Enzymen hemmen können, die an der Blutgerinnung beteiligt sind. Diese Inhibitoren sind also **Protease-Inhibitoren**.

Die Protease-Inhibitoren gehören zu den α-Globulinen.

## Antithrombin III

Antithrombin III bildet mit Thrombin einen Komplex im Verhältnis 1:1, wodurch das aktive Zentrum des Thrombins blockiert wird.

> **Klinik!**
>
> ▶ Die Affinität von Antithrombin III zu Thrombin wird durch **Heparin** um das 1000-fache erhöht, was die bekannte gerinnungshemmende Wirkung des Heparins erklärt. ◀

## α2-Makroglobulin

$α_2$-Makroglobulin wirkt ähnlich wie das Antithrombin III, wird allerdings nicht von Heparin aktiviert.

## α1-Antitrypsin

$α_1$-Antitrypsin wirkt ähnlich wie $α_2$-Makroglobulin.

## Thrombozyten-aktivierender Faktor (platelet activating factor, PAF)

PAF ist ein Etherphospho**lipid** (☞ Kap. 7.1.2, Abb. 7.11).

Es fördert schon in geringsten Konzentrationen die Thrombozytenaggregation und eine Vasodilatation.

# 16.6.6 Hemmstoffe der Blutgerinnung

## Hemmung der Gerinnung in vivo

### Heparin

▶ Heparin ist eine Mischung von Polyschwefelsäureestern eines Mucopolysaccharids. Heparin übt seine Wirkung über Antithrombin III (AT III) aus, indem es dessen Hemmung von Thrombin aktiviert. Es stoppt die Gerinnung zudem durch sofortige Hemmung der Aktivierung des Faktors X. Ferner werden auch die Faktoren XII, IX und V gehemmt. Eine weitere Wirkung ist die Aktivierung der Lipoproteinlipase (clearing factor). Physiologisch kommt Heparin z.B. in basophilen Granulozyten und Mastzellen vor.

> **Klinik!**
>
> Die Applikation des Heparins muss parenteral erfolgen und wegen seines raschen Abbaus alle 4–6 Stunden wiederholt werden. Basische Proteine (Protaminsulfat) heben die Wirkung des Heparins sofort auf.

### Cumarinderivate

Cumarinderivate sind Vitamin-K-Antagonisten (☞ Kap. 13.1.2), die Vitamin K kompetitiv verdrängen, wodurch die Synthese der Faktoren II,

**16**

VII, IX und X in der Leber gehemmt wird (Hemmung der Carboxylierung von Faktorenvorstufen).

### Hemmung der Gerinnung in vitro

In vitro kann die Gerinnung vor allem durch Calciumantagonisten wie Citrat, Oxalat, EDTA (Ethylen-Diamin-Tetraacetat) und Fluoride gehemmt werden. Auch Heparin ist möglich (☞ oben).

# 16.7 Fibrinolyse

## 16.7.1 Prinzip der Fibrinolyse   !|!

Für den Organismus ist es von großer Bedeutung, dass entstandene Thromben aufgelöst werden können. Dies geschieht durch das System der Fibrinolyse (Abb. 16.16).

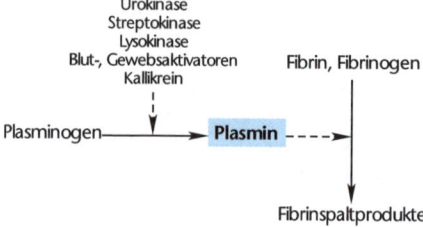

**Abb. 16.16:** Prinzip der Fibrinolyse.

▶ Das im Plasma vorhandene Plasminogen wird durch Aktivatoren in das aktive Plasmin umgewandelt. Plasmin ist eine Protease mit besonders hoher Affinität zu Fibrin. Fibrin wird durch Plasmin in wasserlösliche Spaltprodukte zerlegt. ◀

Auch die Faktoren V und VIII werden von Plasmin unwirksam gemacht.

## 16.7.2 Plasminaktivatoren   !|!

▶ Als Plasminaktivatoren können dienen:
- **Urokinase**
  Physiologischer Aktivator, der in geringen Mengen mit dem Urin ausgeschieden wird.
- **Streptokinase**
  Aktivator, der aus hämolysierenden Streptokokken stammt. Er wird therapeutisch eingesetzt, kann jedoch als Antigen wirken.
- **Lysokinase**
- **Verschiedene Aktivatoren aus Blut und Gewebe**
  Die Aktivatoren kommen in Speichel, Tränenflüssigkeit, Muttermilch, Sperma und Urin vor. Besonders hohe Konzentrationen findet man in Uterus (Flüssigbleiben des Menstruationsblutes!), Lunge, Nebenniere und Prostata. ◀

## 16.7.3 Inhibitoren der Fibrinolyse

Die Fibrinolyse wird gehemmt durch:
- ε-Aminocapronsäure (Antifibrinolytikum), das die Aktivierung des Plasmins verhindert
- **Proteine mit Antiplasminaktivität,** z. B. α-Antiplasmin III u. Ä.

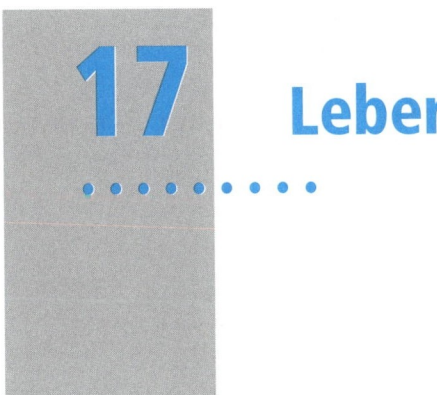

# 17 Leber

Die Leber ist die größte Drüse des menschlichen Organismus und spielt im Gesamtstoffwechsel eine zentrale Rolle. Sie kann fast alle bekannten Stoffwechselreaktionen durchführen, so dass eine künstliche Leber nicht denkbar ist.

## 17.1 Stoffwechselfunktionen der Leber

Dieses Kapitel fasst die Aufgaben der Leber zusammen und ergänzt einige Reaktionen, die zuvor noch nicht besprochen wurden. Nutzen Sie dieses Kapitel daher auch, um Ihr Wissen zu überprüfen. Beherrschen Sie die unter 17.1.1 aufgeführten Stoffwechselwege schon?

### 17.1.1 Der Stoffwechsel der Leber im Überblick

- Drüsensekretion (Galle)
- Cholesterinsynthese, Gallensäurensynthese
- Bilirubin-Stoffwechsel
- Blutgerinnung
- Glykolyse und Gluconeogenese
- Energiegewinnung aus Citratzyklus und Atmungskette
- Pentosephosphatweg
- Glykogenaufbau und -abbau
- Galaktose-Stoffwechsel
- Fructose-Stoffwechsel
- Plasmaproteinsynthese
- Fettsäuresynthese
- Lipolyse, β-Oxidation, Ketogenese

- Harnstoffsynthese
- Harnsäuresynthese
- Kreatinsynthese
- Entgiftung.

### 17.1.2 Resorptions- und Postresorptionsphase

Grundsätzlich kann man die Arbeit der Leber in zwei verschiedene Phasen einteilen:

1. In der **Resorptionsphase** synthetisiert die Leber Proteine und speichert Energie in Form von Glykogen und Triacylglycerinen. Ihren Energiebedarf deckt die Leber in dieser Phase durch den Abbau von Aminosäuren und Glucose.
2. In der **Postresorptionsphase** wird die gespeicherte Energie bereitgestellt, z. B. durch Glykogenolyse, Gluconeogenese und Ketogenese. In dieser Phase deckt die Leber ihren Energiebedarf durch den Abbau von Fettsäuren.

### 17.1.3 Stickstoffstoffwechsel

▶ Die durch die Verdauung freigesetzten Aminosäuren gelangen mit dem Pfortaderblut zur Leber und werden dort verarbeitet:
- Aufbau von Plasmaproteinen (Albumin, verschiedene Globuline, Gerinnungsfaktoren)
- Bildung von α-Ketosäuren durch Transaminierung oder oxidative Desaminierung
- Gluconeogenese aus glucoplastischen AS
- Ketogenese aus ketoplastischen AS
- Fettsäuresynthese

● Energiegewinnung durch Abbau im Citratzyklus.

Das bei diesen Stoffwechselwegen sowie im Kolon durch bakteriellen Abbau von Proteinen entstehende Ammoniak ($NH_3$) wird in Harnstoff umgewandelt und so entgiftet (Harnstoffzyklus).

Die Synthese von Harnsäure, Kreatin und Glutamin läuft ebenfalls in der Leber ab. ◄

## Kreatin

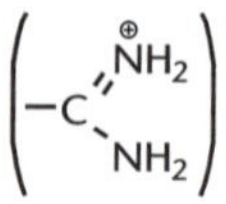

**Abb. 17.1:** Guanidinogruppe.

### Kreatinsynthese
▶ Kreatin (Methylguanidinessigsäure) wird in der Leber gebildet und an das Blut abgegeben.

Kreatinphosphat ist eine wichtige Energiereserve im Muskel (Abb. 17.3). Es entsteht durch Bindung eines Phosphatrestes an das in Abb. 17.2 markierte Stickstoffatom. Durch die *Kreatinphosphokinase (CK, CPK)* wird es wieder in Kreatin umgewandelt, wodurch 1 ATP aus ADP gebildet werden kann.

### Kreatin(in)ausscheidung
Kreatin wird in Form von Kreatinin über die Nieren ausgeschieden. Kreatinin entsteht spontan (nicht

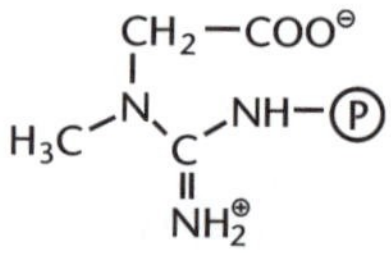

**Abb. 17.3:** Kreatinphosphat.

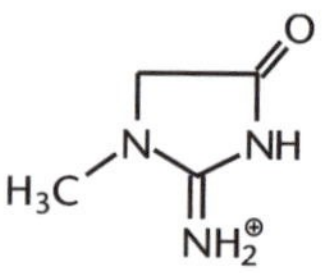

**Abb. 17.4:** Kreatinin.

enzymatisch) im Muskel durch Bildung eines β-Lactamrings (Abspaltung von $H_2O$, Abb. 17.4). Die tägliche Ausscheidungsmenge ist der Muskelmasse proportional. ◄

## Proteinsynthese

Die Leber ist das einzige Organ, das Proteine in größeren Mengen an das Blut abgibt. Mit Ausnahme der Immunglobuline (Synthese in den Lymphozyten) werden alle Plasmaproteine in der Leber aufgebaut.

> **💡 Merke!**
>
> **Plasmaproteine**
> ● Proteine der Blutgerinnung
>   – Prothrombin
>   – Fibrinogen
>   – Faktoren V, VII, IX, X, XI, XII

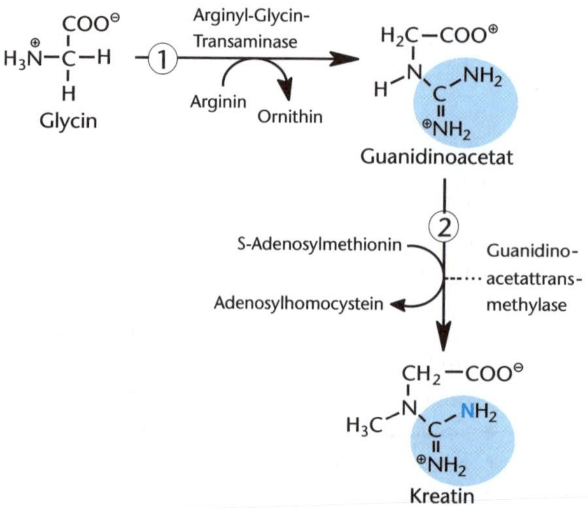

**Abb. 17.2:** Kreatinsynthese.
① Auf Glycin wird eine Guanidinogruppe übertragen, wobei Guanidinoacetat entsteht. Die Guanidinogruppe stammt vom Arginin, das dabei zu Ornithin umgewandelt wird.
Enzym: *Arginyl-Glycin-Transaminase*
② Guanidinoacetat wird durch S-Adenosylmethionin (aktiviertes Methionin) methyliert, wodurch Kreatin entsteht.
Enzym: *Guanidinoacetat-Transmethylase*

- Albumin
- Globuline
- Enzyme, wie z. B. Lipoproteinlipase, Cholinesterase, Pseudocholinesterase.

### 🖐 Klinik!

Bei **Leberparenchymschäden** ist auch die Synthese der Plasmaproteine, insbesondere des Albumins, eingeschränkt. Folglich vermindert sich der kolloidosmotische Druck und es bilden sich periphere Ödeme.
Da die Synthese der $\gamma$-Globuline bei Leberschäden *nicht* gestört ist, steigt die $\gamma$-Globulinkonzentration **relativ** zur Albuminkonzentration. Diese Verschiebung der mengenmäßigen Relationen von Serumproteinen wird als **Dysproteinämie** bezeichnet. Der Albumin-Globulin-Quotient beträgt normalerweise ca. 1,7.
Eine Störung der Proteinsynthese in der Leber kann durch verminderten Abtransport der Lipide (Lipoproteinsynthese ↓) zu einer **Leberverfettung** führen.

## 17.1.4 Lipidstoffwechsel  !!!

▶ Die Leber dient als Speicher für Lipide und hat eine zentrale Funktion für den Lipidstoffwechsel. Sie ist zuständig für
- die Kettenverlängerung und -verkürzung der Nahrungsfette und deren Abbau zu Phospholipiden
- den Ab- bzw. Umbau von Triacylglycerinen und Cholesterin.
- die Synthese der meisten Lipoproteine und 90 % der Cholesterinsynthese (ca. 1 g/d). Alle Organe mit unzureichender Cholesterinsynthese, z. B. die Nebenniere (→ Steroide) werden von der Leber mit Cholesterin versorgt. Das Ausmaß der Cholesterinsynthese hängt in bestimmten Grenzen auch von der Cholesterinaufnahme mit der Nahrung ab.

- die *Gallenbildung* aus Cholesterin und Gallensäuren (z. B. Chenodesoxycholsäure ☞ Kap. 17.4.2).

Zudem ist die Leber das einzige Organ, das zur *Ketogenese* fähig ist, → Hungerstoffwechsel. ◀

## 17.1.5 Glucose-Stoffwechsel  !!!

▶ Die Leber ist für die kontinuierliche Versorgung des Organismus mit Glucose verantwortlich.

Der Glucoseüberschuss bei Nahrungsaufnahme gelangt über die Pfortader in die Leber. Durch die gleichzeitige Insulinausschüttung wird in der Leber die Glykogensynthese gesteigert und so der Glucoseüberschuss gespeichert. Sind die Glykogenvorräte aufgefüllt, werden Fettsäuren gebildet (→ Speicherung in Fettdepots).

Zwischen den Mahlzeiten (sinkender Glucosespiegel → sinkende Insulinsekretion) wird durch Glykogenolyse der Glucosespiegel aufrechterhalten.

Bei längeren Fastenzeiten mit fehlender Glucosezufuhr werden zunächst glucoplastische AS verstoffwechselt (Gluconeogenese) und später Depotfette abgebaut (Bildung von Ketonkörpern). ◀

Der Blutzuckerspiegel wird vor allem durch Hormone kontrolliert:
- senkend: vor allem Insulin
- steigernd: Glucagon, Glucokortikoide (Cortisol, Cortison), Adrenalin, STH.

## 17.1.6 Galaktose-Stoffwechsel

Nur die Leber kann in größerem Umfang Galaktose verstoffwechseln, die als Bestandteil der Lactose vor allem in der Milch enthalten ist (Abb. 17.5).

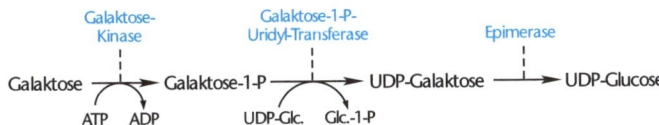

**Abb. 17.5:** Galaktose-Stoffwechsel.
① Galaktose wird zunächst am $C_1$-Atom phosphoryliert.
  Enzym: *Galaktosekinase*
② Galaktose-1-Ⓟ wird dann in UDP-Galaktose umgewandelt. Uridyldonor ist meist UDP-Glucose.
  Enzym: *Galaktose-1-P-Uridyl-Transferase*
③ UDP-Galaktose kann durch Epimerisierung in UDP-Glucose verwandelt werden (☞ Kap. 6.7.3)
UDP-Galaktose kann zur Synthese von Lactose (Milchzucker) verwendet werden und ist außerdem für die Synthese verschiedener Glykolipide und -proteine nötig.

**Kongenitale (angeborene) Galaktosämie**

Sowohl für die Galaktosekinase als auch für die Galaktose-1-℗-Uridyl-Transferase sind erbliche Enzymdefekte beschrieben worden. In beiden Fällen kommt es zu einer kongenitalen (angeborenen) Galaktosämie, d. h. zum Anstieg des Galaktosespiegels im Blut.

- **Galaktosekinasemangel**
  Galaktosämie und Ausscheidung von Galaktose im Urin (Galaktosurie).
- **Galaktose-1-℗-Uridyl-Transferase-Mangel**
  Anstieg der Galaktose-1-℗-Konzentration. Da Galaktose-1-℗ die Enzyme Phosphoglucomutase, Glucose-6-Phosphatase und Glucose-6-℗-Dehydrogenase hemmt, tritt gleichzeitig eine Störung des Glucosestoffwechsels auf.

Bei Galaktose- bzw. Lactoseunverträglichkeit treten bereits in den ersten Lebenswochen folgende Symptome auf:

- Erbrechen
- Durchfälle
- Polyurie
- Hirnschädigungen.

Durch Galaktose- und Lactose-freie Diät lassen sich schwere Schäden verhindern.
Die Diagnose kann durch Aktivitätsbestimmung der betroffenen Enzyme gestellt werden.
Ein Galaktosebelastungstest kann auch der Leberfunktionsprüfung dienen.

### 17.1.7 Fructose-Stoffwechsel

▶ Fructose wird vorwiegend in der Leber verstoffwechselt. Durch die spezifische Fructokinase, die eine sehr hohe Substrataffinität besitzt, wird zunächst Fructose-1-℗ gebildet.

Fructose-1-℗ wird durch die 1-Phosphofructoaldolase (Aldolase B) zu Dihydroxyaceton-℗ und Glycerinaldehyd gespalten. Es kann aber auch zunächst Fructose-1,6-bisphosphat gebildet werden, das anschließend zu Dihydroxyacetonphosphat und Glycerinaldehyd-3-℗ gespalten wird (☞ Kap. 6.7.4). Beide Produkte gelangen über die Glykolyse in den Citratzyklus. ◀

Fructose spielt als Diabetikerzucker eine Rolle, da Fructose fast Insulin-unabhängig verwertet wird.

## 17.2 Biotransformation/ Entgiftung

### 17.2.1 Prinzip der Biotransformation

Die Leber ist auch das zentrale Organ für die Entgiftung (Biotransformation) körpereigener und körperfremder Substanzen, z. B. Arzneimittel und Gifte.

▶ Die Biotransformation läuft am glatten endoplasmatischen Retikulum der Hepatozyten ab. ◀

Da nur wasserlösliche Substanzen ausgeschieden werden können, muss die Wasserlöslichkeit apolarer Substanzen durch Einführung hydrophiler Gruppen erhöht werden. Dies geschieht durch Konjugation, d. h. Kopplung mit stark polaren, negativ geladenen Molekülen, wie z. B. Glucuronsäure oder Sulfat. Manchmal ist eine direkte Kopplung (Phase II der Biotransformation) aufgrund der Molekülstruktur nicht möglich. Dann werden in einer vorausgehenden ersten Phase (Phase I) polare Gruppen, wie -OH oder -COOH, eingefügt, die eine spätere Konjugation möglich machen.

Der Abbau von Fremdstoffen in der Leber führt nicht immer zu weniger toxischen Substanzen. Wird bei der Umwandlung eine Substanz toxischer, so wird dies als „Giftung" bezeichnet.

**Beispiel**

Methanol wird von der Alkohol-Dehydrogenase über Formaldehyd zur noch toxischeren Ameisensäure abgebaut.

### 17.2.2 Phase I: Oxidative und  reduktive Umwandlungen

**Oxidative Umwandlung**

▶ Die Oxidation von Arzneimitteln und Giften wird durch eine mischfunktionelle, mikrosomale Monooxigenase katalysiert. Diese **Monooxigenase** ist $NADP^+$-abhängig und enthält meist **Cytochrom P$_{450}$**. Da die Bildung dieses Enzyms durch Substra-

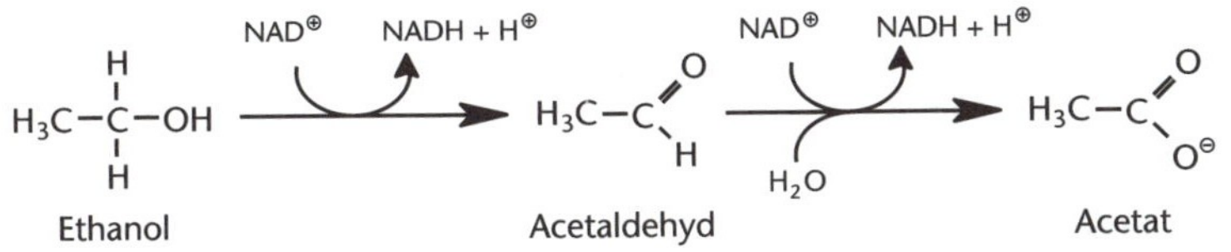

$$H_3C-\overset{\overset{\displaystyle H}{|}}{\underset{\underset{\displaystyle H}{|}}{C}}-OH \quad \xrightarrow{\substack{NAD^\oplus \quad NADH + H^\oplus}} \quad H_3C-C\overset{\displaystyle O}{\underset{\displaystyle H}{<}} \quad \xrightarrow{\substack{NAD^\oplus \quad NADH + H^\oplus \\ H_2O}} \quad H_3C-C\overset{\displaystyle O}{\underset{\displaystyle O^\ominus}{<}}$$

Ethanol                       Acetaldehyd                     Acetat

**Abb. 17.6:** Oxidativer Abbau von Ethanol zu Acetat.

te induziert werden kann, ist dieser Abbauweg ein wichtiger Mechanismus bei der Gewöhnung an Gifte und Arzneimittel. ◄

> **Klinik!**
>
> Bekannt ist dieses Phänomen bei den Barbituraten (Schlafmitteln): Wirkungsverlust bei chronischer Gabe durch erhöhten Abbau und beschleunigte Inaktivierung.

### Reduktive Umwandlung

Durch NADH+H$^+$- bzw. NADPH+H$^+$-abhängige Reduktion werden vor allem Disulfid und Nitrogruppen von Ketonen, Aldehyden, Azofarbstoffen und ungesättigten Alkylverbindungen inaktiviert.

### 17.2.3 Phase II: Konjugation !!!!

▶ Bei der Konjugation regiert die auszuscheidende Substanz mit wasserlöslichen, harnfähigen Derivaten.

 Die wichtigsten Derivate sind in der folgenden Auflistung zusammengefasst. Sie müssen diese Substanzen einer Konjugationsreaktion zuordnen können.

- UDP-Glucuronat (aktive Form der Glucoronsäure) → Glucoronidierung
- PAPS (aktive Form des Sulfats) → Sulfatierung
- Glutathion → Thioätherbildung
- Glycin → Methylierung
- Acetyl-CoA → Acetylierung
- Aminosäuren → Amidierung.

Durch Konjugation werden vor allem Steroidhormone, Bilirubin, Phenole und Gallensäuren umgewandelt.

Während Konjugate mit Glucuronsäure, Sulfat, Acetat oder Aminosäuren aktiv in die Galle sezerniert und größtenteils mit dem Stuhl ausgeschieden werden, wird die *Mercaptonsäure* renal eliminiert. ◄

### 17.2.4 Ethanolabbau

Ethanol (CH$_3$-CH$_2$-OH) kann von einer zytoplasmatischen Alkoholdehydrogenase NAD$^+$-abhängig zu Acetaldehyd oder weiter zu Acetat oxidiert werden (Abb. 17.6).

Acetat kann nach Aktivierung zu Acetyl-CoA (Acetatthiokinase) zu CO$_2$ und H$_2$O verstoffwechselt werden.

### 17.2.5 Schwermetallentgiftung

**Metallothionin** ist ein Cystin-reiches Protein der Leber mit hoher Affinität für zweiwertige Metallionen. Es bindet und entgiftet z.B. Cd$^{2+}$, Cu$^{2+}$, Hg$^{2+}$, Zn$^{2+}$.

Die Bildung von Metallothionin wird durch diese Ionen induziert.

## 17.3 Gallenflüssigkeit

### 17.3.1 Zusammensetzung der Gallenflüssigkeit

Die von der Leber produzierte Gallenflüssigkeit (Lebergalle) besteht aus:

- ca. 93 % Wasser
- ca. 2 % Gallensäuren
- ca. 1 % Elektrolyte
- ca. 1 % Mucin und Gallenfarbstoffe
- ca. 0,2 % Cholesterin und Fettsäuren

(%-Zahlen bezogen auf das Gesamtgewicht).

▶ Die Lebergalle wird in der Gallenblase gespeichert. Durch aktiven NaCl- und damit Wassertransport kann das Gallenblasenepithel die Galle zehnfach konzentrieren (Blasengalle). ◄

**17**

## 17.3.2 Gallensäuren    !!!

> **Merke!**
>
> ▶ Die **Gallensäuren** sind der wichtigste Bestandteil der Galle. Aufgrund der amphiphilen Struktur (Detergenzien) haben sie wesentlichen Anteil an der Verdauung von Fetten. Sie bilden vor allem mit Triacylglycerinen Mizellen, an denen die in der wässrigen Phase wirkende Lipase besser angreifen kann. Die Pankreaslipase wird von den Gallensäuren zudem direkt aktiviert. Fehlen die Gallensäuren (Verschluss der Gallengänge), kann die Fettverdauung erheblich gestört sein.

### Synthese der Gallensäuren

Die Gallensäuren werden in der Leber aus Cholesterin synthetisiert:
- An der Seitenkette entsteht unter Abspaltung einer Copropylgruppe eine Carboxylgruppe.
- In Ring B wird die Doppelbindung hydriert.
- Die Hydroxylgruppe an $C_3$ wird epimerisiert. Außerdem werden weitere Hydroxylgruppen eingeführt.

Die zunächst entstandenen Gallensäuren, Cholsäure und Chenodesoxycholsäure bezeichnet man auch als *primäre Gallensäuren* (Abb. 17.7).

Über eine negative Rückkopplung hemmen Gallensäuren die Synthese von Cholesterin.

Gallensäuren unterliegen einem ausgeprägten **enterohepatischen Kreislauf**. 90 % der sezernierten Gallensäuren werden im Ileum durch einen aktiven Transportmechanismus rückresorbiert.

Die Gallensäuren werden vor allem im Dickdarm durch Bakterien dekonjugiert und in Position 7 dehydroxyliert. Dabei entstehen die *sekundären Gallensäuren*, Desoxycholsäure und Lithocholsäure, die zumindest teilweise auch noch rückresorbiert werden. ◀

 Ein wichtiges Schlagwort dieses Abschnitts ist der Begriff des enterohepatischen Kreislaufs. Stellen Sie sicher, dass Sie dieses Prinzip verstanden haben (☞ Kap. 14.8.3).

### Ausscheidung der Gallensäuren

▶ Gallensäuren werden in Form konjugierter Gallensäuren ausgeschieden. Dafür muss die Gallensäure zunächst mit CoA aktiviert werden (-2 ATP). Anschließend wird die Carboxylgruppe der Seitenkette unter Abspaltung von CoA mit Taurin (Taurocholsäure) oder Glycin (Glykocholsäure) in Peptidbindung verknüpft.

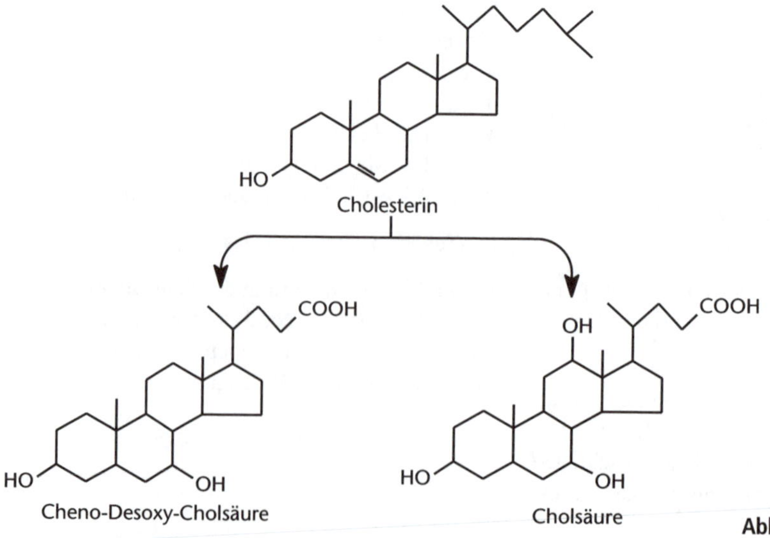

Cholesterin

COOH

OH

COOH

HO    OH
Cheno-Desoxy-Cholsäure

HO    OH
Cholsäure

**Abb. 17.7:** Primäre Gallensäuren.

> **℧ Klinik!**
>
> **Gallensteine**
>
> Enthält die Gallenflüssigkeit mehr Cholesterin als von Gallensäuren und Lecithin emulgiert werden kann, kann Cholesterin ausfallen und Steine bilden. Die Gefahr der Steinbildung besteht also immer dann, wenn entweder der Cholesteringehalt ansteigt oder die Menge der Gallensäuren abnimmt. ◄

# 17.4 Verminderte Leberfunktion

## 17.4.1 Leber des Neugeborenen

> **℧ Klinik!**
>
> Viele Enzymsysteme der Leber sind beim Neugeborenen noch nicht ausgereift und benötigen bis zur Vervollkommnung noch einige Tage bis Wochen.
>
> So lange besteht eine:
> - mangelnde Regulation der Blutglucosekonzentration
> - mangelnde Glucuronidierung von Bilirubin → physiologischer Neugeborenenikterus (Ikterus neonatorum)
> - Einschränkung der Entgiftung von Arzneimitteln.

## 17.4.2 Lebertoxische Substanzen

Lebertoxische Substanzen sind:
- Tetrachlorkohlenstoff ($CCl_4$)
- α-Amanitin: zyklisches Oktapeptid; Hauptwirkstoff des grünen Knollenblätterpilzes (Amanita phylloides)
- Xylol
- Anilin
- Blei
- kontrazeptive Steroide (Pille!)
- anabole Steroide (bei Hochleistungssportlern).

Je nach Substanz kommt es zu:
- Hepatitis
- Degeneration
- Nekrosen
- tumorösen Neubildungen (Hepatomen).

## 17.4.3 Leberschädigung und Serumenzyme

Im Serum treten je nach Stärke und Lokalisation des Leberschadens charakteristische Enzyme auf:
- Bei *geringem Leberzellschaden* sind vor allem Aktivitäten zytoplasmatischer Enzyme erhöht:
  - GOT (Glutamat-Oxalacetat-Transaminase)
  - GPT (Glutamat-Pyruvat-Transaminase)
  - SDH (Sorbit-Dehydrogenase)
  - γ-GT (γ-Glutamyl-Transpeptidase besonders spez. nach Alkoholschädigung).
- Bei *schwerem Leberzellschaden* sind auch die Aktivitäten mitochondrialer Enzyme erhöht:
  - GLDH (Glutamat-Dehydrogenase)
  - mitochondriale GOT.

Liegt ein Gallestau z. B. durch Gallengangverschluss vor, sind in charakteristischer Weise folgende Enzyme erhöht:
- aP (alkalische Phosphatase)
- Leucin-Aminopeptidase.

  Bei *längerdauernder, dekompensierter Funktionseinschränkung der Leber* sinken wegen mangelhafter Produktion auch die Konzentrationen von:
- Cholinesterase
- Lecithin-Cholesterin-Acyl-Transferase
- Gerinnungsfaktoren und Protein.

# 18  Niere

Nutzen Sie auch diese Kapitel, um die bereits besprochenen Reaktionen, die in der Niere ablaufen, zu wiederholen.

## 18.1 Aufgaben der Niere

Die Nieren zählen zu den am besten durchbluteten Organen des menschlichen Organismus (etwa 25 % des Herzzeitvolumens). Sie verbrauchen 8 % des Gesamtsauerstoffs obwohl sie nur etwa 0,8 % der Körpergewichtes ausmachen.

Eine der Hauptfunktionen der Nieren ist die Ausscheidung von Substanzen und Stoffwechselendprodukten, die für den Organismus schädlich sind. Hier ergänzen sich Nieren und Leber: Mit der Nahrung aufgenommene, aus dem Darmtrakt resorbierte, toxische oder nicht weiter verwertbare Substanzen werden nach ihrer Biotransformation in der Leber über Galle und Stuhl ausgeschieden (☞ Kap. 17.2). Giftstoffe, die sich im Blut des Körperkreislaufs befinden, gelangen zu den Nieren und werden dort eliminiert. Die Nieren haben eine große Bedeutung für die konstante Zusammensetzung der Extrazellulär- und indirekt auch der Intrazellulärflüssigkeit.

**Die wichtigsten Aufgaben der Niere sind:**
- Entgiftung und Elimination
- Harnkonzentrierung
- Stickstoffausscheidung
- Stoffauswahl und „Entscheidung" über Sekretion oder Resorption
- Regulation des Säure-Basen-Haushaltes
- Regulation des Salz- und Wasserhaushaltes (Osmolarität, Volumen)
- ▶ Hormonbildung: Calcitriol, Renin, Erythropoietin (EPO; vermehrt bei Hypoxie) ◀
- über Calcitriol: Calcium- und Phosphatresorption, ☞ Kap. 13.3.2
- über Renin: Aldosteronproduktion und Blutdruckregulation, ☞ Kap. 11.4.2
- über EPO: Blutzellbidung, ☞ Kap. 16.4.1.

## 18.2 Mechanismus der Harnbildung

Es bietet sich an dieser Stelle an, beim Lernen zusätzlich ein Physiologielehrbuch zu Rate zu ziehen.

### 18.2.1 Wasserresorption und Harnkonzentrierung

Die Niere des Menschen setzt sich aus ca. 1,2 Millionen Nephronen zusammen. Das Nephron wird in verschiedene Abschnitte unterteilt, die sich histologisch (in ihrer Epithelbeschaffenheit) und auch funktionell (in Permeabilität und Transportverhalten) unterscheiden:
- Glomerulum
- proximaler Tubulus
- Henle-Schleife
- distaler Tubulus
- Sammelrohr.

Im **glomerulären** Abschnitt werden pro Tag ca. 180 l Plasmawasser abfiltriert, welches Moleküle bis zu 60.000 Dalton enthält. Dabei entsteht der plasmaisotone (290 momol/kg) **Primärharn.**

Die verschiedenen **Tubulus-Abschnitte** sind für Resorption und Sekretion zuständig. Diese Funktion variiert von Substanz zu Substanz und abhängig vom jeweiligen Abschnitt des Tubulus. Schädliche und unbrauchbare Stoffe werden von den verwertbaren Stoffen getrennt und ggf. verstärkt sezerniert ($\text{☞}$ GK Physiologie, Transportsysteme). Treibende Kraft für eine im proximalen Tubulus beginnende Konzentration des Primärharns ist u.a. die Resorption von $Na^+$, $Cl^-$ und $HCO_3^-$, denen Wasser folgt.

In den **medullären Abschnitten des Sammelrohres** findet die endgültige Konzentrierung des Urins statt. In Abhängigkeit von ADH ($\text{☞}$ Kap. 11.2.2) wird über den Einbau von Aquaporin II (Wassertransportkanäle) Wasser rückresorbiert. Auch dem Harnstoff kommt hier eine wesentliche Rolle zu ($\text{☞}$ GK Physiologie).

Der täglich in einer Menge von nur ca. 1,5 l ausgeschiedene Endharn hat gegenüber dem Plasma eine vierfach höhere Osmolarität.

> ### 👌 Klinik!
> - **ADH-Mangel** führt zur Wasserdiurese.
> - **Angeborene Transportdefekte** der AS-Rückresorption führen z.B. zur Cystinurie.
> - **Nierenversagen** führt zum Anstieg toxischer Substanzen im Blut.

## 18.2.2 Physiologische Harnbestandteile

Täglich scheidet jeder Mensch zwischen 500 und 2500 ml Urin aus. Das individuelle Urinvolumen hängt stark von der Flüssigkeits- und Nahrungsaufnahme sowie von Flüssigkeitsabgaben über Atmung, Schweiß und Stuhl ab.

Bei einer stark stickstoffhaltigen Ernährung erhöht sich das Urinvolumen, da der anfallende Harnstoff in einem hohen Lösungsvolumen ausgeschieden werden muss.

> ### 👌 Klinik!
> Bei einer Urinabgabe < 400 ml liegt eine *Oligurie*, bei < 100 ml eine *Anurie*, bei > 2,5 l eine *Polyurie* vor.

> ### 💡 Merke!
> Durch verschiedene Lebensbedingungen und hormonelle Einflüsse können die Konzentrationen der Harnbestandteile erheblich schwanken.

 Die Tabelle 18.1 soll Ihnen einen Eindruck über Mengenverhältnisse der physiologischen Harnbestandteile liefern. Es ist dabei nicht von Nöten, die exakten Zahlenwerte auswendig zu lernen. Viel wichtiger ist es für Sie, dass Sie die pathologischen Harnbestandteile kennen, die Ihnen unter Punkt 18.2.3 noch vorgestellt werden.

Der Schwefel der AS Methionin und Cystein wird nach Oxidation zum $SO_4^{2-}$ entweder direkt als anorganisches Sulfat oder als Estersulfat ausgeschieden.

**18**

> ### 💡 Merke!
> Da die Ausscheidung der Harnbestandteile einem zirkadianen Rhythmus unterliegt (z.B. Phosphatausscheidung: max. ~20 Uhr, min. ~6 Uhr) sollten Bestimmungen im 24 h-Sammelurin durchgeführt werden.

**Tab. 18.1: Harnbestandteile bei einer Harnmenge von ca. 1500 ml.**

| Substanz | [g] | [mmol] |
|---|---|---|
| $Na^+$ | 1,0–5,0 | 50–120 |
| $K^+$ | 1,2–4,0 | 30–100 |
| $Ca^{2+}$ | 0,1–0,4 | 5–20 |
| $Mg^{2+}$ | 0,07–0,15 | 3–6 |
| $Cl^-$ | 2,0–7,0 | 60–200 |
| $PO_4^{3-}$ | | 10–40 |
| $SO_4^{2-}$ | | 30–60 |
| Harnstoff | 15–30 | 250–500 |
| Harnsäure | 0,2–0,8 | 1,2–5,0 |
| Kreatinin ♀ | 1,2 | 9–18 |
| ♂ | 1,8 | 9–18 |
| freie AS | 0,1–0,6 | 1–6 |
| Glucose | ·/· | ·/· |

## 18.2.3 Pathologische Harnbestandteile

Treten Substanzen wie Eiweiße, Zucker oder Hämoglobin im Urin auf, liegt dem fast immer ein pathologischer Prozess zugrunde.

### Klinik!

- **Proteinurie**
  tritt bei Nierenerkrankungen auf, die mit Veränderungen der glomerulären Membran einhergehen, z. B. Nephritis, Nephrose. Physiologisch während der Schwangerschaft (meist Albuminurie).
- **Glukosurie**
  tritt nach Überschreiten des tubulären Transportmaximums von 180–200 mg/d auf, z. B. bei Diabetes mellitus. Auch andere Zucker können in den Urin gelangen (☞ Kap. 6.7.3). Eine Glukosurie, die auf einem Defekt des Transportsystems beruht, wird als renaler Diabetes bezeichnet (normale Blut-Glucosespiegel).
- **Hämoglobinurie**
  tritt nur nach schweren intravasalen Hämolysen auf. Dabei wird eine Konzentration von 120 mg/100 ml überschritten. Treten Erythrozyten im Harn auf, z. B. bei Blutungen im Bereich der ableitenden Harnwege, spricht man von **Erythozyturie** oder **Hämaturie**.
- ▶ **Ketonurie**
  Bei erhöhtem Fettstoffwechsel und dadurch gesteigerter Acetyl-CoA-Konzentration, z. B. bei Diabetes mellitus oder Hunger, werden vermehrt Ketonkörper gebildet und im Harn ausgeschieden (normal: 3–15 mg/d). ◀

## 18.2.4 Harnsteine

Harnsteine enthalten meistens 25 % organische und 75 % mineralische Anteile. Wenn das Löslichkeitsprodukt dieser Stoffe überschritten wird, d. h. nicht genug Flüssigkeit vorhanden ist die Stoffe zu lösen, führt dies zur Kristall- und Steinbildung in Niere oder Harnleiter.

### Klinik!

▶ **Die wichtigsten Harnkonkremente sind:**
- Ca-Oxalatsteine (²/₃ der Fälle)
- Ca-Phosphatsteine (z. B. bei Hyperparathyreoidismus)
- Magnesium-Ammonium-Phosphatsteine (Struvit/„Infektsteine")
- Cystinsteine
- Uratsteine (Harnsäuresteine; z. B. bei Hyperurikämie).

Wahrscheinlich liegt der Steinbildung meist eine Stoffwechselstörung zugrunde (vermehrte Ausscheidung von steinbildenden (lithogenen) Substanzen). Auch physikalische Faktoren, wie z. B. eine Abflussbehinderung und Harnwegsinfektionen fördern die Steinbildung.
Die **Cystinurie** ist eine erbliche Stoffwechselstörung. Ein defektes Transportprotein im renalen Tubulussystem führt zu einer 20–30fach erhöhten Ausscheidung von Cystin, Lysin, Arginin und Ornithin. Cystinsteine bilden sich wegen der besonders schlechten Löslichkeit des Cystins. ◀

# 18.3 Säure-Basen-Haushalt

## 18.3.1 Rolle der Niere im Säure-Basen-Haushalt

Lunge und Niere halten den pH-Wert der Extrazellulärflüssigkeit (indirekt auch den intrazellulären pH) konstant: Die Lunge über die Abatmung von $CO_2$ (☞ Kap. 9.3.2 sowie GK Physiologie), die Niere über die Ausscheidung von Ammoniak und Protonen sowie über die Resorption von Bicarbonat.

Wichtig ist der Glutamin-Stoffwechsel und die Säuresekretion über die Carboanhydrase. Weitere Informationen finden sich in den Lehrbüchern der Physiologie.

## 18.3.2 Glutamin-Stoffwechsel

▶ Glutamin ist das Säureamid der Glutaminsäure. Es wird aus Glutaminsäure und freiem $NH_3$ oder durch Transaminierung gebildet. In der Niere wird die Säureamidgruppe durch die Glutaminase I hydrolytisch aufgespalten. Auf diese Weise entsteht freies $NH_3$ (Abb. 18.1).

Auch durch die Glutamatdehydrogenasereaktion wird in der Niere $NH_3$ freigesetzt.

Das $NH_3$ kann in das Tubulussystem diffundieren und dort $H^+$-Ionen nach der Gleichung $NH_3 + H^+ \leftrightarrow NH_4^+$ abpuffern.

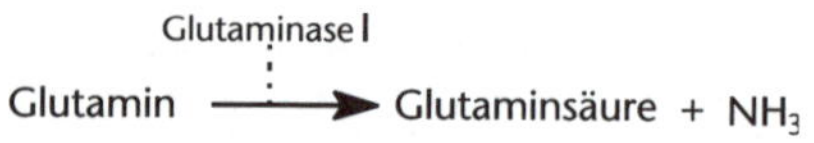

$$\text{Glutamin} \xrightarrow{\text{Glutaminase I}} \text{Glutaminsäure} + NH_3$$

**Abb. 18.1:** Bildung der Glutaminsäure aus Glutamin.

## Merke!

NH$_3$ = Ammoniak
NH$_4^+$ = Ammonium-Ion

Neben der Leber, die mengenmäßig den Hauptanteil übernimmt, ist die Niere eines der beiden Organe, die zur Gluconeogenese fähig sind. Die Gluconeogenese erfolgt in den Zellen des proximalen Tubulus. Als Substrat zur Gluconeogenese wird von den Tubuluszellen v.a. Glutamin bevorzugt. Das freiwerdende NH$_3$ wird gleichzeitig zur Pufferung von H$^+$-Ionen verwendet (☞ oben).

Die Phosphoenolcarboxykinase wird durch eine Azidose (H$^+$ ↑) aktiviert, so dass einerseits die Gluconeogenese stimuliert wird, andererseits vermehrt NH$_3$ zur Pufferung der H$^+$-Ionen bereitsteht.

## Klinik!

Kommt es durch Enzymdefekte im Harnstoffzyklus zu einer **Hyperammonämie**, entsteht eine **metabolische Alkalose**. ◀

### 18.3.3 Carboanhydrase zur Säureelimination

 Die Carboanhydrasereaktion wird so gut wie immer abgefragt.

Die u. a. in den Erythrozyten lokalisierte Carboanhydrase (Cofaktor: Zn$^{2+}$) beschleunigt die Gleichgewichtseinstellung bei der Bildung von Kohlensäure aus H$_2$O und CO$_2$.

$$H_2O + CO_2 \leftrightarrow H_2CO_3 \leftrightarrow H^+ + HCO_3^-$$

## Merke!

Wird die Carboanhydrase gehemmt, kann die Niere keine Säure sekretieren.

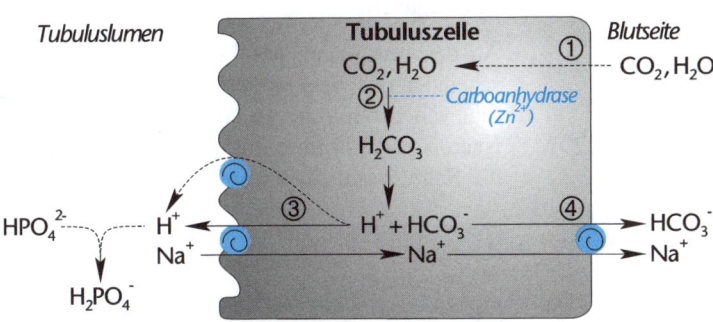

**Abb. 18.2:** Renale Baseneinsparung mit Hilfe der Carboanhydrase.
① Bei saurem pH steigt der P$_{CO_2}$ und damit die CO$_2$-Konzentration des Blutplasmas. CO$_2$ diffundiert vermehrt aus dem Blut in die Zellen der Nierentubuli.
② In der Tubuluszelle kommt es durch die Carboanhydrase zur Bildung von H$^+$ und HCO$_3^-$.
③ Die H$^+$-Ionen können über eine ATP-abhängige Protonenpumpe oder im Austausch gegen Na$^+$ ins Tubuluslumen transportiert werden. Hier werden sie von HPO$_4^{2-}$ abgepuffert, und es entsteht H$_2$PO$_4^-$.
④ Auf der Blutseite gelangt das bei der Carboanhydrase-Reaktion entstandene Bicarbonat über einen Cotransport mit Na$^+$-Ionen ins Blutplasma.

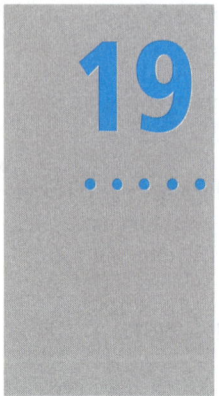

# 19 Fettgewebe

 Dieses Kapitel fasst für Sie nochmal die im Fettgewebe ablaufenden Reaktionen zusammen. Besonders wichtig ist es an dieser Stelle, die hormonellen Regulationsmechanismen zu wiederholen. Versuchen Sie, sich auch die weiteren Stoffwechselwege (z. B. die Glykolyse) in Erinnerung zu rufen, auf die die im Folgenden genannten Hormone Einfluss nehmen.

## 19.1 Funktion des Fettgewebes

### 19.1.1 Energiereserve

Fett stellt in Form von Triacylglycerinen eine ideale Speichersubstanz dar.

Bei ca. 10 kg gespeichertem Fett und einem Brennwert von 9,3 kcal/g können immerhin 93.000 kcal gespeichert werden, wodurch der Energiebedarf von ca. 1,5 Monaten gedeckt werden kann. Die Möglichkeiten zur Speicherung von Kohlenhydraten und Proteinen sind für den Organismus dagegen sehr begrenzt.

Normalgewichtige Personen haben einen Fettspeicher von ca. 8–10 kg, was etwa 12 % des Körpergewichtes ausmacht. Die Masse des Fettgewebes bleibt unabhängig vom sehr variablen Nahrungsangebot bei normalgewichtigen Personen konstant. An der Regulation dieser Konstanz ist offenbar das erst 1994 entdeckte, 16 kD große Peptidhormon **Leptin** (leptos, griech. = mager) beteiligt.

Leptin wird in Fettzellen gebildet und gelangt von dort ins Blut. Die Synthese von Leptin wird durch eine Reihe humoraler Faktoren moduliert: Insulin und Glucocorticoide führen zu einer vermehrten Leptinsynthese, während Geschlechtshormone, Katecholamine und Schilddrüsenhormone die Leptinsynthese vermindern. Je mehr Fett im Körper vorhanden ist, desto mehr Leptin entsteht.

Die regulatorischen Rezeptoren, an denen Leptin angreift, liegen im Hypothalamus. In diesem Teil des Gehirns werden auch Hungergefühle und Appetit reguliert.

An der Vermittlung des Leptinsignals ist wahrscheinlich das **Neuropeptid-Y** beteiligt. Die Zufuhr von Leptin führt zu einer Verminderung der Neuropeptid-Y-Bildung, das physiologischerweise die Nahrungsaufnahme stimuliert.

> **Klinik!**
>
> **Übergewicht**:
> Adipöse haben eine erhöhte Leptinkonzentration im Plasma, aber trotzdem ein gestörtes Sättigungsgefühl. Wahrscheinlich liegt bei Übergewicht oft eine Leptin-Resistenz des Hypothalamus vor. Deshalb ist die therapeutische Nutzung des Leptins beim Menschen nur eingeschränkt möglich. Übergewicht hängt von vielen Faktoren ab. Laut Untersuchungen ist das Körpergewicht zu 50–70 % ererbt und nur zu 30–50 % umweltbedingt.

### 19.1.2 Stützgewebe und Baufett

Im Wesentlichen dient Fettgewebe hier als Druckpolster und zum Schutz wichtiger Organe, z. B. im Nierenlager, der Fußsohle oder der Orbita.

### 19.1.3 Wärmeisolation

Der Wärmeisolation dient die unterschiedlich ausgeprägte subkutane Fettschicht.

## 19.2 Stoffwechsel des Fettgewebes

Fett (Triacylglycerine) wird wasserfrei in Form großer Vakuolen im Zytoplasma der Fettzellen gespeichert. Es findet ein ständiger Umbau des Fettgewebes statt (Lipolyse und Neusynthese), der z. B. durch Ernährungssituation und Hormone gesteuert wird.

Das Fettgewebe verstoffwechselt die Glucose insulinabhängig vor allem über die Glykolyse und den Pentosephosphatweg. Es besitzt nur eine geringe Glycerokinaseaktivität, so dass Glycerinphosphat durch Reduktion von Glyceronphosphat gebildet werden muss.

### 19.2.1 Lipolyse

Die Triacylglycerine werden zunächst unter Katalyse der Triacylglycerinlipasen zu Di- und Monoacylglycerinen abgebaut. Diese werden anschließend durch Mono- und Diacylglycerinlipasen in Glycerin und freie Fettsäuren gespalten.

Lipolytisch wirksame Hormone beeinflussen die Aktivität der Triacylglycerinlipasen. Die Hormone steigern die Aktivität der Adenylatzyklase, wodurch der cAMP-Spiegel ansteigt. cAMP aktiviert eine Proteinkinase, die ihrerseits die Triacylglycerinlipase aktiviert (Abb. 19.1). Liegt cAMP (Second messenger) also in hohen Konzentrationen vor, ist die Lipolyse begünstigt.

### 19.2.2 Triacylglycerinsynthese

▶ Bei der Triacylglycerinsynthese wird α-Glycerophosphat mit Acyl-CoA (aktivierte Fettsäure) verestert. Das dabei benötigte α-Glycerophosphat muss dem Glucosestoffwechsel entnommen werden.

> **Merke!**
>
> Es besteht eine positive Abhängigkeit zwischen Glucoseangebot und der Neusyntheserate von Triacylglycerinen. Je höher das Glucoseangebot, desto höher die Triacylglycerinsynthese und desto geringer die Fettsäurefreisetzung.

α-Glycerophosphat kann auf zwei Wegen synthetisiert werden (☞ Kap. 7.3.2). Für die Synthese sind also auch Glucose bzw. glucoplastische AS erforderlich.

Die Neusynthese von Fettsäuren findet vor allem in der Leber statt. Überschüssige Kohlenhydrate können in Form von Fett abgelagert werden. ◀

### 19.2.3 Hormonelle Regulation

● ▶ **Lipolyse-steigernde Hormone**
  – Adrenalin, Noradrenalin
  – STH
  – ACTH (Cortisol, Corticosteron)
  – TSH
  – MSH
  – ADH
  – Glucagon.

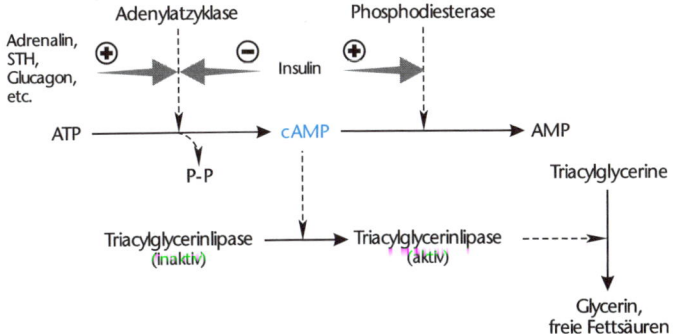

**Abb. 19.1:** Hormonelle Regulation der Lipolyse.

Durch die Wirkung dieser Hormone kommt es zu einem Anstieg von freien Fettsäuren und Glycerin im Blut.

> **Merke!**
>
> Alle Hormone wirken über eine Aktivitätssteigerung der Adenylatzyklase → cAMP ↑.

Bei gesteigerter Lipolyse, z. B. durch Diabetes mellitus oder Hunger, findet in der Leber eine gesteigerte Synthese von Ketonkörpern und Triacylglycerinen (→ Lipoproteine) statt.

● **Lipolyse-hemmendes Hormon**

Insulin ist das einzige Hormon, das eine nennenswerte Hemmung der Lipolyse bzw. Steigerung der Triacylglycerinsynthese bewirkt.

Es wirkt über eine Aktivitätssteigerung der Phosphodiesterase (Enzyminduktion). Auch eine direkte Hemmung der Adenylatzyklase wird diskutiert.

Außerdem wird durch Insulin die Glucoseverwertung gesteigert, wodurch vermehrt α-Glycerophosphat für die Triacylglycerinsynthese bereitsteht. ◄

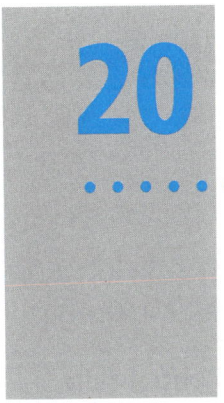

# 20 Muskelgewebe

 Wie so häufig, ist die Biochemie sehr in die Physiologie übergreifend und schwer von ihr zu trennen. Dieses Kapitel gibt Ihnen daher einleitend einen Überblick über den Muskelaufbau und die Muskelkontraktion. Für die Biochemie ist vor allem wichtig, dass Sie sich nochmals intensiv mit dem Energiestoffwechsel des Muskels auseinander setzten.

## 20.1 Aufbau des Muskels

Im Unterschied zu anderen Zellen besitzen die langgestreckten, spindelförmigen Muskelzellen einen großen Anteil an Faserproteinen: **Aktin** und **Myosin**.

> **Merke!**
> Die Struktureinheiten eines Muskels sind:
> **Muskel → Faserbündel → Muskelfaser → Myofibrille → Sarkomer → Myofilament**

Im Lichtmikroskop fällt eine charakteristische Querstreifung der Myofibrillen auf, die durch die regelmäßige Anordnung der Myofilamente im quergestreiften Muskel verursacht wird.

Das Sarkomer ist die kleinste funktionelle Muskeleinheit (Länge 2000 nm). Es wird von den Z-Streifen begrenzt, die aus dem Strukturprotein α-Aktin und Desmin (einem Filament) bestehen. An den Z-Streifen sind die zu beiden Seiten reichenden Aktinfilamente befestigt. Die M-Streifen stellen die „Verankerungsstelle" der Myosinfilamente dar.

Bei der Kontraktion „schieben" sich die Aktinfilamente zwischen die Myosinfilamente (Abb. 20.1).

### 20.1.1 Myosinfilamente

Die dicken Myosinfilamente sind ca. 1500 nm lang und 10 nm dick. Sie bestehen aus vielen Myosinmolekülen, die jeweils 6 Untereinheiten besitzen (Myosinhexamer, Abb. 20.2):

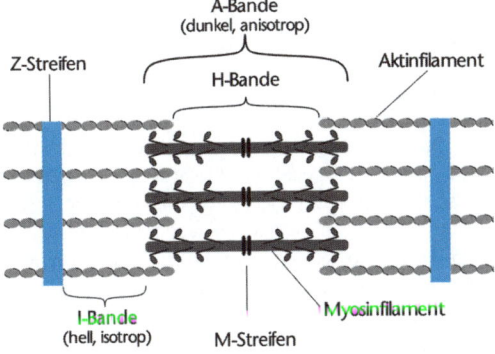

**Abb. 20.1:** Sarkomer.

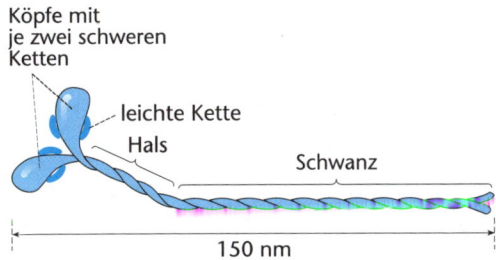

**Abb. 20.2:** Myosinmolekül.

- zwei schwere Ketten vom Typ Sα oder Sβ, die mit ihren langen α-helikalen Teilen umeinander gewunden sind. Die beiden am Ende der Proteinketten gelegenen globulären Teile bilden zusammen den Kopf des Myosins.
- An den globulären Teil jeder schweren Kette sind 2 verschiedene leichte Ketten (L) gebunden, von denen je eine phosphorylierbar ist.

Ein Myosinhexamer hat also die Zusammensetzung $S_2$, $L_4$. Das Köpfchen des Myosins besitzt eine Bindungsstelle für ATP und ATPase-Aktivität. Ist diese Bindungsstelle mit ATP besetzt wird dieses sofort in ADP und anorganisches Phosphat gespalten. Nun kann Köpfchen eine Verbindung zwischen Myosin und Aktin herstellen und die Kontraktion durch „Abkippen" ermöglichen.

In verschiedenen Muskeln sind **Myosin-Isoproteine** nachweisbar, die sich in der Zusammensetzung ihrer Untereinheiten unterscheiden:

- $V_1$: $(Sα)_2$, $L_4$
- $V_2$: $Sα$, $Sβ$, $L_4$
- $V_3$: $(Sβ)_2$, $L_4$.

Die verschiedenen Myosin-Isoproteine unterscheiden sich erheblich im Hinblick auf ihre ATPase-Aktivität und Verkürzungsgeschwindigkeit. Beide Eigenschaften sind beim $V_1$-Typ nahezu 3fach höher als beim $V_3$-Typ. Zytokine (FGF, TGF-b) und Hormone regulieren die quantitative Verteilung der verschiedenen Isoformen.

In Aktin- und Myosinprotein verschiedener Muskelarten ist die Aminosäure 3-Methylhistidin enthalten.

## 20.1.2 Aktinfilamente

Die dünnen Aktinfilamente (F-Aktin) bestehen je aus ca. 200 kettenförmig zusammengesetzten, kugelförmigen Aktinmolekülen (G-Aktin). Sie haben eine Länge von 500 nm und eine Dicke von 5 nm.

Zwei Aktinfäden verdrillen sich zu dem Aktinfilamentgrundgerüst.

In den „Furchen" zwischen den Aktinketten liegen die Regulatorproteine **Tropomyosin** und **Troponin** (Abb. 20.3).

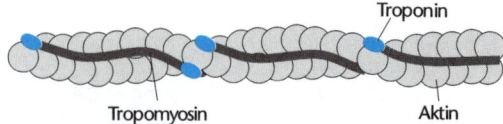

**Abb. 20.3:** Aktinfilament.

# 20.2 Erregung, Kontraktion und Relaxation des Muskels

## 20.2.1 Erregung und Kontraktion

### Elektromechanische Kopplung

Eine nervöse Erregung von Muskelzellen wird über die Freisetzung von **Acetylcholin** an der motorischen Endplatte eingeleitet. Die Muskelzellmembran reagiert mit einer Änderung der $Na^+$-$K^+$-Permeabilität, es kommt zur **Depolarisation**. Dies führt zu einer Öffnung der L-Typ-Calciumkanäle. Über schlauchartige Einstülpungen der Zellmembran (transversale Tubuli, T-System) gelangt der elektrische Reiz (AP) rasch ins Innere der Muskelfaser. Durch die Depolarisation des T-Systems werden aus einem zytoplasmatischen Speicher (longitudinales System, L-System) $Ca^{2+}$-**Ionen** freigesetzt, die letztlich für die elektromechanische Kopplung sorgen.

Ist die $Ca^{2+}$-Konzentration in der Zelle von $10^{-8}$ auf $10^{-5}$ Mol/l gestiegen, so wird der $Ca^{2+}$-empfindliche **Troponin-Tropomyosin-„Schalter"** aktiviert.

Das Troponin (C) bewirkt die Konformationsänderung am Tropomyosin, das sich dann in die „Furche" des Aktinfilaments legt und so die Bindungsstelle des Aktins für das Myosinköpfchen freigibt. Es folgt eine Kontraktion (Abb. 20.4).

> 💡 **Merke!**
>
> ► Troponin (C) hat eine weitgehende Strukturhomologie zu Calmodulin. *Calmodulin* übernimmt in der *glatten Muskulatur* anstelle des Troponin-Tropomyosin-Schalters die Steuerung der Kontraktion über eine abhängige Myosinkinase. Diese Myosinkinase phosphoryliert die L-Ketten des Myosins, was hier Bedingung für die Anlagerung an das Aktin ist. ◄

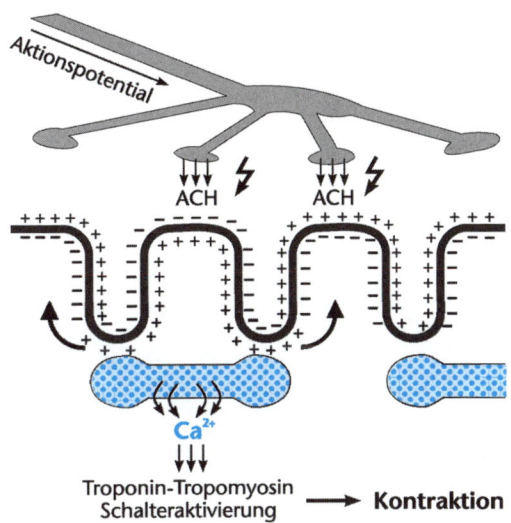

**Abb. 20.4:** Muskelerregung (elektromechanische Kopplung).

Die ATPase der Myosinköpfe wird durch Aktin in Anwesenheit von $Mg^{2+}$ aktiviert.

In den Ruhephasen wird $Ca^{2+}$ aktiv in die Speicher des longitudinalen Systems zurückgepumpt. Für den sehr intensiven Ca-Transport wenden Muskelzellen nahezu 25 % des Energiebedarfs auf.

### Gleitfilamenttheorie

Die Gleitfilamenttheorie nach *Huxley und Hanson* beschreibt den molekularen Mechanismus der Muskelkontraktion. Der Muskel kontrahiert sich durch das Aneinandervorbeigleiten der parallel zueinander liegenden Filamente. Der Gleitmechanismus wird durch das Abknicken des Myosinkopfes (Querbrücken) ausgelöst, wobei das Aktin in Richtung des M-Streifens gezogen wird (Abb. 20.5).

> **Merke!**
> Die Filamente verschieben sich gegeneinander. Es kommt zu *keiner* tatsächlichen Verkürzung von Filamenten.

> **Merke!**
> Die Anzahl der Aktin-Myosin-Querbrücken macht die Kontraktionskraft aus.

> **Klinik!**
> Die Totenstarre wird durch Fehlen des ATP bedingt, d. h. Myosin kann nicht mehr von Aktin gelöst werden. Die Auflösung der Totenstarre erfolgt durch autolytische Prozesse.

## 20.2.2 Relaxation

Wenn keine weiteren Aktionspotentiale an der Muskelzelle eintreffen, wird das $Ca^{2+}$ durch die **sakroplasmatische Ca-ATPase** (aktiver Transport) wieder in die longitudinalen Speicher zurückgepumpt.

Der Troponin-Tropomyosin-Schalter verhindert dann die Bindung des Myosins an das Aktin.

Auch ATP muss für die Relaxation vorhanden sein (Weichmacherfunktion des ATP, ☞ Kap. 3).

Zudem wird das $Na^+/K^+$-Ionenmilieu durch eine membrangebundene $Na^+/K^+$-ATPase ausgeglichen.

Bei der Muskelkontraktion wird auch Wärme freigesetzt:
- **Initialwärme**
  Die Hydrolyse des ATP liefert zu 40–50 % mechanische Energie. 50–60 % der Energie werden in Form von Wärme freigesetzt.
- **Erholungswärme**
  Durch Erholungsprozesse (Ionenpumpentätigkeit und Regeneration des ATP) werden erhebliche Wärmemengen frei.

## 20.3 Muskelfasertypen

Man unterscheidet zwei Typen von Muskelfasern:
- **Typ 1 = rote Muskelfasern** (langsam, tonisch) für Halte- oder Dauerarbeit
- **Typ 2 = weiße Muskelfasern** (schnell, phasisch) für schnelle Bewegung.

Die verschiedenen Muskelfasertypen unterscheiden sich hinsichtlich ihrer Enzymausstattung, ihres Mitochondriengehalts und ihres Stoffwechsels (Tab. 20.1).

▶ Die verschiedenen Fasertypen kommen beim Menschen innerhalb eines Muskels vor. Manche

**20**

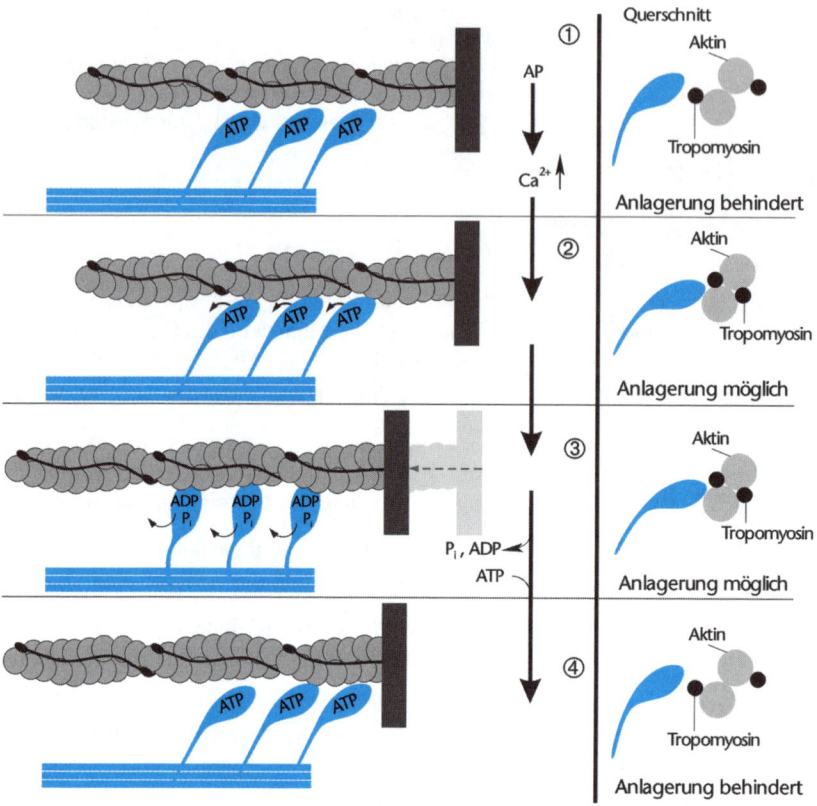

**Abb. 20.5:** Kontraktionszyklus.

① Zunächst (ohne Aktionspotenzial) verhindert das Tropomyosin die Anheftung der Myosinköpfchen an das Aktin.

② Die Ca²⁺-Freisetzung durch das Aktionspotenzial bewirkt die Aktivierung des Troponin-Tropomyosin-Schalters und die Freigabe der Myosin-Bindungsstelle am Aktin (Tropomyosin in den Furchen!).

③ Dadurch kann sich das Myosinköpfchen (mit ADP und Phosphat beladen) am Aktin anlagern und setzt gleichzeitig das anorganische Phosphat frei. Anschließend kommt es zum Abknicken des Myosinköpfchens, wobei das gebundene ADP freigesetzt wird (Verkürzung des Sarkomers). Das Ablösen des Myosinköpfchens vom Aktin ist nur in Anwesenheit von ATP möglich. In Abwesenheit von ATP bildet Myosin eine starke Bindung mit Aktin. (Weichmacherfunktion des ATP).

④ Erst nach der Ablösung durch ATP ist eine Wiederholung des Vorgangs möglich.

Eine Muskelkontraktion entsteht durch viele dieser Vorgänge. Jede einzelne Bewegung macht nur etwa 5 nm aus.

Tiere haben Muskeln, die überwiegend aus roten oder weißen Muskelfasern bestehen. Durch Training kann eine Änderung der Fasertypenanteile bewirkt werden (Ausdauer = Zunahme Typ 1-Fasern). ◄

► **Tab. 20.1: Eigenschaften verschiedener Muskelfasertypen.**

| Fasertyp | Kontraktion | Mitochondriengehalt | Myoglobingehalt | Stoffwechseltyp | Ca-ATPase | Lactatbildung | Fettumsatz |
|---|---|---|---|---|---|---|---|
| I: Rote Muskelfasern | langsam/halten | hoch | hoch | aerob | niedrig | niedrig | hoch |
| II: Weiße Muskelfasern | schnell | niedrig | niedrig | anaerob | hoch | hoch | niedrig ◄ |

# 20.4 Energiestoffwechsel des Muskels

▶ Unter **aeroben Bedingungen** wird die vom Muskel benötigte Energie im Wesentlichen durch den mitochondrialen Umsatz von Fettsäuren (β-Oxidation, Citratzyklus und Atmungskette) geliefert. Auch Glucose wird aerob verstoffwechselt.

Unter **anaeroben Bedingungen** deckt der Muskel seinen Energiebedarf vorwiegend durch anaerobe Glykolyse (Substratkettenphosphorylierung), wobei die muskeleigenen Glykogenvorräte (Muskelglykogen) zu Lactat abgebaut werden (→ pH ↓). Außerdem können Ketonkörper verwertet werden. Aminosäuren werden nur in geringem Maß verstoffwechselt.

Das Muskelglykogen dient nur der Energieversorgung der Muskelzelle selbst. Der Glykogenabbau wird vor allem durch Katecholamine, aber auch durch Calmodulin stimuliert.

Die Enzyme der Glykolyse machen 30 % der löslichen Proteine des Muskels aus. ◄

## 20.4.1 Kreatinstoffwechsel des Muskels

▶ Die einzige, direkte Energiequelle für die Muskelkontraktion ist ATP.

Experimentell konnte festgestellt werden, dass auch bei völliger Stoffwechselblockade die ATP-Konzentration im Muskel nach einmaliger Kontraktion nicht messbar abnimmt. Dies liegt am Vorhandensein von Kreatinphosphat im Muskel:

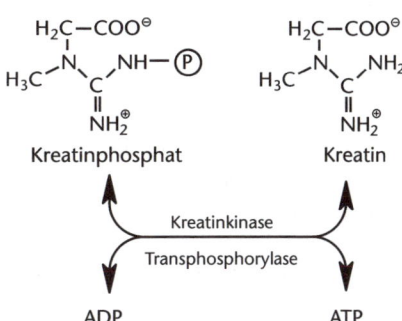

**Abb. 20.6:** Kreatinstoffwechsel.

Durch Übertragung des Phosphatrestes von Kreatinphosphat auf ADP dient Kreatinphosphat der schnellen Resynthese von ATP (**Kreatinkinasereaktion**). ◄

Im sauren pH-Bereich der Muskelzelle liegt das Gleichgewicht weit auf der Seite der ATP-Bildung. (Abb. 20.6)

Aus Kreatin und ATP kann die Muskelzelle in der Erholungsphase wieder Kreatinphosphat synthetisieren, ☞ Kap. 17.1.5.

**20**

## 20.4.2 Adenylatkinasereaktion

Die Adenylatkinasereaktion ist eine weitere Möglichkeit der Muskelzelle, schnell ATP aufzubauen. Dabei dient das anfallende ADP als Energiequelle:

$$2 \, ADP \rightarrow 1 \, ATP + 1 \, AMP$$

Das entstehende AMP wird entweder in Ruhephasen regeneriert oder durch die Adenylat-Desaminase zu IMP und Ammoniak abgebaut (Abb. 20.7).

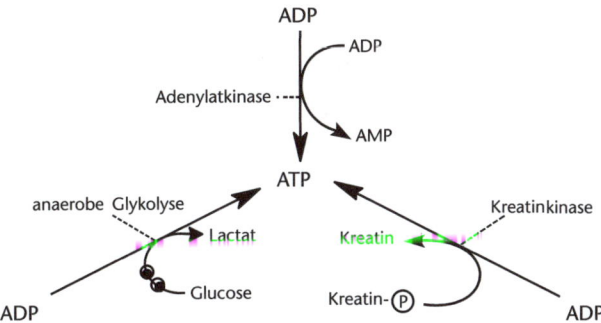

**Abb. 20.7:** Möglichkeiten der anaeroben ATP-Synthese in der Muskelzelle.

# 20.5 Enzyme des Muskels

## 20.5.1 Lactatdehydrogenase

Es gibt fünf Isoenzyme der Lactatdehydrogenase ($LDH_{1-5}$). Sie unterscheiden sich in

- **Substratspezifität**
  $LDH_{1+2}$ haben eine höhere Affinität zu Lactat als $LDH_5$. $LDH_5$ besitzt eine höhere Affinität zu Pyruvat.
- **Wanderung in der Elektrophorese**
  Auftrennung in LDH-Isoenzyme 1–5.

Der Herzmuskel enthält vor allem $LDH_{1+2}$ (H-(Herz)Typ). Im Skelettmuskel ist vor allem $LDH_5$ enthalten (M-(Muskel)Typ).

## 20.5.2 Kreatinkinase

> **Klinik!**
>
> Diagnostisch von Bedeutung ist das muskeltypische (Herz- und Skelettmuskel-)Enzym Kreatinphosphokinase (CK, CPK).
> Eine Differentialdiagnose zwischen Herz- und Skelettmuskelschädigung (**Herzinfarktdiagnostik!!!**) ist durch Bestimmung der Isoenzyme der CK möglich.

> Die Kreatinkinase besteht aus zwei Untereinheiten: CK-M und CK-B. Es können also die Isoenzyme CK-MM, CK-MB und CK-BB auftreten. CK-MM findet sich vor allem in der Skelettmuskulatur, CK-MB vorwiegend in der Herzmuskulatur.
> Die Diagnose eines Herzinfarktes gilt als gesichert, wenn die CK-MB auf > 6 % der Gesamt-CK erhöht ist. Dies ist insbesondere in der Frühphase eines Herzinfarktes, in der der Infarkt oft im EKG noch nicht zu sehen ist, von entscheidender Bedeutung!
> Auch andere, weniger spezifische Enzyme sind bei Muskelschäden erhöht (Abb. 20.8).

# 20.6 Myoglobin

- ▶ **Vorkommen:** in hohen Konzentrationen im Muskel
- **Funktion:** Sauerstoffspeicherung. Aufgrund der typischen Sauerstoffbindungskurve des Myoglobins wird der Sauerstoff nur bei geringen Sauerstoffpartialdrücken abgegeben (Sauerstoffreserve).
- **Struktur:** ein Porphyrinringsystem gleich dem Hämoglobin, besitzt jedoch nur eine Polypeptidkette. ◀

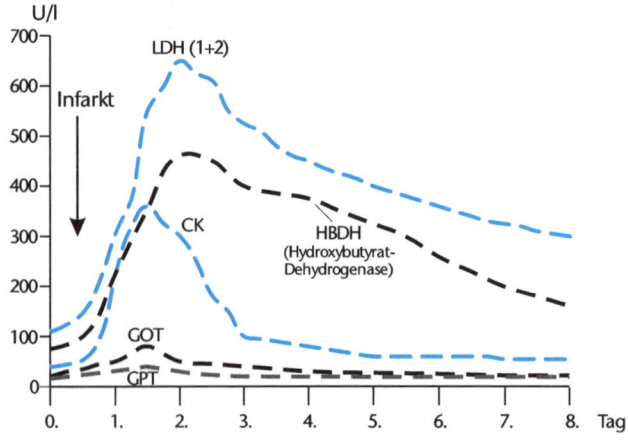

**Abb. 20.8:** Typischer Verlauf der Serumenzymkonzentrationen nach einem Herzinfarkt.

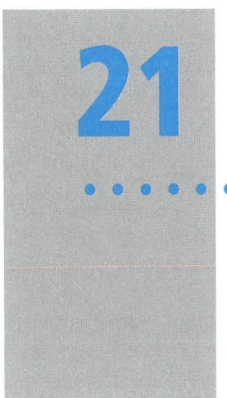

# 21 Nervengewebe

Hier werden die wichtigsten Fakten zum Nervengewebe und den Neurotransmittern aufgeführt. Insbesondere sollten Sie den in Tabelle 21.1 aufgeführten Transmittern Beachtung schenken. Nehmen Sie sich die Zeit und schlagen Sie die Details nochmal in den dazu angegebenen Kapiteln nach.

## 21.1 Aufbau des Nervengewebes

Das Nervengewebe fällt durch seinen **hohen Gehalt an polaren Lipiden** auf. Dieser hohe Lipidgehalt ist vor allem durch die Myelinscheiden (Membranen!) der markhaltigen Nervenfasern bedingt. Dementsprechend ist der Lipidgehalt der weißen Substanz des ZNS wesentlich höher als der der grauen Substanz.

Der **hohe Cholesteringehalt** des ZNS dient wahrscheinlich der Ausbildung und Stabilisierung von typischen Membranstrukturen.

Auch Lipide, die im übrigen Organismus nicht von wesentlicher Bedeutung sind, wurden nachgewiesen: N-Acetyl-Neuraminsäure-haltige **Cerebroside**, **Ganglioside** und **Sulfatide**.

(Lipidosen, ☞ Kap. 7.5.3)

Die Konzentration der Ribonukleinsäuren (**RNA**) in der Nervenzelle ist auffallend hoch (Nissl-Schollen ≙ rER). Sie kann das Doppelte der DNA-Konzentration betragen.

Es existieren zwei Hypothesen darüber, welches Substrat zur Informationsspeicherung (Gedächtnis) dient:

1. RNA
2. Proteine.

Im Gehirn wurden Peptide nachgewiesen, die die gleichen Rezeptoren besetzen wie Opiate (Morphin und Analoge). Sie werden **Endorphine** genannt.

> 🔆 **Merke!**
>
> Endorphine werden im Gehirn synthetisiert und sind an der Unterdrückung der Schmerzempfindung beteiligt. Sie bestehen aus Teilsequenzen des lipotropen Hormons $\beta$-Lipotropin (91 AS). Das $\beta$-Lipotropin seinerseits ist eine Teilsequenz des aus 265 AS bestehenden Proopiomelanocortins (POMC).
> Von Proopiomelanocortin leiten sich neben den $\beta$-Endorphinen (über $\beta$-Lipotropin) auch das $\alpha$-MSH, das ACTH und das Methionin-Enkephalin ab.

## 21.2 Stoffwechsel des Nervengewebes

### 21.1.1 Energie-Stoffwechsel

Das zentrale Nervensystem ist sehr stoffwechselaktiv. Bei nur 2 % des Körpergewichtes beträgt der Anteil des ZNS am Grundumsatz beachtliche 20 % (=100 g Glucose/d). Der spezifische Sauerstoffverbrauch des ZNS ist höher als der des ruhenden Muskels. Der Stoffwechsel der Nervenzellen ist auf ständige Sauerstoffzufuhr angewiesen!

> **🔆 Merke!**
>
> Die Nervenzellen sind bei normaler Stoffwechsellage essenziell von Glucose abhängig (Respiratorischer Quotient = 1). Glucose wird von Nervenzellen insulinunabhängig aufgenommen und überwiegend aerob zu $CO_2$ und Wasser verstoffwechselt.

Da das ZNS nur in geringem Maße Glykogen speichert (0,1–0,2 %), ist eine konstante Versorgung mit Glucose nötig. Glucose wird durch erleichterte Diffusion (Carriersystem) aufgenommen.

> **☟ Klinik!**
>
> Bereits bei einer Glucosekonzentration von 20–30 mg/100 ml treten eine Bewusstlosigkeit und Krämpfe ein.

Fettsäuren können von der Nervenzelle *nicht direkt* verwertet werden.

> **☟ Klinik!**
>
> Nervenzellen können auch Ketonkörper verstoffwechseln, wenn deren Konzentration 10–20fach über der Norm liegt. Solch hohe Ketonkörperkonzentrationen kommen praktisch nur bei pathologischer Stoffwechselsituation vor (z. B. Diabetes mellitus, Hunger).
> Bei ausreichend hoher Ketonkörperkonzentration kann der Blutglucosespiegel unter 10 mg/100 ml fallen, ohne dass eine Bewusstlosigkeit eintritt. Glucose wird unter diesen Bedingungen nur bis zum Lactat abgebaut (anaerobe

Glykolyse). Dadurch bleibt ein $C_3$-Rest für die Gluconeogenese erhalten.

## 21.1.2 Ammoniak-Elimination

> **🔆 Merke!**
>
> Freies $NH_3$ (Ammoniak) ist äußerst neurotoxisch und kann vom Gehirn in besonderer Weise eliminiert werden: $NH_3$ wird an Glutamat fixiert, wodurch Glutamin entsteht. Das nötige Glutamat kann über $\alpha$-Ketoglutarat (Zwischenprodukt des Citratzyklus) gebildet werden. $\alpha$-Ketoglutarat ist außerdem für die Synthese des Überträgerstoffes $\gamma$-Aminobuttersäure wichtig (Abb. 21.1).

Für den Stoffwechsel des ZNS sind die Vitamine $B_1$ und $B_6$ von großer Bedeutung. Beide Vitamine beeinflussen den Glutaminsäurestoffwechsel.

## 21.3 Reizleitung und Transmitter    !!!!

Ein Nervenimpuls wird in Form eines **Aktionspotenzials** über das Axon der Nervenzelle weitergeleitet. Durch Öffnung von **Natriumkanälen** entsteht die *Depolarisation*, während die $Na^+/K^+$-ATPase für die *Repolarisierung* sorgt.

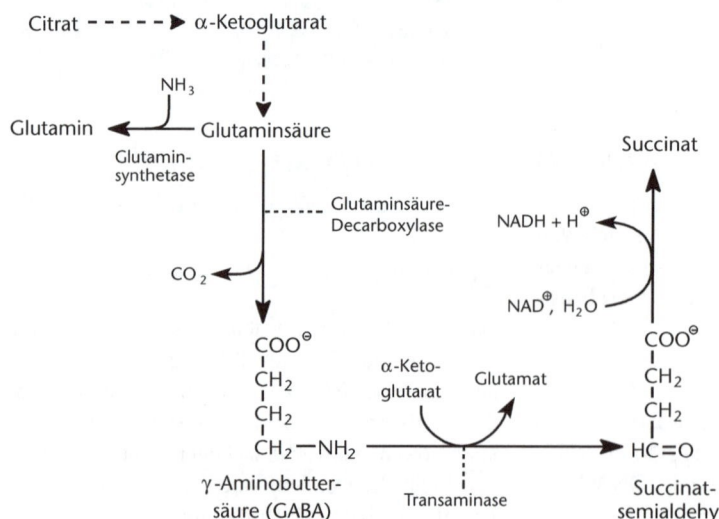

**Abb. 21.1:** Stoffwechsel des Glutamats im ZNS.

**Tab. 21.1: Neurotransmitter.**

| ▶ Überträgerstoff | Angriffsort | Kapitel |
|---|---|---|
| Acetylcholin | motorische Endplatte, alle parasympathischen Synapsen, präganglionäre vegetative Synapsen, ZNS | ☞ unten |
| Noradrenalin | postganglionäre sympathische Synapsen, Hypothalamus | ☞ Kap. 11.4.1 |
| Dopamin | dopaminerge Neurone, Corpus striatum, Putamen, Nucleus caudatus | ☞ Kap. 11.4.1 |
| Histamin | Hypothalamus | ☞ Kap. 11.8.2 |
| Serotonin | Hypothalamus, Stammhirn | ☞ Kap. 11.8.1 |
| γ-Aminobuttersäure (GABA) | Hypothalamus, Medulla oblongata, Cerebellum (dämpfende Wirkung) ◀ | ☞ Kap. 2.1.1 |

An der Verbindungsstelle zwischen Nervenzellen bzw. zwischen Nerven- und Muskelzellen sorgen **Synapsen** für die Übertragung des Reizes. Transmitter (Überträgerstoffe) werden von der **präsynaptischen Membran** in den **synaptischen Spalt** freigesetzt. Die **postsynaptische Membran** besitzt Rezeptoren, an denen die Transmitter ein Signal auslösen. Die Funktion einer Synapse ist nur gesichert, wenn der Transmitter im synaptischen Spalt schnell hohe Konzentrationen erreichen und ebenso schnell wieder abgebaut werden kann (Wiederaufnahme und enzymkatalysierter Abbau).

▶ **Acetylcholin,** der wichtigste Überträgerstoff, kann in den Nervenzellen aus Cholin und Acetyl-CoA, u. a. aus der Citrat-Lyase-Reaktion, synthetisiert werden. An der postsynaptischen Membran öffnet Acetylcholin $Na^+$-Kanäle, was zur Depolarisierung führt. Acetylcholin wird im synaptischen Spalt mit hoher Geschwindigkeit durch die **Cholinesterase** gespalten. Die entstehenden Spalt-

produkte, Cholin und Acetat, werden vom präsynaptischen Neuron wieder aktiv aufgenommen und zur Acetylcholin-Synthese verwendet. ◀

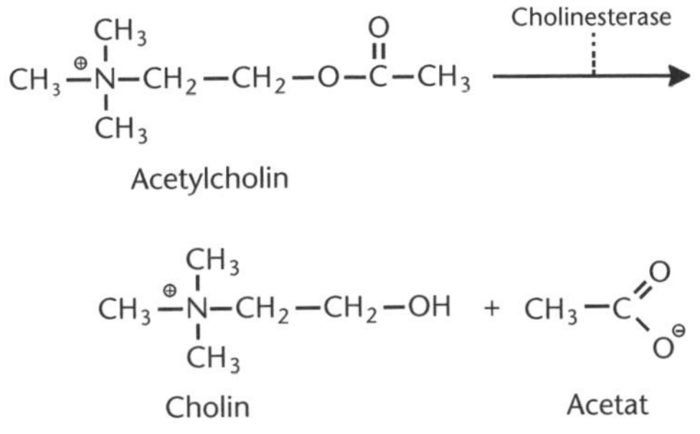

Die Cholinesterase kann gehemmt werden:
- reversibel: kompetitiv durch Prostigmin, Physostigmin, Neostigmin
- irreversibel: durch Alkylphosphate (E 605).

**Merke!**

Acetylcholin ist ein exzitatorischer (erregender) Transmitter → Depolarisation der postsynaptischen Membran
GABA ist ein inhibitorischer (hemmender) Transmitter → Hyperpolarisation der postsynaptischen Membran

**Klinik!**

Dopamin wurde als Erregungsüberträger hemmender Neurone vor allem im Putamen nachgewiesen. Ein zerebraler Dopaminmangel wird als **Morbus Parkinson** bezeichnet.
Da i.v. bzw. oral zugeführtes Dopamin kaum die Bluthirnschranke durchdringen kann, ist eine erfolgreiche Therapie des zentralen Dopaminmangels nur durch die Gabe der Synthesevorstufe L-Dopa möglich.
**Myasthenia gravis**
Muskelschwäche, die Folge einer Autoimmunreaktion ist. Es können Antikörper gegen den Acetylcholin-Rezeptor nachgewiesen werden. Die Muskelschwäche ist typischerweise bei Belastung verstärkt und bessert sich in Ruhe wieder. Die ersten Beschwerden treten oft im Bereich der kleinen Augenmuskeln auf (Ptose, Doppelbilder).
Die Therapie erfolgt mit Hemmstoffen der Cholinesterase (z. B. Pyridostigminbromid).
Besondere Gefahren können sich durch Muskelrelaxantien (z. B. im Rahmen einer Narkose) ergeben.

**Abb. 21.2:** Spaltung von Acetylcholin.

**21**

# 22 Bindegewebe

## 22.1 Aufbau des Bindegewebes

Bindegewebszellen (Fibroblasten bzw. Fibrozyten) haben die Eigenschaft, intrazellulär hochmolekulare Substanzen zu produzieren, die außerhalb der Zellen noch weiter polymerisieren können.

Die Zwischenzellsubstanzen des Bindegewebes können sein:
- Kollagen (Protein)
- Elastin (Protein)
- Proteoglykane
- Keratin.

### 22.1.1 Kollagen

 Den chemischen Aufbau und die Biosynthese des Kollagens müssen Sie sich unbedigt merken. Es werden häufig Fragen dazu gestellt. (☞ Kap. 22.2.3)

Kollagene sind weit verbreitete Proteine, die mengenmäßig etwa $^1/_3$ des im Körper vorhandenen Proteins ausmachen. Parenchymatöse Organe (z. B. Leber) enthalten wenig Kollagen, die klassischen Bindegewebe (Sehnen, Knorpel oder Knochen) dagegen bis 90 %. Die Haupttypen des Kollagens (I–III) bilden Fibrillen, während nichtfibrilläre Kollagene z. B. an der Bildung der Basalmembran beteiligt sind (IV). Die wichtigste Funktion des Kollagens ist die Verleihung mechanischer Stabilität.

Das gemeinsame Strukturmerkmal der Kollagene ist die rechtsgängige **Tripel- oder Superhelix**, die aus je 3 linksgängigen α-**Ketten** entsteht. Je nach Kollagentyp besteht das Kollagen aus drei verschiedenen oder gleichen α-Ketten. Jedes Gewebe weist ein typisches Kollagenmuster auf.

> **⚙ Merke!**
>
> Die AS-Sequenz des Kollagens ist relativ monoton:
> - $^1/_3$ ist Glycin
> - $^1/_3$ besteht zu gleichen Teilen aus Prolin und Hydroxyprolin
> - $^1/_3$ setzt sich aus anderen AS (x) zusammen.

Man kann Kollagen als Polymer von Tripeptideinheiten mit der Formel $(Gly-X-Y)_n$ beschreiben. Sehr häufig ist die AS-Sequenz Gly-Pro-Hyp.

Das Hydroxyprolin wird nicht direkt in das Kollagen eingebaut, sondern erst im Kollagen durch Hydroxylierung aus Prolin gebildet (☞ unten).

Inzwischen sind 19 verschiedene Kollagentypen bekannt, die sich durch ihre Zusammensetzung unterscheiden und in unterschiedlichen Geweben vorkommen (☞ Tab. 22.1).

 Für das Physikum sollte man sich die ersten vier Kollagentypen gut merken.

Kollagen ist
- *unlöslich* in Wasser, verdünnten Säuren und Laugen
- *sehr reißfest*
- in nativer Form nicht von Proteasen spaltbar, d.h. *schwer verdaulich.*

Durch Kochen wird Kollagen in die wasserlösliche Gelatine überführt.

| Tab. 22.1: Auswahl verschiedener Kollagentypen ||
|---|---|
| **Typ** | **Vorkommen** |
| I | Haut, Knochen, Sehnen, Kornea, Lungen, Skleren |
| II | Knorpel, Glaskörper |
| III | Haut, Blutgefäße, innere Organe etc. |
| IV | Basalmembran |
| V | In den meisten Bindegeweben (oft mit Kollagen Typ I und II) |
| VI | In den meisten Bindegeweben |
| VII | Haut |
| VIII | Endothelzellen |
| IX | Gemeinsam mit Kollagen Typ II |
| X | Gemeinsam mit Kollagen Typ II |
| XI | Gemeinsam mit Kollagen Typ II |
| XII–XIV | Gemeinsam mit Kollagen Typ I |

## 22.1.2 Elastin

Elastin kommt hauptsächlich in den elastischen Fasern vor. Neben Glycin enthält Elastin fast ausschließlich hydrophobe AS (Alanin, Valin, Leucin, Isoleucin, Prolin), weshalb es absolut *wasserunlöslich* ist.

Elastin kann von den Endopeptidasen des Verdauungstraktes nicht angegriffen werden, d.h. es ist *nicht spaltbar*.

## 22.1.3 Proteoglykane

▶ Wichtiger Bestandteil der extrazellulären Matrix. Proteoglykane sind einfach aufgebaute Proteine, an die große Kohlenhydrat-Seitenketten (Glykosaminglykane) O-glykosidisch (über Serin) oder N-glykosidisch (über Asparagin) geknüpft sind. Proteoglykane sind polyanionische Verbindungen, die viel Wasser und Kationen (z. B. $Ca^{2+}$-Ionen) binden können (☞ 6.1.2). Die Proteoglykane bilden Wechselwirkungen mit Kollagenfibrillen aus. ◀

## 22.1.4 Keratin

Keratin ist der Hauptbestandteil von Haaren und Hornsubstanzen (Nägeln).

Es ist ein fibrilläres Protein, das in α-Helix-Konformation vorliegt. Aufgrund seines hohen Cysteinanteils kann es zahlreiche Disulfidbrücken bilden, welche der Grund für die *Härte* und *Dehnbarkeit* des Keratins sind.

# 22.2 Stoffwechsel des Bindegewebes

## 22.2.1 Elastin

### Elastin-Biosynthese

Zunächst wird eine lösliche Vorstufe des Elastins, das Tropoelastin, gebildet. Die Lysyloxidase verändert anschließend die Lysinreste des Tropoelastins, so dass sich Desmosin und Isodesmosin bilden.

Desmosin und Isodesmosin bilden Querbrücken zwischen den Polypeptidketten des Elastins.

### Elastin-Abbau

Abgebaut wird Elastin durch das Enzym Elastase. Es ist ein proteolitisches Enzym, das in den Granula von Granulozyten, aber auch in Makrophagen und Thrombozyten vorkommt. Um den Organismus vor Selbstverdauung zu schützen wird die Elastase nur bei Bedarf aktiviert und wird ansonsten durch $\alpha_1$-Antitrypsin gehemmt.

## 22.2.2 Proteoglykane

### Proteoglykan-Biosynthese

Zuerst wird eine Proteinkette synthetisiert (Akzeptorprotein). Auf die Hydroxylgruppen von Serin und Threonin werden dann Zuckerreste (UDP-Monosaccharide) übertragen. Hierfür sind sechs verschiedene Glykosyltransferasen nötig. Die Sulfatreste werden von einer Sulfotransferase übertragen.

### Proteoglykan-Abbau

Abgebaut werden Proteoglykane durch verschiedene lysosomale Hydrolasen, Endo- und Exoglykosidasen sowie Peptidasen.

**22**

## 22.2.3 Kollagen    !!!!

### Kollagen-Biosynthese

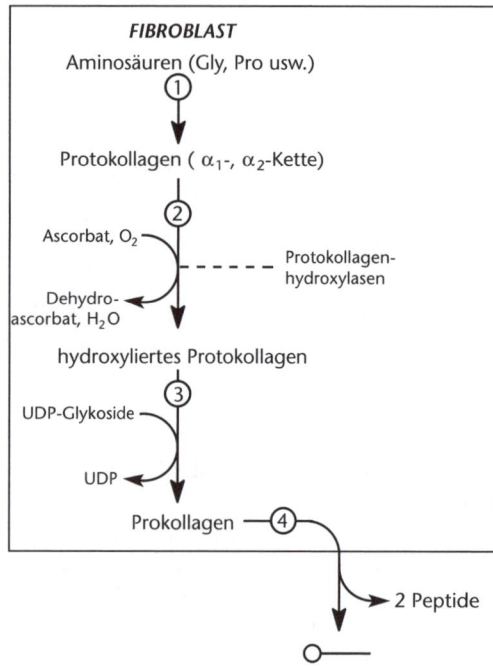

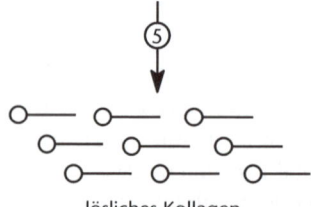

## Kollagenosen

**Störungen im Bindegewebsstoffwechsel (Kollagenosen)**

- **Marfan-Syndrom und Ehlers-Danlos-Syndrom**
  Beim Marfan-Syndrom und Ehlers-Danlos-Syndrom ist wahrscheinlich die extrazelluläre Vernetzung des Kollagens gestört. Teilweise konnte ein Mangel an Lysin-Hydroxylase festgestellt werden.
- **Skorbut**
  Auch Skorbut ist durch die mangelnde Hydroxylierung bei Ascorbinsäuremangel eine Kollagenose.
- **Mucopolysaccharidspeicherkrankheiten**
  Bei den rezessiv vererbten Mucopolysaccharidspeicherkrankheiten ist meist der Abbau von Proteoglykanen gestört. Die Ursachen sind vorwiegend Defekte an verschiedenen lysosomalen Enzymen. Die unvollständig abgetrennten Proteoglykane (Dermatan- und Heparansulfat) werden in den Lysosomen gespeichert. Dadurch kommt es zu
  – Skelettmissbildungen
  – Hornhauttrübungen
  – geistigen Störungen.
  Das jeweils gespeicherte Mucopolysaccharid wird auch vermehrt mit dem Harn ausgeschieden.

**Abb. 22.1:** Kollagensynthese.
① ▶ Zunächst synthetisiert der Fibroblast aus den entsprechenden AS (vor allem Glycin und Prolin) $\alpha_1$- und $\alpha_2$- Polypeptidketten ($\alpha_1$- und $\alpha_2$-Protokollagene). Am C- und N-terminalen Ende sind noch Propeptide enthalten, die für die Bildung der Tripelhelix wichtig sind.
② Die in der Polypeptidkette enthaltenen Prolin- und Lysinreste werden durch mischfunktionelle Hydroxylasen hydroxyliert. Hierzu wird Ascorbinsäure benötigt. Die Hydroxylierung ist eine wichtige Bedingung für die spätere Assoziation zur Tripelhelix
→ hydroxyliertes Protokollagen (Prokollagen)
③ Es folgt die Ausbildung einer Tripelhelix (3-Kettenspirale) und die Anhängung von Zuckerresten (Galaktose und Glucose).
→ Prokollagen.
Die Ausbildung der Tripelhelix ist räumlich nur möglich, weil etwa jede dritte Aminosäure Glycin ist.
④ Das Prokollagen wird nach Abspaltung eines Signalpeptids aus dem Fibroblast ausgeschleust. Extrazellulär werden dann die N- und C-terminalen Peptide abgespalten. Ferner folgen weitere Glykosylierungen.
⑤ Aggregation der Prokollagenmoleküle zu löslichem Kollagen.
⑥ Ausbildung von Quervernetzungen durch oxidative Desaminierung von $\epsilon$-Aminogruppen von Lysin- und Hydroxylysinresten und Bildung von unlöslichem (fertigem) Kollagen. ◀

## Kollagen-Abbau

▶ Kollagen wird durch **Kollagenasen** und andere proteolytisch wirksame Enzyme abgebaut. Da die Kollagenasen Zinkproteasen sind, werden sie auch als Matrix-Metallproteinasen bezeichnet. Die Ausscheidung von Prolin bzw. Hydroxyprolin im Urin ist ein Maß für den Kollagenabbau.

Die Halbwertszeit des Kollagens beträgt 30–300 Tage. ◀

## 22.3 Knochen und Knochenbildung

Knochen ist ein wichtiges Stützgewebe, das mehrere Funktionen erfüllt:
● Bewegung
● Schutz innerer Organe
● Speicher für Calcium und Phosphat.

Knochen besteht aus einer extrazellulären Matrix (überwiegend Typ I-Kollagen) und 60–70 % Calcium-Hydroxylapatit und Mineralien.

Auch der ausgewachsene Knochen wird ständig umgebaut (Remodeling). Dabei sind Osteoklasten und Osteoblasten beteiligt. Die genauen Zusammenhänge der Regulation des Remodeling sind noch nicht bekannt. Osteoblasten werden durch mechanische Reize stimuliert. Sie können Interleukin-1 freisetzen, das wiederum zu einer Aktivierung der Osteoklasten führt. Die Regulation steht auch unter einer komplexen hormonellen Kontrolle (Parathormon, Calcitonin, Östrogene, Wachstumsfaktoren (IGF-I), Steroide).

> **Klinik!**
>
> Die **alkalische Phosphatase (aP),** über deren Bedeutung man noch im Unklaren ist, dient der Erkennung von Störungen des Knochenstoffwechsels.
> Man nimmt an, dass die aP am Phosphatstoffwechsel der Osteoblasten und/oder Osteoklasten beteiligt ist.
> Bei allen Prozessen, die eine erhöhte Aktivität der Osteoblasten oder -klasten bedingen, ist die alkalische Phosphatase im Serum erhöht, z. B. bei Frakturen oder Hyperparathyreoidismus (Überfunktion der Epithelkörperchen mit vermehrter Parathormonausschüttung).

**22**

| Tab. 22.2: Bestandteile von Knochen und Zahnsubstanz (Angaben in % vom Gesamtgewicht). | | | | |
|---|---|---|---|---|
| | **Knochen** | | **Zahn** | |
| | | Zement | Dentin | Schmelz |
| Kollagen | 18 % | 18 % | 8 % | – |
| Proteine, Lipide | 2,8 % | 1,8 % | 0,9 % | 1 % |
| Mucopolysaccharide | 0,2 % | 0,2 % | 0,1 % | – |
| H$_2$O | 9 % | 8 % | 5 % | 1 % |
| Ca-Hydroxylapatit (Ca-Phosphat-Komplex) | 60 % | 60 % | 75 % | 95 % |
| sonstige Mineralien | 10 % | 12 % | 11 % | 3 % |

# Register

Auf den mit (F) gekennzeichneten Seiten sind die Formeln zu den genannten Stoffen zu finden.

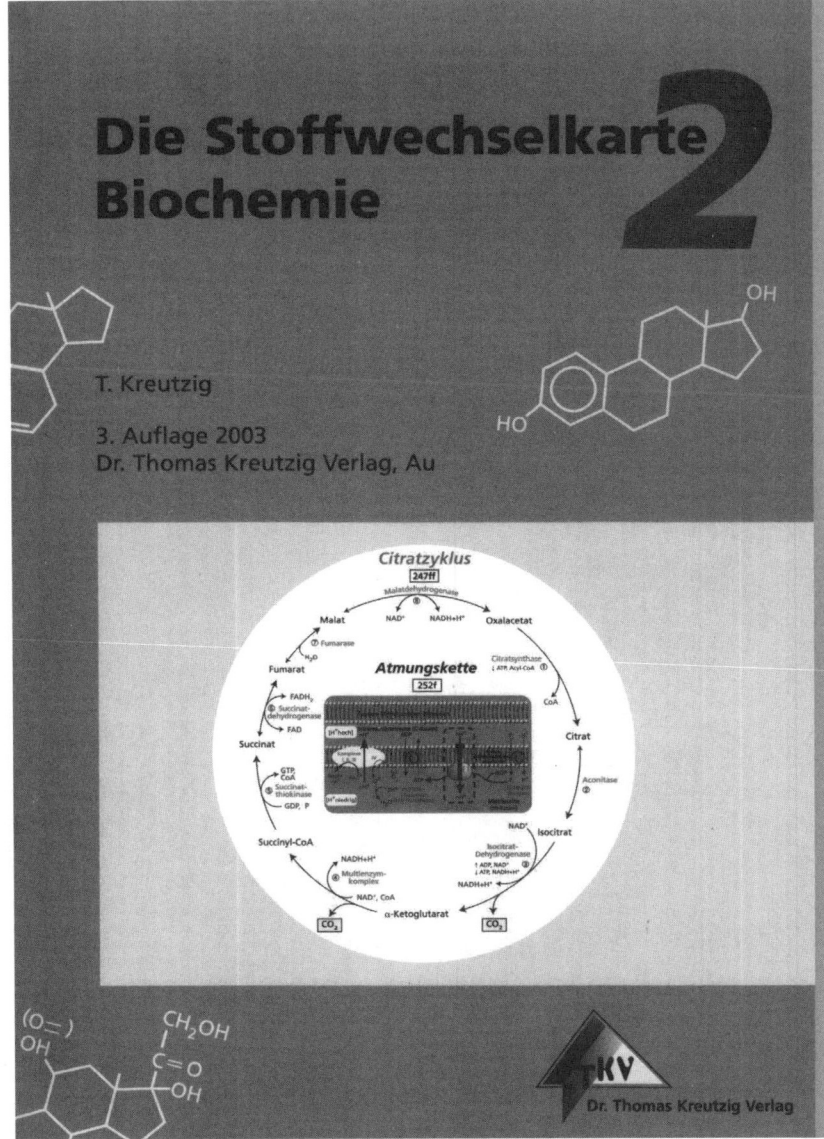

# Die Stoffwechselkarte Biochemie 2

T. Kreutzig

3. Auflage 2003
Dr. Thomas Kreutzig Verlag, Au

ISBN 3-931468-00-3

## Bei Ihrem Buchhändler!

# *Für den ganzen Überblick!*

- alle wichtigen Stoffwechselwege der Biochemie auf einen Blick
- ausführlicher Index
- stadtplanähnliches Suchsystem für einzelne Begriffe
- Seitenverweise unmittelbar in der Karte
- gute Übersicht durch farbliche Gestaltung
- A1-Großformat